Lingüística clínica en el ámbito hispánico:
un panorama de estudios

STUDIA ROMANICA ET LINGUISTICA
condita a Peter Wunderli et Hans-Martin Gauger
curant Daniel Jacob, Elmar Schafroth, Edeltraud Werner,
Araceli López Serena, André Thibault, Manuela Caterina Moroni et
Maria Estellés Arguedas

SRL 72

Ana I. Codesido García / Carlos Hernández Sacristán /
Victoria Marrero-Aguiar (eds.)

Lingüística clínica en el ámbito hispánico:
un panorama de estudios

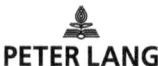

Lausanne - Berlin - Bruxelles - Chennai - New York - Oxford

Catalogación en publicación de la Biblioteca del Congreso
Para este libro ha sido solicitado un registro en el catálogo CIP de la Biblioteca del Congreso.

Información bibliográfica publicada por la Deutsche Nationalbibliothek
La Deutsche Nationalbibliothek recoge esta publicación en la Deutsche Nationalbibliografie; los datos bibliográficos detallados están disponibles en Internet en http://dnb.d-nb.de.

Esta Obra ha sido financiada por la Consellería de Cultura, Educación e Universidades de la Xunta de Galicia y por Turismo de Galicia, Xacobeo 21-22.

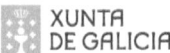 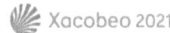 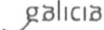

ISSN 0170-9216
ISBN 978-3-631-89395-1 (Print)
E-ISBN 978-3-631-89396-8 (E-PDF)
E-ISBN 978-3-631-89397-5 (EPUB)
DOI 10.3726/b20412

© 2023 Peter Lang Group AG, Lausanne
Publicado por Peter Lang GmbH, Berlín, Alemania

info@peterlang.com - www.peterlang.com

Todos los derechos reservados.
Esta publicación no puede ser reproducida, ni en todo ni en parte, ni registrada en o transmitida por un sistema de recuperación de información, en ninguna forma ni por ningún medio, sea mecánico, fotoquímico, electrónico, magnético, electroóptico, por fotocopia, o cualquier otro, sin el permiso previo por escrito de la editorial.

Esta publicación ha sido revisada por pares.

ÍNDICE

Milagros Fernández Pérez
PREÁMBULO. LINGÜÍSTICA CLÍNICA Y LINGÜÍSTICA 9

PRESENTACIÓN Y ESTUDIO INTRODUCTORIO

Ana Isabel Codesido García, Carlos Hernández Sacristán y Victoria Marrero-Aguiar
   I. LINGÜÍSTICA CLÍNICA EN EL ÁMBITO HISPÁNICO. AVANCES DESDE UN ENFOQUE PLURIDISCIPLINAR 17

ADQUISICIÓN Y DESARROLLO DEL LENGUAJE EN SITUACIONES DE DÉFICIT SENSORIAL O COGNITIVO. PRISMAS Y ESTIMACIONES

María Virtudes Núñez Fidalgo y Edith Ramírez Ferreiro
   II. INTERACCIÓN Y COMUNICACIÓN TEMPRANA EN EL BINOMIO DE MADRES Y BEBÉS PREMATUROS 33

Sonia Madrid Cánovas
   III. ASINCRONÍAS EN EL DESARROLLO LINGÜÍSTICO DEL NIÑO SORDO DE HABLA ESPAÑOLA CON IMPLANTE COCLEAR 63

Carmen Varo Varo y Esteban Sarrias Arrabal
   IV. EVALUACIÓN DE LA ACTIVIDAD CEREBRAL ASOCIADA AL PROCESAMIENTO DEL LENGUAJE EN NIÑOS CON CROMOSOMOPATÍAS DE BAJA PREVALENCIA 89

Alberto de Ema López y Victoria Marrero-Aguiar
   V. ESTIMULACIÓN DEL HABLA MEDIANTE MUSICOTERAPIA A UNA NIÑA CON SÍNDROME DE PHELAN-MCDERMID 111

ALTERACIONES LINGÜÍSTICO-COMUNICATIVAS EN LA EDAD ADULTA Y LA VEJEZ. COGNICIÓN Y PRAGMÁTICA

Emma Machado de Souza, Olga Ivanova y Juan José García Meilán
VI. LA DEPRESIÓN Y EL HABLA: CARACTERÍSTICAS FONÉTICAS DE HABLANTES DE ESPAÑOL CON DEPRESIÓN 131

Marta López-Ruiz y Carlos Rodríguez-López
VII. LA OBSERVACIÓN E IMITACIÓN DE GESTOS COMO FACILITADORES EN LA DENOMINACIÓN DE ACCIONES EN PACIENTES CON AFASIA 157

Alejandro Cano Villagrasa y Beatriz Valles González
VIII. CARACTERÍSTICAS LINGÜÍSTICO-COGNITIVAS EN PACIENTES CON DAÑO CEREBRAL ADQUIRIDO EN FASE CRÓNICA Y SU IMPACTO EN LA CALIDAD DE LA COMUNICACIÓN 169

Verónica Moreno Campos
IX. RELACIÓN ENTRE DIFICULTAD LINGÜÍSTICA Y ESTRATEGIA CONVERSACIONAL: ¿ADAPTACIÓN COMUNICATIVA O ENCUBRIMIENTO DE LOS DÉFICITS? 189

Carlos Hernández Sacristán
X. ANOMIA: FENOMENOLOGÍA Y DIMENSIÓN VIVENCIAL 209

María Sainz-Pardo Sainz
XI. THE POTENTIAL PROTECTIVE EFFECTS OF BILINGUALISM AGAINST LANGUAGE DECLINE IN DEMENTIA. A STUDY IN ALZHEIMER´S DISEASE 233

DESTREZAS Y CONTEXTOS. LECTOESCRITURA Y COMUNICACIÓN EN ENTORNOS CLÍNICOS

María López-Sández y Lara Lorenzo Herrera
XII. DIFICULTADES PERSISTENTES EN EL PROCESAMIENTO DEL LENGUAJE ESCRITO EN PERSONAS CON DISLEXIA: ANÁLISIS DE LA PRODUCCIÓN ESCRITA DE ALUMNADO DISLÉXICO EN LAS PRUEBAS ABAU GALICIA 2021 265

Carla Míguez-Álvarez y Miguel Cuevas-Alonso
XIII. Relación entre metacomprensión y problemas lectores en lengua española en alumnado de educación primaria 289

Antonio M. Bañón Hernández y Raúl Sánchez Pérez
XIV. Interacciones en contextos clínicos. El ejemplo del trasplante a partir de la donación en asistolia controlada 319

ENFOQUES METODOLÓGICOS. MOLDES INDIVIDUALES Y FUENTES DE DATOS

Vicent Rosell-Clari
XV. De la práctica clínica basada en la evidencia a la idiosincrasia del paciente 355

Yvan Rose
XVI. Cross-linguistic variation in phonological development: recent advances and new perspectives 383

Milagros Fernández Pérez
(Universidade de Santiago de Compostela)

Preámbulo. Lingüística Clínica y Lingüística

La patente visibilidad de los defectos en el hablar no siempre ha acompañado en la misma medida aproximaciones académicas y medios técnicos establecidos para solucionar sus secuelas. Con excepciones —que siempre las hay—, el papel activo notorio de la Lingüística en la esfera de los trastornos de la comunicación data de la década de los 40 del siglo pasado. La formación en *speech pathology* requiere de instrucción lingüística previa, así se considera en la Lingüística británica de entonces (Trim 1963). Los trabajos pluridisciplinares de R. Jakobson y A. Luria ponen de manifiesto, también en esos años, el ineludible enfoque semiótico-cognitivo para abordar las afasias (Jakobson 1956). Aun así, y a pesar de trabajos pioneros sólidos, la institucionalización de la Lingüística Clínica se ha hecho esperar: en 1981 D. Crystal oficializó el marbete en su libro *Clinical Linguistics* y de manera paralela se han organizado congresos soportados en asociaciones de expertos en el campo. Pero este cuadro general dibujado en la lingüística británica no es válido como retrato para todos los casos y tradiciones. Hay contextos que no acogen con igual nivel de presencia el ámbito de la Lingüística Clínica. En la lingüística hispana peninsular se constata un trazado tan solo definido alrededor de congresos que concitan investigación, en contraste quizás con la lingüística hispana de Latinoamérica con mayor grado de determinación en programas de formación y en equipos de trabajo, si bien con ausencia de asociaciones y órganos de representación que le confieran presencia y contorno.

Algunos factores pueden ser explicativos como causa de la demora en dar silueta a las disfunciones comunicativas en Lingüística. Entre otros, planteamientos teóricos excesivamente prejuiciosos por reduccionistas que han limitado los modelos a patrones estándar que no dan cabida a la oralidad, y que ya R. Lesser y L. Milroy (1993:51) denunciaban:

> Es importante reconocer la amplia variedad del lenguaje hablado que puede considerarse normal y no patológico, como demuestran la sociolingüística y la investigación sobre interacción, de modo que una concepción más abierta de la normalidad es de vital importancia para el investigador y el terapeuta de la afasia.

O, quizás, enfoques demasiado atomizados en la vertiente exclusivamente semiótica, y que de algún modo han impedido la consideración integral multidimensional de las prácticas verbales en su realidad de interacción. La estela de R. Jakobson (1941) se ha recuperado no obstante en la Lingüística cognitiva de estos últimos años, y con ella la insistencia en la naturaleza cognitivo-comunicativa del ejercicio verbal. No hay comunicación sin cognición.

Parejos a estos ingredientes propios del discurrir evolutivo interno del campo, hay también razones de escenario externo que repercuten en el transitar de la Lingüística por las rutas de los trastornos de la comunicación. De una parte, está el tenor particular de la tradición en los modos de aproximación al lenguaje: aquellas tendencias más proclives a dar relevancia a los hechos verbales en su realidad empírica han sido las precursoras y mejor preparadas para defender el interés lingüístico de las disfunciones comunicativas, como botón de muestra la tradición británica y la lingüística comunicativa de la (nueva) Escuela de Praga. De otra parte, conviene no obviar el peso de comportamientos intelectuales habituados a equipos profesionales multidisciplinares y que sientan las bases tanto para pesquisas novedosas que requieren planes de investigación colaborativos, como para organización derivada de labor conjunta con profesionales. No es extraño que la Lingüística Clínica haya tomado su arraigo de la mano de terapeutas del habla y del lenguaje (logopedas) en Gran Bretaña; tampoco resulta insólito que su avance resulte promocionado por el crecer natural de la lingüística de corpus y los hallazgos derivados de la compilación de producciones peculiares.

Sea como sea, en las coordenadas actuales de desarrollo de la Lingüística no hay duda sobre la pertinencia intrínseca de las prácticas comunicativas especiales en casos de disfunción. Las producciones verbales, aun sean no previstas o no normativas, adquieren relieve cognitivo-comunicativo y deben estudiarse, sobre todo porque se advierte la necesidad de precisión en su tratamiento y modos paliativos. La rotundidad de R. Jakobson en 1956 («la lingüística se ocupa de la lengua en todos sus aspectos: la lengua en acción, la lengua en evolución, la lengua en su estado inicial, la lengua en disolución» 1956: 43) se recupera en 1981 ahora reflejada en las palabras de David Crystal, cuando señala que una de las tareas del lingüista en la esfera de las disfunciones comunicativas es determinar el sistema de reglas que manejan los sujetos afectados:

> No existe modo de saber por adelantado si el sistema que vamos a encontrar es un reflejo del sistema presente en la comunidad a la que el paciente pertenece. La tarea del patólogo del habla es determinar cuáles son esas reglas(…). Es algo similar a estar haciendo un rompecabezas que puede encajar de muchos modos diferentes para dar lugar a distintos modelos. (Crystal, 1981: 63)

Está claro que las aplicaciones de la Lingüística en el área de los trastornos comunicativos definen quehacer investigador privativo de la ya fundada *Lingüística Clínica*. Esta manera significativa de trabajar se constata en las tres vertientes clave de edificación de dinámicas de pesquisa aplicada, a saber, (a) en el enfoque holístico exigido para problemas reales de disfunciones verbales que han de resolverse, (b) en las técnicas y procedimientos metodológicos propios, y en función de las características particulares de los déficits contemplados, y, sobre todo, (c) en los cometidos estimativos sobre las rutas de solvencia que se diseñen.

En primer lugar, la necesaria aproximación global a las prácticas verbales disfuncionales permite no solo reconocer singularidades susceptibles de tratamiento, sino sobre todo valorar relevancia y grados de efectividad comunicativa en las producciones idiosincráticas. La visión integral en el enfoque es imprescindible: las disfunciones solo se reconocen en su importancia si se asume que, al margen de las disrupciones, el ejercicio verbal canaliza contenidos comunicativos soportados en disposiciones cognitivas. En una palabra, los sujetos mantienen su interés en comunicarse y deciden si lo hacen. Así que un enfoque integral que priorice las habilidades cognitivo-comunicativas resulta idóneo frente a propuestas atomizadas en componentes y que de algún modo mantienen los modelos de la lengua normal/prevista. Las investigaciones de L. Menn y L. Obler (1990) sobre *agramatismo* y de B. Smith y E. Leinonen (1992) sobre la *transversalidad de la praxis* en la esfera de los trastornos verbales marcaron hitos sobre la pertinente usabilidad del abordaje holista.

En segundo lugar, los procedimientos de análisis y de descripción propios refinan las características verbales genuinas de las emisiones disfuncionales. Tanto la versión extendida del Alfabeto Fonético Internacional, *extIPA Symbols for disordered speech* (https://www.internationalphoneticassociation.org/sites/default/files/extIPA_2016.pdf) como ciertas categorías procesuales de *predicación, combinatoria, concordancia* (Gallardo Paúls 2016), o los perfiles comunicativos particulares imagen del código peculiar del sujeto (Paul 2007), son instrumentos esenciales para abordar las dinámicas verbales en sus propiedades genuinas. Tanto es así que los sistemas de transcripción y etiquetado en los repertorios de corpus y muestras destinados al lenguaje disfuncional (como es el TalkBank en su área de Lingüística Clínica: https://www.talkbank.org/) acogen convenciones que naturalizan tales propiedades. El sistema Phon diseñado por el equipo de Y. Rose (Rose *et al.* 2013) dispone de una línea para codificar las características reales idiosincráticas (IPA ACTUAL).

En tercer lugar, los modos y los instrumentos de estimación y evaluación con cariz lingüístico destacado se sustentan precisamente en la vigencia de códigos peculiares facilitadores de interacción, y, por esto mismo, son base tanto para la comparativa entre casos individuales como para abordar vías de seguimiento y de terapia. Esta dimensión, la que atañe al diseño de recursos de evaluación primordialmente lingüística, es la más importante y renovadora por cuanto hace patente la función estelar de las aplicaciones de la lingüística en el campo de los trastornos del lenguaje. Valorar el rendimiento verbal y comunicativo sobre la base del alcance efectivo de producciones (valorar sobre la base del código que el sujeto maneja), y no únicamente por las anomalías y por lo que le falta, se vuelve esencial cuando se trata de explotar los medios exclusivos con miras de seguimiento evolutivo y de terapia. Sirvan a este respecto las consideraciones de expertos destacados como Miller y Paul (1995: xi):

> Los clínicos pueden crear cualquier formulario que les resulte eficaz. Les animamos a que experimenten, modificando las hojas de puntuación que se ofrecen aquí, para encontrar la manera más eficaz de registrar los datos clínicos [...]. Animamos encarecidamente a nuestros lectores a que *rentabilicen la flexibilidad*, este manual es más una guía que un evangelio.

Estas tres caras de actividad fundamentales que determinan la lingüística clínica en la actualidad son áreas con cultivo notable en nuestra tradición peninsular en las últimas décadas. El ejercicio como expertas de las personas responsables de la edición de este volumen prueban dicha madurez investigadora. Sus trabajos, sobre todo en la vertiente de recursos valorativos de cariz lingüístico, lo atestiguan (Rosell Clari y Hernández Sacristán 2014). Y lo mismo hay que señalar sobre las contribuciones que integran la presente publicación, en las que figuran frentes sobresalientes, que dan arraigo de manera definitiva al campo en nuestra tradición, como los siguientes:

(a) aproximaciones y enfoques sobre protocolos de abordaje, en relación con rutas descriptivas, y acerca de la idoneidad de diferentes prismas evaluativos;
(b) temáticas que aíslan con precisión aspectos definitorios de la lingüística clínica en disfunciones evolutivas, en trastornos en la vejez, en afasias, en déficits por discapacidad cognitiva;
(c) orientaciones de tenor teórico y de motivación aplicada en aportaciones unas con propósito de detección y diagnóstico, otras con propósito evaluativo, algunas de carácter instrumental para tratar muestras de habla peculiar, también para paliar y recuperar algunos componentes.

La fortaleza en la investigación de la Lingüística Clínica Hispánica —y que una vez más se verifica en esta publicación— asienta cimientos sólidos que permiten construir su presencia en esferas de formación en programas de Magister y Doctorado, y asimismo garantizar su decisiva institucionalización en nuestra tradición hispana. En ese horizonte se proyecta este libro.

REFERENCIAS

Crystal, D. (1981). *Clinical Linguistics*. London: E. Arnold.

Gallardo Paúls, B. (2009). Criterios lingüísticos en la consideración del déficit verbal. *Verba*, 36, 327–352.

Jakobson, R. (1941). *Kindersprache, Aphasie und Allgemeine Lautgesetze*. Uppsala: Universitets Aarsskrift. Traducción al español de E. Benítez (sobre la versión francesa). *Lenguaje infantil y afasia*. Madrid: Ayuso, 1974.

Jakobson, R. (1956). Deux aspects du langage et deux types d'aphasies. In *Essais de Linguistique Générale* (traduit par N. Ruwet de l'original. *Fundamentals of Language*. The Hague. Mouton), Paris: Éditions de Minuit, 1963, 43–67.

Lesser, R. y Milroy, L. (1993). *Linguistics and Aphasia. Psycholinguistic and Pragmatic Aspects of Intervention*. London: Longman.

Menn, L. y Obler, L. (eds.) (1990). *Agrammatic Aphasia. A Cross-Language Narrative Sourcebook*. 3 vols. Amsterdam: John Benjamins.

Miller, J. y Paul, R. (1995). *The clinical assessment of language comprehension*. Baltimore: Paul H. Brookes Pub.

Paul, R. (2007). *Language Disorders from Infancy through Adolescence*. St. Louis: Mosby Elsevier.

Rose, Y., Hedlund, G., Byrne, R., Wareham, T. y MacWhinney, B. (2013). Phon: A Computational Basis for Phonological Database Building and Model Testing. En Alishahi, A., Villavicencio, A., Poibeau, T. y Korhonen, A. *Cognitive Aspects of Computational Language Acquisition*. New York: Springer, 29–49.

Rosell Clari, V. y Hernández Sacristán, C. (Eds.) (2014). *MetAphAs. Protocolo de exploración de habilidades metalingüísticas naturales en afasia*. Valencia: Nau Llibres.

Smith, B. y Leinonen, E. (1992). *Clinical Pragmatics. Unravelling the complexities of communicative failure*. London: Chapman & Hall.

Trim, J. (1963). Linguistics and Speech Pathology. En Mason, S. (ed.) *Signs, Signals and Symbols*. London: Methuen, chap 4.

PRESENTACIÓN Y ESTUDIO INTRODUCTORIO

Ana Isabel Codesido García, Carlos Hernández Sacristán y
Victoria Marrero-Aguiar

*(Universidade de Santiago de Compostela, Universitat de València
y UNED)*

I. Lingüística Clínica en el ámbito hispánico. Avances desde un enfoque pluridisciplinar

Introducción

El objetivo del presente libro es dar reflejo de un conjunto de aportaciones recientes de la lingüística clínica en el ámbito hispánico, con la idea de visibilizar programas de investigación pluridisciplinares sobre las alteraciones del lenguaje, así como propuestas de intervención o mediación comunicativa en contextos clínicos. No se trata de ofrecer un manual convencional de lingüística clínica: existen ya diferentes versiones en el mercado, aunque siempre necesitadas de actualización. Se trata de poner el foco de atención sobre contribuciones novedosas que tienen en común la base empírica que ofrece un medio lingüístico particular como el español u otras lenguas peninsulares y –algo no menos relevante– un medio cultural también en gran medida compartido. No se pretende, pues, realizar una aproximación sistémica o exhaustiva a un marco disciplinar, sino más bien destacar los intereses más recientes de investigación y que han de motivar, a buen seguro, lo que serán avances tanto desde la perspectiva evaluadora como rehabilitadora en lingüística clínica.

Nos queremos hacer eco igualmente de perspectivas epistemológicas y metodológicas que se han venido desarrollando en diferentes foros y encuentros académicos, y que derivan de una ya consolidada y estrecha relación de intercambios académicos en España, a la que progresivamente vienen sumándose también investigadores del ámbito hispanoamericano, con su propia tradición de estudios en lingüística clínica. Debemos destacar, en particular, la importancia que para el desarrollo de esta disciplina ha tenido la iniciativa de organizar encuentros que, bajo la rúbrica de *Congreso Internacional de Lingüística Clínica,* han permitido el contacto y la puesta en conjunto de investigaciones que se realizaban de forma algo aislada, pero que apuntaban en una misma dirección. Estos encuentros se iniciaron el año 2006 en Valencia, y han tenido continuidad en Madrid, Málaga, Cádiz, Barcelona, Santiago de Compostela y, próximamente, en Salamanca. El carácter internacional de estos encuentros ha permitido establecer también un contacto con líneas y grupos de investigación de otros ámbitos lingüístico-culturales, lo que ha generado en más de un caso proyectos de investigación compartidos.

Entre las conclusiones que derivaron del *VI Congreso Internacional de Lingüística Clínica. De la Biolingüística a la Logopedia* (Santiago de Compostela, marzo de 2022), de clara naturaleza pluridisciplinar ya en su subtítulo, queremos destacar un "Manifiesto" (vid. Anexo I) en el que se promueve la creación de una *Asociación Internacional de Lingüística Clínica del Español*. La idea de esta asociación es estimular la interrelación de aproximaciones a la lingüística clínica cuando lo que se comparte, en concreto, es un objeto tan relevante como la lengua natural en la que se observan y examinan las alteraciones del lenguaje, o que sirve de instrumento para la mediación clínica. Se trata, igualmente, de emprender acciones conjuntas para el desarrollo de las proyecciones de la lingüística clínica en la formación universitaria y en las actividades profesionales del ámbito hispánico. Con la publicación de la presente monografía, queremos hacernos eco de los objetivos centrales de este manifiesto e intentamos ir trazando el camino que permita su consecución.

El propio sujeto implicado en una alteración del lenguaje, su imagen social, su idiosincrasia cultural y lingüística se destacan como *leitmotiv* articulador del discurso en esta obra. La lingüística clínica de nuestros días no puede eludir una orientación pragmática, esto es, contextualizadora del uso del lenguaje. Al ser la interacción comunicativa el medio más común donde el lenguaje se nos manifiesta, la alteración del mismo rebasa siempre una óptica puramente monológica, y vincula el lenguaje a su uso y al conjunto de factores que lo determinan y enmarcan. Entorno familiar, social, laboral, educativo, marco interactivo de la intervención, aspectos de la comunicación no verbal, bases semióticas, bases cognitivas de la actividad verbal son, sin pretensión de exhaustividad, algunos de estos factores a los que nos referimos. Todos ellos están presentes, en mayor o menor medida, en las aportaciones de las que damos cuenta a continuación.

Esta perspectiva pragmática, ampliamente entendida, conduce en buena lógica al ya mencionado enfoque pluridisciplinar de los estudios que se contienen en este libro. La sociología, las ciencias cognitivas, la neurología, las ciencias de la educación, y hasta elementos de reflexión filosófica, complementan u orientan en diferentes grados a la lingüística en su tarea de evaluar las alteraciones clínicas del lenguaje o de proponer instrumentos de intervención sobre ellas. En esta misma línea, conviene añadir que el tono o género discursivo que acompaña a estos estudios oscila entre las aportaciones de corte experimental, las basadas en la explotación de corpus, y las orientadas a las reflexiones metodológicas y epistemológicas. Entendemos que esta variedad de propuestas es, en realidad, algo esperable, si lo que pretendemos es aproximarnos al relato fiel de un clima intelectual y académico, a eso que se llama también "estado del arte": el de la lingüística clínica en general y, particularmente en ese libro, el de la lingüística clínica tal como se viene desarrollando en el ámbito hispánico.

Adquisición y desarrollo del lenguaje en situaciones de déficit sensorial o cognitivo. Prismas y estimaciones

Se contiene en el libro una primera sección con una muestra de enfoques recientes sobre alteraciones o disfunciones del lenguaje y la comunicación asociadas a la adquisición de la primera lengua. El estudio que abre esta sección nos sitúa en el origen de la actividad comunicativa, previa a todo uso del lenguaje verbal, pero que subyace al mismo y hace concebible su posterior desarrollo. María Núñez y Edith Ramírez en su contribución "Interacción y comunicación temprana en el binomio de madres y bebés prematuros" nos hablan de las ventajas probadas del "método canguro" para un adecuado desarrollo tanto físico como mental del bebé prematuro, estudio que se realiza con una muestra obtenida en República Dominicana. El método, básicamente descrito, consiste en mantener al niño nacido prematuramente en contacto directo y continuo con la madre, lo que estimula la interacción proxémica en la que debe fundamentarse toda actividad comunicativa. Más allá de esto, es la propia supervivencia del recién nacido la que está en juego, ligada estrechamente a esta interacción. Como oportunamente resaltan las autoras "el comportamiento proxémico por medio de estímulos sensoriales como el tacto, el calor y el olor, libera oxitocinas que producen un incremento de la temperatura de las mamas maternas proporcionando calor al recién nacido (Méndez *et al.* 2020) y su acción analgésica bloquea el efecto de lucha o huida, reduce la ansiedad, aumenta la tranquilidad y la autoestima en las madres (Cano Esparza 2016)". Resulta ciertamente relevante esta singular propuesta biolingüística, donde se entiende la acción comunicativa dentro del binomio madre-recién nacido como condición conjunta para la estabilidad psicológica de la madre, por una parte, y para el correcto desarrollo corporal y mental del recién nacido, por otra.

Los prerrequisitos para el desarrollo de las capacidades verbales vuelven a estar presentes en el estudio de Sonia Madrid Cánovas que lleva por título "Asincronías en el desarrollo lingüístico del niño sordo con implante coclear". En este caso el foco de atención son los sonidos del lenguaje, pero antes incluso que estos últimos empiecen a discriminarse, destaca la sensibilidad de los recién nacidos hacia las variaciones prosódicas de la voz, que en el niño oyente derivan más tarde en el balbuceo infantil. El niño con discapacidad auditiva presenta menor actividad fónica prelingüística, pero, sobre todo, ve limitado su acceso a la información acústica incluso tras el implante, dadas las limitaciones técnicas de estas prótesis, y esto conlleva, en términos de la autora, una "asincronía" para el posterior desarrollo del lenguaje. Sin embargo, se destaca en este trabajo la gran variabilidad de resultados que se observa en la población implantada, con niños que alcanzan niveles equivalentes a los normooyentes, frente a otros en cuya habla se encuentran procesos fonológicos muy diferentes de los habituales en el desarrollo normotípico, y menor capacidad también para el procesamiento morfosintáctico. La autora señala la fuerte correlación entre el desarrollo lingüístico y la implicación familiar, poniendo de nuevo de manifiesto la naturaleza social e interactiva del lenguaje.

La base biológica de la conducta verbal, aunque en un orden bien distinto de consideraciones, se aborda también en el estudio que presentan Carmen Varo y Esteban Sarrias con el título "Evaluación de la actividad cerebral asociada al procesamiento del lenguaje en niños con cromosomopatías de baja prevalencia". Se analizan los déficits respecto al desarrollo normo-típico del lenguaje en tres niños diagnosticados con cromosomopatías de baja prevalencia, pacientes de neuropediatría del Hospital Punta de Europa de Algeciras. Se maneja para el análisis de la conducta verbal la técnica electroencefalográfica de los potenciales evocados que permite determinar picos de actividad cerebral asociados a determinados tipos de conducta y, en este caso, a la conducta verbal. Lo que se desprende del estudio es que los posibles déficits lingüísticos no pueden estrictamente desligarse de otros déficits cognitivos de carácter atencional o ejecutivo que subyacen al desarrollo de las capacidades verbales. Esto es, la base neurológica de la conducta verbal resulta obvia, pero no parece fácil determinar una implicación específica de la base genética, al menos para lo que se refiere a las cromosomopatías sometidas a estudio.

Lo que podemos denominar entorno semiótico y cognitivo en el desarrollo de la capacidad verbal es cuestión central de la contribución de Alberto de Ema y Victoria Marrero: "Estimulación del habla mediante musicoterapia a una niña con síndrome de Phelan-McDermid". Se destaca en este estudio el interés de los enfoques interdisciplinares a la hora de abordar la intervención en situaciones de retraso en la adquisición y desarrollo del lenguaje. Se ejemplifica la propuesta con un estudio de caso, el de la conducta verbal de desarrollo anómalo entre los 4 y 7 años de edad que manifiesta una niña de habla española y diagnosticada con el síndrome de Phelan-McDermid. Se trata también en este caso de una cromosomopatía de baja prevalencia que origina diferentes tipos de déficits anatómicos, conductuales y cognitivos, algunos relacionados con el autismo, lo que se vincula a retrasos en el desarrollo de las capacidades verbales. La aplicación de técnicas de musicoterapia, algo que se ha probado útil en la rehabilitación de la afasia (*Therapy of Melodic Intonation*), se muestra también aquí de interés en al menos dos de sus modalidades ("canción de situación" y "canto estimulativo"). Queda probada en cualquier caso la función de apoyo o compensación del déficit lingüístico en el caso sometido a estudio.

ALTERACIONES LINGÜÍSTICO-COMUNICATIVAS EN LA EDAD ADULTA Y LA VEJEZ. COGNICIÓN Y PRAGMÁTICA

La segunda sección del libro se dedica a la valoración y a las pautas de intervención en patologías del lenguaje en edad adulta, teniendo especialmente en cuenta datos e interacciones conversacionales en lengua española, así como otros aspectos que destacan la dimensión pragmática o de lenguaje en uso. Lo que podemos conocer como gestualidad fónica, esto es, gesto asociado a la propia voz, constituye, por ejemplo, una dimensión definitoria del entorno de uso del lenguaje que parece verse afectada en las personas diagnosticadas de depresión. Siguiendo lo avanzado por otros autores sobre el tema, Emma Machado de Souza, Olga Ivanova y Juan José García Meilán nos presentan el estudio "La depresión y el habla: características fonéticas de hablantes con depresión". En el mismo se realiza un exhaustivo análisis de parámetros acústicos que permitiría dos cosas: por una parte, singularizar y servir a los efectos de un diagnóstico precoz de los estados depresivos; por otra, establecer también criterios para el diagnóstico diferencial de la depresión, respecto a otros trastornos psíquicos o psicosomáticos. Aspectos como variaciones en la intensidad de sílabas contiguas, los anchos de banda del segundo y cuarto formante vocálicos, o el índice de transmisión del habla en bandas bajas y medias se presentan como parámetros con valor discriminante. El estudio forma parte de las actividades del grupo de investigación *Neurofisiología, Cognición y Conducta* de la Universidad de Salamanca, y se realiza en una muestra de sujetos diagnosticados de depresión y una muestra de sujetos control de esta ciudad y su entorno. Los autores afirman que el examen que proponen trata de compensar el déficit en biomarcadores específicos para el diagnóstico de la depresión, pero nos atreveríamos a decir que los rasgos paralingüísticos que identifican como sintomáticos de depresión deberían considerarse en sí mismos "biomarcadores", en un sentido amplio del término, que no tiene por qué limitarse al dominio de la bioquímica, al que por convención se remiten. Las alteraciones que se observan son, en definitiva, las de una corporalidad hablante. Otros aspectos de la gestualidad kinésica y de la proxémica serían posiblemente aquí también muy relevantes, aunque su estudio requeriría técnicas de análisis diferentes.

Justamente, el componente gestual kinésico, donde los determinantes culturales cobran especial relevancia, constituye el objeto de estudio de la contribución presentada por Marta López Ruiz y Carlos Rodríguez López: "La observación e imitación de gestos como facilitadores en la denominación de acciones en pacientes con afasia". Se encuentra ya claramente establecido que los sujetos con afasia en interacción comunicativa compensan o encubren en gran medida sus déficits verbales con gestualidad de apoyo o sustitutoria del decir. No faltan, por otra parte, propuestas concretas que llegan a considerar a la gestualidad kinésica como instrumento de rehabilitación en las afasias, aunque puede no estar claro del todo el momento en el que este tipo de terapia debería iniciarse. En la contribución a la que acabamos de hacer referencia, realizada con sujetos de habla española, se establece, con correlaciones estadísticamente significativas, el efecto facilitador que para la denominación de acciones tendría la observación de las mismas en otros sujetos y su imitación. La fundamentación teórica del estudio toma en cuenta los efectos que para la conducta verbal tendrían las estructuras neurológicas en espejo (Rizzolatti y Craighero 2004; Rizzolatti *et al.* 1999) y al paradigma del *embodiment* en neurociencias, que presupone una naturaleza corporeizada del lenguaje (Fuchs y Schlimme 2009; Fuchs 2020).

La estrecha interrelación existente entre déficit lingüístico, variables cognitivas y actividad conversacional en sujetos con daño cerebral es tema que ocupa, desde diferentes perspectivas, a las tres contribuciones que siguen. Alejandro Cano Villagrasa y Beatriz Valles González presentan el estudio "Características lingüístico-cognitivas en pacientes con daño cerebral adquirido en fase crónica y su impacto en la calidad de la comunicación". Se somete a exploración una muestra de 30 sujetos, residentes en la Comunidad Valenciana, con daños cerebrales de tres tipos: ictus isquémico, ictus hemorrágico y traumatismo craneoencefálico, en fase aguda y tras un año de actividad neurorrehabilitadora. La neurorrehabilitación se planifica teniendo en cuenta la necesidad de combinar intervenciones específicamente lingüísticas con otras que atienden a diferentes dimensiones cognitivas que pueden encuadrarse bajo el epígrafe de funcionamiento ejecutivo. Reponer la capacidad de interacción comunicativa con su entorno social más próximo sería el objetivo básico de la intervención. El instrumento multifactorial puesto en juego permite evaluar la evolución del paciente desde la fase aguda a la crónica, y observar algunas diferencias de interés dependiendo en parte del tipo concreto de lesión cerebral. Se comenta, con todo, que la generalización de un tratamiento como el que proponen, plenamente justificado a la vista de los resultados, requeriría de un compromiso más claro de las instituciones sociosanitarias a la hora de subvencionar los programas de neurorrehabilitación.

La contribución de Verónica Moreno Campos, "Relación entre dificultad lingüística y estrategia conversacional: ¿adaptación comunicativa o encubrimiento de los déficits?", se encuadra en el ámbito disciplinar de una "pragmática clínica" basada en datos conversacionales. Su punto de partida es el análisis de los materiales integrados en el *Corpus PerLA* (*Percepción, Lenguaje y Afasia*) (Gallardo Paúls *et al.* 2005; Gallardo Paúls y Moreno Campos 2005; Hernández Sacristán *et al.* 2008), donde se recogen interacciones conversacionales de sujetos con afasia tratados en diferentes centros sanitarios de la ciudad de Valencia y su entorno. Pero se incluyen en su estudio otras patologías como lesionados de hemisferio derecho, demencias tipo Alzheimer y casos de parálisis cerebral. Buena parte de la conducta verbal de estos sujetos tiene que explicarse a partir de una conciencia metapragmática y metacomunicativa preservada, incluso en situaciones teóricamente descritas como de "anosognosia" para otro tipo de efectos. En gran medida, la conducta conversacional que exhibe el paciente presenta la función genérica de "encubrimiento del déficit lingüístico", que debe entenderse como actividad protectora de su imagen social.

En esta misma línea de reflexiones se sitúa el estudio de Carlos Hernández Sacristán "Anomia: fenomenología y dimensión vivencial", donde se explotan también datos conversacionales del corpus *PerLA*. La anomia puede definirse como una incapacidad genérica de acceso a las palabras. Se trata del síntoma más común observado en la afasia, en cualquiera de sus manifestaciones, y es común también en las demencias y otras patologías que afectan a la facultad del lenguaje. Esta variedad etiológica de la anomia nos obliga a pensar que el acceso a las palabras y nuestra capacidad de denominación no pueden considerarse mecanismos fáciles de acotar de manera unívoca, sino que son en gran medida multifactoriales. Una vez asumido este hecho, se plantea en el estudio de Hernández Sacristán que una visión comprehensiva del fenómeno de la anomia exige incluir, más allá de aspectos diferenciados en el procesamiento neuropsicológico del lenguaje, una dimensión pragmática y contextualizadora de la vivencia asociada a este fenómeno. Se incluye aquí la toma de conciencia, más o menos explícita, sobre la alteración que se padece, las implicaciones que supone esta alteración en nuestra interacción cooperativa con el mundo que nos rodea, y, de nuevo, el papel nada desdeñable de la imagen social que se pone en juego en toda práctica interactiva del lenguaje.

Esta segunda sección del libro se cierra con el estudio presentado por María Sainz-Pardo Sainz: "The potential protective effects of bilingualism against language decline in dementia. A study in Alzheimer's Disease". La hipótesis de la autora, a partir de la revisión bibliográfica, sería que un bilingüismo activo y equilibrado ejerce cierto efecto protector o ralentizador del deterioro cognitivo en personas diagnosticadas con enfermedad de Alzheimer (cf., entre otros estudios, Bialystok *et al*. 2014), por comparación con el bilingüismo pasivo, esto es, hablantes que comprendiendo ambas lenguas, suelen expresarse solo en una de ellas. Tras analizar una muestra de sujetos bilingües español-catalán (tanto activos como pasivos) procedentes de diferentes centros de atención a la enfermedad en la ciudad de Barcelona y su entorno, se constatan esos efectos.

Destrezas y contextos. lectoescritura y comunicación en entornos clínicos

Dedicamos en el libro dos estudios al dominio particular de las habilidades de lectoescritura, dominio de interconexión entre la lingüística clínica y la didáctica de la lengua. La primera contribución es la que presentan María López Sández y Lara Lorenzo Herrera: "Dificultades persistentes en el procesamiento del lenguaje escrito en personas con dislexia: análisis de la producción escrita de alumnado disléxico en las pruebas ABAU Galicia 2021". Como su título indica, se aborda aquí el extendido y tal vez no convenientemente valorado déficit de la dislexia en el contexto escolar. Se tienen en cuenta las limitaciones que comporta este déficit a la hora de evaluar el rendimiento académico de los sujetos implicados. Se someten a análisis, en particular, los resultados de pruebas de acceso a la universidad en Galicia, y los materiales incluyen exámenes escritos tanto en gallego como en castellano. Se concluye con una caracterización de los déficits atribuibles a la dislexia que podemos considerar más persistentes. El objetivo último del estudio es diseñar protocolos de actuación que puedan servir para compensar o superar estas dificultades persistentes que acompañan al sujeto con dislexia.

Sigue a este un estudio sobre el aprendizaje de la lectoescritura y las variables metacognitivas implicadas en el "actor lector" (Cf. Moreno Campos 2018). El tema es abordado por Carla María Míguez Álvarez y Miguel Cuevas Alonso en la contribución que lleva por título "Relación entre metacomprensión y problemas lectores en lengua española en alumnado de educación primaria". Se defiende en el estudio que las dificultades en la habilidad lectora tendrían que ver, en términos que las pruebas estadísticas muestran como significativos, con la capacidad de monitorizar los problemas asociados al propio proceso de lectura. Se trataría, en este sentido, de un déficit en lo que diferentes autores identifican como variables metacognitivas. Estas variables explicarían buena parte de las dificultades en la comprensión lectora que muestra el alumnado de educación primaria, y la persistencia de estas dificultades en cursos posteriores e incluso en la vida adulta. Los autores abogan por la aplicación en el aula de este componente reflexivo sobre el propio proceso de lectura, como factor crucial para la mejora del rendimiento lector de los alumnos. Los límites entre una actividad logopédica propiamente dicha y un proyecto educacional se desdibujan en este caso particular.

Por último, un panorama de la lingüística clínica en el ámbito hispánico debe dejar constancia de los estudios aplicados de la lingüística al análisis y valoración de los procesos comunicativos en el contexto clínico. Cabe decir que aquí el lenguaje o la conducta verbal además de objeto de intervención, es instrumento de intervención. El deslinde entre estos dos enfoques dista, sin embargo, de estar claramente determinado. De hecho, una reconocida investigadora, como Heide Hamilton, somete por un lado a análisis la producción lingüística de sujetos con Alzheimer, pero propone al mismo tiempo modos de interacción en el entorno de sujetos implicados en esta patología, que son, por supuesto, más que el propio paciente. A partir de ahí la investigación de Hamilton se abre al ámbito más general de la interacción comunicativa, donde los actores son médicos, familiares y pacientes, y para patologías que no necesariamente son específicas de la conducta verbal. Queremos representar esta orientación de estudios con la contribución de Antonio Bañón Hernández y Raúl Sánchez Pérez, que lleva por título: "Interacciones en contextos clínicos. El ejemplo del trasplante a partir de la donación en asistolia controlada". Los autores de esta contribución (que citan, por cierto, a Heide Hamilton) nos proponen un análisis y valoración crítica de los procesos comunicativos en la interacción comunicativa entre personal sanitario y familiares durante un proceso de trasplante de corazón, desde el momento en que el donante fallece por parada cardiorrespiratoria, sea esta no controlada o controlada tras retirar el soporte vital básico. Entre los materiales que sirven para su estudio, destacamos una entrevista en profundidad con una persona que representa al personal sanitario implicado en este tipo de proceso en un hospital español, que se mantiene en el anonimato. Está claro, por lo que se desprende en el estudio, que una suerte de hibridación entre lenguaje técnico y coloquial debe ser convenientemente administrada, según sea el caso de los actores implicados, y que a las variables emocionales deben añadirse también las del entorno socioeconómico y cultural a la hora de adaptar el uso del lenguaje en este contexto.

Enfoques metodológicos. Moldes individuales y fuentes de datos

Finaliza el libro con dos aportaciones metodológicas. La primera de ellas, de Vicent Rosell-Clari, tiene un título muy descriptivo: "De la práctica clínica basada en la evidencia a la idiosincrasia del paciente". En ella se empieza defendiendo la necesidad de trasladar las buenas prácticas de la medicina basada en la evidencia (MBE) al ámbito logopédico. Se incluye una definición y caracterización de este concepto y sus requisitos, un listado de recursos útiles para la formación, y su aplicación en el ámbito de la terapia del habla y el lenguaje. El profesional se encuentra ante disyuntivas difíciles de resolver, que se plantean abiertamente en este trabajo, comparando diseños metodológicos como los estudios de caso frente a los experimentales. El capítulo concluye señalando la gran variabilidad de casos con la que se encuentran los logopedas en su día a día, y la necesidad de flexibilizar el proceso terapéutico y adaptarlo a las necesidades de cada paciente. Se propugna lo que podría caracterizarse como una metodología heurística para el examen e intervención sobre las patologías del lenguaje, que de alguna forma valida lo que resulta común en la práctica clínica logopédica.

En el capítulo final, "Cross-linguistic variation in phonological development: Recent advances and new perspectives", Yvan Rose se centra en la adquisición de los sistemas fonológicos en el niño mediante un enfoque interlingüístico. Reconociendo el interés que en su momento pudo tener la idea de los universales fonológicos y la propuesta de una base innata para los mismos, se distancia, sin embargo, de ella para apostar por una visión emergentista en el desarrollo y control de las categorías fonológicas, más compatible con modelos actuales del aprendizaje tanto en sistemas naturales como artificiales. Se destaca el papel de la base fonética, y el hecho de que una categoría fonológica (sea fonema o rasgo fonológico) es siempre en la base un hecho de naturaleza relacional entre el plan motor ejecutor de un sonido y la imagen acústica del mismo. Ya, de hecho, en el balbuceo infantil se ensaya este componente relacional entre sonido producido y percibido, que es la base para el posterior desarrollo de la capacidad fonológica. El proceso de emergencia de esta capacidad fonológica ha de tener en cuenta la lengua particular a la que es expuesto el niño, pero también al propio individuo en desarrollo, como ejemplifica en el estudio de caso que se incluye en este capítulo. En suma, se subraya el interés de esta perspectiva emergentista tanto para la evaluación como para la intervención logopédica en trastornos del desarrollo fonológico.

Conclusiones

Confiamos en que la presentación de estas contribuciones haya mostrado con claridad la naturaleza pluridisciplinar de los enfoques que acogen, pero también la interrelación que manifiestan en muchos aspectos. Nos referimos a bases empíricas, objetivos, asunciones metodológicas, e intereses que se comparten y afloran a lo largo del volumen que presentamos. Los estudios de los que damos cuenta son el fruto de líneas de investigación que se han venido desarrollando en los últimos años, pero que abren también perspectivas novedosas sobre el inmediato futuro de la lingüística clínica en el ámbito hispánico. Obviamente, la muestra que se ofrece dista, por supuesto, de ser exhaustiva, y son muchas más las líneas de investigación y los centros que desarrollan la temática propia de esta disciplina en universidades españolas, aparte de las que ya representan los autores que colaboran en el presente volumen.

No queremos dejar de mencionar al menos los estudios de afasiología y afasiología bilingüe en la Universidad del País Vasco y en la Universidad de Barcelona, los estudios sobre implantados cocleares en la Universidad de Málaga, los de la Universidad de Oviedo sobre afasias y desarrollo típico o atípico del lenguaje en el niño, los estudios sobre alteraciones lingüísticas en demencias y trastornos psiquiátricos de la Universidad de Valladolid y de la de Salamanca, los de la Universidad Autónoma de Madrid sobre síndromes patológicos en adquisición y desarrollo del lenguaje, los estudios que se realizan en el *Instituto de Lingüística Aplicada* de la Universidad de Cádiz, los de la Universidad de Santiago sobre desarrollo del lenguaje basados en el *Corpus Koiné*, los notables estudios sobre la lengua de signos de la comunidad sorda, que han ocupado a diferentes investigadores o grupos de investigación, en la Universidad de Valladolid, en la de la Coruña, en la de Vigo, y en otros centros. Podemos referirnos también a los estudios sobre bases biolingüísticas de las alteraciones del lenguaje que se desarrollan en la Universidad de Sevilla, en la Universidad del País Vasco, en la de Zaragoza o en la Pompeu Fabra.

Toda esta labor ha sido, por otra parte, una magnífica ocasión para labrar contactos y colaboraciones interdisciplinares de la lingüística, con investigadores de ciencias de la salud (neurología, psiquiatría, psicología, genética, otorrinolaringología, foniatría, etc.), de ciencias de la educación (didáctica de las lenguas, teoría de la educación, planificación educativa, etc.) y, por supuesto, con profesionales en ejercicio de la logopedia, así como con los Colegios Profesionales en los que se integran. Ha sido un motivo para las interconexiones entre investigadores españoles animados por una misma causa, y ha permitido también establecer lazos muy fructíferos con investigadores hispanoamericanos y de otros ámbitos lingüístico-culturales, hecho este del que hemos querido dejar al menos constancia con el artículo que inicia la primera sección temática del libro y con el que cierra la última. Y no podemos dejar finalmente de mencionar la excelente labor que viene realizando en los últimos años la *Revista de Investigación en Logopedia*, de clara orientación interdisciplinar, y donde la lingüística clínica ha encontrado un órgano específico de difusión académica. Esta revista fue inicialmente promovida por la Universidad de Castilla-La Mancha y tiene ahora su sede en la Universidad Complutense de Madrid.

***

Agradecimientos
Un agradecimiento muy personal merece nuestra colega Milagros Fernández Pérez, verdadera animadora y promotora de esta publicación, y de mucho de lo avanzado en lingüística clínica en el ámbito hispánico durante las dos últimas décadas.

Nuestra gratitud va también dirigida a todos los colegas que colaboran en este volumen y a los que, como revisores, han contribuido a la mejora de los textos que se presentan. Se trata esta última de una labor anónima que debe ser siempre agradecida por la comunidad académica.

Manifestamos finalmente nuestro reconocimiento a la Universidade de Santiago de Compostela y a la Xunta de Galicia / Xacobeo 21-22, por el apoyo institucional a la edición de este libro.

Referencias

Bialystok, E., Craik, F. I., Binns, M. A., Ossher, L. y Freedman, M. (2014). Effects of bilingualism on the age of onset and progression of MCI and AD: evidence from executive function tests. *Neuropsychology*, 28(2), 290.

Cano Esparza, G. (2016). Beneficios del método madre canguro a corto y largo plazo. https://riull.ull.es/xmlui/handle/915/3723

Fuchs, T. y Schlimme, J. E. (2009). Embodiment and psychopathology: a phenomenological perspective. *Current opinion in psychiatry*, 22(6), 570-575.

Fuchs, T. (2020). Embodiment and personal identity in dementia. *Medicine, Health Care and Philosophy*, 23(4), 665-676.

Gallardo Paúls, B., Sanmartín-Sáez, J. y Moreno Campos, V. (2005). *Afasia fluente: materiales para su estudio*. València: Universitat de València.

Gallardo Paúls, B. y Moreno Campos, V. (2005). *Afasia no fluente: materiales y análisis pragmático*. València: Universitat de València.

Hernández Sacristán, C., Serra-Alegre, E. y Veyrat-Rigat, M. (2008). *Afasia: corpus mixto de lenguaje conversacional.* València: Universitat de València.

Méndez, M. A. B., Ortiz, P. M. A., Pérez, M. A. y Zambrano, F. S. J. (2020). Apego temprano en la evolución fisiológica y psicológica madre-hijo. *Qhali-Kay. Revista de Ciencias de la Salud,* 4(2), 16-19.

Moreno Campos, V. (2018) Actor lector y funcionamiento ejecutivo en el desarrollo de habilidades lectoras en los niños. En Teresa Cervera, Vicent Rosell-Clari y Carlos Hernández Sacristán (eds.). *Lenguaje y funcionamiento ejecutivo: una perspectiva pluridisciplinar,* Valencia, Tirant lo Blach: 77-100

Rizzolatti, G. y Craighero, L. (2004). The mirror-neuron system. *Annu. Rev. Neurosci., 27,* 169-192.

Rizzolatti, G., Fadiga, L., Fogassi, L. y Gallese, V. (1999). Resonance behaviors and mirror neurons. *Archives italiennes de biologie, 137*(2), 85-100.

ANEXO I
MANIFIESTO DE SANTIAGO
SOBRE LA LINGÜÍSTICA CLÍNICA DEL ESPAÑOL Y LAS LENGUAS DE ESPAÑA

1. Entendemos la lingüística clínica de una forma amplia, que incluye tanto la investigación aplicada con teorías y métodos de la lingüística para abordar las disfunciones del lenguaje, como el recurso a fuentes de evidencias procedentes de muestras de habla alterada para sustentar o refinar modelos teóricos en lingüística, y sin obviar la relevancia del estudio de la interacción comunicativa en entornos clínicos.
2. Defendemos la lingüística clínica como una aplicación de la lingüística con pleno reconocimiento académico internacional, como muestra la existencia de la *International Clinical Phonetics and Linguistics Association (ICPLA,* https://www.icpla.info/), con una trayectoria de más de 30 años, y su órgano oficial, la revista asociada *Clinical Linguistics and Phonetics* (https://www.tandfonline.com/journals/iclp20), Q1 (2020) CiteScore Best Quartile. En España, numerosos grupos de investigación están desarrollando trabajos en este ámbito de especialidad en diversas universidades, y así ha quedado de manifiesto en los seis congresos internacionales celebrados hasta la fecha: Valencia (2006), Madrid (2009), Málaga (2012), Barcelona (2015), Cádiz (2018) y Santiago de Compostela (2022).
3. Reivindicamos la necesidad de aprovechar el conocimiento lingüístico del español y de las lenguas de España para mejorar el diagnóstico, la evaluación y el tratamiento de las personas afectadas por alteraciones de la comunicación y el lenguaje. El lingüista no es un profesional sanitario, no pertenece

a una profesión regulada como sí lo son los médicos, los psicólogos clínicos o los logopedas. Su papel no es la intervención directa, pero está capacitado como experto en lenguaje para colaborar con esos profesionales, y con el importante cometido de ofrecer enfoques y análisis más rigurosos de las muestras de habla que faciliten intervenciones más eficaces y mejor fundamentadas.
4. Es necesario contar con itinerarios formativos con diferentes niveles de especialización, desde asignaturas de grado hasta másteres y programas de doctorado de carácter interuniversitario que permitan una formación completa en lingüística clínica del español y las lenguas de España, de modo que contemos con una alternativa a programas formativos como el *European Master's in Clinical Linguistics (EMCL*, https://www.emcl.eu/*)*, un título *Erasmus Mundus* conjunto entre las universidades de Gante (UGENT), Groninga (RUG) y *Eastern Finland* (UEF), con 20 años de trayectoria, pero en el que la docencia y la investigación se desarrollan principalmente en inglés.
5. Para alcanzar las metas anteriormente señaladas, y facilitar la continuidad de las actividades de investigación, los encuentros científicos y los intercambios formativos de los lingüistas clínicos del ámbito hispanohablante, consideramos conveniente la creación de una Asociación Internacional de Lingüística Clínica del español, con un portal web que permita agrupar recursos y sirva de referente social al respecto.

Santiago de Compostela, marzo de 2022

ADQUISICIÓN Y DESARROLLO DEL LENGUAJE EN SITUACIONES DE DÉFICIT SENSORIAL O COGNITIVO. PRISMAS Y ESTIMACIONES

María Virtudes Núñez Fidalgo y Edith Ramírez Ferreiro
(Universidad Autónoma de Santo Domingo)

II. Interacción y comunicación temprana en el binomio de madres y bebés prematuros

Resumen: Un estudio descriptivo y cuantitativo fue diseñado para identificar las características de interacción y comunicación temprana en el binomio del método canguro (MC) de asistencia a los bebés prematuros, con una muestra no probabilística e intencional de 139 madres, en dos hospitales dominicanos. Se aplicó un cuestionario semiestructurado diseñado y validado para este estudio, así como el consentimiento informado a las madres que estuvieron incluidas en la muestra. Los resultados indicaron un perfil sociodemográfico de madres alfabetas, jóvenes, con limitaciones de apoyo familiar, así como alto nivel de desempleo. El análisis de resultados evidenció que el porteo continuo provee a la díada de un complejo universo relacional, proxémico, cinésico y cronémico, garantizando así la supervivencia y estimulando la emergencia de la identidad lingüística del neonato. Se comprobó inestabilidad en la lactancia materna y desconocimiento de estrategias de estimulación cognitiva y lingüística del bebé, un déficit en cuanto a estrategias de estimulación temprana. Las conclusiones señalan la necesidad de replicar esta investigación en díadas de otros hospitales, así como la implementación de talleres de estimulación neonatal para las madres y cuidadores que incidan en aspectos lingüísticos y de adquisición del lenguaje.

Palabras clave: método madre canguro, interacción y comunicación tempranas, lactancia materna, adquisición del lenguaje

Introducción

Ser prematuro significa haber nacido antes de tiempo. Según la definición más aceptada, la prematuridad se define como la condición de nacimiento con vida antes de las 37 semanas de gestación. El prematuro que sobrevive se considera como de alto riesgo y las deficiencias del cuidado neonatal en esta etapa pueden generar consecuencias que afecten el desarrollo integral del individuo para toda su vida. Desde una perspectiva general, la Organización Mundial de la Salud distribuye la edad gestacional de la prematuridad en una escala de tres niveles: prematuros extremos (menos de 28 semanas), muy prematuros (28 a 32 semanas), prematuros moderados a tardíos (32 a 37 semanas) (OMS 2018).

A esa distribución se añaden las subcategorías de bajo peso al nacer, causa de morbilidad y mortalidad neonatal: bajo peso al nacer (menos de 2500 gramos); muy bajo peso al nacer (menos de 1500 gramos); extremadamente bajo peso (menos de 1000 gramos); increíble bajo peso (menos de 800 gramos) (Velázquez Quintana *et al.* 2004).

En la República Dominicana, cada año se incrementa la cantidad de nacimientos prematuros y con bajo peso al nacer. Según el Ministerio de Salud Pública (2018) la tasa de prematuridad alcanza el 8 % y sus causas se vinculan a condicionantes sociales y factores maternos que deberían ser modificados con criterios de intervención preventiva para reducir las tasas de mortalidad de los prematuros, que alcanzan alrededor del 80 % de la mortalidad de los recién nacidos menores de 28 días.

Desde el año 2009 se ha venido implementando en los hospitales dominicanos un programa ambulatorio muy eficaz para reducir la mortalidad neonatal, conocido como Método Mamá Canguro (MMC), que se basa en la conexión física de la madre y el bebé durante 24 horas cada día, hasta que se cumplen las cuarenta semanas de embarazo y se obtiene el peso deseado en el neonato. Este programa de origen colombiano se inició hace casi cinco décadas para buscar una solución innovadora, efectiva y práctica a la atención del bebé prematuro en poblaciones vulnerables, sin acceso a los servicios de incubadoras. El método canguro surgió en 1978 en la Clínica Materno Infantil de Bogotá, y resuelve de modo eficiente la asistencia neonatal cuando hay escasez de equipos y poco espacio (Rey Sanabria y Martínez Gómez 1983; Charpak, Ruiz Peláez y Charpak 1994). La práctica del MMC es también muy beneficiosa para los bebés a término (Martín-Martín y Gucema-Rodríguez 2021).

La OMS apoya decisivamente el MMC aseverando que, si este método se aplicara siempre, podrían salvarse hasta 125 000 vidas de recién nacidos, puesto que el método madre canguro constituye una técnica eficaz que permite cubrir las necesidades del bebé en materia de calor, lactancia materna, protección frente a infecciones, estimulación, seguridad y amor (World Health Organization 2004). El contacto piel con piel permanente y la lactancia materna exclusiva, elementos principales del MMC, son beneficiosos para los prematuros y/o de bajo peso. Se ha comprobado que reduce las tasas de mortalidad infantil al menos en un 40 %; la hipotermia, en más de un 70 %, y las infecciones graves en un 65 % (OMS 2021).

El método canguro y la investigación en la República Dominicana

En la República Dominicana, el programa canguro se abrió en 2009 en el hospital Morillo King de La Vega y, actualmente, se ha extendido a 14 hospitales de distintas provincias, a nivel nacional. (Taveras Frías 2013 Robles Rodríguez y Chávez Rodríguez 2014). Por otra parte, en lo que se refiere a la investigación sobre este tema, los congresos médicos son los espacios preferentes para difundir informaciones actualizadas y buenas prácticas clínicas. El evento más reciente en este punto fue el *XLIV Congreso de la Sociedad Dominicana de Pediatría*, dedicado al binomio madre-hijo y al Hospital San Lorenzo de los Mina (2017), donde se presentó la historia y el desarrollo del MC en distintos hospitales del país. La constatación de los beneficios de este método ha traído como consecuencia su inclusión en el documento Marco de la Alianza Nacional para impactar en la disminución de la morbilidad y mortalidad materna e infantil en la República Dominicana (Ministerio de Salud Pública 2019).

El primer estudio cualitativo sobre vivencias de las madres canguro dominicanas identificó cinco categorías de estudio: piel a piel y siempre en faja; ayuda familiar y períodos de ausencia; expresiones emocionales de miedo, necesidades y agradecimiento; interacción y apego en la comunicación de la madre y los cuidadores con el bebé; conocer y seguir el protocolo para el programa (Ramírez y Núñez 2019).

De otro lado, hay que advertir acerca de las dificultades de la investigación en términos de construcción de un conocimiento científico relevante para las áreas de salud pública, lo que supone un desafío no exento de limitaciones. En ese sentido resulta oportuno recordar el trabajo sobre la presión económica y publicitaria de la industria farmacéutica en cuanto a financiación de investigaciones pediátricas acordes con sus intereses, y muy especialmente las limitaciones por las que pasan los estudios que de algún modo propician el uso exclusivo de la lactancia materna en detrimento de las leches de fórmula (Herrera Morban y Colomé-Hidalgo 2020).

Características de la interacción y comunicación temprana

El objeto de estudio de esta investigación se centra en los elementos de interacción y comunicación temprana en los bebés prematuros, lo que constituye un desafío que puede contribuir al estado de conocimiento de los complejos procesos de adquisición del lenguaje, ya que la mayoría de los estudios que se han realizado en torno a esta etapa del desarrollo humano se centran en bebés nacidos a término. En este sentido, consideramos que el método canguro resulta especialmente interesante porque la díada se ve inmersa en un proceso de interrelación constante y permanente. El bebé recibe estímulos continuos al interactuar con la madre, con su entorno y medioambiente. Los estudios de psicología relacional de Colwyn Trevarthen (1982) y de Klaus y Kennell (1978) de *bonding* o vinculación materna después del nacimiento permiten, junto a los descubrimientos de otros autores, la aplicación de procedimientos basados en la interacción, beneficiosos para el desarrollo del bebé y el bienestar de la díada.

La comunicación temprana en la díada canguro tiene una función social, pues el bebé al interactuar con la madre, los cuidadores y el entorno desarrolla habilidades para el vínculo comunicativo. Es un proceso complejo que se expresa a través de los sentidos, por medio de gestos y movimientos, propiciando el desarrollo de un universo de interacciones que involucran una serie de elementos (cronemia, proxemia, kinesia, actos reflejos), esenciales todos ellos para establecer las bases de lo que luego se decantará en las distintas etapas de la adquisición del lenguaje infantil.

Elementos cronémicos

La comunicación cronémica se centra en la concepción del tiempo, su función y duración en las situaciones comunicativas. En los bebés, la presencia parental se define como una coconstrucción con un otro real externo que aparece como soporte del entramado relacional (Correa *et al.* 2018). La presencia de la madre promueve un fluir síncrono, atemporal, que opera modelando la conciencia del bebé. El concepto de presentidad explica la importancia de la presencia maternal en el presente vital del bebé, con acciones que transcurren en tiempo real, en el mundo real, con personas reales, en un momento de "presentidad" (Stern 2004).

En la interacción se promueve la emergencia comunicativa de un sujeto creativo que va a desarrollarse con patrones conductuales propios, en un período en que el desarrollo vital se da de manera acelerada. Las características de la comunicación temprana en el binomio canguro se proponen desde coordenadas pragmáticas y contextuales que se enuncian con base en la permanente presencialidad materna o del cuidador en la díada. Numerosos estudios refieren los beneficios en la aplicación de procedimientos de estimulación temprana en sus distintas vertientes: cognitiva, motriz, estimulación del lenguaje, visual, social y emocional.

Elementos proxémicos, quinésicos y apego piel a piel

En el comportamiento proxémico y quinésico inciden los gestos y movimientos que tienen que ver con el tacto, así como los espacios de interacción, cercanía entre los interlocutores, entre otros (Ainsworth 1979) . Si bien el recién nacido tiene una preferencia innata por el rostro humano, en el caso de los bebés prematuros y de alto riesgo, el rostro de la madre se convierte en el punto focal de la temprana constitución del mundo visual del bebé y constituye un punto de partida para su primera relación interhumana externa. El papel activo del bebé prematuro en la interacción con el rostro materno tiene un efecto organizador en el niño, mientras que la ausencia de una respuesta recíproca por parte de ella provoca retraimiento (Hauser, Milán y Oiberman 2018).

En los neonatos, la proxémica contribuye a modelar la identidad gestual del bebé, forma parte del proceso intencional de la madre y del acontecer biológico en rutinas cotidianas como la del amamantamiento, vital en la alimentación y crianza saludable del bebé. En la etapa de la prematuridad, el movimiento se vuelve esencial para el desarrollo fisiológico, puesto que protege la supervivencia del neonato. De este modo, es imprescindible que el bebé sienta de modo permanente la cercanía de los latidos del corazón materno para evitar el riesgo de muerte por apnea, así como también resulta esencial mantener en todo momento el contacto piel a piel para protegerlo de la pérdida de calor, puesto que todavía no puede generarlo por sí mismo.

La cercanía en la díada canguro proporciona las sensaciones de seguridad al recién nacido y tranquilidad a la madre, y contribuye a incrementar el efecto de receptividad social. El comportamiento proxémico por medio de estímulos sensoriales como el tacto, el calor y el olor, libera oxitocinas que producen un incremento de la temperatura en las mamas maternas, proporcionando calor al recién nacido (Méndez *et al.* 2020) y su acción analgésica bloquea el efecto de lucha o huida, reduce la ansiedad, aumenta la tranquilidad y la autoestima en las madres (Cano Esparza 2016).

Si bien la madre es el centro del universo relacional del bebé, cada vez más se evidencia la importancia del grupo familiar y el rol paterno en la organización de una red de apoyo que va a ser fundamental para que la madre se sienta segura y fortalecida en su quehacer cotidiano (Azevedo Campos y Féres-Carneiro 2021). La evidencia científica indica que el padre o cuidador es importante en la construcción de interacciones cotidianas, puesto que proporciona seguridad y bienestar en el binomio madre-neonato (Gabriel Lopes, Pereira Santos y Leite de Carvalho 2019).

Los actos cinésicos, gestos y movimientos corporales que acompañan a las palabras en el intercambio de información están vinculados a la proxemia. El comportamiento cinésico se percibe en las formas de usar los sentidos, de manera independiente o conjunta: visual, auditivo, olfativo, táctil y a través de objetos que actúan como transmisores. Por ejemplo, los recién nacidos reconocen de inmediato el olor maternal, pero no sucede lo mismo con el padre o cuidador. La orientación hacia la voz maternal, la interacción rostro-voz por identificación de la voz materna, la imitación temprana en actos espejo que sugieren la emergencia de intencionalidad comunicativa y los indicios de reconocimiento del yo en la respuesta de atención cuando se pronuncia su nombre, son actos cinésicos de importancia creciente en los estudios de desarrollo cognitivo neonatal, vinculados al hecho de que ya a partir de las 16 semanas de embarazo ya el feto muestra habilidades de audición.

Reflejos primitivos en la prematuridad

Los movimientos reflejos comienzan en las primeras semanas del desarrollo fetal. En el neonato, la actividad cognitiva se centra en la reiteración de actos reflejos, muchos de los cuales llegarán a ser voluntarios. El análisis de los movimientos reflejos revela tendencias instintivas y demuestra la aparición de las primeras expresiones emocionales. La evolución en el desarrollo de los movimientos reflejos se manifiesta de formas diversas: en unos casos se mantienen durante toda la vida, otros tienden a desaparecer, mientras que otros evolucionan a movimientos condicionados. El estudio del ritmo y pausas en los movimientos reflejos como la succión es relevante en los primeros indicios de vocalización y pronunciación y en la aparición de dificultades del habla, incidiendo de manera significativa en los procesos de adquisición del lenguaje (Gómez Ramos 2020).

Metodología

Con el objetivo de describir las características de la comunicación e interacción maternal en las díadas de MC, se aplicó un estudio descriptivo, cuantitativo y no experimental. El estudio se basó en un muestreo no probabilístico por cuota y de tipo intencional, debido a las dificultades de acceso a las unidades muestrales. La selección de la muestra se basó en los principios de pertinencia y adecuación. Se incluyeron para el análisis de datos en Excel y SPPS, los resultados de un total de 139 entrevistas realizadas a madres biológicas con prematuros sanos que asistían a la consulta del programa canguro de los hospitales San Lorenzo de los Mina (29) y Robert Reid Cabral (110), primíparas o multíparas, de estado civil variado, sin alteraciones psicopatológicas y que aceptaron formar parte del estudio mediante consentimiento informado. En casos excepcionales (muerte o enfermedad de la madre), se aceptó el cuidador familiar. Se excluyeron las madres de niños con enfermedades neonatales, las que no firmaron el consentimiento informado, así como aquellas que no respondieron a más de la mitad del cuestionario.

El diseño del cuestionario se hizo en base a la consulta sobre interacción en prematuros con la escala de Brazelton (Romero-Acosta, Argumedos de la Osa y Pérez Vázques 2019). Además del estudio de la interacción mamá-bebé prematuro a través de la escala Brazelton se utilizaron los protocolos de evaluación integral del neonato (Leguízamo Galvis y Dussán Cuenca 2020) con 50 preguntas de distintos tipos (dicotómicas, de opción múltiple y preguntas abiertas que permitieran recoger testimonios significativos). Las preguntas correspondían a distintas categorías referidas a datos sociodemográficos, interacción y comunicación con la díada, lactancia materna y apoyo familiar en el hogar. Una vez elaborado, se sometió a la validación de expertos. Se procedió a modificar ítems ambiguos o sin pertinencia para este estudio. Se incluyen variables sociodemográficas, de salud materno-infantil, de comunicación e interacción en la díada y otras relacionadas con actitudes, emociones y expectativas maternas.

Análisis de resultados

Datos sociodemográficos

Ubicación geográfica: El 79 % de las mujeres incluidas en la muestra recibían asistencia en el Hospital Pediátrico Robert Reid Cabral, mientras que el 21 % restante asistió al Hospital Materno Infantil San Lorenzo de Los Mina. La razón de esa variación obedece a las dificultades en el levantamiento por la remoción de la estructura física del hospital de los Mina en el año 2017.

Edad y nivel educativo de las madres: Del total de madres residentes en el Distrito Nacional la mayoría (55 %) se encontraba entre 20 a 24 años, seguidas por las de 30 a 34 años (18 %). La proporción de madres residentes en San Cristóbal y Santo Domingo Norte tiene una distribución similar por edad, concentrándose el mayor porcentaje en edades de 15–34 años. Las residentes en el Distrito Nacional están proporcionalmente distribuidas por nivel educativo: un 36 % terminó la primaria y la secundaria, y el 27 % terminó la educación superior. Alrededor del 50 % de las residentes en San Cristóbal, Santo Domingo Norte u en otro sector terminaron el nivel secundario.

Ocupación laboral: El mayor porcentaje de madres residentes en el Distrito Nacional, San Cristóbal, Santo Domingo Norte se dedican a labores en casas de familia, con un 82 %, un 60 %, un 63 % y un 59 %, respectivamente. Se observa una alta incidencia de desempleo con 61,3 %, en una distribución geográfica desigual (ver tabla 1).

Tabla 1. Datos sociodemográficos

Algunas características	Total	Sector de Residencia			
		Distrito Nacional	San Cristóbal/ Haina	Santo Domingo Norte	Otro sector
Total	100.0	100.0	100.0	100.0	100.0
Grupos de edades					
10-14	0.7	0.0	0.0	0.0	1.2
15-19	18.0	9.1	25.7	12.5	14.6
20-24	28.8	54.5	25.7	25.0	28.0
25-29	23.0	9.1	20.0	25.0	26.8
30-34	17.3	18.2	17.1	25.0	17.1
35-39	8.6	9.1	8.6	12.5	8.5
40-44	0.7	0.0	0.0	0.0	1.2
45-49	0.7	0.0	0.0	0.0	1.2
50 y más	0.7	0.0	2.9	0.0	0.0
Sin datos	1.4	0.0	0.0	0.0	1.2
Nivel educativo					
Ninguno	0.7	0.0	0.0	0.0	1.2
Primaria	20.9	36.4	20.0	25.0	18.3
Secundaria	48.9	36.4	51.4	50.0	50.0
Superior	28.1	27.3	25.7	25.0	28.0
Sin datos	1.4	0.0	2.9	0.0	1.2
Condición laboral					
Desempleada	61.9	9.1	20.0	12.5	22.0
Empleada privada	19.4	9.1	0.0	12.5	4.9
Empleada pública	4.3	0.0	14.3	0.0	8.5
Trabajadora independiente	8.6	0.0	5.7	12.5	2.4
Quehaceres domésticos	3.6	81.8	60.0	62.5	58.5
Sin datos	2.2	0.0	0.0	0.0	3.7

Género y subcategorías de los bebés prematuros: Alrededor del 52 % de los bebés prematuros del programa mamá canguro en el Hospital Materno Infantil San Lorenzo de Los Mina son de sexo femenino, cerca del 35 %, masculino, y un 7 % mellizos de sexos diferentes. En el Hospital Pediátrico Robert Reíd Cabral se observa una distribución similar de niñas, con un 52 %; mientras que el porcentaje de niños aquí es un poco menos elevado, con un 46 %. El 31.6 % de los niños y niñas nacidos prematuros nacieron entre la 28.ª a 30.ª semana de gestación (muy prematuros), luego se da un pico en la 31.ª a 33.ª semana con un 37 % (prematuros), seguida por la 34.ª a 36.ª semana con un 28 %. Después de ahí comienza a descender (prematuros moderados a tardíos).

Características de la gestación, bebés planificados o inesperados: El 45 % de las madres de la muestra afirmaba que su niño o niña fue planificado, mientras que el 54 % no planificó su embarazo. Cuando el bebé ha sido planificado, la situación de prematuridad se sobrelleva con mayor naturalidad; en caso contrario, cuando no es planificado o no es aceptado por el padre o la familia, se genera en la madre ansiedad y estrés.

El apoyo de la familia a la madre canguro

Tal como se observa en la figura 1, el 38 % de los esposos de las madres encuestadas cangurean al niño o niña prematuro. El 20 % solo es cangureado por la madre, el 4 % por el esposo y la madre de él, la madre de ella y la madre del esposo; seguido por un 3 % que es cangureado por la madre de ella y el esposo, y/o por su hermana; por tanto, la participación familiar es muy diversa.

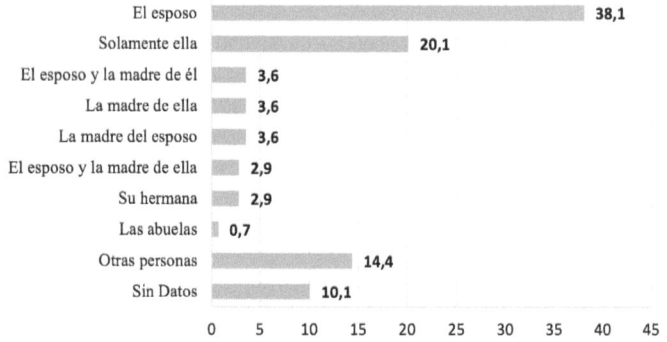

Figura 1. Apoyo familiar a las madres, según relación de parentesco

La colaboración familiar y comunitaria en el proceso canguro es fundamental no solo para ayudar a la madre, sino para incrementar los niveles cualitativos de la asistencia neonatal en el hogar. La mayoría de las madres, al estar desempleadas, dependen del apoyo familiar, ya que no tienen ningún tipo de subsidio ni de protección social por descanso prenatal o de prematuridad.

El apoyo de la familia afecta la vida cotidiana de la díada en dos aspectos importantes, la colaboración en las tareas del hogar y el descanso nocturno. En cuanto al primer aspecto, las tareas del hogar no se recomiendan en el período en el que la madre necesita la mayor protección física posible para seguir de modo óptimo el método canguro. La limpieza del hogar exige utilizar químicos y hacer movimientos que pueden poner en riesgo al bebé. Entre las tareas que se consideran peligrosas, cocinar sería la de mayor impacto, por riesgo de accidentes y/o quemaduras.

En el análisis se aprecia que la persona que principalmente cocina en el hogar es la mamá canguro (47 %), aunque la madre de ella (13 %) y la madre del esposo (11 %) son las que más colaboran. El esposo (4 %) tiene una participación un tanto pasiva, lo cual puede ser por motivos laborales.

En cuanto al descanso nocturno regular de la madre canguro, se convierte en una dificultad extrema para las madres, puesto que, en el caso de los bebés prematuros, las necesidades de alimentación son a libre demanda y/o cada 2 horas. El 83 % de las encuestadas respondieron que su bebé se despierta de noche, seguido de un 9 % que dice no despertarse; mientras, el 4 % se despierta casi todas las noches. Estos datos son indicadores del gran esfuerzo que la madre canguro realiza en su vida cotidiana.

Uso y práctica de la lactancia materna exclusiva

La mayoría de las madres proceden de una tradición familiar en la que se acostumbraba la usanza de la lactancia materna, pero solo un porcentaje lo usa con sus bebés prematuros, como podemos ver en la figura 2. Mientras el 81 % de las madres encuestadas respondieron que sus madres las lactaron a ellas, un 12 % respondió de forma negativa, el 6 % no dio información y apenas el 1 % manifestó no saber si fue lactada (ver Gráfico 3).

Además de las numerosas evidencias científicas sobre la relevancia de la lactancia materna en el desarrollo cerebral del neonato, para el MC se convierte en una obligación inexcusable de la madre y una necesidad primordial para el desarrollo del sistema inmunológico y seguridad en la calidad alimenticia del bebé, puesto que su sistema digestivo es inmaduro.

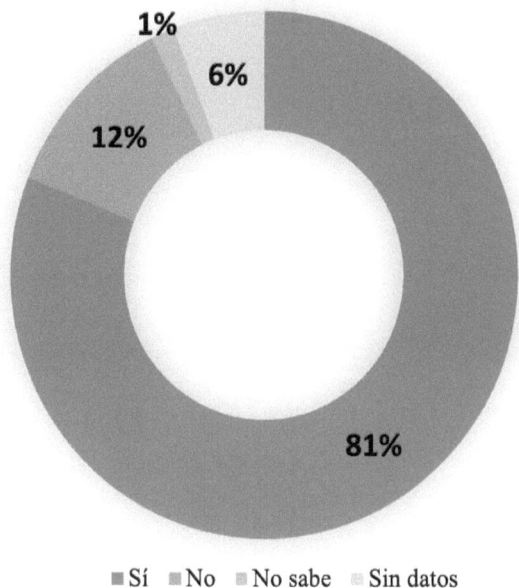

Figura 2. Tradición de lactancia materna

Cuando se le preguntó a la madre canguro si ella lacta a su bebé, como podemos observar en la figura 3, la gran mayoría respondió que sí, siendo este porcentaje de un 77 %, pero un importante 20 % explicó que no lo lacta, sino que le da leche de fórmula.

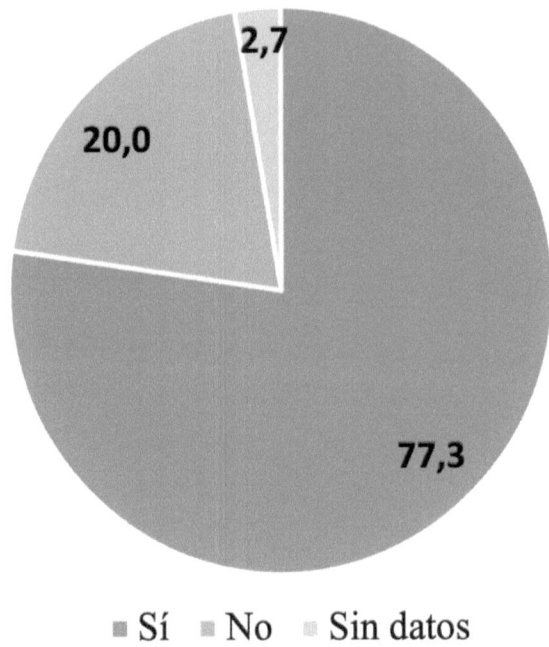

Figura 3. Lactancia materna

Con relación al suministro de otra leche como complemento de la leche materna, podemos ver en la figura 4 que el 70 % de las encuestadas afirman que además de la leche materna le suministran otra leche a su bebé; aproximadamente un 23 % dijo que solo los lactan, el 7 % no suministró información al respecto.

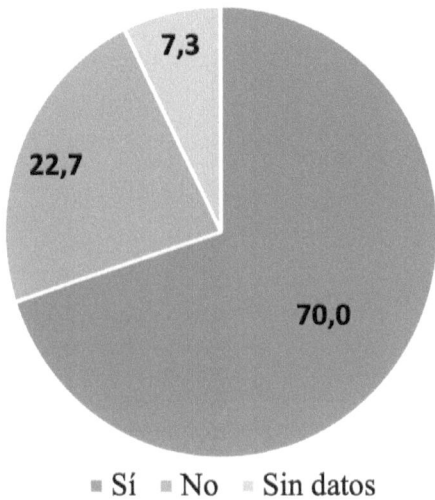

Figura 4. Suministro de leche de fórmula

Aspectos de interacción y comunicación en la díada canguro

Interacción proxémica y verbal: El 73 % de las encuestadas dice que canta canciones a sus bebés y el 91 % de ellas respondieron que se comunican hablando de modo espontáneo, un 55 % considera que se comunica con masajes suaves y solo el 22 % le cuenta historias, mientras que el 17 % se comunican de otras formas, como observamos en la figura 5. En este sentido, se observan limitaciones en las estrategias de estimulación temprana, puesto que poco más de la mitad de las madres aplican el masaje como forma de interacción y apenas se le da importancia a la verbalización narrativa (historias, cuentos), cuya práctica sería muy beneficiosa para estimular el desarrollo cognitivo y verbal del bebé.

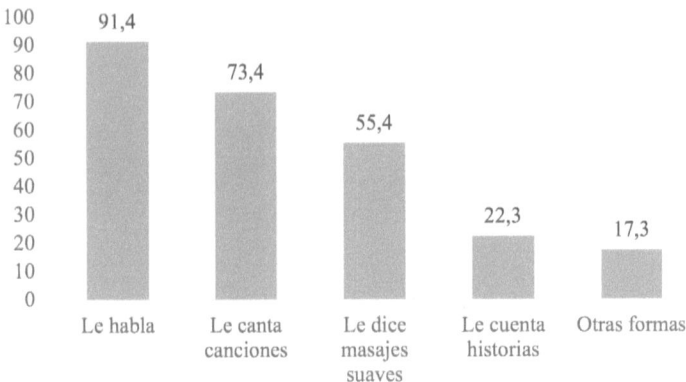

Figura 5. Expresiones de interacción proxémica y cinésica en la comunicación con los bebés

Expresiones del bebé por inquietud: Al cuestionar a las madres encuestadas sobre las expresiones de sus bebés cuando están inquietos, podemos ver en la figura 6 cómo aproximadamente el 70 % respondieron que sus bebés lloran; el 59 %, que se mueven, el 45 % dijo que también dan patadas.

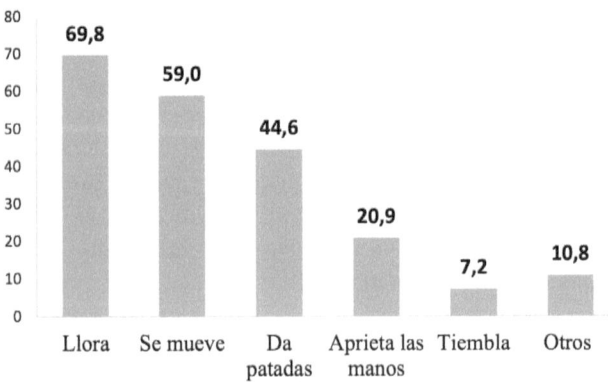

Figura 6. Expresiones del bebé por inquietud. Proxémica y lingüística

La cuestión sobre la forma en que llora el bebé, la figura 7 muestra que el 67 % de las madres de esta investigación respondió que su bebé llora de una sola manera; el 29 % que llora de distintas maneras, y el 4 % no ofreció información.

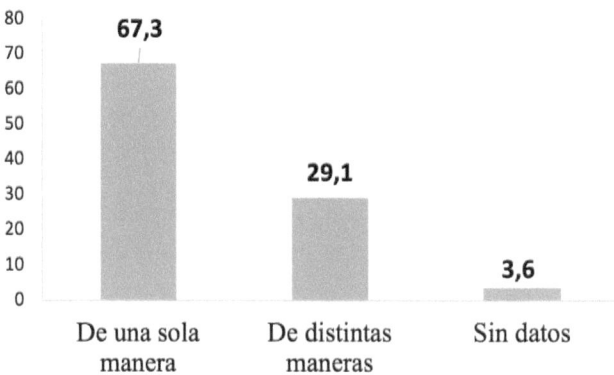

Figura 7. Forma en que llora el bebé

Sensibilidad maternal hacia la expresión comunicativa del bebé: Como veíamos en los antecedentes y en las investigaciones teóricas consultadas, la comunicación temprana en la díada canguro tiene una función social, pues el bebé, al interactuar con la madre, desarrolla habilidades para el vínculo comunicativo. Como se muestra en la figura 8, el 74 % de las madres sienten que sus bebés se comunican con ellas de alguna manera. Si bien en el cuestionario se utilizó la metáfora "les hablan", para referirse a los gestos de interacción con los bebés, un 17 % difieren de esa enunciación, lo que podría indicar un menor nivel de empatía en la díada.

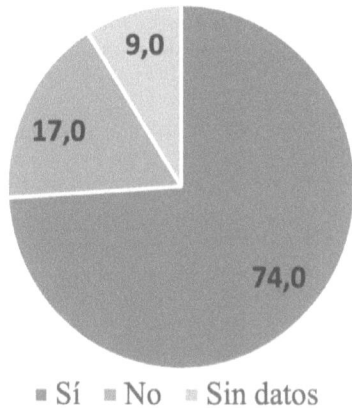

Figura 8. "Siento que mi bebé me habla"

Interacciones que promueven el sentimiento de apego: En relación con acciones que realiza el bebé como expresión de sentimiento de apego a su madre, los resultados arrojados en la figura 9 reflejan que el 92 % de la muestra alega que sus bebés les sonríen, mientras que en las otras opciones de respuesta se observa cierta regularidad: un 68 % afirmó que le busca tocándola y la hace sentir importante, respectivamente. Aproximadamente, el 60 % expresa que el bebé la huele y le muestra que la quiere; además, el 19 % manifiesta que los bebés las llaman, mientras que el 65 % dicen recibir otras expresiones de afecto hacia ellas.

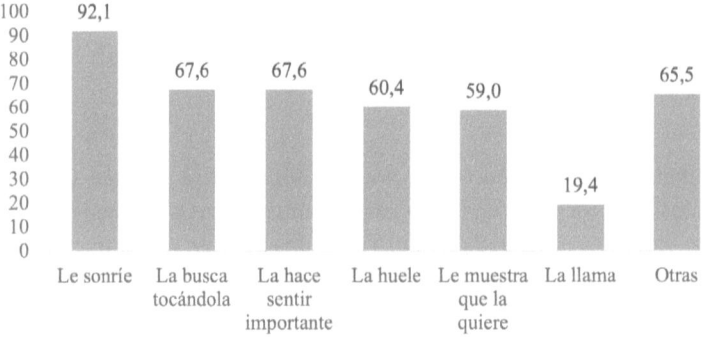

Figura 9. Expresiones del sentimiento de apego

Estimulación motriz: En cuanto a la estimulación motriz, se tomó como ejemplo el juego con los bebés. La figura 10 indica que el 91 % de las madres canguro encuestadas afirmó que juega con sus bebés, mientras que el 6 % de estas respondieron que no juegan con ellos; además, un 3 % no ofreció información.

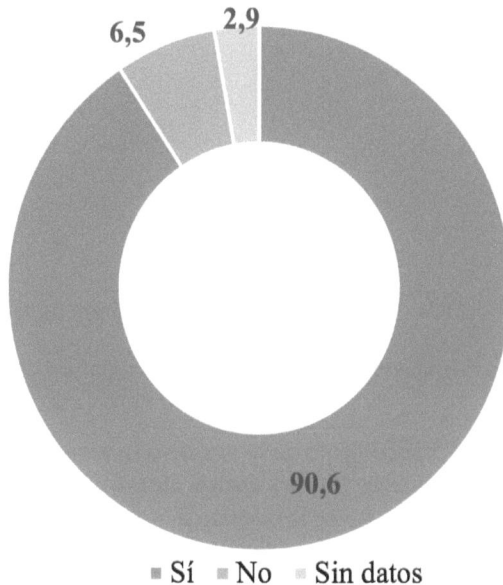

Figura 10. Estimulación motriz

Espacios cronémicos de comunicación verbal en la díada

Las interacciones comunicativas en la díada se dan en la vida cotidiana en situaciones repetitivas, estructuradas y dinámicas llamadas por Bruner (1984) formatos de la adquisición del lenguaje, estudiando sobre todo las interacciones triangulares entre el bebé, el adulto y los objetos en situaciones lúdicas de experiencias generadas alrededor de los juegos. Es en este período y durante los doce primeros meses, cuando los bebés desarrollan el material sonoro –movimientos articulatorios– que necesitan para adquirir el lenguaje, junto con las funciones comunicativas que se relacionan con la adquisición de un medio de expresión esencial para su desarrollo cognitivo.

El adulto abre el espacio sincrónico a la interacción considerando al bebé como miembro activo. Los formatos preparan el camino para que el bebé comience a seleccionar opciones, reproducir modelos, anticipar acontecimientos, reconocer microestructuras de la interacción o intervenir con indicios de intencionalidad. Los datos de la figura 11 indican que el 88 % de las madres siempre les hablan a sus bebés, un 6 % les habla cuando lo mueve y un 1 % dice hablarles solamente cuando pasa algo.

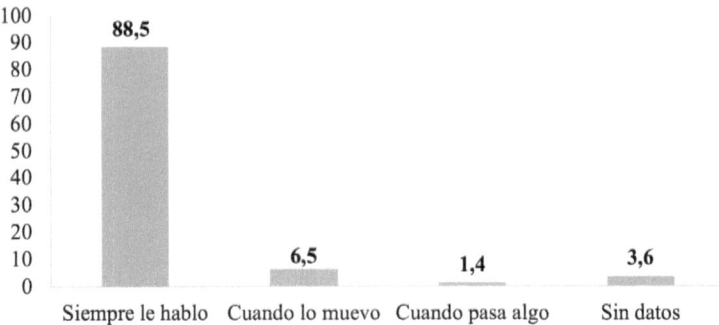

Figura 11. Espacio y tiempo. Aspectos cronémicos en la comunicación de la díada

Con relación al reconocimiento de la voz de otra persona (familiares) por parte del bebé (figura 12), el 89 % de las madres afirmó que sus bebés reconocen la voz de otra persona; un 4 % no las reconocen, y aproximadamente el 1 % no sabe si las reconocen.

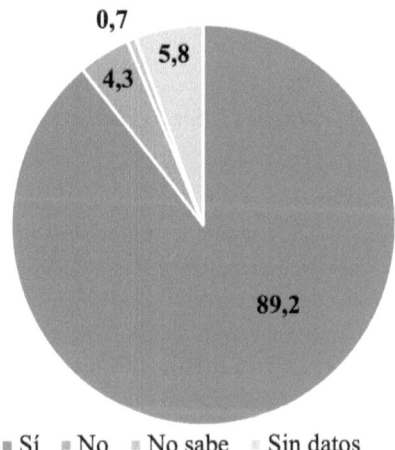

Figura 12. Reconocimiento de la voz de otros familiares por parte del bebé

Discusión

Aspectos generales

La edad materna es un factor de riesgo en la prematuridad e incide en los casos de bajo peso al nacer, sobre todo en edades de menos de 18 o más de 35 años. Si bien se suele vincular la prematuridad con el embarazo infantil y adolescente, los datos de este estudio indican que, a pesar del importante 18 % en edades de 15 a 19 años, la mayor concentración de madres prematuras está entre 20 y 24 (29 %), seguidas por las de 25 a 29 años (23 %). Estos resultados se relacionan con el informe de Rosa *et al.* (2018) sobre el perfil sociodemográfico de una muestra de 130 adolescentes embarazadas asistidas en un hospital de Santo Domingo, que indican que la edad más frecuente de embarazo adolescente es de 19 años.

En cuanto al nivel educativo, el nivel de estudios de la madre influye en la calidad de la atención del bebé y el seguimiento ambulatorio durante el embarazo y en la etapa posnatal. Los datos se relacionan con un análisis anterior que también establece que la mayoría de las madres son alfabetas y con educación primaria (Ramírez y Núñez 2019). En el presente análisis, cerca del 50 % de la muestra concluyó la secundaria, un 28 % culminaron sus estudios superiores, un 21 % solo tiene la educación primaria y menos de un 1 % no tiene estudios. Esos datos contrastan con estudios latinoamericanos que refieren el bajo nivel educativo de las madres en relación con la prematuridad (Couceiro *et al.* 2018).

Por otra parte, la planificación del bebé incide en la disposición materna a la lactancia materna exclusiva (Gorrita Pérez *et al.* 2014) y puede influir en la relación amorosa que propicia una mayor interacción comunicativa al interior de la díada. Por el contrario, la maternidad no deseada implica un rechazo al hijo que desde hace bastante tiempo se ha demostrado como un factor incidente en los graves problemas sociales de los niños de la calle y la delincuencia infantil y juvenil en el ámbito caribeño y latinoamericano (Langer 2002). El análisis bivariado indica que del total de madres (45 %) que planificaron el nacimiento de sus bebés hay un porcentaje importante en el grupo etario de 20 a 24 (32 %), seguidas por el de 25 a 29 (23 %); asimismo, esas madres, en mayor proporción han alcanzado el nivel secundario (48 %) o superior (33 %).

De las que no planificaron sus bebés existe un porcentaje importante en edades de 15 a 19 años (20 %), aunque la mayor proporción están en los grupos de 20 a 24 (27 %) y 25 a 29 (23 %). En lo concerniente al nivel educativo, el 51 % de las mujeres que respondieron no haber planificado el nacimiento de su niño o niña culminaron la secundaria y un 24 % concluyó el nivel superior.

En lo que se refiere a la ocupación laboral, el desempleo afecta al 61.9 % de las madres canguro, mientras que el 24 % tienen empleo (19 % en el sector privado, 4 % en el sector público y 4 % empleadas domésticas). El factor desempleo influye en el deterioro de las condiciones económicas de la madre, altera la capacidad funcional y calidad de vida de la díada, incide en la ausencia al seguimiento del programa canguro y de las visitas ambulatorias, el acceso a tratamientos, a evaluaciones clínicas del neonato y, probablemente, al uso de medidas de prevención ante futuros embarazos prematuros. El desempleo afecta a las expectativas de las madres, y disminuye su autoestima y el valor que se dan a sí mismas en el manejo de su situación vital. De modo similar a otros países latinoamericanos, los estudios sobre el tema revelan que la solución es transversal. Pasa por la implementación de programas socioeducativos y profesionalizantes, y de políticas públicas que promuevan mejores condiciones sociales para las madres canguro, puesto que se trata de un grupo que sufre la inequidad en el acceso a los servicios de salud pública integral (Mendoza Tascón et al. 2016).

Los datos indican que un porcentaje significativo de las encuestadas pasan por dificultades familiares, además del desempleo. En el análisis bivariado se reporta debilidad en la asistencia parental a la díada. Del total de la muestra, el 42 % dicen recibir apoyo en el cuidado del bebé canguro por parte del padre, lo que sugiere una pareja estable en un menos de la mitad de las encuestadas. Estos datos, sumados a la falta de descanso nocturno (83 % dice que su bebé se despierta de noche), indican estrés por cansancio y debilidad funcional. Sería preciso una mayor asistencia desde los servicios de salud y, específicamente, del programa canguro. Estos datos marcan cierta distancia en la consideración de los beneficios del porteo canguro para la salud psicológica de las madres (Norholt 2020), tomando en cuenta el bajo nivel de apoyo familiar.

La debilidad del apoyo paterno a la madre canguro que muestra el presente análisis contrasta con estudios recientes que otorgan una posición de relevancia al padre en el contacto piel a piel y el cuidado del recién nacido prematuro, sobre todo en los momentos en que la madre no puede hacerlo (Gabriel Lopes, Pereira Santos y Leite de Carvalho 2019). A partir de las experiencias dinámicas y cotidianas del cuidado canguro, el padre fortalece el vínculo emocional con el bebé, contribuye positivamente a generar un sentimiento de seguridad de la díada, ejerce con plenitud su función paterna y apoya la salud neonatal a través de la práctica positiva de sus labores hogareñas.

La falta de apoyo de la familia se observa en las respuestas sobre la ayuda para cocinar, puesto que la mayor frecuencia se da en la propia mamá canguro (47 %), mientras que la madre de ella (13 %) y la madre del esposo (11 %) son los miembros que ayudan en esta tarea. Los datos indican escasa colaboración de la familia en una situación de riesgo como es cocinar. Posiblemente, este sea un aspecto que se podría incluir en el marco de las charlas y talleres educativos para las madres, que suelen basarse en el modelo biopsicosocial sugerido por la OMS. En las experiencias con las madres canguro colombianas se reportan resultados positivos incluso con la participación activa de estudiantes en la organización de intervenciones socioeducativas, como se observa en los resultados de numerosas tesis de grado y posgrado latinoamericanas.

Interacción y lactancia materna

Desde el punto de vista de la interacción y comunicación tempranas en la díada, la lactancia materna es la mejor oportunidad de contacto íntimo, de demostración de amor entre la madre y su hijo. Con el amamantamiento se produce la intencionalidad comunicativa, se desarrolla un complejo universo de interacciones en la díada y, además, es uno de los actos más repetitivos que se dan en la posición canguro.

En lo que se refiere a la lactancia materna exclusiva, los datos indican que el 77 % de las madres afirman utilizar la lactancia materna, pero hay que interpretar un comportamiento inestable puesto que el 70 % dice suministrar a los bebés otro tipo de leche. Estos datos no indican una mejoría con respecto a los porcentajes que encontramos en otros estudios de República Dominicana. En el análisis descriptivo de Robles Rodríguez y Chávez Rodríguez (2014) sobre una muestra de 48 madres canguro con un porcentaje de 79,2 % de prematuros moderados a tardíos, predominó la lactancia materna con un 75 % del total de la población, seguida de la alimentación de otro tipo para un 18,8 %. La norma de lactancia materna exclusiva hasta los seis meses en el protocolo del MMC es un aspecto fundamental, que unido a la técnica piel a piel para la termorregulación del bebé en posición canguro, permite el crecimiento adecuado en condiciones de prematuridad.

Al cuestionar a las madres encuestadas sobre las expresiones de sus bebés cuando estos están inquietos, aproximadamente el 70 % respondieron que sus bebés lloran, el 59 % dijo que se mueven, seguido de un 45 % que dijo que también dan patadas. El llanto es un medio contundente de comunicación del bebé (Herrera Pérez *et al.* 1999). Casi siempre es la representación de una necesidad y motiva la reacción de la madre y, por tanto, la interacción en la díada; forma parte del repertorio de conductas de supervivencia neonatal, una especie de paquete biológico con el que está dotado el bebé, al igual que los movimientos reflejos, el interés por el rostro materno y la voz humana, y la capacidad de reconocer el olor de la madre.

En el aspecto que tiene que ver con la forma en que llora el bebé, el 67 % de las madres de esta investigación respondió que su bebé llora de una sola manera, en tanto que un 29 % de ellas manifestó que este llora de distintas maneras y el 4 % no ofreció información. Ante estos comportamientos, las madres o cuidadores suelen interpretar cierta intencionalidad comunicativa por parte del bebé. Algunos indicios de vocalizaciones y movimientos pueden interpretarse como expresiones placenteras de bienestar, de desagrado o de incomodidad (Bernal *et al.* 2018).

La interpretación del adulto como receptor en torno a las expresiones del neonato es relevante porque al atribuirle al bebé la capacidad intencional, lo va preparando y modelando en función de determinados patrones de desarrollo sociocultural dentro del grupo humano al que pertenece. En la etapa de la prematuridad el bebé no tiene condiciones de comunicación intencional, pero el adulto que lo cuida sí le atribuye esa capacidad. Este factor es de gran importancia en la intencionalidad comunicativa que se desarrollará en el bebé en un momento posterior. En la medida en que el bebé vaya percibiendo que con sus comportamientos no verbales puede influir en su entorno y en sus interlocutores, comenzará a emplear con más insistencia tales recursos con fines comunicativos de manera intencional (Bernal *et al.* 2018).

Sensibilidad materna hacia la expresión comunicativa del bebé

Los bebés canguros son biológicamente inmaduros, su existir se define como una ardua lucha por seguir viviendo. Sin embargo, los resultados de este estudio muestran que el 74 % de las madres sienten que sus bebés se comunican con ellas de alguna manera. En el cuestionario se utilizó la expresión metafórica "le habla". A la pregunta '¿Usted siente que su bebé le habla?' solo un 17 % aseveró de forma negativa esta cuestión. Con relación al reconocimiento de la voz de otra persona (regularmente familiares) por parte del bebé, prácticamente el 90 % de las madres afirmaron que sus bebés reconocen la voz de otra persona, un 4 % de ellas dijeron que no las reconocen y solo el 1 % respondió que no sabe si las reconocen.

Al igual que en todo proceso comunicativo, la interacción en la díada tiene también un carácter social. Sobre ese sustrato cognitivo (emociones, sensaciones, movimientos reflejos y no reflejos pero repetitivos, sonidos) que se va cimentando en el bebé de modo paulatino, se promoverá la emergencia de una intencionalidad comunicativa; más tarde se producirá el desarrollo de la simbolización y antes del primer año de vida se dará el uso de un código lingüístico (Pérez-Pereira *et al.* 2011).

En relación con los tipos de acciones que realiza el bebé como una muestra de expresión de sentimiento de apego a su madre, los resultados arrojados reflejan que el 92 % de las madres alegan que sus bebés les sonríen, un 68 % de la muestra afirma que le busca tocándola y la hace sentir importante respectivamente; aproximadamente el 60 % de ellas respondieron que el bebé la huele y le muestra que la quiere. También hubo un importante 19 % de las encuestadas que consintieron en que estos les llaman y, además, un 65 % se refieren a otras expresiones de afecto hacia ellas.

Al ser un proceso interpersonal, las estrategias comunicativas de la madre juegan un papel esencial, puesto que, en el entendimiento de la relación temprana con su hijo, se conforma la base del vínculo comunicativo. Ser madre implica desarrollar una fuerte identidad maternal, es un proceso que se inicia en la gestación y abarca incluso los primeros meses de vida del hijo. Cuando el niño nace, el rol materno empieza a ser asumido y aprendido en el entorno social de cada mujer. En el caso de situaciones de hospitalización, se produce una quiebra de la relación natural de apego que luego deberá ser reconstruida durante el período de asistencia ambulatoria. En las primeras etapas del proceso afloran los sentimientos de temor, de inseguridad y angustia, que se acrecientan cuando se da un proceso de separación hospitalaria. Pero solo es parte de una etapa previa a otra de mayor confianza; se podría decir que se alcanza la identidad materna cuando la mujer interioriza sus experiencias y vive este nuevo aspecto de su vida con armonía, sensación de competencia y confianza en su capacidad para cuidar al hijo, como se evidencia en los resultados de análisis cualitativos (Ocampo González y Castillo Espitia 2014).

Aspectos de estimulación motriz

El juego como parte de la estimulación motriz es fundamental para el desarrollo adecuado del bebé prematuro. En el estudio, el 91 % de las madres canguro encuestadas afirmó que juega con sus bebés, mientras que el 6 % de estas respondieron que no juegan con ellos y un 3 % no ofreció información. Por un lado, este dato resulta esperanzador y se relaciona con los resultados de estudios en los que los bebés canguro muestran menos dificultades en respuestas a los estímulos sensoriales y reacciones reflejas e interacción social (Rubio-Grillo, Zamudio-Espinosa y Rojas-Cerón 2020). De contar con una estructura de estimulación temprana básica, la pronta intervención de un equipo multidisciplinar permitiría identificar riesgos en el desarrollo del bebé y el desarrollo de hábitos y rutinas beneficiosas para la díada.

Disposición para la interacción verbal

En el análisis de resultados se observa que el 88 % de las madres encuestadas dicen que siempre les hablan a sus bebés, lo que implica, dentro del universo de interacción y comunicación temprana, la constatación de la existencia de formatos de adquisición del lenguaje (Bruner 1984) definidos como situaciones repetitivas, estructuradas y dinámicas. El adulto abre el espacio sincrónico a la interacción al considerar al bebé como miembro activo; prepara el camino para que el bebé comience a seleccionar opciones, reproducir modelos, anticipar acontecimientos, reconocer estructuras comunicativas que luego se convertirán en acciones creativas. Sin embargo, en el análisis se evidencia el desconocimiento de estrategias de estimulación temprana, puesto que apenas el 22 % de las madres verbalizan narrativas (historias, cuentos) que serían muy beneficiosas para estimular el desarrollo cognitivo y verbal del bebé.

La atención a los aspectos de sincronía comunicativa permite afirmar que la comunicación temprana tiene una función social primordial. En nuestro análisis, el 74 % de las madres dicen sentir que el bebé les habla. La subjetividad de la madre y el bebé se acoplan recíprocamente durante los intercambios comunicativos sincrónicos, altamente coordinados, en los que germinan las habilidades de interacción intencional del bebé y sus capacidades de acción comunicativa.

La percepción materna al relacionar el habla con otros gestos y actitudes comunicativas supone un desafío para la investigación, más allá del aspecto verbal. El 7 % de las madres encuestadas dicen hablar al bebé solo cuando lo mueven o cuando pasa algo. En psicología del desarrollo se han analizado las características del habla materna, pero el análisis del movimiento en la interacción con el bebé ha sido menos estudiado.

Por otra parte, estudios recientes evidencian los beneficios de los estímulos musicales en los bebés prematuros, puesto que contribuyen a estabilizar las constantes vitales, a disminuir el dolor sin recurrir a tratamientos farmacológicos y a acortar los períodos de hospitalización (Garcilazo Salazar 2021). Si bien las madres encuestadas no tienen formación sobre estos beneficios, el análisis indica que el 73 % de ellas afirma cantarles canciones.

Conclusiones

El cuidado maternal en el método canguro se basa en el contacto del bebé, piel a piel permanente, día y noche, desnudo en el regazo de la madre y en posición canguro hasta que cumple las 40 semanas y el peso mínimo deseado, y la lactancia materna exclusiva siempre que sea posible.

Los resultados del perfil sociodemográfico y de vulnerabilidad de las madres canguro que formaron parte de esta muestra, evidencian que el MC es una alternativa efectiva y eficiente para esta población vulnerable. El estudio presenta un perfil etario de madres en etapa de adolescencia tardía (46.8 %), altos niveles de alfabetización (69.8 % con enseñanza primaria y secundaria), elevada tasa de desempleo (61.9 %) y limitaciones en la colaboración paterna y de otros miembros de la familia, lo que coloca en una mayor situación de riesgo a la díada.

El esfuerzo de las madres, como se observa en las respuestas sobre la demanda de atención nocturna (83 % dice que el bebé se despierta de noche), podría verse incrementado por la ausencia de apoyo paterno y familiar. Por otra parte, la inestabilidad en la lactancia materna exclusiva exigida por el programa canguro se observa en un alto porcentaje de madres que dicen utilizar otros tipos de leche además de la materna (70 %). La implementación de programas de formación educativa para padres y la inclusión de otros miembros en el programa canguro para que colaboren de forma activa con la madre contribuiría a sobrellevar mejor su situación de madres canguro.

La interacción temprana genera un código íntimo, un universo comunicativo pleno de elementos sonoros y la especial verbalización de la madre. Predomina el contacto proxémico, visual y verbal, la atención al llanto y un uso adecuado del tono de voz. El tiempo de presentidad maternal podría ser de mayor beneficio para el bebé si se implementaran estrategias y técnicas de estimulación temprana, puesto que aunque la mayoría de las madres hablan siempre a sus hijos (88 %) y sienten que sus hijos se comunican con ellas (74 %), apenas un 22 % dice que se comunica con ellos contándole historias y solo el 55 % utiliza el masaje suave. Las madres perciben intenciones comunicativas en sus bebés, pero podrían prepararse a través de talleres básicos de formación para ayudarles a desarrollar habilidades de interacción social que serán fundamentales en la emergencia de sí mismos en el mundo.

Investigaciones futuras podrían comparar características de diferentes grupos ampliando la edad de los bebés incluidos en la muestra, ya sea para prevenir dificultades encontradas en las prácticas parentales o bien para favorecer estrategias e interacciones orientadas por expertos, con lo que se contribuiría al crecimiento cualitativo e integral del bebé y a un mayor bienestar en la díada.

Referencias

Ainsworth, M. S. (1979). Infant–mother attachment. *American Psychologist*, 34(10), 932–937.

Azevedo Campos, A. y Féres-Carneiro, T. (2021). Je suis mère: et maintenant? Expériences du post-partum. *Psicologia USP*, 32, 1–9.

Bernal, S. Pereira, O. y Rodríguez, G. (2018) *Comunicación humana interpersonal. Una mirada sistémica*. Bogotá, Colombia. Corporación Universitaria Iberoamericana. https://repositorio.ibero.edu.co/handle/001/596

Bruner, J. 1984. *Acción, pensamiento y lenguaje*. Madrid: Alianza.

Cano Esparza, G. (2016). Beneficios del método madre canguro a corto y largo plazo. https://riull.ull.es/xmlui/handle/915/3723

Charpak, N., Ruiz-Pelaez, J.G. y Charpak, Y. (1994). Rey-Martinez Kangaroo Mother Program: An Alternative Way of Caring for Low Birth Weight Infants? One Year Mortality in a Two Cohort *Study Pediatrics*, 94 (6) 804–810 https://pediatrics.aappublications.org/content/94/6/804.

Correa, T. I., Blanda, E. y Barimboim, D. A. (2018). La presencia parental como experiencia emocional intersubjetiva. *Revista de Psicopatología y salud mental del niño y del adolescente*, 31, 9–13.

Couceiro, M., Zimmer, M., Singh, V., Poderti, V., Tejerina, M., Contreras, N. (2018). Factores sociodemográficos presentes en neonatos prematuros nacidos en el Hospital público Materno Infantil de Salta Capital, Argentina. *Antropo*, 39, 59–69. http://www.didac.ehu.es/antropo/39/39-05/Couceiro.pdf

Gabriel Lopes, T. R., Pereira Santos, V. E. y Leite de Carvalho, J. B. (2019). La presencia del padre en el método canguro. *Escola Anna Nery*, 23(3), 1–5.

Garcilazo Salazar, F. (2021). *Cuidados de enfermería en tratamientos no farmacológicos del dolor en los recién nacidos en la Unidad de Cuidados Intensivos Neonatales* URI: https://hdl.handle.net/20.500.12866/9567

Gomez Ramos, P. (2020). Pausas en la lactancia de bebes y su relacion con el origen de la comunicacion verbal: un estudio con gemelos dicigoticos. *Revista de investigacion en psicologia*, 23(2), 149–164.

Gorrita Pérez, R. R., Brito Linares, D., Ravelo Rodríguez, Y. y Ruiz Hernández, E. (2014). Embarazo deseado y planificado, lactancia previa, aptitud para lactar y conocimientos de las madres sobre lactancia. *Revista Cubana de Pediatría*, 86(3), 289–297.

Hauser, M. P., Milán, T. A. y Oiberman, A. (2018). Interacciones madre-bebé de alto riesgo: Una aplicación del análisis de clúster en dos contextos de interacción: UCIN y Consultorio de Seguimiento. *Interdisciplinaria*, 35(2), 543–559.

Herrera Morban, D. A. y Colomé-Hidalgo, M. (2020). Brechas de la investigación pediátrica en la Rep. Dom. *Horizonte Médico*, 20(2). http://dx.doi.org/10.24265/horizmed.2020.v20n2.06

Herrera Pérez, M. R., Becerril Rocha, R., Montesinos Jiménez, G. y Cruz Corchado, M. (1999). El llanto en el recién nacido y lactante. *Revista Mexicana de Enfermería Cardiológica*, 7(1–4), 61–67.

Klaus, M. y Kennell, J. H. (1978) *La relación Madre- Hijo: impacto de la separación o pérdida prematura en el desarrollo de la familia*. Buenos Aires: Editorial Médica Panamericana.

Langer, A. (2002). El embarazo no deseado: impacto sobre la salud y la sociedad en América Latina y el Caribe. *Revista panamericana de salud pública*, 11(3), 192–205.

Leguizamo Galvis, L. y Dussan Cuenca, D. (2020). Protocolo de Evaluacion Fonoaudiologica Integral del neonato y su pertinencia para el abordaje de la lactancia materna. *International Journal of Medical and Surgical Sciences*, 7(3), 1–15. https://doi.org/10.32457/ijmss.v7i3.533.

Martín-Martín, R. y Gucema-Rodríguez, A. (2021). Evolución histórica de los cuidados de Madre Canguro. *Temperamentvm*, 17, e17041. http://ciberindex.com/c/t/e17041

Méndez, M. A. B., Ortiz, P. M. A., Pérez, M. A. y Zambrano, F. S. J. (2020). Apego temprano en la evolución fisiológica y psicológica madre-hijo. *Qhali-Kay. Revista de Ciencias de la Salud*, 4(2), 16–19.

Mendoza Tascón, L. A., Claros Benítez, D.I., Mendoza Tascón, L.I., Arias Guatibonza, M. D. y Peñaranda Ospina, C.B. (2016). Epidemiología de la prematuridad, sus determinantes y prevención del parto prematuro. *Revista chilena de obstetricia y ginecología*, 81(4),330–342. https://dx.doi.org/10.4067/S0717-75262016000400012

Ministerio de Salud Pública de la Rep. Dominicana (2018) *Guía de práctica clínica para la atención del recién nacido prematuro*. https://repositorio.msp.gob.do/handle/123456789/898

Ministerio de Salud Pública de la Rep. Dominicana (2019). *Alianza Nacional para Acelerar la Reducción de la Mortalidad Materna e Infantil – Documento Macro*. http://repositorio.ministeriodesalud.gob.do/handle/123456789/1431

Norholt, H. (2020). Revisiting the roots of attachment: A review of the biological and psychological effects of maternal skin-to-skin contact and carrying of full-term infants. *Infant Behavior and Development*, 60, 101441.

Ocampo Gonzalez y Castillo Espitia (2014). Cuidando um filho prematuro em casa: do temor e da dúvida à confiança. *Texto contexto – enfermagem*, 23 (4), https://doi.org/10.1590/0104-07072014003280013

OMS (2018). *Nacimientos prematuros.* https://www.who.int/es/news-room/factsheets/detail/preterm-birth

OMS (2021). *Un nuevo estudio revela los riesgos a que expone separar a los recién nacidos de sus madres durante la pandemia de COVID-19.* https://www.who.int/es/news/item/16-03-2021-new-research-highlights-risks-of-separating-newborns-from-mothers-during-covid-19-pandemic

Pérez-Pereira, M., Fernández, P., Díaz, C., Resches, M., Gómez-Taibo, M. L. y Peralbo, M. (2011). Desarrollo lingüístico y comunicativo temprano de niños prematuros. *Revista de logopedia, foniatría y audiología,* 31(3), 148–159.

Ramírez Ferreira, E. y Núñez Fidalgo, M.V. (2019). Vivencias de las madres canguro dominicanas. *Presencia,* 15. http://ciberindex.com/c/p/e12271

Rey Sanabria, E. y Martínez Gómez, H. (1983). Manejo Racional del Niño Prematuro. *I Curso de Medicina Fetal y Neonatal.* Fundación Vivir. Bogotá, Colombia, 137–151.

Robles Rodríguez, Y. A. y Chávez Rodríguez, A. M. (2014). Impacto de la implementación del modelo Madre Canguro en el Hospital Regional Universitario Dr. Luis Manuel Morillo King, La Vega, Rep. Dom., en el periodo marzo – agosto 2013. *Ciencia y Desarrollo,* 10(10): 71–116.

Romero-Acosta, K., Argumedos de la Osa, C. y Pérez Vázques, D. (2019). Estudio de la interacción mamá-bebé prematuro a través de la escala Brazelton y algunas implicaciones sobre la salud mental de las madres. *Ocho Estudios de Salud Mental; Barbosa, JL, Ed.; CECAR Edit: Sincelejo, Colombia.* 39–72.

Rosa, O. de la, Guzmán, L. J., Martínez, M. I. y Reyes, P. P., (2018). Análisis del perfil sociodemográfico de las adolescentes embarazadas asistidas en una unidad de atención integral de un hospital de Santo Domingo, Rep. Dom., (feb.-abril 2017). *Ciencia y salud,* 2(1), 41–47. DOI: 10.22206/CYSA.2018.V2I1.PP41-47

Rubio-Grillo, M. H.; Zamudio-Espinosa, D. C. y Rojas-Cerón, C. A. (2020). Los hitos del desarrollo del bebé prematuro: una mirada desde las co-ocupaciones. *Revista Terapia Ocupacional Galicia,* 17(2), 150–159.

Sociedad Dominicana de Pediatría (2017). XLIV Congreso Nacional de Pediatría y II Congreso Mesoamericano y del Caribe de Adolescentes "Importancia del binomio madre-hijo" 28/6/2017–1/7/2017. http://www.adolescenciaalape.com/node/379

Stern, D. (2004). El Momento Presente. *Psicoterapia y la vida cotidiana.* Santiago de Chile: Cuatro vientos.

Taveras Frías, I. B. Implementación del MMC en República Dominicana. Impacto sobre la mortalidad neonatal. *Primer Encuentro Latino Americano y II Nacional Canguro.* 2013; Http://fundacioncanguro.co/wp-content/uploads/2018/02/REP-DOM-Isaac-B-Taveras.pdf

Trevarthen, C. (1982). Basic patterns of psychogenetic change in infancy. En T.C Bever (ed.) *Regressions in mental development: Basic phenomena and theories*, 7–46. Hillsdale, NJ: Lawrence Erlbaum Associates.

Velázquez Quintana, N. I., Masud Yunes Zárraga, J. L. y Ávila Reyes, R. (2004). Recién nacidos con bajo peso; causas, problemas y perspectivas a futuro. *Boletín médico del Hospital Infantil de México*, 61(1), 73–86.

World Health Organization. (2004). *Método Madre Canguro: Guía Práctica.* Organización Mundial de la Salud.

Sonia Madrid Cánovas
(Universidad de Murcia)

III. Asincronías en el desarrollo lingüístico del niño sordo de habla española con implante coclear

Resumen: Aunque la tecnología del implante coclear (IC) y las estrategias de codificación y estimulación han avanzado notablemente en las últimas décadas, la calidad de la señal acústica de este tipo de dispositivos sigue sin alcanzar la que ofrece el oído humano. Contamos con evidencias de que las limitaciones del IC contribuyen a la emergencia de déficits de percepción y articulación tras el implante y de que la falta de audición produce en las destrezas neurocognitivas un impacto negativo que afecta especialmente a las habilidades de aprendizaje implícito. Frente a estas limitaciones, el niño sordo con IC logra un desarrollo lingüístico funcional con variaciones interindividuales y con determinadas características específicas, tales como las asincronías. En este trabajo realizamos una revisión crítica de trabajos previos de autoría propia y de otros investigadores acerca de los principales aspectos de desarrollo atípico del lenguaje en esta población a partir del modelo neurolingüístico de doble vía. Los resultados sugieren que el input lingüístico que facilita el implante no sería suficiente para el óptimo desarrollo de la vía dorsal, por lo que el procesamiento lingüístico- fonológico se estaría llevando a cabo mediante la vía ventral, responsable del proceso holístico y no analítico, lo cual explicaría el rápido desarrollo léxico y el desarrollo fonológico más lento y descompensado en el niño sordo con IC.

Palabras clave: implante coclear, desarrollo lingüístico, doble vía, asincronías.

Audición prelingüística

El primer año de vida es un periodo crucial para que el niño despliegue habilidades de coconstrucción del lenguaje: atención conjunta, vocalizaciones, segmentación fonémica, dinámicas de interacción (Hirsh-Pasek *et al.* 2015). Mientras que un niño normooyente inicia su periodo prelingüístico con el temprano desarrollo de la percepción auditiva prenatal (véase tabla 1), los niños sordos con implante coclear (IC) no podrán desarrollar habilidades semejantes antes de que transcurra cierto tiempo tras la implantación (Walker y Bass-Ringdahl 2008).

Tabla 1. Maduración sistema nervioso auditivo (Barrio 2000)

SISTEMA AUDITIVO		PROCESOS CEREBRALES	
Receptores	3.º- 5.º mes	Migración neuroblastos	4.º- 6.º mes
Nervio auditivo	4.º- 5.º mes	Agregación neuroblastos	5.º- 7.º mes
Vía subcortical	5.º- 7.º mes	Maduración neuromas	6.º y posnatal
Corteza auditiva	8.º y posnatal	Mielinización axonal	8.º y posnatal

Tanto el desarrollo del sistema auditivo como el de los procesos cerebrales asociados se inician tempranamente en el feto y para la semana de embarazo n.º 32 las estructuras auditivas están listas para emplearse en el ámbito lingüístico. El bebé percibe frecuencias sonoras entre 50-60 Hz y 500-700 Hz relacionadas con la actividad cardiovascular, motora, gastrointestinal y laríngea de su madre. Varios estudios señalan que la voz materna y el habla externa emitida cerca de la madre es percibida y se ve atenuada significativamente en las frecuencias altas, conserva bien las características prosódicas hasta un 30 % de los fonemas y algunas palabras son inteligibles por adultos en las grabaciones realizadas en útero. El análisis de la transmisión de estímulos compuestos por sílabas vocal-consonante-vocal muestran que la información de fonemas se transmite bien, aunque sea difícil percibir la diferencia entre lugar o modo de articulación (Lecanuet y Schaal 2002).

De este modo, podemos afirmar que los neonatos son sensibles a los patrones rítmicos del habla (Nazzi, Bertoncini y Mehler 1998) y prefieren los sonidos de la lengua materna y la voz de la madre a los dos días de nacer (Moon, Cooper y Fifer 1993; Fifer y Moon 1994; De Casper y Fifer 1980; Kisilevsky *et al.* 2009; Levine *et al.* 2016).

Entre el 1 y el 2 % de la población infantil nace con deficiencia auditiva neurosensorial de un 96 % de padres oyentes (Mitchell y Karchmer 2004). Esto supone que, junto a la carencia de la experiencia sonora descrita anteriormente, estos niños hipoacúsicos tampoco se beneficiarán de experiencia lingüística signada el primer año de vida.

Audición funcional con implante coclear prelocutivo

El implante coclear (IC) es un dispositivo electrónico cuyo principal objetivo es reemplazar la función de la cóclea (figura 1). En esencia, un IC consta de uno o dos micrófonos que se ubica(n) en el procesador, bien sea este de tipo retroauricular, corporal o de «botón», y un haz de electrodos en la cóclea para la estimulación tonotópica. Las señales sonoras recogidas son transmitidas a un procesador cuya misión es codificarlas y enviarlas a un transmisor que queda colocado en la superficie de la piel en la región temporo-parietal y que se mantiene en dicha posición por la atracción magnética generada entre dos imanes, uno ubicado en el mismo transmisor y otro en el receptor-estimulador. El transmisor emite señales por radiofrecuencia modulada que atraviesan la piel, siendo estas recogidas por una antena y un receptor-estimulador, que se coloca, mediante cirugía, en la superficie del hueso craneal, por debajo de la piel en la región retroauricular. Este último elemento descodifica las señales y las envía a cada uno de los electrodos dentro de la cóclea para estimular el nervio auditivo (Manrique *et al.* 2018: 18).

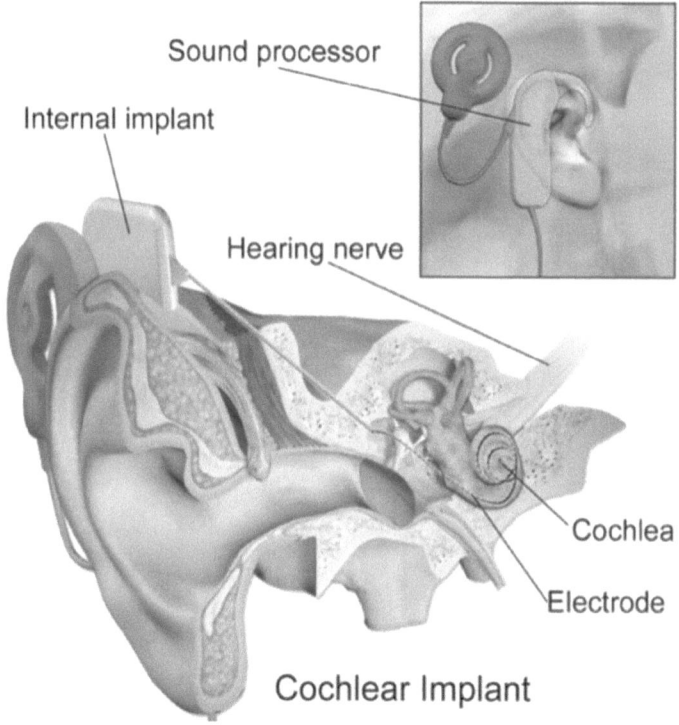

Figura 1. Funcionamiento del IC. Fuente: Blausen.com staff (2014)

Aunque en las últimas décadas la tecnología del implante, las estrategias de codificación y estimulación hayan avanzado notablemente, la calidad de la señal acústica del implante sigue sin igualar a la ofrecida por el oído humano.

La figura 2 representa la señal que ofrece el implante (parte superior) y la ofrecida por el oído humano (inferior) ante la pronunciación de la consonante vibrante alveolar múltiple /r/. Ante una misma consonante, el oído humano percibe con una mayor precisión temporal y una mayor precisión espectral. Nótese que, en la parte central del oscilograma, aparecen cuatro segmentos en los que la amplitud disminuye súbitamente, lo que corresponde al momento en que la lengua entra en contacto con alveolos (Moreno-Torres, Blanco Montañez y Madrid Cánovas 2015). En cambio, en la forma de onda correspondiente a la señal con implante las variaciones de amplitud están tan difuminadas que resultan imperceptibles. En cambio, en la imagen referida a la audición con implante las ondas aparecen tan difuminadas que resultan imperceptibles.

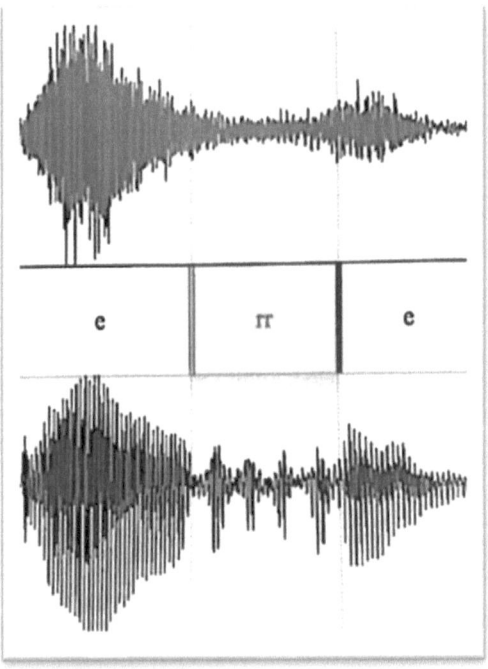

Figura 2. Oscilograma correspondiente a la señal acústica de un simulador de implantes (parte superior) y señal acústica típica (Moreno-Torres, Blanco Montañez y Madrid Cánovas 2015: 154)

Existen evidencias de que las limitaciones del IC contribuyen a la emergencia de déficits de percepción y articulación tras el implante. Se considera que existen dos grandes limitaciones al respecto (Loizou 2006). Una de ellas es que la señal acústica es poco robusta y se degrada en condiciones de ruido (Peters, Moore y Baer 1998), lo que finalmente reduce la cantidad y calidad de input auditivo que recibe el niño sordo implantado. La otra se refiere a la dificultad para codificar cambios temporales rápidos (*Temporal Fine Structure of Speech Signal* o TFS, en sus siglas en inglés). La TFS resulta crucial para identificar el lugar en el que se produce la articulación (Rosen 1992) y, como veremos en el siguiente apartado, se revela especialmente difícil para nuestra población de estudio.

Audición en entorno con ruido

Sabemos que los niños pueden reconocer errores consonánticos semejantes a los que reconocen los adultos o incluso diferentes (Miller y Nicely 1955). No obstante, esa efectividad, recogida en gran parte de la bibliografía especializada, en el caso de los IC se limita a entornos sin ruido ambiental (Moreno-Torres, Otero, Luna y Garayzábal-Heinze 2017). Ya hemos destacado anteriormente que las limitaciones técnicas de estos dispositivos son un factor importante, pero también lo es el desarrollo fonológico atípico de estos niños (Adi-Bensaid y Tubul-Lavi 2009; Moreno-Torres y Moruno López 2014), en la medida en que su reconocimiento y conocimiento fonológico se construyen a partir de señales menos precisas temporal y espectralmente.

Hedcrick *et al.* (2011) señalan que los implantados deben esforzarse mucho más que los niños oyentes para reconocer las características espectrales dinámicas. Bouton *et al.* (2012) afirman que los IC están muy cerca de los normooyentes en el reconocimiento del modo de articulación, pero bastante más alejados en lo que al punto de articulación se refiere. Estos estudios, no obstante, indican que tales diferencias se han observado en condiciones muy controladas, en entornos tranquilos.

En 2018, Moreno-Torres y Madrid Cánovas analizamos los errores producidos por 26 niños sordos con IC, 50 niños normooyentes y 23 adultos en el reconocimiento de 80 sílabas consonante-vocal que estaban enmascaradas por ruido. El ruido fue generado combinando ocho voces masculinas y femeninas para incrementar el enmascaramiento de información lingüística. De acuerdo con la audibilidad establecida por Moreno-Torres *et al.* (2017) se testaron sílabas de alta resistencia (/j̑ s t͡ʃ/), resistencia media (/m n l r/) y resistencia baja (/p b t d k g f θ x/).

Los resultados mostraron que los adultos y los niños normooyentes eran más resistentes al ruido que envolvía a las consonantes objetivo que los niños sordos con IC: los adultos toleran hasta 3 dB más que los niños normooyentes, y estos 11 dB más que los niños implantados. En relación con los errores cometidos, cabe destacar el lugar de articulación fonológico (tal y como vemos en la figura 3), puesto que suponen el 75 % de las sustituciones, encabezadas por las oclusivas sordas (/p t k/), las sonoras (/ b d g/) y las sordas fricativas (/f θ x/); son las nasales (/m n/) las menos frecuentes.

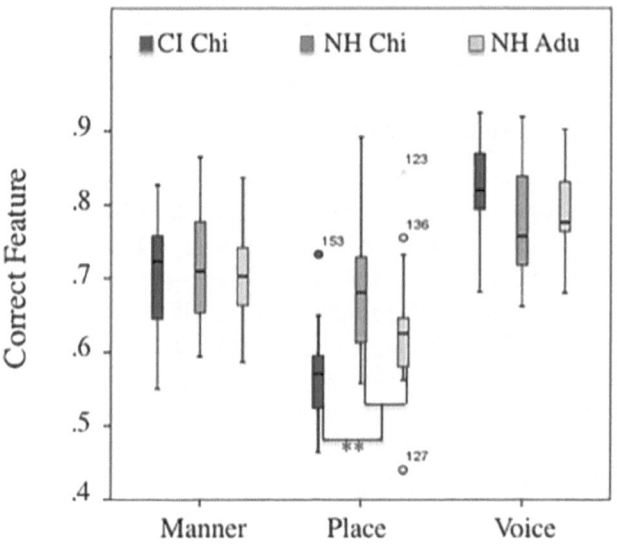

Figura 3. Media de errores para los tres grupos: IC (CIchi), niños normooyentes (NH Chi) y adultos (NHAdu), Moreno-Torres y Madrid Cánovas 2018: 76

Periodos sensibles en el desarrollo de habilidades cognitivas

Los IC son especialmente efectivos en la población infantil que recibe uno o dos antes de los 24 meses de vida (Geers *et al.* 2009, Coletti *et al.* 2011). Esta evidencia, contrastada en numerosos estudios, revela la posible existencia de un periodo específico para el desarrollo lingüístico que puede ser más limitado para las habilidades perceptivo-articulatorias y más amplio para las de mayor nivel cognitivo (léxico, sintaxis, etc.). En realidad, más que a periodos sensibles para el lenguaje nos referimos a periodos sensibles para el desarrollo de habilidades cognitivas de bajo y alto nivel (Jones 2000; Knudsen 2004).

Esta propuesta es compatible con estudios sobre la adquisición de una L2, que muestran que los periodos para la pronunciación son más reducidos que los de la gramática (Huang 2014).

En 2016 llevamos a cabo un estudio en el que nos preguntamos si la duración de tales periodos era lo suficientemente amplia para permitir un desarrollo óptimo en niños con IC antes de su segundo año de implantación (Moreno-Torres, Madrid Cánovas y Blanco Montañez 2016). Esa investigación estaba guiada por el modelo neurolingüístico de doble vía (Dual-Stream Model, Hickock 2012, figura 4). De acuerdo con este modelo, el sistema de procesamiento posee dos vías segregadas: la primera, la llamada vía dorsal (*Dorsal stream*), supone la integración auditivo-motora empleada para procesos segmentales de bajo nivel, mientras que la segunda, la llamada vía ventral (*ventral stream*), implica el procesamiento auditivo conceptual que empleamos en los procesos léxicos. La vía dorsal aprovecha detalles acústicos finos para conectar el input auditivo con los patrones motores, de ahí que sea la responsable de procesos analíticos. Esta información resulta de vital importancia para desarrollar un procesamiento fonológico eficiente y tiene su peso en el aprendizaje implícito y el rápido desarrollo lingüístico. En contraste, el sistema ventral se emplearía principalmente para conectar la información acústica con las representaciones semánticas, esto es, sería la responsable de los procesos holísticos en el lenguaje. Finalmente, el resto de las habilidades lingüísticas de mayor jerarquía requerirían de numerosas redes neuronales, incluyendo las mencionadas vías dorsal y ventral.

Varios estudios sugieren que los niños con IC tendrían dificultad en el desarrollo de habilidades cognitivas de bajo nivel, especialmente las relacionadas con la vía dorsal (figura 4). En concreto, se ha demostrado que la precisión categorial, esto es, el grado de exactitud con el que se categorizan contrastes fonológicos relevantes para una lengua, es pobre en estos niños (Bouton *et al.* 2012). Del mismo modo, algunos niños implantados muestran dificultades para desarrollar habilidades de alto nivel (Le Normand y Moreno-Torres 2014).

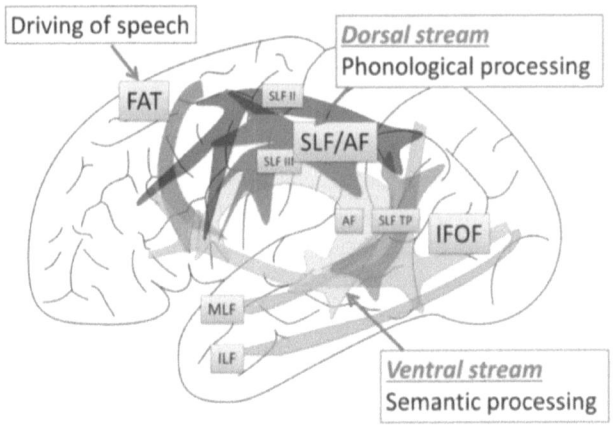

Figura 4. Adaptación del modelo de doble vía de Hickock (Fujii *et al.* 2016)

En resumen, la falta de audición produce un impacto negativo en las destrezas neurocognitivas que afecta especialmente a las habilidades de aprendizaje implícito (Conway *et al.* 2011) y a la memoria de trabajo fonológica (Pisoni y Cleary 2003). Después del implante, y dado que los niveles de percepción auditiva no son semejantes a los del oyente (Blamey *et al* 2001; Loizou 2006), el niño sordo implantado no alcanza niveles perceptivos equiparables a los de aquel, especialmente en entornos con ruido (Moreno-Torres y Madrid Cánovas 2018).

Desarrollo lingüístico en el IC y asincronías con normooyentes

Los niños con desarrollo típico producen desde su nacimiento sonidos prelingüísticos. Estos sonidos se categorizan como vocalizaciones reflejas (llantos y gruñidos involuntarios) y vocalizaciones no reflejas (arrullos, gruñidos voluntarios y balbuceos indiferenciados) en los primeros meses de vida (Menn y Stoel-Gammon 2010: 74). A partir de los seis meses, aproximadamente, surge el balbuceo canónico: sílabas con estructura consonante-vocal que reconocemos como propias de una lengua determinada. Durante ese tiempo es de gran importancia que el niño oiga sus propias vocalizaciones y las de los que le rodean. En el caso de los bebés sordos sabemos que producen muy poco balbuceo canónico en la lengua oral (aunque balbucean manualmente de forma similar al balbuceo oral de los bebés oyentes, según Petitto y Marentette 1991), cada vez menos según pasa el tiempo y, además, durante este periodo la variedad de consonantes en las vocalizaciones se va reduciendo, mientras que van aumentando las de los bebés oyentes (Stoel-Gammon y Otomo 1986). En el caso de los niños sordos con implante coclear el balbuceo canónico se produce un mes tras la implantación (Schauwers *et al.* 2004), lo que puede oscilar entre los 12 y los 24 meses, según el momento en el que han sido implantados, y sigue el mismo patrón que los niños normooyentes (Schauwers *et al.* 2008), si bien es más reducido (Oller y Eilers 1988).

Balbuceo y emergencia de fonemas

El balbuceo de los bebés se aleja a veces de la pronunciación del modelo adulto, pero estas desviaciones son mayores en el niño sordo con IC, del mismo modo que también son mayores las diferencias interindividuales que estos manifiestan entre sí (Szagun 2004). Sin embargo, tal y como señalan Lederberg y Spencer (2005), no existe una relación directa entre balbuceo y habilidades lingüísticas posteriores: un rápido balbuceo en el implantado no predice necesariamente un rápido desarrollo lingüístico posterior. Algunas autoras subrayan que en el caso de los niños sordos con IC la estructura silábica de las primeras palabras se caracteriza por una mayor ausencia de consonantes (esto es, las sílabas son esencialmente vocálicas). Adi-Bensaid y Tubul-Lavy (2009) creen que la causa de esta particularidad podría ser una asincronía entre la emergencia del balbuceo canónico y la aparición de las primeras palabras.

La mayoría de los estudios centrados en los inventarios fonético-fonológicos destacan de manera muy positiva el papel que desempeña el IC en la emergencia de tales inventarios. Efectivamente, tales estudios demuestran que los niños sordos con IC logran la adquisición de los fonemas de una lengua dada, aunque sea de manera más lenta (Serry y Blamey 1999), desapareciendo con el tiempo algunas irregularidades en los procesos fonológicos de simplificación (Moreno-Torres y Moruno López 2014).

No obstante, en algunos trabajos previos (Madrid Cánovas *et al.* 2006; Madrid Cánovas 2011; Gallardo Paúls y Madrid Cánovas 2015) subrayábamos que en el aspecto productivo fonológico los niños sordos implantados revelan un conjunto de particularidades respecto a sus pares oyentes. Aunque los niños sordos pueden identificar rimas y logran desarrollar una conciencia metafonológica, siguen presentando dificultades con la repetición de pseudopalabras y en la discriminación de fonemas. La tarea de repetir pseudopalabras, palabras que no existen, pero que tienen estructura silábica y fonológica posible en una lengua (por ejemplo: *lumar, naba, kelose*) se revela especialmente difícil para el niño sordo. Dicha dificultad procede de la complejidad de activar un proceso fonológico-analítico poco maduro, por lo que el posterior desarrollo fonológico y lingüístico de esta población, en general, tenderá a ser holístico.

Cuando analizamos habilidades de alto nivel (tales como la producción léxica tras 12 meses posimplante y el porcentaje de consonantes correctas en la repetición de pseudopalabras 24 meses posimplante) surgen de nuevo asincronías, ya que en algunos de los niños implantados la media léxica es comparable a la edad auditiva de sus pares normooyentes, pero no así la de producción fonológica que se encuentra por debajo, o muy por debajo, de esa media (Moreno-Torres, Madrid Cánovas y Blanco Montañez 2016).

Inventario fonológico en tarea de repetición de pseudopalabras

Las dificultades fonológicas se analizan con mayor precisión mediante el empleo de pseudopalabras. Los modelos psicolingüísticos establecen que, para una efectiva repetición de pseudopalabras, debe producirse previamente una descomposición o análisis de sonidos según la lengua que permita posteriormente su producción oral. De esa forma, mediante la repetición de pseudopalabras podemos comprobar hasta qué punto el inventario fonológico de estos niños es comparable con el de sus semejantes en edad auditiva.

Los resultados de esta prueba de repetición de fonemas los vemos en las figuras 5 y 6. En el caso del grupo IC (figura 5), se observa un dominio de las obstruyentes tensas /p, t, k, tʃ/ (79 %) y las nasales /m, n, ɲ/ (62 %) frente a la dificultad con las líquidas /l, ʎ, ɾ, r/ (17 %), las fricativas sordas y sonoras /f, θ, s, x, ʝ/ (50 %) y las aproximantes /β, ð, ɣ/ (32 %). Este patrón de dominio, con un mayor porcentaje de realizaciones fonémicas acertadas, es el que se presenta en el niño normotípico (figura 6): adquisición primero de obstruyentes tensas (82 %) y nasales (74 %), notable dificultad con las líquidas (33 %) y buen dominio de las fricativas sordas (63 %). La diferencia más notable entre ambos grupos se refiere a la serie de las aproximantes, ya que el dominio de estas es mayor en el grupo CT (63 %) que en el grupo IC (32 %).

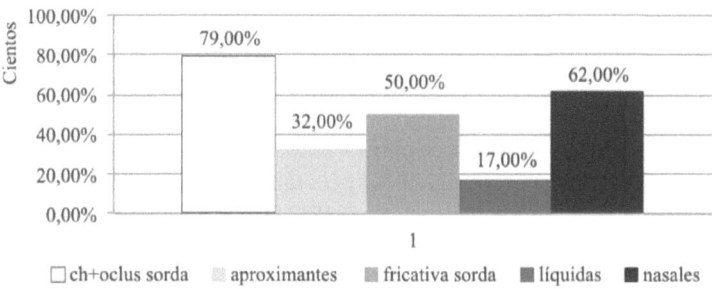

Figura 5. Repetición de inventario fonológico de los implantados (Madrid Cánovas y Moreno-Torres 2014)

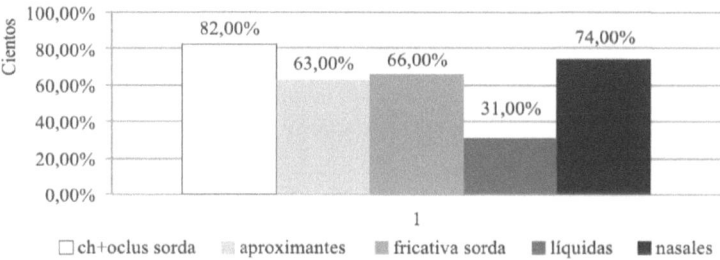

Figura 6. Repetición de inventario fonológico de los normooyentes (Madrid Cánovas y Moreno-Torres 2014)

Estos gráficos de dominio fonológico pueden llevarnos a pensar que una vez constituido dicho inventario la producción espontánea del IC será similar al niño de edad auditiva con alguna dificultad en líquidas y aproximantes. No obstante, el dominio del nivel fonológico se complica cuando observamos los procesos silábicos y la integración en palabras, puesto que requieren mecanismos cognitivos subyacentes más complejos.

Inventario fonológico en muestras de lenguaje espontáneo

El análisis de la muestra de lenguaje espontáneo en el grupo IC (figura 7) ha sido elaborado a partir de los errores más comunes en los procesos fonológicos segmentales, silábicos y de palabra dentro de este grupo. Dadas las diferencias interindividuales propias de esta población, hemos ampliado la información que arroja el gráfico 7 con una visión particularizada (figura 8) de procesos por cada niño sordo implantado.

En el plano segmental fonológico se han registrado procesos de nasalización (32,79 %), sustitución (24,59 %), oclusivización (16,39 %), ensordecimiento (8,20 %), sonorización (6,56 %), frontalización (4,92 %), indiferenciación l-r-d (4,92 %) y palatalización (1,64 %).

En el plano silábico se producen omisiones de margen silábico anterior y posterior en una sílaba átona (MSA) (32,18 %), pero también la omisión de margen silábico anterior y posterior de sílaba tónica (MST) (31,3 %), simplificación de grupo consonántico (GC) (20,69 %) y epéntesis (16, 09 %).

En el plano que afecta a la palabra destacan la inconsistencia de producción (25,35 %), la omisión y las asimilaciones de consonantes (19,72 %), la metátesis (15,49 %) y la omisión de sílaba átona (SA) (14,08 %) y tónica (ST) (4,23 %).

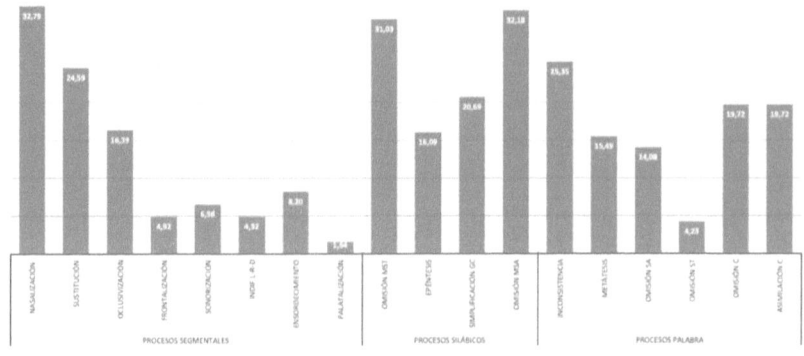

Figura 7. Procesos fonológicos erróneos en fonema, sílaba y palabra en porcentaje (Madrid Cánovas y Moreno-Torres 2014)

(1) Ejemplos de inconsistencias, simplificación de grupos consonánticos, omisión de todas las consonantes de la palabra y ensordecimiento[1]:

---

1 Transcrito con sistema CHAT (*Codes for the Human Analysis of Transcripts*) Las transcripciones en CHAT se presentan en líneas y se escriben con el procesador de textos de CHILDES. Existen tres tipos de líneas, indicado cada uno de ellos por un símbolo de codificación que aparece como primer carácter de la línea: Líneas de encabezamiento (*@Begin*); líneas principales (**CHI*); líneas dependientes (*%err*). En estos fragmentos el niño es identificado en la línea CHI, la madre como MOT y el investigador como INV (Díez Itza, Snow y MacWhinney 1999). Resaltamos en cursiva la emisión clave.

*MOT: dile esa es mi prima.
*CHI: esa es mi prima. [+ rep]
%pho: esa é mi *pínda*
*MOT: no Paula, es tu prima.
%com: intentando que diga la secuencia "pr" en prima
*CHI: mi prima [?].
%pho: mi piðáne
%com: empeorando la producción
*CHI: ahora voy a jugar?
%pho: *áia pói auyá?*

(2) Ejemplos de omisión de margen silábico anterior en sílaba tónica, epéntesis y sustitución:
   *INV: esto qué es?
   *CHI: niño&easué. [+ exc]
   %pho: *niño eásué*
   %com: forma desconocida
   *INV: y esto?
   *CHI: pan. [+ exc]
   %pho: *án.*
   *INV: y esto?
   *CHI: ojo. [+ exc]
   %pho: *nóxo.*
   *INV: y esto?
   *CHI: llave. [+ exc]
   %pho: *alé.*

(3) Ejemplos de ensordecimiento, omisión de margen silábico anterior y posterior en sílaba tónica y epéntesis:
   *THE: venga dibújale un vestido a la osita.
   *THE: qué le vas a dibujar?
   *CHI: un vestido.
   %pho: *un peiéðo.*
   *THE: venga dibújale el vestido.
   *THE: con o sin volantes?
   *CHI: con tirantes, sí.
   %pho: kon *tirátes,* sí.
   *THE: con tirantes?
   *CHI: <como yo> [?].
   %pho: *kórmoj*

El porcentaje de las omisiones de margen silábico en el caso del niño sordo con IC afecta a las sílabas tónicas en la misma medida que las sílabas átonas, lo que no es característica en los normooyentes (Fernández López y Cano López 2011). En un desarrollo típico el margen silábico átono es el que suele caer frente a la resistencia del margen silábico tónico y la correcta acentuación (se diría *lláe* por *llave*, pero no *alé*). Pese a que las consonantes/n/, /l/, /ɾ/, se encuentran entre las de mayor frecuencia de aparición en español, tanto aisladas como en sílaba (Moreno Sandoval *et al.* 2006), se constata una omisión de margen silábico postónico y pretónico referido principalmente a tales consonantes. A diferencia de los niños sordos, los niños normooyentes tienden a omitir los márgenes silábicos que incluyen obstruyentes suaves /p, t, k, b, d, g/, dada su menor frecuencia de aparición en el habla. Un hecho que nos parece remarcable es el referido a la omisión de margen silábico del grupo de las oclusivas (/umbeáɲo/ por *cumpleaños*, /umjéndo/ por *durmiendo*, /wãnitos/ por *gusanitos*) en un grupo de niños cuya edad auditiva es de tres años. A dicha edad las oclusivas, que se adquieren a una edad más temprana y con una mayor rapidez (Bosch 2004: 55), deberían dominarse en su función de ataque silábico.

En cuanto al nivel de palabra, destacan, por encima de todos los procesos, la inconsistencia de producción y la proliferación de las palabras sin consonantes (*Consonants Free Words* o CFWs, en sus siglas en inglés, Adi-Bensaid y Tubul-Lavy 2009). Algunos estudios sugieren que estas CFWs aparecen en trastornos de desarrollo o en casos de dispraxia infantil (Menyuk 1980, Le Normand y Chevrie-Muller 1991, Grijzenhout y Joppen 1999, Tubul-Lavy 2005). Adi-Bensaid, en cambio, sostiene que las CFWs caracterizan un periodo entre el balbuceo y el habla, que es mínimo en el caso del desarrollo típico, pero que se alarga en el caso del IC, ya que conviven con otros procesos en marcha como las primeras palabras. En el desarrollo típico, la explosión léxica se produce tras cierto dominio de patrones y procesos fonológicos, mientras que el caso de los niños con IC ambos procesos se solapan en el tiempo. Esto explicaría la desproporción anómala de fenómenos como la asimilación consonántica y la inconsistencia de palabras que debería tenerse en cuenta en el tratamiento logopédico.

> Ertmer, Leonard y Pachuilo (2002b) sugieren que un programa de intervención debería hacer hincapié en la vocalización prelingüística en niños con implantes cocleares. Destacan la importancia de presentar los sonidos del habla, especialmente las vocales y los diptongos, de forma aislada y en combinaciones sencillas al principio del programa de entrenamiento. Así, durante este periodo, el clínico debe animar al niño hipoacúsico a balbucear y desarrollar su juego vocal. Esto puede hacerse uniéndose al niño en su juego vocal, mientras se añaden palabras significativas similares a los sonidos producidos por él (Pollack 1970). Wallace, Menn y Yoshinaga-Itano (2000) sugieren que los niños con deficiencias auditivas, que aún no han empezado a hablar,

aprenderían mejor las palabras que coinciden con los patrones de sonido de su balbuceo que las que no lo hacen. Por lo tanto, al planificar un programa de intervención, el clínico debe identificar los patrones de balbuceo preferidos por el niño y luego añadir palabras reales que utilicen esos sonidos y estructuras prosódicas (Adi-Bensaid y Tubul-Lavy 2009: 130, la traducción es nuestra).

No obstante, tales patrones erróneos no se dan en la misma proporción en todos y cada uno de los niños. Entre ellos también existen asincronías intragrupales: mientras que hay niños en los que el desarrollo lingüístico es más cercano al típico, en otros la distancia es muy grande y nunca llega a equipararse.

Procesos	IC1	IC2	IC3	IC4	IC5	IC6	IC7	IC8
Nasalización	4	1	10	0	2	1	0	2
Sustitución	4	3	3	0	2	1	0	2
Oclusivización	5	2	2	0	1	0	0	0
Frontalización	1	0	1	1	0	0	0	0
Sonorización	1	0	1	0	0	1	0	1
Indiferenciación l-r-d	0	0	2	0	0	0	1	0
Ensordecimiento	1	0	0	2	1	0	1	0
Palatalización	0	0	0	0	0	0	1	0
Omisión MST	6	2	13	1	1	2	2	0
Omisión MSA	5	7	5	0	5	3	0	3
Epéntesis	2	2	6	0	2	2	0	0
Simplificación GC	1	2	7	1	1	3	2	1
Inconsistencia	4	4	5	2	3	0	0	0
Metátesis	2	2	4	3	0	0	0	0
Omisión SA	2	0	5	0	0	1	2	0
Omisión ST	1	1	1	0	0	0	0	0
Omisión C	2	3	7	0	1	0	1	0
Asimilación C	3	2	5	2	0	1	1	0

Tabla 2. Procesos en fonema, sílaba y palabra en 8 niños sordos con IC

La tabla 2 recoge el número de procesos atípicos en cada uno de los casos estudiados. Estos 8 niños con sordera prelocutiva fueron implantados en todos los casos antes de los 24 meses, no tienen ningún déficit asociado y su edad auditiva de 30 a 42 meses. No obstante, observamos que entre IC1, IC3 e IC7, IC8 la diferencia es muy notable. Mientras los primeros muestran dificultades en segmento, sílaba y numerosas inconsistencias y omisión de consonantes en palabra, los otros dos apenas muestran patrones erróneos.

Estudios previos han planteado que estas diferencias se deben a factores externos al lenguaje, como la duración del período sin audición y las limitaciones técnicas del implante (Geers, Nicholas y Sedey 2003; Moreno-Torres y Moruno López 2014), a lo que se sumaría el efecto del entorno como amplificador de tales diferencias (Le Normand 2014; Le Normand y Moreno-Torres 2014; Moreno-Torres, Madrid Cánovas y Blanco Montañez 2016).

En la medida en que la demanda cognitiva aumenta del fonema a la palabra y de la palabra a la oración, tales diferencias individuales se van haciendo más notables. En un trabajo en el que analizamos la repetición de oraciones tras 36 meses de edad auditiva (Moreno-Torres, Blanco Montañez y Madrid Cánovas 2015) pudimos comprobar que las diferencias interindividuales que se muestran en aspectos fonológicos se replican también en los aspectos gramaticales.

Varios niños implantados alcanzan niveles equivalentes a los normooyentes, mientras que otros se encuentran a medio camino y otros en la parte baja de la tabla, tal y como muestra la figura 8.

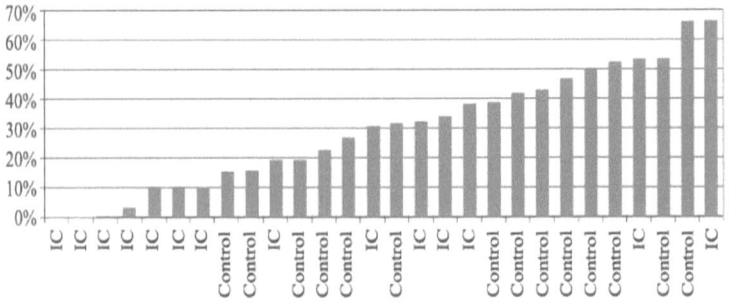

Figura 8. Porcentaje de oraciones imitadas correctamente (Moreno-Torres, Blanco Montañez y Madrid Cánovas 2015).

Cuando analizamos los errores cualitativos de la repetición de frases descubrimos que los niños sordos cometían errores muy parecidos a los normooyentes en las oraciones más breves (como "se duerme la vaca"), en donde muchos omiten una o más palabras gramaticales, pero tienden a conservar la información léxica. Sin embargo, en las oraciones más largas y complejas sintácticamente como "A la niña le quitó Juan el pez" los errores eran muchos más graves (véase tabla 3).

Grupo IC		Grupo control	
IC100	a la 'niɲa le 'kita 'xuan el 'peθ	CT01	a [*] 'xuan le 'kita 0 la 'niɲa el 'peθ
IC103	0 0 0 0 0 0 0 0	CT02	a [*] 'xuan le 'kita 0 la 'niɲa el 'peθ
IC104	0 0 0 0 0 0 0 0	CT03	a 0 'niɲa le 'kita 'xuan el 'peθ
IC201	ke [*] 'niɲa 0 0 0 <ke 'pek> [//] el 'peθ	CT06	al [*] 'ɣwa le 'tika a 'na ea 'pe
		CT08	a 0 'niɲa le 'kita 'xuan el 'peθ
IC203	a 0 'niɲa 0 'kita 'xuán 0 'pé	CT09	a la 'niɲa le kita a peθ a [*] 'bebé [*]
IC205	0 0 0 xua e 'tita 0 té	CT12	a la 'niɲa a [?] 'kita 0 e 'pxola [?]
IC206	0 el niɲo [*] 0 0 'pua 0	CT17	0 0 0 0 0 'xua le peθ
IC207	0 ka nina e xuá e 'kita 0 'pe	CT42	wan a la 'niɲa 0 0 el pez
IC208	xuan pé [?] a 'rala [*] 'niɲe [*] to [*]	CT43	a la 'niɲa le 'kitah 0 0 peh
IC209	a la 'niɲa le 'kita el pez 'xuan	CT44	0 la 'niɲa le 'kita xuan el 'peh
IC210	0 la 'nina le 'kita 0 ar [?] 'peh	CT46	a la 'niɲa le 'kita 'xuan el ' peθ
IC211	e 'nino [*] 0 'kíta 'xuan 0 0	CT47	0 0 0 e 'kia a 'kjera [?] 0 'pe
IC212	0 0 0 0 0 0 el 'peθ	CT50	a la 'niɲa e 'a [?] 'peh
IC215	0 la 'niɲa 0 ki 'to [*] 0 el 'peh		

Tabla 3. Comparaciones intergrupales en la repetición de la oración: "A la niña le quitó Juan el pez"

A menudo se añadían sustituciones léxicas y perseveraciones de oraciones previas de la tarea de repetición, y además se producía una pérdida completa de información gramatical, todo lo cual hacía que no quedara claro que el niño hubiera llegado a procesar la oración que se le había transmitido.

En el grupo oyente, solo un niño reproduce la oración correctamente (CT44). Si examinamos las palabras léxicas que deben repetir (máximo, cuatro), vemos que tres niños reproducen tan solo dos de estas palabras (CT12, CT46, CT47), mientras que el resto reproducen tres palabras léxicas (CT9, CT17, CT42) o las cuatro palabras léxicas presentes. Obsérvese, además, que el número de palabras gramaticales tiende a ser proporcional a las palabras léxicas. Ello sugiere que sus dificultades no se derivan de problemas gramaticales (puesto que las representaciones parciales que tienen parecen ser correctas), sino más bien a problemas para almacenar y tratar un incremento de la información.

En el grupo de sordos implantados, dos niños consiguen reproducir la oración correctamente (IC100 e IC 209). Frente a ello, encontramos una gran variedad. Otros dos niños no llegan a repetir ninguna palabra (CI103 y CI104). Pueden ser muchas las razones por las que un niño puede no repetir una oración; de hecho, estos dos niños son los que al parecer cometen más errores con las oraciones más simples como "se duerme la vaca". Ello lleva a pensar que no la repiten porque les resulta demasiado difícil. Otros niños repiten solo una palabra léxica (IC212) o dos (IC201, IC206, IC211). Luego hay niños que, aunque logran repetir las palabras léxicas, no emiten de forma inteligible las palabras gramaticales (IC203, IC205, IC208) o bien añaden un morfema verbal que no está en el modelo (IC215).

Todo lo cual plantea dudas sobre hasta qué punto los implantados logran procesar la información lingüística recibida y si, en las frases cortas, podrían estar haciendo una imitación no comprensiva de tipo holístico. En este sentido, es relevante una diferencia llamativa entre implantados y oyentes. En los casos en los que aparece el determinante *tu* o el pronombre *tú*, los sordos lo producen (o lo omiten), mientras que algunos niños oyentes lo reemplazan directamente por *mi* o por *yo*. Ello podría indicar que los oyentes acceden al significado gramatical que comporta el juego de los pronombres, mientras que los implantados podrían estar accediendo a información fonológica exclusivamente y limitándose a repetir sin procesar.

En un estudio sobre la narración elicitada en niños sordos con IC (Madrid Cánovas y Fresneda Ortiz, 2016) descubrimos que, al igual que los niños normooyentes, estos niños desarrollan habilidades narrativas, pero se dan atipicidades como una mayor presencia de nombres frente a otras categorías esperables en este tipo de texto tales como el verbo. Cuando estos aparecen lo hacen con predominio de tiempo presente y en el caso de estructuras perifrásticas también estas hacen referencia al tiempo presente. Volvemos a encontrarnos con el mismo patrón que en las tareas anteriormente descritas: los niños con IC son capaces de acometerlas, si bien muestran que aún no se ha alcanzado una madurez del paradigma verbal que les impide *contar*, por lo que acaban *describiendo*. También se registran diferentes progresos: en el caso del grupo oyente se da mayor homogeneidad en el empleo de las formas verbales, mientras que en el caso del grupo CI existen grandes diferencias interindividuales.

En ninguno de los estudios sobre las habilidades de mayor nivel en los niños sordos implantados (Moreno-Torres, Madrid Cánovas y Blanco Montañez 2016; Moreno-Torres y Madrid Cánovas 2018) la edad de implantación ha correlacionado con las medidas lingüísticas empleadas (carga fonológica, semántica y gramatical de las tareas propuestas). Sí se da, en cambio, una correlación muy estrecha con la implicación familiar y, en menor medida, con el nivel educativo de los padres.

> Este resultado no es sorprendente. Tener un alto nivel académico puede ayudar a los padres a entender las consecuencias de la sordera, lo que parece un requisito previo para apoyar a un niño con IC. Sin embargo, el nivel educativo de los padres podría no estar relacionado con los aspectos socioemocionales (por ejemplo, la aceptación de la sordera, la sensibilidad materna…) que podrían ser cruciales para crear realmente un entorno estimulante (Markman et al. 2011). En cambio, la implicación familiar tiene en cuenta tanto la comprensión/aceptación de la sordera como el éxito en la adopción de medidas compensatorias (por ejemplo, la adaptación a las necesidades comunicativas del niño). Esto puede explicar por qué la puntuación de implicación familiar se asoció con más medidas lingüísticas que la de educación parental. (Moreno-Torres, Madrid Cánovas y Blanco Montañez 2016: 498; la traducción es nuestra)

Tal y como hemos detallado en los apartados 1, 2 y 3, los niños sordos implantados desarrollan el lenguaje a pesar de la falta de audición prelingüística y las limitaciones técnicas del implante, que impide una percepción completa del habla, pues esta se produce de manera espontánea tanto en el entorno familiar como en el escolar (entorno de ruido). Esta percepción limitada genera un efecto *cascada* en el aprendizaje de prosodia, fonemas, palabras, estructuras sintácticas, etc. que se manifiesta de manera más acusada en los aspectos fonológicos y morfosintácticos que, por ejemplo, en los léxicos. Si la implicación del entorno familiar es elevada, los niños pueden compensar ese déficit de input natural que les guía de manera atípica en el aprendizaje lingüístico logrando acercarse, no sin esfuerzo, a sus pares normooyentes.

Conclusiones

El implante coclear permite a niños sordos, nacidos en el seno de familias oyentes, una audición funcional con la que podrán desarrollar el lenguaje verbal. Ahora bien, como ha quedado patente a lo largo de este trabajo, la capacidad de procesamiento de la señal sonora de esta tecnología presenta, a día de hoy, algunas carencias que van a ralentizar y a dificultar dicho desarrollo. Algunos de los niños sordos implantados logran un nivel muy satisfactorio en tareas de bajo y alto nivel cognitivo, mientras que a otros les cuesta llevar a cabo el aprendizaje implícito que supone el desarrollo lingüístico desde sus elementos más pequeños hasta los más complejos, y otros realizan tareas de alto nivel a costa de un gran esfuerzo y muchas horas de implicación familiar y logopédica.

Una de las causas que podrían explicar estos patrones desviados del desarrollo normotípico es que la información procesada mediante el implante no sería suficiente para desarrollar la vía dorsal (donde reside el procedimiento analítico) y por lo que estarían empleando, fundamentalmente, la vía ventral (donde reside el procesamiento holístico) para el aprendizaje. Este aprendizaje atípico genera asincronías tales como alcanzar un nivel léxico que les permite comunicarse con el entorno sin haber consolidado el aprendizaje analítico. A este efecto puede contribuir una logopedia y una implicación familiar excesivamente volcada en el aprendizaje de palabras (más que de reglas o categorizaciones abstractas) que estaría reforzando la vía holística en lugar de la vía dorsal, que es la que verdaderamente necesita atención en el caso de los niños sordos implantados.

Referencias

Adi-Bensaid, L. y Tubul-Lavy, G. (2009). Consonant-free words: evidence from Hebrew speaking children with cochlear implants. *Clinical Linguistics & Phonetics* 23, 122–132.

Barrio Tarnawiecki, C. (2000). Desarrollo de la percepción auditiva fetal. La estimulación prenatal. *Paediatrica* 3(2), 11–15.

Blamey, P. J., Barry, J., Bow, C., Sarant, J., Paatsch, L. y Wales, R. (2001). The development of speech production following cochlear implantation. *Clinical Linguistics and Phonetics* 15, 363–383.

Blausen.com staff (2014). "Medical gallery of Blausen Medical 2014". *Wiki Journal of Medicine* 1 (2). DOI:10.15347/wjm/2014.010. ISSN2002-4436. Consultado el 20-10-22.

Bosch, L. (2004). *Evaluación fonológica del habla infantil.* Barcelona: Masson.

Bouton, S., Serniclaes, W., Bertoncini, J. y Cole, P. (2012). Perception of speech features by French-speaking children with Cochlear Implants. *Journal of Speech, Language, and Hearing Research* 55, 139–53.

Colletti, L., Mandala, M., Zoccante, L., Shannon, R. V. y Colletti, V. (2011). Infants versus older children fitted with cochlear implants: performance over 10 years. *International Journal of Pediatric Otorhinolaryngology* 75, 504–09.

Conway, C. M., Karpicke, J., Anaya, E. M., Henning, S. C., Kronenberger, G. y Pisoni, D. B. (2011). Nonverbal Cognition in Deaf Children Following Cochlear Implantation: Motor Sequencing Disturbances Mediate Language Delays. *Developmental Neuropsychology* 36, 237–54.

DeCasper A., Fifer W. P. (1980). Of human bonding: newborns prefer their mothers' voices. *Science* 208, 1174–1176.

Díez Itza, E, Snow C. E. y MacWhinney, B. (1999). La metodología RETAMHE y el proyecto CHILDES: breviario para la codificación y análisis del lenguaje infantil. *Psicothema*, 11 (3). http://nrs.harvard.edu/urn-3:HUL.InstRepos:34785391, consultado el 20-10-22.

Fernández López, I. y Cano López, P. (2011). Contribución al estudio del desarrollo fonético-fonológico infantil. Procesos fonológicos comunes en niños castellanohablantes de 2 a 4 años. En M. Fernández Pérez (Coord.), *Lingüística de corpus y adquisición de la lengua* (pp. X–X). Madrid: Arco/Libros.

Fifer, W. P. y Moon, C. M. (1994). The role of mother's voice in the organization of brain function in the newborn. *Acta Paediatrica* 83, 86–93. https://doi.org/10.1111/j.1651-2227.1994.tb13270.x, consultado el 20-10-22.

Fujii, M., Maesawa, S., Ishiai, S., Iwami, K., Futamura, M. y Saito, K. (2016). Neural Basis of Language. An Overview of An Evolving Model. *Neurologia medico-chirurgica* 56. https://doi.org/10.2176/nmc.ra.2016-0014, consultado el 20-10-22.

Gallardo Paúls, B. y Madrid Cánovas, S. (2015). Exploración y estimación en csaso espaciales de desarrollo. Niños con implante coclear y niños con TDAH. En M. Fernandez Pérez (Coord.), *Lingüística y déficits comunicativos. Cómo abordar las disfunciones verbales*. Madrid: Síntesis.

Geers, A. E., Moog, J. S., Biedenstein, J., Brenner, C. y Hayes, H. (2009). Spoken Language Scores of Children Using Cochlear Implants Compared to Hearing Age-Mates at School Entry. *Journal of Deaf Studies and Deaf Education* 14, 371–385.

Geers, A. E., Nicholas, J. G. y Sedey, A. L. (2003). Language skills of children with early implantation. *Ear & Hearing* 24, 465–585.

Grijzenhout, J. y Joppen, S. (1999). First steps in the acquisition of German phonology: a case study. ROA 304. Disponible online: http://roa.rutgers.edu, consultado el 2-10-22.

Hedrick, M., Bahng, J., von Hapsburg, D. y Younger, M. S. (2011). Weighting of cues for fricative place of articulation perception by children wearing cochlear implants. *International Journal of Audiology* 50(8), 540–547.

Hickok, G. (2012). Computational neuroanatomy of speech production. *Nature Reviews Neuroscience* 13, 135–145.

Hirsh-Pasek, K., Adamson, L., Bakeman, R. et al. (2015). The contribution of early communication quality to low-income children's language success. *Psychological Science* 26, 1071–1083. https://doi.org/10.1177/0956797615581493, consultado el 5-10-22.

Huang, B. H. (2014). The effects of age on second language grammar and speech production. *Journal of Psycholinguist Research* 43, 397–42.

Jones, E. G. (2000). Cortical and subcortical contributions to activity-dependent plasticity in primate somatosensory cortex. *Annual Review of Neuroscience* 23, 1–37.

Kisilevsky, B., Hains, S., Brown, C. et al (2009). Fetal sensitivity to properties of maternal speech and language. *Infant Behaviour Development* 32, 59–71.

Knudsen, E. I. (2004). Sensitive periods in the development of the brain and behaviour. *Journal of Cognitive Neuroscience* 16(8),1412–1425.

Le Normand, M. T. (2014). Spoken language and literacy skills in French-speaking children with cochlear implants: A 5-year follow-up study. *International Journal of Speech & Language Pathology and Audiology* 1(2), 27–39.

Le Normand, M. T. y Moreno Torres, I. (2014). The role of linguistic and environmental factors on grammatical development in French children with cochlear implants. *Lingua* 139, 26–38.

Le Normand, M. T. y Chevrie-Muller, C. (1991). A follow-up case study of transitory developmental apraxia of speech: 'l'enfant a 'voyelles'. *Clinical Linguistics and Phonetics* 57, 99–118.

Lecanuet, J. P. y Schaal, B. (2002). Sensory performances in the human foetus: a brief summary of research. *Intellectica. Revue de l'Association pour la Recherche Cognitive* 34, 29–56. https://doi.org/10.3406/intel.2002.1072, consultado el 3-10-22.

Lederberg, A. M. y Spencer, P. E. (2005). Critical periods in the acquisition of lexical skills: evidences from deaf individuals. En P. Fletcher y J. Miller (Eds.), *Developmental theory and language disorders* (pp. 121–145). Amsterdam: John Benjamins.

Levine, D., Strother-Garcia, K., Golinkoff, R. M. y Hirsh-Pasek, K. (2016). Language Development in the First Year of Life, *Otology & Neurotology* 37, 56–62. https://doi.org/10.1097/MAO.0000000000000908, consultado el 3-10-22.

Loizou, P. (2006). Speech processing in vocoder-centric cochlear implants. En A. Moller (Ed.), *Cochlear and brainstem implants, Advanced Otorhino- laryngology* (pp. 109–143). Basel: Karger.

Madrid Cánovas, S. (2011). El desarrollo fonológico del niño sordo con implante coclear prelocutivo. En M. Fernández Pérez (Coord.), *Lingüística de corpus y adquisición de la lengua* (pp.206–234). Madrid: Arco/Libros.

Madrid Cánovas, S. y Moreno-Torres, I. (2014). Producción fonológica en el niño sordo con implante coclear prelocutivo. *Quaderns de Filologia: Estudis Lingüístics* XIX, 47–69.

Madrid Cánovas, S. y Fresneda Ortiz, A. (2016). Los tiempos verbales de la narración en el desarrollo lingüístico de los niños con implante coclear. *Revista de la Sociedad Española de Lingüística* 46, 91–109.

Madrid Cánovas, S., Kremin, H. y Thaler-Seguin, A. (2006). Oigo voces. El lenguaje del niño con implante coclear. En *Actas del VII Congreso de Lingüística General* (pp. X-X). Universidad de Barcelona.

Manrique, M., Ramos, A., de Paula Vernetta, C., Gil-Carcedo, E., Lassaletta, L., Sánchez-Cuadrado *et al.* (2018). Guía clínica sobre implantes cocleares. *Acta Otorrinolaringológica Española*. https://doi.org/10.1016/j.otorri.2017.10.007 , consultado el 3-10-22.

Menn, L. y Stoel-Gammon, C. (2010). Desarrollo fonológico. Aprendizaje de los sonidos y los patrones de sonido. En J. B. Gleason y N. B. Berstein (Eds.), *El desarrollo del lenguaje* (pp. 61–69). Pearson, 61–99.

Menyuk, P. (1980). The role of context in misarticulations. En G. H. Yeni-Komshian, J. F. Kavanagh y C. A. Ferguson, *Child Phonology* (pp. 211–226). Academic Press. https://doi.org/10.1016/B978-0-12-770601-6.50016-4, consultado el 3-10-22.

Miller, G. A. y Nicely, P. (1955). An analysis of perceptual confusions among some English consonants. *Journal of Acoustical Society of America* 27, 338–352.

Mitchell R. y Karchmer M. (2004). Chasing the mythical ten percent: parental hearing status of deaf and hard of hearing students in the United States. *Sign Language Studies* 4, 138–163.

Moon C. M., Cooper R. y Fifer W. P. (1993). Two-day-olds prefer their native language. *Infant Behaviour Development* 16, 495–500.

Moreno Sandoval, A., Torre Toledano, D., Curto, N. y De la Torre, R. (2006). Inventario de frecuencias fonémicas y silábicas del castellano espontáneo y escrito. En L. Buera, E. Lleida, A. Miguel y A. Ortega (Eds.), *Actas de las IV Jornadas de Tecnologías del Habla* (pp. 77–81). Universidad de Zaragoza.

Moreno-Torres, I. y Madrid Cánovas, S. (2018). Recognition of Spanish consonants in 8-talker bable by children with cochlear implants, and by children and adults with normal hearing. *The Journal of the Acoustical Society of America* 144, 69. https://doi.org/10.1121/1.5044416, consultado el 18-10-22.

Moreno-Torres, I. y Moruno López, E. (2014). Segmental and suprasegmental errors in Spanish learning cochlear implant users: Neurolinguistic interpretation. *Journal of Neurolinguistics* 31, 1–16.

Moreno-Torres, I., Madrid Cánovas, S. y Blanco Montáñez, G. (2016). Sensitive periods and language in Cochlear Implant users. *Journal of Child Language* 43(3), 479–504. https://.doi.org/10.1017/S030500091500, consultado el 20-10-22.

Moreno-Torres, I., Otero, P., Luna-Ramírez, S. y Garayzábal-Heinze, E. (2017). Analysis of Spanish consonant cognition in 8-talker babble. *Journal of*

Acoustical Society of America 141(5), 3079-3090. https://doi.org/10.1121/1.4982251, consultado el 20-10-22.

Moreno-Torres, I., Blanco Montañez, G. y Madrid Cánovas, S. (2015). Hacia un modelo explicativo del desarrollo lingüístico del niño sordo con implante coclear. *FIAPAS* 154 separata.

Nazzi, T., Bertoncini, J. y Mehler, J. (1998). Language discrimination by newborns: Toward an understanding of the role of rhythm. *Journal of Experimental Psychology: Human Perception and Performance* 24(3), 756-766. https://doi.org/10.1037/0096-1523.24.3.756, consultado el 20-10-22.

Oller, D. K y Eilers, R. E. (1988). The role of audition in infant babbling. *Child Development* 59, 441-449.

Peters, R., Moore, B. y Baer, T. (1998). Speech reception thresholds in noise with and without spectral and temporal dips for hearing-impaired and normally hearing people. *Journal of the Acoustic Society of America* 103, 577-87.

Petitto, L. A. y Marentette, P. F. (1991). Babbling in the manual mode: Evidence for the ontogeny of language. *Science, 251*(5000), 1493-1496.

Pisoni, D. B. y Cleary, M. (2003). Measures of working memory span and verbal rehearsal speed in deaf children after cochlear implantation. *Ear & Hearing* 24, 106-120.

Rosen, S. (1992). Temporal information in speech: Acoustic, auditory and linguistic aspects. *Philosophical Transactions of the Royal Society of London Series B*, 336, 367-373.

Schauwers K., Gillis S. y Govaerts, P. J. (2008). The characteristics of prelexical babbling after cochlear implantation between 5 and 20 months of age. *Ear & Hearing* 29(4), 627-37. https://doi.org/10.1097/AUD.0b013e318174f03c, consultado el 20-10-22.

Schauwers, K., Gillis, S., Daemers, K., DeBeukelaer, C. y Govaerts, P. J. (2004). Cochlear Implantation between 5 and 20 months of Age: The Onset of Babbling and the Audiologic Outcome. *Otology & Neurotology* 25, 263-270.

Serry, T. A. y Blamey, P. J. (1999). A 4-year investigation into phonetic inventory development in young cochlear implant users. *Journal of speech, language, and hearing research* 42(1), 141-154. https://doi.org/10.1044/jslhr.4201.141, consultado el 20-10-22.

Stoel-Gammon, C. y Otomo, K. (1986) babbling development of hearing impairment and normally hearing subjects. *Journal of Speech and Hearing Disorders* 51, 33-41.

Szagun, G. (2004). Learning by ear: on the acquisition of case and gender marking by German-speaking children with normal hearing and with cochlear implants. *Journal of Child Language* 31, 1-30.

Tubul-Lavy, G. (2005). *The phonology of Hebrew-speaking dyspraxic children.* Tesis doctoral inédita [en hebreo]. Universidad de Tel-Aviv.

Walker, E. y Bass-Ringdahl, S. (2008). Babbling complexity and its relationship to speech and language outcomes in children with cochlear implants. *Otology & Neurotology* 29, 225–229. https//doi.org/10.1097/mao.0b013e31815f6673. consultado el 20-10-22.

Carmen Varo Varo y Esteban Sarrias Arrabal
(Universidad de Cádiz)

IV. EVALUACIÓN DE LA ACTIVIDAD CEREBRAL ASOCIADA AL PROCESAMIENTO DEL LENGUAJE EN NIÑOS CON CROMOSOMOPATÍAS DE BAJA PREVALENCIA[1]

Resumen: En este trabajo nuestro objetivo es acercarnos al procesamiento del lenguaje en niños con cromosomopatías de baja prevalencia (CBP), escasamente estudiado, desde un enfoque neurocognitivo, a través de la electroencefalografía (EEG) y del análisis de los potenciales evocados relacionados con el evento (ERP). En cuanto a la metodología, se han diseñado tres tareas cognitivas basadas en la inclusión de desviaciones semánticas, gramaticales y sintácticas en relación con palabras o enunciados presentados de manera auditiva a tres niños con distintas CBP, de un rango de edad entre los 8 y 15 años, mientras se registra la actividad electroencefálica. Como resultado, la disminución o ausencia de amplitud significativa y el incremento de la latencia de los componentes estudiados, observados en este análisis, representados en distinto grado en cada uno de los casos analizados, y unidos a la diferencia en la topografía, apuntan claramente a la existencia de alteraciones lingüísticas. En conclusión, este tipo de aproximación, además de delimitar la disfunción relativa a los distintos niveles del lenguaje respecto a la población

---

1 Esta contribución se enmarca en el Proyecto Reto I+D+i "Estudio psicolingüístico longitudinal de niños con cromosomopatías de baja prevalencia" (Ref. P18-RT-2410), del Plan Andaluz de Investigación, desarrollado en el Instituto Universitario de Investigación en Lingüística Aplicada (ILA), Universidad de Cádiz. Los datos presentados se complementan con otras acciones entre las que destacan: 1) la evaluación lingüística (CELF-5) y cognitiva (WISC-V) y el análisis de muestras de habla (mediante las herramientas de CHILDES) de los participantes, realizados en una fase inicial; 2) el estudio del procesamiento lingüístico mediante seguimiento ocular, llevado a cabo como acción paralela, pero que por razones de espacio no mostramos aquí; y 3) en una fase futura, la correlación de los datos lingüísticos y cognitivos con los datos genéticos y neurofuncionales disponibles, con objeto de trazar perfiles lingüísticos específicos y diseñar protocolos de evaluación e intervención adaptados.

neurotípica, permite ahondar en el desarrollo espectral específico de niños con CBP y su posible asociación con el desarrollo del lenguaje.

Palabras clave: neurolingüística, cromosomopatías de baja prevalencia, procesamiento del lenguaje, neurodesarrollo del lenguaje, disfunción del lenguaje, electroencefalografía

Introducción

De las casi más de 7000 enfermedades raras actualmente conocidas, que aproximadamente afectan a un 7 % de la población mundial, el 80 % es de origen genético. La mayoría de ellas, si bien son de baja prevalencia (es decir, afectan a menos de 5 casos por 10 000 personas), se caracterizan por un alto nivel de complejidad clínica, que dificulta su diagnóstico, muchas veces tardío, y por su gran variabilidad en la sintomatología, con frecuencia marcada por graves deficiencias motoras, sensoriales y cognitivas, que a menudo se extienden al lenguaje. En efecto, las investigaciones emprendidas hasta hoy sobre CBP en la población infantil, con independencia del tipo particular de alteración genética registrado en cada individuo, confluyen en la observación de disfunciones lingüísticas en una gran parte de los casos considerados, muchas veces vagamente descritos (cf. Varo Varo 2020). En el campo de la Lingüística Clínica, son de momento escasas las aportaciones realizadas para la descripción detallada de los fenotipos lingüísticos específicos, de gran interés para el diseño de protocolos de evaluación y rehabilitación. A nuestro juicio, el interés de estos para la investigación lingüística, tanto teórica como aplicada, queda justificado por motivos como la creciente ampliación del número de genes descubiertos con implicaciones en la disfunción lingüística, pero, sobre todo, por la común falta de correlación exacta entre alteración genética y síndrome, que se plasma, de un lado, en la asociación de diferentes síndromes a un mismo gen, y, de otro, de distintos genes a un mismo síndrome. Precisamente, la existencia de diversas manifestaciones fenotípicas de un mismo genotipo clínico, como exponente de la relevancia de la epigenética, unido a la alta comorbilidad que estos cuadros sindrómicos muestran, hacen necesario trazar perfiles lingüísticos adecuados a cada caso, que favorezcan tanto el diagnóstico como la atención a las necesidades comunicativas de estos a través de instrumentos de evaluación, seguimiento y potenciación de fortalezas lingüísticas.

Partiendo de estas consideraciones, en este trabajo nuestro propósito es profundizar en la comprensión del lenguaje de este desconocido grupo poblacional desde un enfoque neurocognitivo, a través de la electroencefalografía[2] (EEG).

---

2   Esta técnica, ideada por Hans Berger y aplicada por este por vez primera en humanos en 1929, encuentra especial eco en la investigación del lenguaje a partir del trabajo de

Esta técnica permite registrar, además de la actividad cerebral espontánea, los denominados potenciales relacionados con eventos (conocidos por sus siglas en inglés ERP[3], *event related potentials*), de gran interés para un acercamiento al procesamiento lingüístico tanto normal como patológico (cf. Kutas y Federmeier 2011). Su naturaleza no invasiva y su capacidad de registro continuo en tiempo real con altísima precisión temporal[4] (cf. Rommers y Federmeier 2017: 248–250), sin necesidad de respuesta motora (cf. Núñez-Peña, Corral y Escera 2004: 16), nos brinda la posibilidad de utilizarla en población infantil e incluso con pacientes adultos (cf. Rommers y Federmeier 2017: 252). En este sentido, nos hemos fijado fundamentalmente en tres de estos potenciales de naturaleza endógena y de reconocida repercusión para la interpretación de las funciones lingüísticas, atendiendo a su latencia, amplitud y topografía[5].

En primer lugar, en relación con el procesamiento semántico, el componente N400, resultante de la diferencia de potenciales medidos ante un elemento congruente y otro incongruente en cuanto al significado esperado en un contexto, se registra entre los 200 y los 600 milisegundos (en adelante ms) desde el inicio del input, con una latencia bastante estable, que presenta un pico de amplitud alrededor de los 400 ms (cf. Kutas y Federmeier 2011: 623–625). En tanto que la latencia puede verse afectada por factores como la edad, la competencia

---

1980 de Kutas y Hillyard, en un estudio basado en el paradigma *oddball* para medir la respuesta cognitiva ante estímulos lingüísticos inesperados en un contexto oracional. En este trabajo observaron que ante los finales incongruentes se producía un pico de negatividad aproximadamente sobre los 400 ms desde el inicio del estímulo discordante, más o menos pronunciado en función de la distancia semántica entre el elemento esperado y el procesado (cf. Kutas y Hillyard 1980: 203–4).

3   Estos potenciales eléctricos son resultado de la suma de los potenciales postsinápticos generados por la actuación coordinada de las células corticales piramidales, favorecida por su propia disposición superficial en capas perpendiculares al cuero cabelludo (cf. Rommers y Federmeier 2017: 250).

4   No obstante, entre las limitaciones de esta técnica cabe señalar su pobre resolución espacial (cf. Rommers y Federmeier 2017: 250, Kaan 2007: 576) y su alta sensibilidad a los artefactos, o variaciones de la actividad eléctrica registrada como consecuencia de movimientos involuntarios (como el simple parpadeo), potenciales de la piel, actividad eléctrica provenientes de aparatos eléctricos u otros elementos cercanos al sujeto y otros factores que puedan distorsionar la señal eléctrica registrada, que pueden contaminar los resultados hasta el punto de volverlos inutilizables (cf. Rommers y Federmeier 2017: 251–254).

5   Para una revisión actualizada del uso de la electroencefalografía en la investigación del lenguaje, en especial en la etapa infantil, cf. González Rosa y Sanmartino 2020.

lingüística y la presencia de procesos patológicos (cf. Kutas y Federmeier 2009: 7-8), lo interesante es la variación en cuanto a su amplitud, que es sensible a factores[6] como la frecuencia del estímulo, los vecinos ortográficos, la repetición del estímulo, la probabilidad de cierre (*cloze probability*), el nivel de atención, pero, sobre todo, responde al denominado paradigma del *priming* semántico o asociativo (cf. Kutas y Federmeier 2009: –6) o distancia semántica entre los elementos considerados[7]. Respecto a su distribución, aunque esta es extensa[8], el N400 se registra principalmente en las zonas centroparientales del neocórtex. Por otra parte, en el caso de las palabras presentadas de forma visual en contextos oracionales además se ha observado una actividad ligeramente más pronunciada en el hemisferio derecho (cf. Kutas y Federmeier 2011: 623, Besson y Macar 1987: 21).

En segundo lugar, el componente P600, que acontece con un pico de amplitud situado entre los 500 y los 900 ms tras el inicio del *input*, con una distribución máxima en posiciones centro-parietales (cf. Neville *et al.* 1991, Osterhout *et al.* 1994), ha sido propuesto como manifestación de un reanálisis de la estructura de la oración o de la integración de la información semántica, sintáctica y prosódica cada vez que se encuentra un elemento que no encaja con la organización estructural esperada, en busca de una interpretación alternativa en la que el elemento discordante encaje (cf. Carretié Arangüena 2017: 186). En este sentido es reflejo de un proceso controlado, que requiere la implicación de diversos subprocesos vinculados con memoria y atención (cf. Gunter y Friederici 1999). Igualmente, hay evidencias de su funcionamiento fuera del ámbito del lenguaje

---

[6] La amplitud, sin embargo, no se ve afectada por otros factores como la restricción contextual, la negación, la cuantificación y las violaciones del rol temático (Kutas y Federmeier 2009: 6-7).

[7] La constatación de esta diferencia según la cercanía semántica entre palabras respecto a la considerada congruente, ha sido a veces interpretada como indicador de las expectativas creadas para dicha palabra (cf. Besson y Macar 1987: 21) o medida de la integración contextual de una palabra (cf. Kutas y Federmeier 2000: 464). En todo caso, como se ha mostrado más recientemente, N400 no es un componente sensible exclusivamente a estímulos lingüísticos (Kutas y Federmeier 2011: 624, Holcomb, Grainger y O'Rourke 2002) o acrónimos (Laszlo y Federmeier 2008: 464). Así, se ha podido registrar ante estímulos no lingüísticos, como imágenes y sonidos, también sujetos a un efecto *priming* (Kutas y Federmeier 2011: 624).

[8] Tal extensión de la información léxica se alinea con una visión multimodal de la memoria semántica, cuya información estaría distribuida en una red cortical formada por varias áreas del cerebro según su modalidad y tipo (Kutas y Federmeier 2000: 468-9).

(cf. Coulson *et al.* 1998) en lo que atañe a la integración de otro tipo de estructuras, por ejemplo, en matemáticas o música (cf. Kaan 2007: 581).

Por último, por su valor desde el punto de vista del análisis morfosintáctico (cf. Friederici *et al.* 2002), el componente LAN (*Left Anterior Negativity*), con distribución predominantemente anterior-izquierda, aparece desde las primeras etapas del desarrollo de la gramática. En particular, atendiendo a su incidencia temprana o ELAN (*early LAN*), entre los 100-200 ms desde la presentación de un estímulo anómalo, se le relaciona con el procesamiento automático de la información estructural de la frase y se ha registrado para violaciones de la categoría léxica esperada o de la propia estructura de la frase, si bien tal especificidad para reflejar procesos sintácticos ha sido puesta en duda a favor de un visión más amplia como mero índice de la memoria de trabajo (cf. Kaan 2007: 580).

En la investigación del lenguaje infantil, los ERP han supuesto un notable avance en especial en relación con la investigación de la adquisición de las capacidades perceptivas y de asociación sonido-referente, presentes desde muy temprana edad en el individuo (cf. González Rosa y Sanmartino 2020: 196-198). No obstante, queda pendiente el reto de abordar en profundidad no solo el desarrollo de cada uno de los niveles lingüísticos en el individuo, sino también la progresiva integración de todos ellos a través de una compleja red de interacción entre diversos subprocesos cognitivos. En esta línea se expresan, por ejemplo, Gaudet *et al.* (2020: 3): "A pesar del creciente número de estudios publicados sobre la conectividad cerebral del lenguaje, el establecimiento de patrones funcionales de las redes lingüísticas durante la infancia y la adolescencia aún no se comprende por completo" (traducción propia).

En este contexto, cobra relevancia la aproximación electrofisiológica a la disfunción lingüística en la etapa infantil que, aunque presente en distintos trabajos interesados en trastornos que, de manera más o menos directa, afectan al lenguaje como la dislexia, el trastorno de déficit de atención (con o sin hiperactividad) y los trastornos del espectro autista (cf. Barry, Johnstone y Clarke 2003, Gold, Faust y Goldstein 2010, Giraldo Torres, Restrepo de Mejía y Arboleda Sánchez 2018), aún permanece pendiente de mayor atención por parte de la neurociencia del lenguaje, como destaca Friederici:

> "Los estudios electrofisiológicos y hemodinámicos indican que las funciones del lenguaje en el cerebro del niño son similares a las de los adultos, estando presente la lateralización al nacer, los procesos fonológicos durante los primeros meses, los procesos semánticos a los 12 meses y los procesos sintácticos alrededor de los 30 meses. Estos hallazgos respaldan la opinión de que la base cerebral del lenguaje se desarrolla continuamente con el tiempo. Se observan discontinuidades en los niños con problemas de

lenguaje. (…) la descripción de su deterioro verdaderamente permanece incompleta" (Friederici 2006: 941, traducción propia).

El presente trabajo, a través de un acercamiento exploratorio, se centra en el desarrollo del lenguaje en niños con CBP, con dos objetivos en particular: 1) ahondar en el funcionamiento neurofisiológico de un grupo de casos y en su posible asociación con el desarrollo de la función lingüística y 2) contribuir al mejor conocimiento de estos síndromes, atendiendo a la manifestación lingüística y su correlación con su caracterización genotípica. En cuanto a la metodología, se diseñaron tres tipos de tareas que incluían diversos tipos de desviaciones o eventos semánticos, gramaticales y sintácticos insertos en enunciados, que fueron presentadas a tres niños con distintas CBP, con el propósito de delimitar la disfunción relativa a los diferentes niveles del lenguaje respecto a la población neurotípica.

Participantes

Los casos seleccionados para este estudio corresponden a tres niños diagnosticados con CBP, autosómicas estructurales asociadas a tres síndromes identificados en la bibliografía clínica (el primero de ellos de herencia recesiva y los otros dos *de novo*), pacientes de neuropediatría del Hospital Punta de Europa de Algeciras, con edades comprendidas entre los 8 hasta los 15 años. Todos presentaban lateralidad manual derecha.

Tabla 1. Casos estudiados con indicación de alteración genética identificada y diagnóstico clínico

Edad	Gen	*Locus*	Diagnóstico clínico
8 años	PIGV	1p36.11	Síndrome de Mabry / Hiperfosfatasia con discapacidad intelectual
12 años	KMT2A	11q23.3	Síndrome de Wiedemann-Steiner
15 años	PTEN	10q23.31	Síndrome de Bannayan-Riley-Ruvalcaba

Tabla 2. Breve descripción, a partir de los datos de ORPHANET (https://www.orpha.net/consor4.01/www/cgi-bin/Disease.php?lng=ES)

Síndrome de Mabry o síndrome de hiperfosfatasia con discapacidad intelectual: trastorno de herencia recesiva óseo congénito caracterizado por un incremento de la fosfatasa alcalina sérica, que presenta, entre otros rasgos, hipotonía, retraso del desarrollo, discapacidad intelectual y rasgos faciales dismórficos.
Síndrome de Wiedemann-Steiner: síndrome dismórfico de anomalías congénitas múltiples, caracterizado por estatura baja, hipertricosis cubital, retraso del desarrollo y discapacidad intelectual de leve a moderada, junto con otras manifestaciones variables como hipotonía, dificultades conductuales y convulsiones.
Síndrome de Bannayan-Riley-Ruvalcaba: trastorno del desarrollo embrionario caracterizado por pólipos intestinales hamartomatosos, lipomas y macrocefalia.

Las alusiones a las características del lenguaje presentadas por estos pacientes consignadas en las bases de datos en las que se definen los tres casos, bastante vagas y escuetas, ilustran la escasa importancia atribuida a esta función en las descripciones clínicas:

- "Por lo general, tienen poco o ningún desarrollo del habla" (S. Mabry, traducción propia)
  https://medlineplus.gov/genetics/condition/mabry-syndrome/
- "Retraso en el desarrollo del habla y el lenguaje" (S. Wiedemann-Steiner, traducción propia)
  https://rarediseases.info.nih.gov/diseases/5565/wiedemann-steiner-syndrome
- "(…) discapacidad intelectual o retraso en el desarrollo, particularmente en el desarrollo del habla" (S. Bannayan-Riley-Ruvalcaba, traducción propia)
  https://www.ncbi.nlm.nih.gov/medgen/78554

De la evaluación lingüística y cognitiva previamente efectuada en el marco de este estudio, se desprende, pese a la singularidad de cada uno de los casos, un conjunto de manifestaciones fenotípicas lingüísticas y cognitivo-conductuales compartidas, si bien presentes en distinto grado. En cuanto al lenguaje, hemos observado, como rasgos más destacados: dislalia, sintaxis pobre, enlentecimiento discursivo, largas pausas, problemas en la memoria de trabajo fonológica, torpeza selectiva en el léxico y retraso (S. Bannayan-Riley-Ruvalcaba) o ausencia (S. Mabry y S. Wiedemann-Steiner) de la lectoescritura. Respecto a los rasgos de tipo cognitivo-conductual, cabe señalar, entre las confluencias fenotípicas, alteración del control y la planificación motora en general, retraso en la sedestación y la deambulación, torpeza motora y descoordinación general, dificultades en el desempeño de acciones secuenciales, hipotonía, déficit de atención (sin hiperactividad), procesamiento lento de la información, dificultades en el mantenimiento de la memoria de trabajo, problemas para la interacción social, rasgos autistas y dificultad general en el aprendizaje.

Tareas cognitivas

Las tareas experimentales se realizaron en una sala acondicionada para reducir la cantidad de ruido ambiental y otros posibles artefactos externos que pudiesen alterar la señal registrada por la EEG. Los participantes se sentaron frente a un monitor en el cual se presentaron los estímulos visuales creados mediante el *software* E-Prime 3.0 (Psychology Software Tools, Inc., Pittsburgh, PA) y auditivos grabados en una cámara semianecoica certificada conforme la Norma UNE-EN ISO 3745:2012/A1:2017. Las tareas fueron las siguientes:

Tarea de congruencia gramatical (ELAN)

Esta tarea incluyó dos condiciones experimentales (una congruente y otra incongruente) con 60 ensayos por condición. Se presentaron aleatoriamente frases en modalidad auditiva, teniendo en cuenta las limitaciones para la lectoescritura de los participantes. Las frases podían contener errores sintácticos (figura 1). Los estímulos auditivos se mostraban durante 3000 ms. Durante el intervalo entre ensayos, de 500 ms, aparecía una cruz de fijación en el centro de la pantalla, en una posición de 50 % sobre el eje X y el eje Y a una distancia del sujeto de 65 centímetros. Durante la reproducción de las frases la cruz de fijación era sustituida por un punto negro, situado en la misma posición espacial sobre la pantalla, para captar la atención en la tarea. Por último, la tarea no demandaba respuesta por parte de los sujetos. Fue totalmente pasiva.

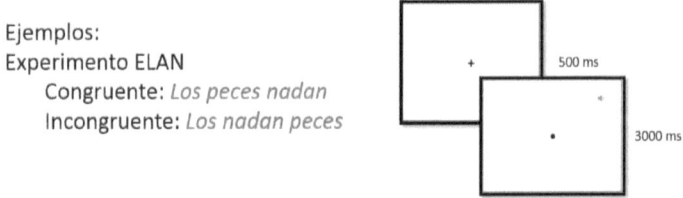

Figura 1. Esquema de la tarea de congruencia gramatical

Tarea de congruencia semántica (N400)

Esta tarea estuvo formada por tres condiciones experimentales (congruente, relacionada semánticamente e incongruente) con 45 ensayos por condición. Se presentaron aleatoriamente de forma simultánea imágenes y palabras en modalidad auditiva. Las imágenes representaban objetos (mesa, silla...), animales (ballena, león...), adjetivos (rojo, alto...), adverbios (primero, arriba...) o acciones (saltar, nadar...). Las imágenes fueron obtenidas de la base de datos PECS (*Picture Exchange Communication System*). Las palabras representaban conceptos de distintas categorías, que podían coincidir con la imagen presentada, estar relacionadas semánticamente o ser incongruentes con la imagen presentada en la pantalla (figura 2). Los estímulos visuales y auditivos se mostraban durante 3000 ms. Las imágenes, al igual que la cruz de fijación, se proyectaron en una posición de 50 % sobre el eje X y el eje Y a una distancia del sujeto de 65 centímetros. El intervalo entre ensayos fue de 500 ms en el cual aparecía una cruz de fijación en el centro de la pantalla. Por último, la tarea no demandaba respuesta por parte de los sujetos. Fue totalmente pasiva.

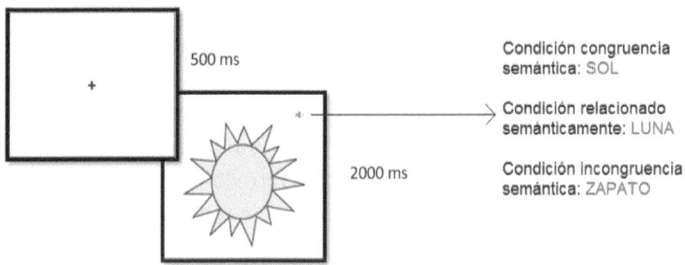

Figura 2. Esquema de la tarea de congruencia semántica

Tarea de congruencia sintáctica (P600)

Esta tarea estuvo formada por dos condiciones experimentales (condición congruente e incongruente) con 60 ensayos por condición. Se presentaron aleatoriamente frases en modalidad auditiva. Las frases podían contener errores gramaticales (figura 3). Los estímulos auditivos se mostraban durante 3000 ms. Durante el intervalo entre ensayos, de 500 ms, aparecía una cruz de fijación en el centro de la pantalla, en una posición de 50 % sobre el eje X y el eje Y a una distancia del sujeto de 65 centímetros. Durante la reproducción de las frases la cruz de fijación era sustituida por un punto negro, situado en la misma posición espacial sobre la pantalla, para captar la atención en la tarea. Por último, la tarea no demandaba respuesta por parte de los sujetos. Fue totalmente pasiva.

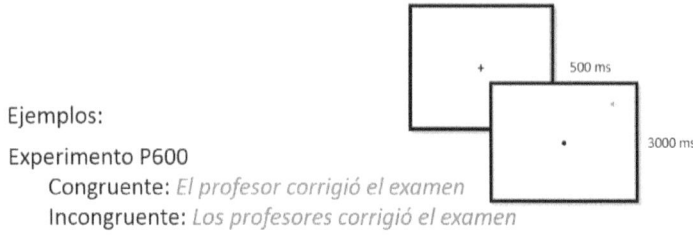

Ejemplos:
Experimento P600
 Congruente: *El profesor corrigió el examen*
 Incongruente: *Los profesores corrigió el examen*

Figura 3. Esquema de la tarea de congruencia sintáctica

Registro y preprocesamiento de la señal EEG

La actividad EEG se obtuvo con un gorro de 64 electrodos pasivos (*Brain Products GmbH*, Alemania) de alta resistencia a la impedancia, colocados en las posiciones estándar del sistema 10-10 (American Electroencephalography Society 1994). Además, se usaron amplificadores BrainAmp (*Brain Prodycts GmbH*, Alemania). Los movimientos verticales (VEOG) fueron controlados por el canal Fp2 y los movimientos horizontales (HEOG) por el montaje bipolar F9–F10. Los ensayos con una señal HEOG fuera del rango de ±50 μV fueron rechazados. Durante el experimento la señal fue filtrada en el rango 0.01-100 Hz, digitalizada a 500 Hz y almacenada en el *software Brain Vision Recorder* (*Brain Products GmbH*, Alemania). La referencia durante el registro estuvo colocada en el canal FCz. Tras eliminar ruido mediante el preprocesamiento se realizó una referencia global *offline*. La impedancia se mantuvo por debajo de los 40 kohm durante todo el experimento. La señal EEG fue preprocesada eliminando los artefactos oculares producidos por el parpadeo y los movimientos horizontales a través del empleo del algoritmo de Gratton (Gratton, Coles y Donchin 1983). Después de eso se realizó una inspección manual para detectar y eliminar artefactos procedentes de otras fuentes. Posteriormente, la señal se segmentó en intervalos de 1500 ms (desde -500 ms a 1 000 ms) teniendo como valor 0 el inicio de los estímulos objeto de estudio (visuales y auditivos). El propósito de obtener un intervalo de 1500 ms es el de evitar que los artefactos en los límites de la señal afecten al rango temporal de interés para el estudio (los primeros 600 ms tras la presentación del estímulo objetivo). La señal se segmentó dependiendo de la condición a la que pertenecía el estímulo objetivo. Tras la segmentación, se aplicó una corrección de la línea base desde los 200 ms previos al estímulo hasta la presentación del mismo en todas las condiciones. Para obtener los potenciales evocados relacionados con el evento objeto de estudio de este trabajo (ELAN, N400 y P600) se promediaron, después de aplicar la corrección de la línea base, todos los segmentos obtenidos. Posteriormente, se calculó la onda diferencial para cada tarea substrayendo las oscilaciones de cada condición entre ellas (condición congruente – condición incongruente). Finalmente, para tener en cuenta las tres tareas experimentales de este trabajo se estableció un requisito de no tener más del 30 % de los ensayos rechazados por artefactos. Todos los sujetos tuvieron un rechazo de ensayos menor del 30 % en todas las tareas.

Siguiendo el protocolo propuesto por Keil y Müller (2010), el intervalo para analizar la amplitud fue seleccionado tomando como referencia el pico de máxima amplitud de los distintos ERP. Además, las amplitudes para los ERP objeto de estudio fueron distintas. En el caso del ELAN el intervalo analizado para todas las condiciones fue desde 150 a 350 ms tras el inicio del estímulo, desde 310 a 440 ms en el caso del N400 y, por último, desde 550 a 750 ms en el caso del P600. Estos intervalos incluyen la latencia en la que todas las condiciones experimentales muestran su máxima amplitud en ELAN, N400 y P600. Por último, se analizó un clúster de electrodos distintos en función de la topografía típica descrita en la bibliografía para cada uno de los ERP y del electrodo que mostró mayor amplitud. Dicho esto, para el ELAN se analizaron los siguientes electrodos (F5, F3, F1, FC5, FC3, FC1, C5, C3, C1) (figura 4). Respecto al N400 y P600 se analizó el mismo clúster (C5, C3, C1, Cz, C2, C4, C6, CP5, CP3, CP1, CPz, CP2, CP4, CP6, P5, P3, P1, Pz, P2, P4, P6) (figura 4), con excepción del P600 de uno de los sujetos (síndrome de Bannayan-Riley-Ruvalcaba) que presentó un P600 frontalizado a la derecha (F2, F4, F6, FC2, FC4, FC6, C2, C4, C6) (figura 4).

Análisis estadístico

ELAN

La amplitud se analizó individualmente para cada sujeto mediante un t de Student para comparar la media de actividad entre condiciones (congruente e incongruente gramaticalmente) en cada electrodo del clúster analizado (figura 4) en el intervalo 150–350 ms.

N400

La amplitud se analizó individualmente para cada sujeto mediante un ANOVA de medidas repetidas para comparar la actividad entre condiciones (congruente, relacionada e incongruente semánticamente) del clúster analizado (figura 4) en el intervalo 350-550 ms. El ANOVA tuvo los siguientes factores: factor condición (congruente e incongruente semánticamente) y factor lateral-medial (línea 5, línea 3, línea 1, medial, línea 2, línea 4, línea 6).

P600

La amplitud se analizó individualmente para cada sujeto mediante un ANOVA de medidas repetidas para comparar la actividad entre condiciones (congruente e incongruente sintácticamente) del clúster analizado (figura 4) en el intervalo 550-750 ms. El ANOVA tuvo los siguientes factores: factor condición (congruente e incongruente sintácticamente) y factor lateral-medial (línea 5, línea 3, línea 1, medial, línea 2, línea 4, línea 6). Sin embargo, en el sujeto que mostró un P600 frontalizado a la derecha (síndrome de Bannayan-Riley-Ruvalcaba) la amplitud del intervalo fue analizada mediante una prueba *t de Student* para comparar la media de actividad entre condiciones en cada electrodo del clúster elegido (figura 4).

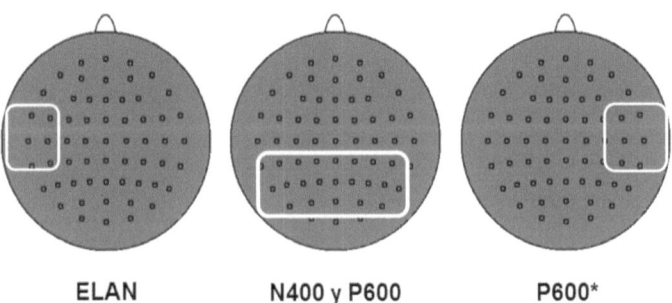

Figura 4. Representación de los clústeres analizados. (*) Clúster analizado en el sujeto que presenta un P600 frontalizado derecho

Resultados

Síndrome de Wiedemann Steiner

Respecto al síndrome de Wiedemann Steiner, la prueba t de Student no arrojó diferencias significativas [t (8) = -0,2021; p =0,84] en amplitud del ELAN entre las condiciones congruente e incongruente gramaticalmente (Figura 5). Respecto al N400, la prueba ANOVA no mostró diferencias significativas en el factor principal Condición [F (2,4) = 0,2548; p = 0,78] en la amplitud del N400 entre las condiciones congruente, relacionada e incongruente semánticamente (Figura 5). No obstante, la interacción de los factores Condición x Lateral-medial sí mostro diferencias significativas entre condiciones [F (12,24) = 11,561; p < 0,001; η²: 0.513]. La corrección de Bonferroni *post hoc* confirmó que las diferencias se dieron entre la condición incongruente y la congruente (p < 0.001), alcanzando mayor amplitud la condición incongruente en los canales del hemisferio derecho (Figura 5). Por último, en el ERP P600 la prueba ANOVA no arrojó diferencias en amplitud entre condiciones ni en el factor principal Condición [F (1,2) = 7,198; p = 0,11] ni en la interacción entre los factores condición x lateral-medial [F (6,12) = 0,577; p = 0,74] (Figura 5).

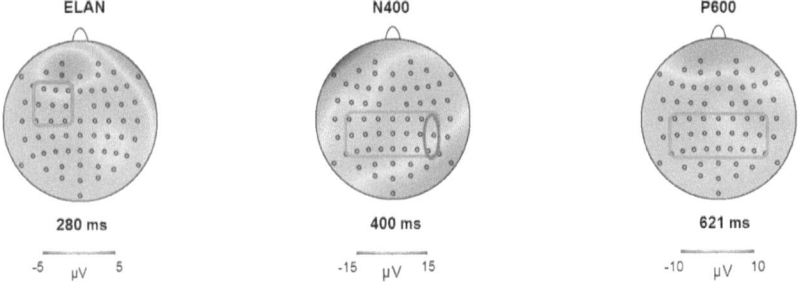

Figura 5. Mapas topográficos de los distintos ERP para el síndrome Wiedemann-Steiner

El área aglutinada en el interior de las formas geométricas de líneas oscuras corresponde a los clústeres analizados para este síndrome. El área recogida en el interior de la elipse de línea verde representa el lugar donde la estadística ha encontrado diferencias significativas en la amplitud de N400 entre la condición congruente e incongruente. El tiempo señalado debajo de cada mapa topográfico indica la latencia en la que se observa la máxima diferencia entre la amplitud de los ERP en las distintas condiciones. *Abreviaturas:* microvoltios (μV).

Síndrome de Mabry

La ausencia de diferencias significativas en el ELAN [$t(8) = 1,243$; $p = 0,24$] entre condiciones también la observamos en el síndrome de Mabry (Figura 6). No se aprecian diferencias significativas en los factores principales de N400 [$F(2,4) = 2,552$; $p = 0,1929$], pero sí en la interacción entre factor condición x lateral-medial [$F(12,24) = 4,062$; $p < 0,001$; $\eta^2: 0.497$] (figura 6). No obstante, la corrección Bonferroni *post hoc* rechaza la existencia de diferencias significativas entre condiciones. Tampoco se observan diferencias significativas para el P600 en los factores principales [$F(1,2) = 1,241$; $p = 0,38$], pero sí en la interacción entre factor condición x lateral-medial [$F(6,12) = 7,850$; $p = 0,001$; $\eta^2: 0.391$] (Figura 6). Sin embargo, la corrección Bonferroni *post hoc* rechaza la existencia de diferencias significativas entre condiciones.

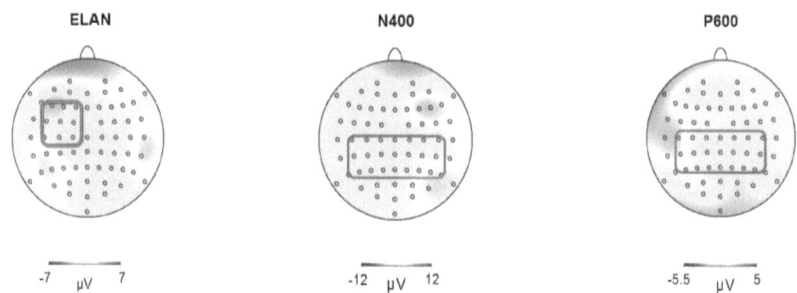

Figura 6. Mapas topográficos de los distintos ERP para el síndrome de Mabry

El área aglutinada en el interior de los rectángulos de color gris claro corresponde a los clústeres analizados para este síndrome. El área recogida en el interior de la elipse de línea gris oscuro representa el lugar donde la estadística ha encontrado diferencias significativas en la amplitud de N400 entre la condición congruente e incongruente. El tiempo señalado debajo de cada mapa topográfico indica la latencia en la que se observa la máxima diferencia entre la amplitud de los ERP en las distintas condiciones. *Abreviaturas:* microvoltios (μV).

Síndrome de Bannayan-Riley-Ruvalcaba

En el síndrome de Bannayan-Riley-Ruvalcaba la prueba t de Student sí mostró diferencias entre condiciones [t (8) = 6,084; p < 0,001; η²: 0.624]. En este caso, la amplitud del ELAN fue mayor en la condición incongruente (Figura 7). Respecto al N400, el ANOVA no mostró diferencias en el factor principal [F (2,4) = 3,485; p = 0,132], pero sí en la interacción de los factores condición x lateral-medial [F (12,24) = 16,069; p < 0,001; η²: 0.742], y se muestra esta diferencia en los canales centrales (Figura 7). Por último, la prueba t de Student mostró que no hay diferencias significativas en amplitud entre la condición incongruente y congruente [t (8) = -0,028; p = 0,99] (figura 7).

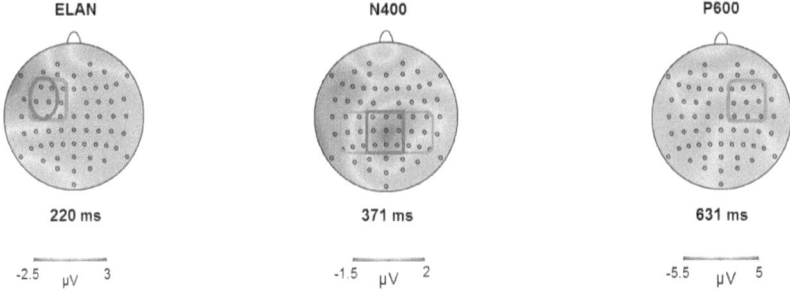

Figura 7. Mapas topográficos de los distintos ERP para el síndrome Bannayan-Riley-Ruvalcaba

El área aglutinada en el interior de los rectángulos de color gris claro corresponde a los clústeres analizados para este síndrome. El área recogida en el interior de la elipse de línea gris oscura representa el lugar donde la estadística ha encontrado diferencias significativas en la amplitud de N400 entre la condición congruente e incongruente. El tiempo señalado debajo de cada mapa topográfico indica la latencia en la que se observa la máxima diferencia entre la amplitud de los ERP en las distintas condiciones. *Abreviaturas:* microvoltios (μV).

Discusión

La disminución o ausencia de amplitud significativa y el incremento de la latencia de los componentes estudiados, observados en este análisis, y representados en distintos grados en cada uno de los casos analizados, unidos a la diferencia en la topografía, escasamente lateralizada, y apenas disociada o no disociada, como correspondería al desarrollo esperable en los procesos de integración semántico-sintácticos, apuntan claramente a la existencia de alteraciones en el lenguaje.

Estos datos electrofisiológicos pueden interpretarse desde un enfoque basado en la conectividad funcional como fundamento de funciones superiores como el lenguaje. En este sentido encuentran un sólido correlato en los datos de neuroimagen, sobre todo de tractografía. Así, en el caso de del síndrome de Mabry se ha señalado la existencia de anomalías bilaterales en regiones parietales, occipitales y frontales y pérdida de materia en tractos blancos (cf. Altassan *et al.* 2018). Paralelamente, en relación con el síndrome de Wiedemann-Steiner, se han observado defectos en los grupos neuronales de proyección frontal y déficit en plasticidad frontal y memoria de trabajo (cf. Jakovcevski *et al.* 2015) y mielinización incompleta de la región frontal inferior y extremos de las temporales (cf. Chan *et al.* 2019). Por último, también en el síndrome de Bannayan-Riley-Ruvalcaba se han mostrado alteraciones en tractos de sustancia blanca frontal y parietal (cf. Balci *et al.* 2018). De este modo, como denominador común, puede hablarse de un desarrollo anómalo de conexiones entre áreas frontales y otros circuitos con implicaciones en las funciones ejecutivas, la cognición social y los procesos de selección e integración de rasgos en estructuras complejas.

En lo que atañe al lenguaje, nos parece pertinente un acercamiento a los subsistemas de procesamiento que se corresponden con las distintas fases en las que se subdivide cada operación lingüística desde el modelo de tres fases del procesamiento del lenguaje de Friederici (2011: 1377) basado en estos tres componentes del potencial cerebral derivados de tres diferentes subprocesos lingüísticos secuenciales en orden cronológico: la negatividad anterior izquierda temprana (ELAN), entre los 120 y los 200 ms, que refleja los procesos iniciales de construcción de la estructura sintáctica; a continuación, la negatividad centroparietal (N400), entre 300 y 500 ms, que refleja procesos semánticos; y un positividad centroparietal tardía (P600), que indica procesos de integración semántico-sintácticos. Estos tres subprocesos del lenguaje, ordenados secuencialmente y de menor a mayor complejidad, se manifiestan, como hemos visto, de manera singular en los casos estudiados. Asimismo, su alteración se corresponde con los distintos grados de afectación de los procesos de atención selectiva, dividida y sostenida y en general los procesos que implican control voluntario de la actividad vinculada con la percepción, la cognición y el comportamiento.

Como muestra la electroencefalografía, en términos generales la integración semántica y gramatical de una palabra no es un evento instantáneo, sino un proceso que necesita un tiempo[9] de desarrollo desde su aparición en contexto (cf. Van Petten *et al.* 1999: 415), durante el que se produce un procesamiento paralelo de distintos niveles de información lingüística. Sabemos, por ejemplo, que en el desarrollo neurotípico el procesamiento e integración semántica de la palabra comienza en una etapa preléxica y se ve reforzada por la propia experiencia individual que explica el fenómeno de la constante proyección de representaciones acústicas sobre representaciones semánticas[10] (cf. Van Petten *et al.* 1999: 406). Desde este marco, como resultado de un proceso coordinado entre áreas de procesamiento, que se coactivarían durante una misma ventana temporal para cooperar, se explicaría el rápido progreso en los procesos de construcción o comprensión de los significados a partir de múltiples informaciones lingüísticas que concurren en la infancia. Precisamente, en ese periodo tiene lugar el paso desde un procesamiento semántico más holístico del hemisferio derecho a uno más predictivo por parte del hemisferio izquierdo (los rasgos semánticos del nuevo elemento se comparan con aquellos preactivados por el contexto) (cf. Federmeier y Kutas 1999: 373).

En los tres casos que nos ocupan puede constatarse, como resultado de distintos tipos de problemas en la conectividad funcional, un desarrollo anómalo de los mecanismos procedimentales que afectan tanto al lenguaje como a otros mecanismos cognitivos (cf. Ullmann 2004). De esta forma, existe cierto paralelismo en cuanto a la afectación; de un lado, de los hábitos y habilidades cognitivos y sensoriomotores y control de los ya establecidos, en particular control

---

9   Asimismo, el procesamiento semántico es sensible a los procesos específicos de cada modalidad. Por ejemplo, los estímulos auditivos, frente a los visuales, tienden a empezar antes cuando el habla es presentada a una velocidad natural, pero no cuando la velocidad de presentación es fija, como en el caso de la modalidad visual. Por otra parte, los estímulos auditivos también tienden a durar más y tener una localización ligeramente más frontal y menos pronunciada en el hemisferio derecho (cf. Kutas y Federmeier 2011: 627, Van Petten y Rheinfelder 1995: 487).

10 A este respecto, Kutas y Federmeier señalan: "(…) las representaciones conceptuales iniciales, como se refleja en el N400, a menudo necesitarán ser refinadas con el tiempo, ya sea a través de interacciones continuas dentro de la memoria semántica o mediante la aplicación de procesos posteriores que sirven para seleccionar rasgos de significado, revisar interpretaciones iniciales, o actualizar las representaciones semánticas (por ejemplo, agregando información que podría no haber estado disponible en el momento en que se activó el N400" (2011: 642, traducción propia).

y planificación motora en general, aprendizaje de secuencias con estructura abstracta y potencialmente jerárquica, memoria de trabajo, ritmo y tiempo, aprendizaje de reglas probabilísticas, selección y activación entre múltiples programas motores, selección basada en reglas dependientes del contexto y mantenimiento de la memoria de trabajo; y de otro, de los procesos de selección e integración de la información lingüística[11].

Conclusión

Los recientes avances en los ámbitos de la genética y la neuroimagen, sin duda, han ampliado ostensiblemente el conocimiento sobre la etiología de los síndromes genéticos en cuanto a sus principales manifestaciones clínicas y su interacción con factores ambientales, dando un importante salto cualitativo en el abordaje de aquellos casos de menor prevalencia. Sin embargo, desde la vertiente del fenotipo funcional, consideramos que la aproximación a través del lenguaje a este grupo poblacional puede aportar una valiosa información para completar los perfiles funcionales de estos casos y, al mismo tiempo, para identificar con mayor nitidez, a través de los datos derivados del procesamiento lingüístico, de otras disfunciones que comprometen a distintas capacidades cognitivas. En los tres casos que hemos mostrado aquí es patente la conexión con los mecanismos mentales relacionados con el funcionamiento ejecutivo, la atención, la selección y la integración de rasgos tanto semánticos como gramaticales. En relación con ello, puede reivindicarse la necesidad de potenciar la aproximación psicolingüística en la investigación de las CBP por su relevancia para el diagnóstico funcional, sin obviar la correlación de los marcadores biológicos asociados a estas con los datos de lenguaje.

A través de la EEG es posible explorar los patrones de las redes cerebrales implicadas en las funciones lingüísticas desde la perspectiva del neurodesarrollo del individuo, atendiendo a los mecanismos de plasticidad y conectividad que justifican la complejidad del lenguaje. Cada uno de los tres potenciales evocados que hemos considerado nos proporciona información sobre el grado de desenvolvimiento de distintos aspectos de este. A lo largo de la maduración, las conexiones de corta distancia son sustituidas por conexiones de larga distancia

---

11 En esta línea, se ha subrayado la poderosa interrelación entre cognición, control motor y lenguaje: "Una mejor comprensión de cómo interactúan cognición, lenguaje y control motor del habla puede ayudar a enriquecer los modelos teóricos del desarrollo del habla e influir en la intervención temprana del habla" (Nip, Green y Marx 2011: 150, traducción propia).

y en el caso de la actividad lingüística existe una progresiva lateralización. En este sentido, el estudio electrofisiológico del procesamiento anómalo del lenguaje en edad infantil, frecuentemente asociado a anormalidades estructurales en las regiones frontotemporales, si bien precisa de más investigación, apunta hacia procesos de reacomodo de las vías de procesamiento como base explicativa de los déficits lingüísticos y cognitivos observados. Este hecho lo hemos podido constatar en la escasa o nula representación de la asimetría y la especialización esperables en casos normotípicos. En suma, el estudio exploratorio que aquí presentamos pretender ahondar en el funcionamiento espectral en niños con CBP y su posible asociación con el desarrollo de la función lingüística, además de cubrir un importante vacío en la investigación de las denominadas enfermedades raras desde la vertiente lingüística y, en particular, contribuir al mejor conocimiento de estos síndromes, atendiendo a su manifestación verbal y su correlación con su caracterización genotípica.

Referencias

Altassan, R. et al. (2018). Hyperphosphatasia with mental retardation syndrome, expanded phenotype of PIGL related disorders. *Molecular Genetics and Metabolism Reports*, 6 (15), 46–49.

American Electroencephalography Society (1994). Guideline Thirteen. *Journal of Clinical Neurophysiology*, 11(1), 111–113.

Balci, T. B. et al. (2018). Broad spectrum of neuropsychiatric phenotypes associated with white matter disease in PTEN hamartoma tumor syndrome. *American Journal of Medical Genetics*, 177B, 101–109.

Barry, R. J., Johnstone, S. J. y Clarke, A. R. (2003). A review of electroencephalography in attention-deficit/hyperactivity disorder: II. Event-related potentials. *Clinical Neuropsychology*, 114, 171–183.

Besson, M. y Macar, F. (1987). An event-related potential analysis of incongruity in music and other non-linguistic contexts. *Psychophysiology*, 24 (1), 14–25.

Carretié Arangüena, L. (2017). *Psicofisiología*. Madrid: Ediciones Pirámide.

Chan, A. J. S. et al. (2019). Expanding the neurodevelopmental phenotypes of individuals with de novo KMT2A variants. *Genomic Medicine*, 9, 1–10.

Coulson, S. et al. (1998). Expect the unexpected: Event-related brain response to morphosyntactic violations. *Language and Cognitive Processes*, 13 (1), 21–58.

Federmeier, K. D. y Kutas, M. (1999). Right words and left words: electrophysiological evidence for hemispheric differences in meaning processing. *Cognitive Brain Research*, 8, 373–392.

Friederici, A. D. (2011). The brain basis of language processing: from structure to function. *Physiological Reviews*, 91, 1357–1392.

Friederici, A. D. et al. (2002). Distinct neurophysiological patterns reflecting aspects of syntactic complexity and syntactic repair. *Journal of Psycholinguistic Research*, 31 (1), 45–63.

Gaudet, I. et al. (2020). Functional Brain Connectivity of Language Functions in Children Revealed by EEG and MEG: A Systematic Review. *Frontiers in Human Neuroscience*, 14, 1–20.

Giraldo Torres, L. R., Restrepo de Mejía, F. y Arboleda Sánchez, V. A. (2018). Trastorno autista, electroencefalografía y neuronas espejo. *Acta Neurológica Colombiana*, 34 (3), 215–222.

Gold, R., Faust, M. y Goldstein, A. (2010). Semantic integration during metaphor comprehension in Asperger syndrome. *Brain and Language*, 113, 124–134.

González Rosa, J. y Sanmartino, F. (2020). Aplicaciones de la neurofisiología cognitiva y la estimulación cerebral no invasiva al estudio del lenguaje. *Pragmalingüística*, 28, 188–211.

Gratton, G., Coles, M. G. y Donchin, E. (1983). A new method for off-line removal of ocular artifact. *Electroencephalography* and *Clinical Neurophysiology*, 55 (4), 468–484.

Gunter, T. C. y Friederici, A. D. (1999). Concerning the automaticity of syntactic processing. *Psychophysiology*, 36, 126–137.

Holcomb, P. J., Grainger, J. y O'Rourke, T. (2002). An Electrophysiological Study of the Effects of Orthographic Neighborhood Size on Printed Word Perception. *Journal of Cognitive Neuroscience*, 14 (6), 938–950.

Jakovcevski, M. et al. (2015). Neuronal Kmt2a/Mll1 Histone Methyltransferase Is Essential for Prefrontal Synaptic Plasticity and Working Memory. *The Journal of Neuroscience*, 35 (13), 5097–5108.

Kaan, E. (2007). Event-Related Potentials and Language Processing: A Brief Overview. *Language and Linguistics Compass*, 1 (6), 571–591.

Keil, A. y Müller, M. M. (2010). Feature selection in the human brain: Electrophysiological correlates of sensory enhancement and feature integration. *Brain Research*, 1313, 172–184.

Kutas, M. y Federmeier, K. D. (2000). Electrophysiology reveals semantic memory use in language comprehension. *Trends in Cognitive Sciences*, 2000, 4 (12), 463–470.

Kutas M. y Federmeier, K. D. (2009). N400. *Scholarpedia*, 4 (10), 7790.

Kutas, M. y Federmeier, K. D. (2011). Thirty Years and Counting: Finding Meaning in the N400 Component of the Event-Related Brain Potential (ERP). *Annual Review of Psychology*, 62, 621–47.

Kutas, M. y Hillyard, S. A. (1980). Reading senseless sentences: Brain potentials reflect semantic incongruity. *Science*, 207, 203–5.

Laszlo, S. y Federmeier, K. D. (2008). Minding the PS, queues, and PXQs: Uniformity of semantic processing across multiple stimulus types. *Psychophysiology*, 45, 458–466.

Neville, H. J. et al. (1991). Syntactically based sentence processing classes: evidence from event-related brain potentials. *Journal of Cognitive Neuroscience*, 3 (2), 151–165.

Nip, I. S. B., Green, J. R. y Marx, D. B. (2011). The coemergence of cognition, language, and speech motor control in early development: A longitudinal correlation study. *Journal of Communication Disorders*, 44, 149–160.

Núñez-Peña, M. I., Corral, J. M. y Escera, C. (2004). Potenciales evocados cerebrales en el contexto de la investigación psicológica: una actualización. Procedimiento para obtener los potenciales evocados. *Anuario de Psicología*, 35 (1), 3–21.

Osterhout, L. et al. (1994). Brain potentials elicited by garden-path sentences: Evidence of the application of verb information during parsing. *Journal of Experimental Psychology: Learning, Memory and Cognition*, 20 (4), 786–803.

Rommers, J. y Federmeier, K. D. (2017). Electrophysiological methods. En A. M. B. de Groot y P. Hagoort (eds.), *Research Methods in Psycholinguistics and the Neurobiology of Language: A Practical Guide*, pp. 247–265. Hoboken, NJ: Wiley Blackwell.

Ullmann, M. T. (2004). Contributions of memory circuits to language: the declarative/procedural model. *Cognition*, 92 (1–2), 231–270.

Van Petten, C. et al. (1999). Time course of word identification and semantic integration in spoken language. *Journal of Experimental Psychology: Learning, Memory and Cognition*, 25 (2), 394–417.

Van Petten, C. y Rheinfelder, H. (1995). Conceptual relationships between spoken words and environmental sounds: event-related brain potential measures. *Neuropsychologia*, 33(4), 485–508.

Varo Varo, C. (2020). El lenguaje como marco de abordaje de cromosomopatías de baja prevalencia. *Pragmalingüística,* número monográfico *Lingüística clínica*, 2, 354–372.

Alberto de Ema López y Victoria Marrero-Aguiar
(Universidad Nacional de Educación a Distancia. UNED)

V. Estimulación del habla mediante musicoterapia a una niña con síndrome de Phelan-McDermid

Resumen: Este capítulo presenta una propuesta musicoterapéutica para mejorar el habla en niños con retraso del lenguaje. La hipótesis es que la letra de una canción (improvisada o *canción de situación*, creada específicamente, o del acervo popular), al ser «sobreaprendida», resultará fácil de recordar y será capaz de facilitar el desarrollo lingüístico y la generación de nuevas emisiones. Trabajamos durante tres años (entre los 4 y los 7) con una niña con síndrome de Phelan-McDermid. Nuestra metodología se basa en la *improvisación clínica*, con elementos de los modelos de *libre improvisación* y *creativo* (Bruscia 2010): partimos del léxico conocido para insertarlo en nuevos contextos creados en cada sesión; durante el segundo año trabajamos en un contexto espontáneo de interacción natural y en el tercero comenzó el uso de pictogramas en un contexto de diseño previo. Entre las variables analizadas están la atención general o permanencia en la actividad, y los elementos comunicativos que aparecen en cada situación. Los resultados muestran que a partir de la 6.ª sesión aparecen nuevas palabras; entre la 6.ª y 14.ª se progresa en la permanencia y en la actividad que contextualiza su habla; a partir de la sesión 12.ª, tras un cambio en las propuestas musicales, aparecen nuevas producciones verbales. Al final del primer año se confirma la hipótesis sobre la utilidad del canto para estimular el habla; en los dos años siguientes la paciente consigue emitir frases de hasta cinco elementos, adquiere nuevas palabras y mejora la pronunciación. En suma, este trabajo, como los de Brownell (2002), Austin (2008) o Plahl y Koch-Temming (2008), confirma que los niños mejoran la atención ante la interpretación musical. Los modelos de *libre improvisacion, creativo* y la *improvisacion clinica* resultaron útiles para mejorar la atención y el habla en una paciente con síndrome de Phelan-McDermid.

Palabras clave: musicoterapia, retraso del lenguaje, estimulación del lenguaje, síndrome de Phelan-McDermid, método de improvisación clínica.

Introducción

Consideramos que «el procesamiento musical complejo requiere de la participación pasiva y activa de funciones no musicales, tales como la atención, la memoria o el lenguaje» (Pfeiffer y Zamani 2019 : 35). En este trabajo presentaremos varias herramientas y recursos musicoterapéuticos utilizados con una paciente que presenta un retraso en la adquisición de lenguaje asociado al síndrome Phelan-McDermid (SPM).

El síndrome 22q13 (Phelan-McDermid)

El síndrome del cromosoma 22q13 es una condición genética considerada enfermedad rara. Está causada por la pérdida de material genético del extremo terminal del cromosoma 22 durante la división celular, cuando los cromosomas se alinean y se replican, y algunos de ellos se rompen y se pierden. Una característica común en los afectados es la ausencia o mutación del gen SHANK3, que aparece de forma no heredada, y se relaciona con retraso en las habilidades con el lenguaje y en el aprendizaje. Las deficiencias más comunes que derivan de esta afectación se agrupan en el conjunto de las discapacidades intelectuales y de los trastornos del desarrollo: según De Rubeis *et al.* (2018), el 100 % presenta conductas repetitivas (estereotipias), el 97 % sufre discapacidad intelectual, un 87 % trastorno del espectro autista. Además, la mayoría de estos pacientes presenta hipotonía, alteraciones en la marcha, percepción del dolor reducida, etc. Con menor frecuencia se encuentran problemas de oclusión dental o paladar ojival. Una de sus alteraciones principales es la ausencia o retraso grave en el habla y el lenguaje (Brignell *et al.* 2021).

Marco teórico

En este apartado se abordarán las relaciones entre música y lenguaje desde una visión interdisciplinar que relaciona la lingüística clínica, la neurolingüística, la psicolingüística y la musicoterapia.

En cuanto a las bases psicolingüísticas, Seifert *et al.* (2013) defienden una relación común *estructura-función* entre música y lenguaje, con su correspondiente implicación neuronal, y ponen el énfasis en las expectativas y las predicciones, y especialmente en la relación entre la emoción y el discurso y la narrativa, algo que se puede verificar con el empleo de la técnica de la *situation song* o *canción de situación* (Kolar-Borsky y Hoclk 2014). El uso de la música en un contexto clínico tiene un efecto inmediato sobre el paciente, al menos en lo que concierne a los niveles de atención. Para Peñalba y Santiago (2020, pp. 39-40) la música contiene «en sí misma reclamos que captan la atención», sus actividades «pueden estar diseñadas en aras de atraer la atención en momentos determinados», y «puede enmascarar atractivos sonoros externos».

En el terreno de la neurolingüística, un reconocido experto como Aniruddh D. Patel ha investigado en profundidad la relación de la música con el lenguaje, y encuentra aspectos comunes entre ambos sistemas, el sonoro-musical y el sonoro-lingüístico. Los dos comparten formas estructuradas en la altura (melodía), duración (ritmo) e intensidad (dinámica). Tanto en las frases habladas como en las cantadas, el contorno melódico manifiesta tensión y resolución, además de compartir intervalos similares: monótonos, octavas, quintas, cuartas y terceras. Incluso, por debajo de las diferencias superficiales, entre ambos dominios residen conexiones profundas en términos de procesamiento neuronal y cognitivo (Patel 2008). La música es considerada una excepcional «tecnología transformadora de la mente humana», que, moldeando el cerebro y la mente durante toda su evolución, constituye una herramienta natural privilegiada para el desarrollo comunicativo y lingüístico (Ferreira-Correa 2015). También los mecanismos espejo (observados en humanos en relación con las neuronas homónimas, detectadas en primates) pueden cooperar con otros circuitos corticales que están involucrados cuando la comprensión del comportamiento del otro requiere procesos inferenciales. Este mecanismo se pondría en marcha para interacciones interindividuales, como ocurre con el lenguaje y la música. La búsqueda de este tipo de correlatos neuronales cuando las personas se juntan para escuchar música y bailar, o entablar una conversación, hace que el estado de cada cerebro se sintonice continuamente con el comportamiento del otro (Fogassi 2013). Por último, a través de los estudios de neuroimagen funcional se ha comprobado que, ante una lesión del hemisferio izquierdo, es conveniente estimular el área homóloga contralateral, en el hemisferio derecho. Por ello, el uso de la «melodía» tiene un gran potencial como herramienta terapéutica, ya que, como puede verse en este esquema de Jungblut (2005) (figura 1), adaptado por Pfeiffer y Zamani (2019: 115), la prosodia y la entonación melódica tienen correspondencia hemisférica, así que, hay posibilidades de que la «voz entonada» termine ayudando a la «voz hablada».

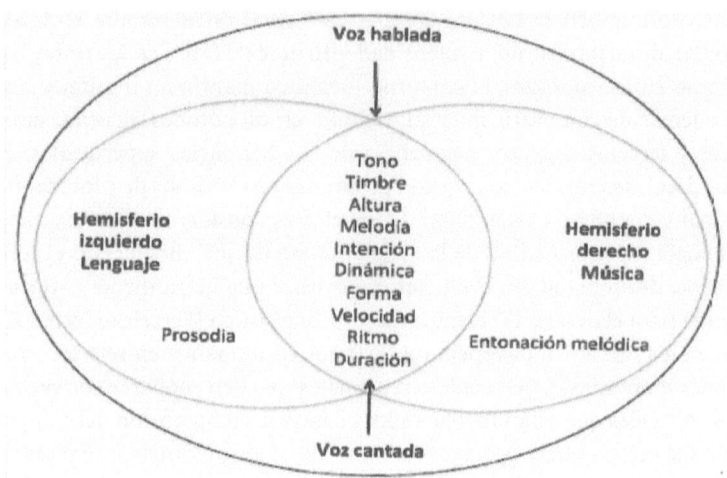

Figura 1. Relaciones entre habla y canto; competencias hemisféricas. Adaptado de Jungblut (2005)

Por lo que respecta al papel del canto en la infancia, varios estudios han demostrado que los niños responden más a la voz cantada de sus madres que a la voz hablada, y que los cambios de altura y de timbre en el canto aumentan el nivel atencional y de respuesta de los niños (Volkova, Trehub y Schellenberg 2006). Freeman (2000) encontró que cantar involucra la activación de la corteza motora, los ganglios de la base y el cerebelo, que son a su vez las mismas estructuras que se activan durante la producción de la entonación en el habla. Según Wan *et al.* (2010), cantar involucra un circuito de retroalimentación auditivo-motora en el cerebro que resulta ser más intenso que en otras actividades musicales, como tocar un instrumento. Finalmente, en personas con daño cerebral, Janata y Parsons (2013) destacan el papel de la canción –melodía y letra– para facilitar la retención de información lingüística; encontraron relaciones bihemisféricas entre el área motora BA44 del hemisferio derecho y el área de Broca, asociada a la producción del habla, ubicada en la BA44 del hemisferio izquierdo, en concreto, en la relación con la bipedestación y la danza, o el efecto rítmico de la música.

Brevemente, por último, expondremos los antecedentes teóricos más importantes por lo que respecta a nuestro análisis lingüístico. Con respeto al nivel fónico, seguiremos la propuesta de Ladd (2013), al considerar la prosodia como la estructura del flujo de habla, en analogía con elementos musicales como la armonía, que es la que sostiene cada nota de una melodía; a partir de la prosodia inferimos las estructuras mayores con significado (palabras) y las menores (fonemas). Al igual que en la música, en el lenguaje existen mecanismos para unificar patrones complejos en un sistema combinatorio que va incorporando información semántica; existen jerarquías paralelas en ambos sistemas: notas-acordes, fonemas-palabras. En el nivel gramatical seguiremos a Lerdahl (2013), quien define ampliamente la sintaxis como la organización jerárquica de *objetos secuenciales discretos* capaz de generar un conjunto potencialmente infinito de combinaciones a partir de un número relativamente pequeño de objetos, elementos y principios, tanto sintácticos como morfofonológicos; establece amplias correspondencias entre la sintaxis musical y la fonología lingüística, no entre la sintaxis musical y la sintaxis lingüística. Finalmente, en lo referente al nivel léxico-semántico, adoptaremos las etiquetas de Thompson-Schill *et al.* (2013), para quienes el nivel más importante de la estructura jerárquica es el nivel de representación del significado (*meaning representation*), más importante para el trabajo con la paciente que la estructura de superficie (*surface structure*). Por lo tanto, el análisis general partirá de una descripción de los flujos del habla y la música, en lugar de por niveles ordenados jerárquicamente.

Modelos y técnicas musicoterapéuticas empleadas

La actual tendencia a encontrar puntos comunes entre varias terapias para la estimulación del habla ha facilitado el contacto entre la logopedia y la musicoterapia. Peñalba y Santiago aluden a la proliferación de materiales de musicoterapia que utilizan con fines terapéuticos «diversos lenguajes musicales como la interpretación musical, la voz, el cuerpo y la escucha» (Peñalba y Santiago 2020, pp. 30–31). Hace varias décadas, Albert, Sparks y Helm (1973), mediante la técnica MIT (*Melodic Intonantion Therapy*), basada en la repetición de enunciados imitando una melodía, consiguieron mejorar la fluidez en la producción de sus pacientes. Más recientemente, Baker y Uhlig (2011: 34) contextualizan que «el uso de la voz humana en el abordaje musicoterapéutico comprende el manejo de la respiración y del ritmo, de sonidos humanos primarios de expresión y comunicación, construyendo un diálogo entre el terapeuta y paciente a través del ritmo, la entonación, las palabras, las frases y la interacción vocal intersubjetiva». Según Pfeiffer y Zamani (2019), los musicoterapeutas han comenzado a elaborar métodos específicos sobre la práctica vocal a raíz de las investigaciones de las neurociencias y la voz, que tratan de rehabilitarla junto al habla. Uno de estos métodos es la *vocalización terapéutica*, un enfoque que utiliza de forma dirigida los aspectos rítmicos y melódicos de la música, y que tiene resultados prometedores para personas de todas las edades con dificultades motoras del habla, tales como la disartria y la apraxia, cuadros que afectan, por lo general, a la capacidad respiratoria, la calidad de la voz (voz ronca, áfona o monocorde, carente de inflexiones, con pobre control de la dinámica e intensidad, con falta de matices melódico-expresivos), la articulación y la inteligibilidad del habla. Tanto los aspectos rítmicos como los articulatorios pueden ser abordados mediante vocalizaciones en un entorno de recepción pasiva. Por ejemplo, para una persona con dificultades en la oclusión labial, el terapeuta propiciará la imitación de los fonemas /m/, /p/ o /b/ dentro de un fraseo rítmico. Además, mediante la temporalidad y la secuenciación de frases melódicas, puede trabajarse la conciencia de la tasa de habla, variando su velocidad, para mejorar la inteligibilidad y aumentar la fluencia y la producción lingüística. El uso de la melodía y el silabeo, por lo tanto, se ha demostrado efectivo en pacientes con dificultades severas para producir lenguaje, pero que son capaces de cantar una canción.

En concreto, en este trabajo utilizamos una metodología específica: el uso de *canciones de situación* y *canto estimulativo* para impulsar la adquisición y desarrollo del lenguaje. Plahl y Koch-Temming (2008) describen la primera como una canción improvisada que es cantada por el terapeuta (y, eventualmente, seguida por el niño), asociada a una ocurrencia real del momento, e inserta dentro de la relación terapéutica. El *canto estimulativo* fue desarrollado por Basso, Capitani y Vignolo (1979) y estaba pensado, en el tratamiento de la afasia, para las personas incapaces de dar una respuesta lingüística intencional y voluntaria, pero que podían producir un tipo de respuesta automática como reacción a un estímulo; tiene como meta la progresión en el diálogo y la interacción.

En cuanto y técnicas musicoterapéuticos, hemos seguido la de *improvisación clínica* por una parte, el modelo de *libre improvisación*; y por otra, el modelo *creativo*. El modelo de *libre improvisación* de Juliette Alvin (1975) propone un uso controlado de la música para la intervención en trastornos físicos, mentales y emocionales. Esta musicóloga e investigadora distingue entre el enfoque *clínico*, que forma parte del tratamiento médico o psicológico; el enfoque *recreativo*, cuyo fin es la diversión, el entretenimiento, y la creación de una atmósfera positiva; y el enfoque *educativo*, cuya meta es conseguir desarrollar destrezas que mejoren el aprendizaje, en un contexto de instrucción. Además, establece tres fases: una primera en la que se relaciona el *yo* del paciente con los objetos; una segunda, centrada en la relación entre el paciente y el terapeuta; y una tercera que pone el foco en la relación del paciente consigo mismo y con los otros. Por otro lado, Nordoff y Robbins (1971) construyen su modelo *creativo* mediante tres niveles interrelacionados: el primero está dedicado a la creación de la música improvisada que se usará en la terapia; en el segundo, el objetivo es establecer el contacto con el paciente a través de esa música, y mantenerlo para crear una experiencia terapéutica; y en el tercero, se espera que, a lo largo de las sesiones sucesivas, y teniendo en cuenta las fases de desarrollo del paciente, se consiga crear una progresión en esas experiencias terapéuticas.

Además, para nuestro trabajo, rescatamos dos tipos de intervenciones musicoterapéuticas definidas por Federico (2019) como *de adquisición*, cuya finalidad es el aprendizaje; y *de facilitación*, considerada principalmente como ayuda, de manera auxiliar. El mismo autor define un concepto fundamental para la creación del vínculo entre paciente y terapeuta: la empatía, o capacidad de comprender a través de la aceptación, posicionándonos en el lugar donde el paciente se sienta seguro; clasifica las actuaciones de este según su atención como *activo-creativo* y *pasivo-receptivo* (pp.103–105). Para ello existen intervenciones musicoterapéuticas que combinan lo *receptivo*, donde es importante la escucha y la *relajación*, y otra en la que se activa la *estimulación* como parte central del tratamiento (pp, 107–108). Nosotros, a través del canto y la interpretación, usamos ambas para afrontar los retos que puedan darse en la terapia, como la impulsividad, la aparición de las ecolalias o la realización de emisiones verbales sujetas a dinámicas tanto directivas como espontáneas.

Las improvisaciones se han insertado en un par de temas o actividades centrales y presentan una estructura de cierto flujo libre, y atienden a las respuestas de la paciente. El instrumento musical y los materiales empleados son un *objeto intermediario* (según la etiqueta de Alvin 1975) con los que la participante se asocia, tomando un rol directivo. Las técnicas de improvisación clínica que empleamos, a partir de las 64 enumeradas por Bruscia (Wigram 2005), son, como puede verse en la plantilla 1: las de *reflejo* (tocando empáticamente lo que el paciente siente), *contención* (en procesos más caóticos), *anclaje* (con acompañamiento armónico sobre lo cantado), *turnos* (con diálogo musical), *coincidencia* (encajando material musical), y la de creación de un *fondo* instrumental (para mantener la conexión o base con lo realizado). En los intentos de establecer la comunicación facilitamos el deseo y la necesidad de la paciente a través de imitaciones, preguntas o respuestas, acompañando movimientos y sonidos habituales suyos, o cantando en relación con las actividades, anclamos la situación de la interacción tanto narrativa y lingüísticamente, e integramos las palabras en cantos.

Objetivos

Nuestros objetivos generales coinciden con los que Pfeiffer y Zamani consideran necesarios para mejorar el área de la comunicación y el lenguaje: «Promover las discriminación y reconocimiento audio verbal, estimular la comprensión, favorecer las posibilidades de intercambio, desarrollar la intencionalidad comunicativa, desarrollar la capacidad de expresión con la mejora de la prosodia natural del lenguaje espontáneo, aumentar el nivel de inteligibilidad del habla, propiciar la imitación en la producción verbal a través del canto y optimizar el acceso al lenguaje mediante pistas fonológicas y semánticas» (Pfeiffer y Zamani 2019: 155).

Nuestro objetivo específico es incrementar el habla de la paciente mediante la activación de sus procesos atencionales. Para ello se identificarán patrones comunicativos en la interacción sustentada por el uso de canciones, analizando la pronunciación, la prosodia, la flexión verbal, la categorización gramatical y las relaciones semánticas.

Metodología

Este es un estudio de caso longitudinal. Comenzamos la investigación en el curso 2018-19, cuando la niña tenía cuatro años, en 2.º curso de educación infantil y terminamos tres cursos más tarde, en el equivalente a 2.º de primaria, cuando la niña tenía siete años. El primer período estuvo marcado por la actividad que surgía en cada sesión, generalmente con la interacción entre los diferentes *puzles* que la paciente traía; de forma paralela, en las sesiones de logopedia se usó, desde el año 2021, un comunicador; a partir de la sesión 10 del año 2022 comenzamos a utilizar pictogramas. Durante estos años la participante ha recibido atención por el departamento de pedagogía terapéutica del colegio y de atención temprana por ANFAS Navarra (Asociación navarra en favor de la atención a personas con discapacidad intelectual o trastornos del desarrollo y sus familias); además de la musicoterapia que describimos aquí, ha seguido sesiones de equinoterapia y cuenta con tutorización extraescolar. Las variables de estudio han sido las siguientes:

- Variables independientes: diagnóstico (síndrome 22q13), sexo (femenino), edad (4-7 años), número de sesiones (24 en el curso 2018-19; 36 en 2020-21 y 17 en 2021-2022) y duración de las sesiones (30 minutos, aproximadamente).
- Variables dependientes: permanencia en las actividades, estereotipias y desarrollo lingüístico.

Estimulación del habla mediante musicoterapia 119

Plantilla 1. Metodología: temas, set y técnicas de las 24 sesiones del primer año.

Resultados

La plantilla 2 muestra el nivel de *permanencia* de la participante en las actividades de musicoterapia a través de la medición del tiempo en que ha mantenido su atención, de su motivación, de su ansiedad –cuantificada mediante el uso de estereotipias– y de su tolerancia a la frustración e interacción general. Todo ello se relaciona con el rol del terapeuta (mitad inferior de la imagen), para determinar qué circunstancias favorecen la aparición de una comunicación lo más estable posible y un habla más rica. A su vez, estas respuestas también se pueden relacionar –por orden cronológico de sesiones– con los temas o mensajes del contexto comunicativo, con el *set* de instrumentos empleados y con las técnicas en las sesiones con música.

Los índices más negativos aparecen en las cinco primeras sesiones, especialmente en la categoría de *permanencia* y, en concreto, en el ítem de *tolerancia*: alta frecuencia de estereotipias (querer ordenar el material, meter cosas en agujeros...) y su manifestación verbal (*ya está* y *adiós*). Estas fueron las sesiones más largas (45 minutos), pero con actividades menos duraderas. Los niveles de *impulsividad* también son altos. La *motivación* es baja, al igual que la *atención*. En esta etapa no encontramos palabras nuevas.

Plantilla 2. Registro de resultados en las 24 sesiones del primer año; los tonos más oscuros indican índices mayores. *Permanencia* (motivación, ansiedad y activación): celdas grises sin rayas. *Tolerancia*: raya horizontal, fondo gris. *Atención*: raya diagonal, fondo blanco.

Desde la sesión 6 a la 14, en cambio, se observa un progreso significativo en la *permanencia* y en las nuevas producciones de habla. A partir de la sesión 12, movidos por la intención de mejorar el método, cambiamos el *setting* e introdujimos nuevas producciones verbales en las propuestas musicales, diferentes a las de las sesiones anteriores. Este cambio se observa en el «rol del terapeuta», que no hace tanto uso del canto acompañando y utiliza la voz *a capella*: los objetivos del canto ya no son de todo *situacionales,* sino más bien *estimulativos*. Hay más conexión musical, precisamente, desde la sesión 13, con las improvisaciones por *turnos*[1].

---

1 Para valorar los hitos del habla conseguidos en este primer año, aparte de observarlos cronológicamente en la plantilla 2, podemos compararlos con lo registrado por la logopeda de ese año: en su informe solo aparecen las formas toma = [ˈo.ma], ayuda = con gesto y [a.ˈʎu], Lorena = [ˈe.na], Nicolás = [ˈlas]. En nuestro registro aparecen *hola, adiós, ven, Ane, mami, allí, aquí, no, sí, dame, más, ya está*. Nuestros hitos nuevos, muchos de ellos balbuceados, incluyen *que pintes, manos, guitarra, tambor, pandereta, vamos allí, zapatillas, cerramos, gusta, a dormir, sí quiere, Alber… este, azul, pieza, de nada, huevos, luego, sentar, de pie.*

Las tres gráficas siguientes muestran la frecuencia de estereotipias (figura 2), duración media de cada actividad (figura 3) y la relación de todas las duraciones con la permanencia en la actividad y su incidencia en intervalos de sesiones durante el primer año de tratamiento (figura 4).

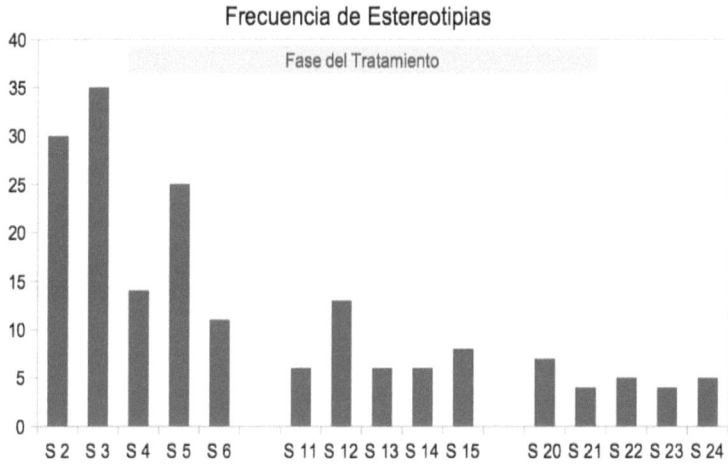

Figura 2. Frecuencia de estereotipias en intervalo de sesiones del primer año

Observamos en la figura 2 una disminución significativa en las estereotipias desde las sesiones iniciales de valoración. En las sesiones intermedias, pertenecientes al momento central del curso, es menos frecuente su aparición, a pesar de que en la sesión 12 se incrementó (lo atribuimos a un error metodológico puntual, la elección del *set* baquetas y guitarra, que propició la estereotipia de meter objetos en un agujero). La frecuencia de estas estereotipias es siempre oscilante y no disminuye de manera continua, sino variable.

Por otro lado, la duración –en segundos– de cada una de las actividades se va incrementando, como refleja la figura 3. El mantenimiento en cada actividad particular ya presenta una media de un minuto a partir de la sesión 20, y alcanza los dos minutos en la última sesión de ese año, la 24.

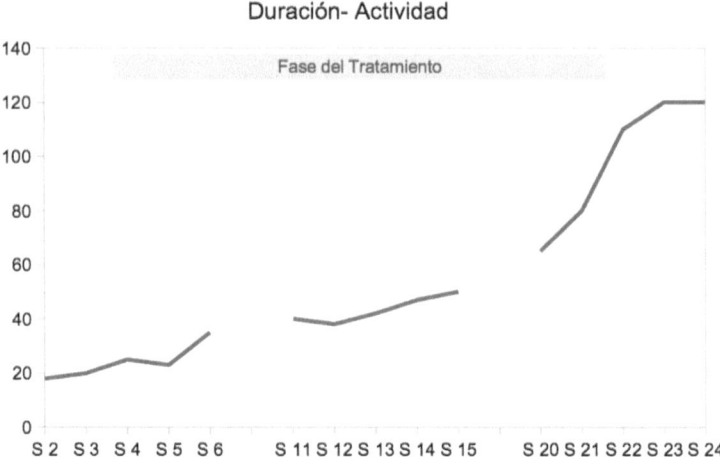

Figura 3. Duración de las actividades en intervalo de sesiones del primer año

Por último, la figura 4 muestra la relación entre la duración de las actividades (tiempo empleado en los temas, en minutos) y la frecuencia de aparición de las estereotipias. Se confirman los resultados anteriores, y se aprecia una mayor atención y permanencia en general. Podemos deducir que, si se logra establecer un buen contacto emocional en la sesión, si la paciente se siente «contenida» y «anclada» en cada actividad, su interés y activación aumentan, con la consiguiente reducción de su necesidad de controlar situaciones, reflejada con el uso de la estereotipia. A partir de la sesión 13, la duración media de las actividades en cada sesión rondó los 14 sobre una duración total de 20 por sesión.

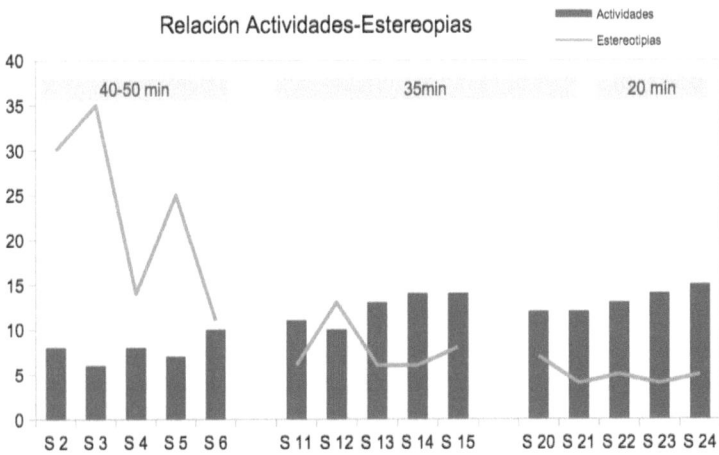

Figura 4. Relación entre la duración de las actividades y la aparición de estereotipias

Los resultados del desarrollo lingüístico en los años siguientes se presentan en la plantilla 3. En el nivel fonológico, mencionaremos los siguientes:

- Articulación de consonantes palatales, como la nasal [ɲ] en *niño*, y la fricativa [j] en *ayuda*, así como de ciertas realizaciones palatalizadas de la velar [x] en *colegio* [ko'let͡ʃi̯o], o *rojo* [rot͡ʃo].
- Secuencias vocálicas en diptongo (*colegio*) y en hiato (*día*).
- Aproximación a la rótica en *guitarra* [gi'taðɾa].

No obstante, se observan, en el *canto estimulativo*, procesos fonológicos de diverso tipo:

- Omisiones: [a.ma.'ɾi.o] por *amarillo*, [ko'lexo] por *colegio*, ['ato] por *Alberto* y otras emisiones acortadas que se ejemplifican más adelante.
- Adiciones: ['ti̯eðɾa] por *tierra*, ['pi̯eðta] por *pieza*
- Sustituciones, como [ko'lones] por *colores*, [tɾa'βaso] por *trabajo* o ['siða] por *silla* (alternando con la forma meta).

Por lo que respecta a la prosodia, se combinó el canto con la entonación melódica de todas las emisiones en cada uno de los *cantos situacionales*, y se hizo especial hincapié en entrenar cada término nuevo con el *canto estimulativo* correspondiente.

En lo concerniente al desarrollo morfológico, encontramos un uso contrastivo de los posesivos (*mi – mí – mío – mía*), de los demostrativos (*este – esta – esto, esa – eso*, etc.), y también de los adverbios de lugar (*aquí - ahí*), así como otros adverbios (*y, sí – no, ahora, más, también, bien*); algo menor es el inventario de artículos (*uno, la*) y preposiciones (*de, para*), así como el de pronombres personales (*yo*).

En cuanto a las palabras con contenido léxico, lo que Thompson- Schill *et al.* (2013), consideran el nivel de «representación del significado», encontramos algunas formas verbales, con predominio de los imperativos (*vamos, toma, dame, ayuda, [siénta]te*[2], pero también *es, comer, [esperan]do*); sustantivos (*niño-niña, casa, [me]sa, cole-colegio, funda, [si]lla, [colum]pios, [cuader]no, [lá]pi(z)*), incluidos nombres propios (*[Nico]las, [Alber]to, [Danie]la*), los primeros adjetivos (colores: *[ro]sa, [a]zul*), e incluso alguna interjección (*anda, vamos*; o *anda, toma*).

Desde el punto de vista sintáctico, a partir del segundo año aparecen nuevas producciones, con el uso de abundantes deícticos, como *este / esta / esto, ese / esa, aquí / ahí*; llegamos a registrar frases de tres a cinco elementos, como *se echa ahí, al (de) mío, este es de ahí, una sí una es esa*. Se confirma, entonces, que aparecen «objetos secuenciales discretos» en esta actuación combinada entre «sintaxis musical» y «fonología lingüística» (Lerdahl 2013).

	Sesión	Léxico-semántico	Fonológico	Gramatical	Observaciones
2020-21	23	*Toma, Uno, Ahora, Mí, Mío, Este, Esa, Más*	C. E. → cabeza, cabe[ta] C. E. → mochila, mochi[da]	*y a mí* *¿mío?, de aquí* (se señala su pelo) *para ahora este, y a ahora, y este no*	← C. S. *me gusta el color azul y me gusta pintar* ← C. S. *me he encontrado un pelo*
	25	*También, Esta, Este, Eso, Vamos, Ahí, Aquí, Bien*	C. E. → agua, a[ta] C. E. → amarillo, amari[o]	*este ya está, y esta no, eso ahí, anda vamos es de esta, esta es la mía, es de ahí*	C. S. con *agua*
	28	*Toma, Ahora, Mamá*	C. E. → mascarilla, mascari[(la] C. E. → bolsillo, bolsi[(lo]	*es de ese, este no, ese no*	Mucha impulsividad
	29	*Dame, Mío, Mamá*	C. E. → manzana, manza[da] C. E. → tierra, tie[ôra]	*es de ahí*	Estereotipia verbal con *este es mío* (12)
	30	Diferencia entre *Aquí* y *Ahí* (27)	C. S. → Alberto, ['a.to] C. E. → suelo, sue[lo]	*A...to y ese* *esta es mía, este es mío, ¿y esto?*	← C. S. *camión, camión quién lo conduce*
	34	*(Nico)lás, (Alber)to (Tie)rra, (Danie)la*	C. E. → excavadora, excavado[a] C. E. → agujero, aguje[ro]	*esto es mío, de este*	Estereotipia verbal con *hola* (4)
	35	*(Fun)da, (Ro)sa*	C. E. → guitarra, guita[ôra] C. E. → funda, fun[da]	*esa ahí*	Mucha impulsividad
2021-22	10	*Niño* ['ni.ɲo], *(Ni)ña (Co)me(r), (Ca)sa*	C. E. → juego, jue[yo] C. E. → muñeco, muñe [ko]	*to pa'mí, esa es de esa, la mamá ahí, ahora no*	Balbuceo *de pieza* (1.15) *y jugando* (14.05)
	11	*Casa* ['ka.sa]	Emisión diptongo *io* en cole[ǐo]	*y la mamá de esta*	Balbuceo *de colegio* (9) *y de pizarra* (13.30)
	12	*Niño* ['ni.ɲo] *(Me)sa*	C. E. → casa, ca[sa] Sustituciones: colo[nes], traba[so], piera[da], *y silla*: si[da] *y si*[áa]	*para ahora, ¿y eso?*	Balbuceo *de colegio* (3) *y cuaderno* (5.25)
	13	*Comer* [o.'me], *Cole, Casa (Si)lla, (Ro)sa, (A)zul*	C. E. → colegio, cole[xo] C. E. → galleta, galle[da]	*y la mamá, y el papá*	Buena prosodia y mucha motivación
	14	*(Columpios, (Cuader)no, (Lá)pi(z), Cole*	C. E. → casa, [k^ha]sa Emisión hiato *ia* en dj'i.a]	*yo eso, y este, esta sí*	Estereotipia verbal con *¿y (la) mamá?* (10)
	15	*Comer, Cole, (Siénta)te, (Esperan)do, Colegio* [ko.'le.ʃjo]	C. E. → rojo, ro[fo] C. E. → mañana, maña[na]	*para esa*	Comprensión en la acción de *comer* (5.27, 16) Balbuceo *de pelota* (6.10)
	16	*(Si)lla*	C. E. → juego, jue[yo]	*anda, es de ahí, este pa'mí*	Interacción en el silabeo, dice *un (juego)* (0.30)
	17	*Ayuda* [a.'ɕi.ɖa]	C. E. → pieza, pie[dta] y pie[da]	*toma esta para ahora sí*	Balbuceo *de niña* ['e.ɲa] (3.20)

Plantilla 3. Desarrollo lingüístico. Primera fila: niveles de análisis del lenguaje. C.S. = *canto situacional*; C.E. = *canto estimulativo*.

---

2 Se transliteran entre corchetes las emisiones del terapeuta en el *canto estimulativo*.

Discusión y conclusiones

Nuestro estudio pone de manifiesto la fructífera relación entre la lingüística y la musicoterapia, las ventajas de combinar los dos tipos de análisis y la conveniencia de tratar las emisiones cantadas como *flujos de información*, o como un *flujo de habla* (Ladd 2013), en el que cada contexto va aportando sus «señales acústicas» más particulares, fonemas, sílabas o palabras (Thompson-Schill et al. 2013). La voz puede utilizarse, según propone Austin (2008), como un elemento facilitador del trabajo terapéutico, puesto que los niños tienden a mantener la atención cuando escuchan interpretar música. Las canciones improvisadas, o *situation songs*, narraciones cantadas por el terapeuta y relacionadas con una ocurrencia real del momento en que tiene lugar la interacción, pueden insertarse perfectamente en la dinámica terapéutica (Plahl y Koch-Temming 2008). Y además, las historias personales adaptadas musicalmente en una canción son efectivas para facilitar la interacción en niños con autismo (Brownell 2002). Nuestros resultados dan soporte a estas propuestas y muestran cómo mejoran la atención y el habla de una persona con alteraciones en el desarrollo del lenguaje al emplear técnicas de musicoterapia, siguiendo los modelos de *libre improvisación*, *creativo* y la *improvisación clínica*.

Una de las aportaciones de este trabajo, de alcance eminentemente aplicado a la práctica escolar, es la metodología, la propuesta de plantillas que faciliten el registro exhaustivo de los datos. Los vídeos de las sesiones y el diario escrito con la descripción de los aspectos concretos en los que se quiere incidir –léxico, fonética, prosodia, gramática, etc.– han resultado fundamentales para diseñar estrategias y comprobar si se van cumpliendo los objetivos.

Entre nuestras futuras líneas de trabajo estarían transliterar ortográficamente el contenido de esas grabaciones y codificarlo mediante las convenciones del sistema CHAT del Proyecto CHILDES (MacWhinney 2000) para crear un corpus que informara a futuros lingüistas clínicos de las características de este tipo de niños.

Por último, pero no menos importante, reconocemos las limitaciones de este trabajo, un estudio de caso único, que probablemente se habría beneficiado de una mayor interacción en las áreas que mencionan Pfeiffer y Zamani (2019): el encuadre terapéutico de la relación musical; la gestión práctica y las dinámicas entre profesionales, como la logopeda, y en la propia situación terapéutica, e incluso los procesos personales que atraviesa el musicoterapeuta. También coincidimos con estos autores en la necesidad de tener en cuenta, para mejorar la atención a personas con trastornos del lenguaje, elementos interdisciplinares como los siguientes:

- El uso del lenguaje científico y profesional propios del área o campo de la práctica clínica correspondiente.
- La fundamentación y explicación los objetivos musicoterapéuticos, aunando criterios comunes con el resto del equipo que trata a los participantes.
- El conocimiento, la participación y el respeto a los códigos y normativas de convivencia en los equipos de trabajo y las reglas de las diferentes instituciones.
- La continua investigación, una mayor sistematización de las prácticas y el logro de consensos en los diferentes campos de acción de la musicoterapia basada en la evidencia (véase, en este mismo volumen, el trabajo de Rosell Clari).
- La actualización en los estándares de las buenas prácticas.
- Flexibilidad en el abordaje clínico interdisciplinar que ofrezca oportunidades terapéuticas óptimas para cada persona.
- El establecimiento de roles y límites en el trabajo colaborativo previo a su comienzo para una mejor comprensión e intercambio de ideas y propuestas.
- La utilización de una terminología común entre los miembros de cada equipo, que permita reflejar de forma adecuada todo lo que «sucede» musicalmente en las sesiones y lo que tiene impacto en la salud del paciente.

Referencias

Albert M.L., Sparks R.W. & Helm N. A. (1973). Melodic intonation therapy for aphasia. *Archives of Neurology*, 29 (2), 130-131.

Alvin, J. (1975). *Music Therapy*. Londres, Hutchinson.

Austin, D. (2008). *The Theory and Practice of Vocal Psychotherapy: Songs of the Self*. London, Jessica Kingsley Publishers.

Baker, F. & Uhlig, S. (2011). *Voicework in music therapy: research and practice.* London: Jessica Kingsley Publishers.

Basso, A., Capitani E. y Vignolo L.A. (1979). Influence of Rehabilitation on Language Skills in Aphasic Patiens. *Archives of Neurology*, 36 (4), 190–196.

Brignell, A., Gu, C., Holm, A., Carrigg, B., Sheppard, D. A., Amor, D. J., & Morgan, A. T. (2021). Speech and language phenotype in Phelan-McDermid (22q13. 3) syndrome. *European Journal of Human Genetics*, 29 (4), 564-574.

Brownell, M. D. (2002). Musically adapted social stories to modify behaviors in students with Autism: Four case studies. *Journal of Music Therapy*, 39 (2), 117–144.

Bruscia, K. (2010). *Modelos de Improvisación en Musicoterapia*. Vitoria-Gasteiz: Agruparte.

De Rubeis, S. et al. (2018). Delineation of the genetic and clinical spectrum of Phelan-McDermid syndrome caused by SHANK3 point mutations. *Molecular autism, 9* (1), 1–20.

Federico, G.F. (2019). *El niño con necesidades especiales: neurología y musicoterapia*. Madrid: Ed. Kier España S. L.

Ferreira Correa, A. (2015). *A mente musical em uma perspectiva interdisciplinar.* Brasil, UNB.

Fogassi, L. (2013). Shared meaning, Mirroring and Joint Action. En Arbib, M. A. *Language, Music, and the Brain: A Mysterious Relationship.* Cambridge, The MIT Press, 83–106.

Freeman, W. (2000). A neurogical role of music in social bonding. En Wallin, N. L. et al. (Eds). *The origins of music.* Cambridge, MA. 411–424

Janata, P. y Parsons, L. M. (2013). Neural Mechanisms of Music, Singing and Dancing, en Arbib, M. A. *Language, Music, and the Brain: A Mysterious Relationship.* Cambridge, The MIT Press, 307–328.

Jungblut, M. (2005). Music therapy for people with chronic aphasia: a controlled study. En Aldridge, D. (2005). *Music therapy and neurological rehabilitation. Performing health.* London, Jessica Kingsley Publishers, 189–211.

Kolar-Borsky A. y Hoclk, U. (2014). Situation songs. Therapeutic Intentions and Use in Music Therapy with Children. *Voices* 14(2), https://voices.no/index.php/voices/article/view/2227/1982> consultado 20 /10/ 22.

Ladd, R. (2013). An Integrated View of Phonetics, Phonology and Prosody. En Arbib, M. A. *Language, Music, and the Brain: A Mysterious Relationship.* Cambridge, The MIT Press, 273–288.

Lerdahl, Fr. (2013). Musical Syntax and Its Relation to Linguistic Syntax. En Arbib, M. A. *Language, Music, and the Brain: A Mysterious Relationship.* Cambridge, The MIT Press, 257–272.

MacWhinney, B. (2000). *The CHILDES project: The database* (Vol. 2) 3.ª ed. New Jersey, Psychology Press.

Nordoff, P. & Robbins, C. (1971). *Therapy in Music for Handicapped Children.* London, Victor Gollancz, Ltd.

Patel, A. D. (2008). *Music, language and the brain.* Oxford, Oxford University Press.

Peñalba Acitores, A. y Santiago Pardo, R. B. (2020). *Técnicas de musicoterapia para logopedas.* Madrid, Síntesis.

Pfeiffer, C. F. y Zamani, C. (2019). Explorando el cerebro musical: musicoterapia, música y neurociencias. Madrid, Kier España

Plahl, C. y Koch-Temming, H. (2008). *Musiktherapie mit Kindern: Grundlagen, Methoden, Praxisfelder*. Bern, Hans Huber.

Seifert, U., Verschure, P., Arbib, M. A., Cohen, A. J., Fogassi, L., Fritz, Th., Kuperberg, G., Manzolli, J. y Rickard, N. (2013). Semantic of internal and external worlds. En Arbib, M. A. *Language, Music, and the Brain: A Mysterious Relationship*. Cambridge, The MIT Press, 203–230.

Thompson-Schill, S. *et al.* (2013). Multiple Levels of Structure in Language and Music. En Arbib, M. A. *Language, Music, and the Brain: A Mysterious Relationship*. Cambridge, The MIT Press, 289–303.

Volkova, A., Trehub, S. y Schellenberg, G. (2006). Infant's memory for musical performance. *Developmental Science*, 9 (6), 583–589.

Wan, C. Y., Rueber, T., Hohmann, A. y Schlaug, G. (2010). The therapeutical effect of singing in neurological disorders. *Music Perception*, 27 (4), 287–295.

Wigram, T. (2005). *Improvisación, métodos y técnicas para los clínicos, educadores y estudiantes de Musicoterapia*. Vitoria-Gasteiz, Agruparte.

ALTERACIONES LINGÜÍSTICO-COMUNICATIVAS EN LA EDAD ADULTA Y LA VEJEZ. COGNICIÓN Y PRAGMÁTICA

Emma Machado de Souza, Olga Ivanova y
Juan José García Meilán
(Universidad de Salamanca)

VI. LA DEPRESIÓN Y EL HABLA: CARACTERÍSTICAS FONÉTICAS DE HABLANTES DE ESPAÑOL CON DEPRESIÓN

Resumen: La depresión es uno de los trastornos mentales más comunes en el mundo, siendo su prevalencia especialmente alta entre las personas mayores. Ello hace necesario el desarrollo de nuevas herramientas para la detección de la depresión, de manera que su tratamiento sea más rápido y eficaz. Una de las herramientas más recientes en este ámbito pone el foco en la producción del habla, que puede funcionar como marcador de los estados tempranos de este trastorno. El objetivo del presente trabajo es profundizar en la identificación de las variables acústico-fonéticas que puedan ayudar en la detección temprana de la depresión, puesto que su medición y evaluación podría complementar el diagnóstico basado en la valoración clínica profesional. Para identificar dichas variables, en este estudio se ha analizado un conjunto de parámetros acústico-fonéticos a partir de una prueba de lectura realizada por hablantes mayores sanos, hablantes con deterioro cognitivo leve (DCL), hablantes con demencia y hablantes con depresión. Tras llevar a cabo el análisis, se detectó un total de once marcadores de la depresión: seis de ellos sirven para caracterizar la enfermedad (los anchos de banda del segundo y el cuarto formante, el valor eficaz de la intensidad y los parámetros ligados a la intensidad silábica), mientras los cinco restantes ayudan a diferenciarla de otras psicopatologías asociadas al envejecimiento (la intensidad en los anchos de banda de 1000Hz, 1250 Hz y 1500 Hz, así como el índice de transmisión del habla en un rango de intensidad de 1000–2000dB y 1000–5000dB). La investigación ofrece, por tanto, resultados preliminares que evidencian la existencia de parámetros acústico-fonéticos que pueden funcionar como característicos de la depresión y establecer su perfil sonoro discriminante. Dicho perfil puede contribuir a la implementación del análisis automático de los valores del habla como complemento del diagnóstico clínico.

Palabras clave: depresión, envejecimiento, fonética clínica, variables acústicas, variables prosódicas, inteligibilidad del habla.

Introducción

Contextualización: *la depresión y el habla*

La depresión es hoy una de las enfermedades mentales más comunes en el mundo: según estimaciones de James *et al.* (2017), alrededor de 264 millones de personas sufren actualmente de depresión. Los datos para España no difieren de los mundiales: de acuerdo con la última encuesta nacional de la salud (Ministerio de Sanidad, Consumo y Bienestar Social 2019), un 6,7 % de la población adulta (aproximadamente tres millones de personas) declara haber sido diagnosticada de depresión. La cifra puede ser aún mayor si se tienen en cuenta los resultados del ESEMed (Gabilondo *et al.* 2011), que afirman que un 42 % de las personas que padecen depresión no acuden a los servicios de salud. Estos datos demuestran que la depresión es, actualmente, uno de los mayores problemas para la salud pública mundial.

De la misma manera, la depresión es un grave problema para aquellos individuos que la sufren. Más allá de los síntomas propios de la enfermedad, padecerla supone un elevado gasto médico (Olesen *et al.* 2012), muchas veces inasumible para un paciente discapacitado a causa de la enfermedad (Kessler *et al.* 2003; Ustün *et al.* 2004). Estos hechos, unidos a la estrecha relación entre la depresión y el riesgo de suicidio (Jiménez *et al.* 2006), la convierten en una enfermedad con gran repercusión social. Por ello, resulta necesario contar con métodos que faciliten la detección de la depresión, lo que posibilitaría un tratamiento más rápido y efectivo de la misma. Sin embargo, la situación está aún lejos de ser la ideal: la mayoría de los métodos vigentes para el diagnóstico de la depresión (como las respuestas a preguntas en la consulta neuropsicológica o los cuestionarios) dependen en exceso de la experiencia del profesional para evitar sesgos subjetivos (Blais y Baer 2010). A esta dependencia se le une un gran coste temporal, lo que implica que muchas veces no se llegue a tiempo o se llegue más tarde de lo deseable al diagnóstico. Por estas razones, en los últimos años ha habido un auge en la investigación de biomarcadores para la depresión, pero aún no se han encontrado aquellos que sean efectivos (Schmidt *et al.* 2011).

La necesidad de nuevos métodos y la falta de biomarcadores es lo que ha puesto el foco en la producción del habla como marcador de los estados tempranos de la depresión. Las condiciones psicológicas de una persona se reflejan en su discurso (Kiss y Vicsi 2014) y, por tanto, en diversos parámetros acústico-fonéticos. En la depresión destacan los cambios en los parámetros prosódicos (Tóth *et al.* 2008), particularmente sensibles a los cambios de humor y a las emociones. Estos parámetros están estrechamente relacionados con la fonación y la articulación, y conforman así todo un conjunto de datos que puede ayudar a la detección, e incluso a la discriminación, de la depresión. Dichos datos han comenzado a analizarse durante las últimas décadas (Cannizzaro *et al.* 2004; France *et al.* 2000; García-Toro *et al.* 2000) y se han descrito diversos rasgos en la producción del habla de los pacientes con depresión. Uno de los más característicos es el tiempo necesario para la expresión, que en las personas mayores sanas es de por sí más largo debido a la dubitación que tiende a incrementar el número de pausas. Otro rasgo también relevante es la falta de variabilidad entonativa (Edison y Adams 1992).

Con el fin de identificar las variables acústico-fonéticas discriminantes de la depresión, este trabajo se ha organizado en los siguientes apartados. El primero de ellos recoge las aportaciones de otros investigadores a este campo de trabajo, centrándose en los indicadores ya conocidos en la detección de la depresión mediante los valores del habla. Tras ello, se dedicará un apartado al método utilizado en este estudio. Se recogen allí las características del corpus de análisis, los datos relevantes de los informantes y el procedimiento de análisis de datos. En tercer lugar, se presentan los resultados y, en cuarto, la discusión de estos. En la discusión se explican los resultados relevantes, se reflexiona sobre qué implicaciones tienen para el campo de estudio y se apuntan algunas ideas para futuras investigaciones. Finalmente, se ofrecen las conclusiones del trabajo.

Alteraciones fonéticas en la depresión

El último lustro ha servido a la psicología para poner su foco en el estudio del habla, encontrando en ella una de las más eficaces herramientas para la detección de enfermedades mentales. Ello se debe a las alteraciones psicomotoras provocadas por este tipo de trastornos, manifiestas en el discurso de los hablantes afectados a través de una serie de parámetros acústico-fonéticos. Estos parámetros han sido, con frecuencia, parte del proceso de diagnóstico de los problemas de salud mental, pero de manera meramente valorativa. Por ejemplo, el habla de los pacientes diagnosticados con depresión ha tendido a considerarse como apagada, monótona y metálica. Gracias a los estudios de las últimas décadas, estas valoraciones han podido asociarse a los cambios (respecto al discurso de un individuo sano) en la frecuencia fundamental, la estructura de los formantes (es decir, la relación entre las características acústicas y las características articulatorias de los diferentes fonos), la duración y frecuencia de las pausas o la perturbación en la voz (Breznitz 1992; Nilsonne 1987; Rice *et al.* 1969; Scherer 1979).

Cambios en la frecuencia fundamental ($f0$) se han identificado como una de las características clave del habla de los pacientes con depresión: media, varianza, contornos y curtosis son parámetros fundamentales a la hora de detectar la depresión a través del habla (Darby *et al.* 1984, Kiss y Vicsi 2014; Kuny y Stassen 1993; Nilsonne *et al.* 1988). Sin embargo, la *f0* no es el único parámetro que se ve afectado por la depresión: otros estudios muestran también cambios en las frecuencias del primer (F1) y del segundo (F2) formante (France *et al.* 2000; Hargreaves y Starkweather 1964; Kiss y Vicsi 2014; Scherer *et al.* 2015, Shannon *et al.* 2016), e incluso del tercer (F3) formante (France *et al.* 2000). La amplia mayoría de investigaciones concuerdan en una disminución en la altura de estas frecuencias respecto a las producidas por un individuo sano.

Asimismo, en los hablantes con depresión, el *jitter* (la variabilidad temporal entre los ciclos glotales) y el *shimmer* (la variabilidad de intensidad en los ciclos glotales) -variables que se emplean para conocer la estabilidad vocal a corto plazo- sufren un aumento significativo respecto a sus valores normales (Kiss y Vicsi 2014; Quatieri y Malyska 2012; Shannon *et al.* 2016). Tendencia similar se observa en el ruido de aspiración (*aspiration noise*), en el cual la distribución espectral del ruido de aspiración tiende a situarse en las frecuencias más altas. La razón armónico ruido (HNR), sin embargo, sí tiende a disminuir con la aparición (y la gravedad) de la depresión (Quatieri y Maylska 2012). También se producen cambios en el número de fonemas producidos de manera espontánea, la duración de las pausas, la intensidad de la voz o el rango vocal. La mayoría de estos rasgos, con la excepción de la duración de las pausas, disminuye sus valores en comparación con los de una persona sin diagnóstico de depresión (Darby y Hollien 1977; Kiss y Vicsi 2014; Ostwald 1961).

A todas las variables mencionadas se suman las referentes a las vocales, un campo de estudio muy fructífero en los últimos años. Se ha encontrado relación entre la depresión y la duración de la mayoría de las vocales, advirtiendo que las vocales más posteriores y las más redondeadas tienden a tener una duración menor que el resto de las vocales en los casos en los que el individuo padece depresión (Cummins *et al* 2015; Trevino *et al.* 2011). También se ha observado que la depresión afecta al área del espacio vocal (VSA, en inglés), reduciéndola con respecto a la de un individuo sano (Scherer *et al.* 2015).

En general, se considera que el conjunto de estas alteraciones se debe a cambios psicomotores provocados por la depresión (Cummins *et al.* 2015; Quatieri y Malyska 2012) o a cambios en el funcionamiento neurocognitivo y neurofuncional en ciertas áreas del hemisferio derecho, también derivados de la enfermedad (García-Toro *et al.* 2001; Mayberg *et al.* 1999). Debido a esto, y a la fuerte relación entre depresión y envejecimiento (Ivanova *et al.* 2018), es necesario tener en cuenta otras psicopatologías a la hora de estudiar los parámetros acústico-fonéticos ligados a la depresión. De esta forma, es posible discriminar las variaciones (respecto al habla de un individuo sano) causadas por la depresión de aquellas que son producto de otra enfermedad mental. La variación de estos parámetros acústicos se puede medir de manera automática proporcionando, por tanto, dos ventajas indiscutibles: objetividad y rapidez. Dichas ventajas posibilitan la comparación entre parámetros y, con ello, su uso terapéutico.

Objetivos e hipótesis del trabajo

El objetivo de este trabajo es profundizar en la búsqueda de variables acústico-fonéticas que puedan ayudar en la detección temprana de la depresión. Es decir, se busca encontrar parámetros cuantitativos que puedan confirmar (o desmentir) las valoraciones cualitativas sobre el habla de las personas con depresión, que tiende a considerarse plana y monótona (Stasak *et al.* 2019). De esta forma, sería posible emplear (de forma paralela a la valoración del profesional) un sistema de diagnóstico basado en rasgos medibles. Esto podría facilitar la detección de la enfermedad y, por ende, agilizar su diagnóstico y tratamiento.

El presente estudio parte de tres hipótesis. Estas concuerdan con un doble objetivo: por un lado, confirmar la existencia en español de los parámetros acústicos previamente descritos para el habla depresiva y explorar parámetros nuevos que ayuden a caracterizar el habla de los individuos que padecen depresión; por otro, aplicar las pruebas necesarias con el fin de discriminar la depresión de otras psicopatologías con las que pudiese compartir sintomatología temprana (en este caso, demencia y deterioro cognitivo leve).

La primera hipótesis predice sistematicidad de la falta de energía, los movimientos lentos y la pérdida de concentración, rasgos valorativos asociados a la depresión. Se estima que estas características cuentan con un correlato acústico-fonético medible, como puede ser la intensidad, el número de sílabas producidas, el número y la longitud de las pausas, etc. La segunda hipótesis, basada en la sensibilidad de los parámetros prosódicos a sentimientos como la tristeza, predice una mayor incidencia de los rasgos suprasegmentales en la caracterización de la producción del habla de los sujetos diagnosticados de depresión. La tercera, y última, hipótesis vaticina la existencia de parámetros únicos para caracterizar la depresión y diferenciarla de otros trastornos neurocognitivos con los que comparte una sintomatología similar (como son la demencia y el deterioro cognitivo leve).

A pesar de su enunciación, y la conocida importancia de estas suposiciones en un trabajo científico, en este estudio las hipótesis son únicamente herramientas para alcanzar el ya mencionado objetivo: conocer las claves acústico-fonéticas que caracterizan la producción del habla de los hablantes diagnosticados de depresión.

METODOLOGÍA

Para llevar a cabo el presente estudio, se ha analizado una serie de variables acústico-fonéticas a través de un conjunto de pruebas estadísticas aplicadas al corpus de grabaciones de texto leído por individuos mayores. Dichas variables se han obtenido de un corpus creado en base a muestras de lenguaje oral producidas a partir de una tarea de lectura grabada en condiciones controladas. Las pruebas estadísticas, realizadas mediante el programa informático SPSS, buscan encontrar la relación existente entre las mencionadas variables y la depresión.

Corpus

El corpus de análisis está conformado por una base de datos creada por el grupo de investigación *Neurofisiología, cognición y conducta* de la Universidad de Salamanca. Dicha base de datos ha sido creada a partir de la lectura de los dos primeros enunciados del Capítulo I de *El ingenioso hidalgo Don Quijote de la Mancha*. Cuenta con muestras de un total de 91 informantes, organizadas según 215 variables: una variable identificativa, una variable de clasificación, tres variables sociológicas, seis variables cognitivas y 204 variables acústico-fonéticas. De estas variables 210 han sido analizadas para conocer su relación con la depresión. Se han excluido del análisis:

1. El anagrama identificativo del informante, el cual no proporciona información relevante para el trabajo.
2. Los valores totales ponderadores del *Mini-Mental State Examination* (MMSE) de Folstein, los cuales se han sustituido por la variable de diagnóstico.
3. Los valores totales del *Set-Test* de Isaacs para la fluencia semántica (ISAACS), la cual no ha constituido el objeto de análisis del presente estudio.
4. Los valores totales de la prueba de la escala de ansiedad y depresión de Goldberg (GADS), que han sido reemplazados por la valoración de Goldberg (es decir, por los valores ya interpretados).
5. La variable voz/no voz, que indica si se cuenta con todos los valores de las variables acústico-fonéticas para un informante.

Con el fin de cumplir con los objetivos propuestos por el estudio, se ha dividido a los participantes de la base de datos en diversos grupos. La división se ha hecho en función de las variables de diagnóstico y valoración de Goldberg, que han funcionado como las variables independientes de esta investigación. La variable diagnóstica puede resultar en cuatro variantes diferentes, según la evaluación que haya dado un profesional al informante. Estas variantes son las siguientes: normalidad (no padece ninguna enfermedad), deterioro cognitivo leve (DCL), demencia y depresión. La variable de valoración de Goldberg, que valora al informante según los resultados que este ha obtenido en la escala de ansiedad y depresión de Goldberg (GADS), ofrece, a su vez, tres valores distintos: normalidad, depresión y depresión mixta (depresión con ansiedad). De acuerdo con este conjunto de valores y variantes, se han obtenido los siguientes grupos (tabla 1).

Tabla 1: Grupos Depresión- GADS

Diagnóstico neurocognitivo	Valoración de Goldberg
Normalidad	Normalidad con normalidad
	Normalidad con depresión
	Normalidad con depresión mixta
DCL	DCL con normalidad
	DCL con depresión
	DCL con depresión mixta
Demencia	Demencia con normalidad
	Demencia con depresión
	Demencia con depresión mixta
Depresión	Depresión con depresión mixta

Con la división llevada a cabo, se han empleado las variables acústico-fonéticas como variables dependientes en relación con grupos. Las variables sociológicas (grado escolar, edad y género) y los valores totales de fluidez fonológica (FF)[1], que sufren severas alteraciones (como se indica en Fossati, Ergis y Allilaire 2003), han funcionado como variables moderadoras, es decir, para comprobar si alteraban la relación entre las variables dependientes e independientes.

---

1 Tarea que implica la producción de una serie de palabras que empiecen por una letra o fonema determinado en un intervalo de tiempo preestablecido (en general, un minuto).

Informantes

La muestra del estudio está conformada por un total de 91 informantes, cuyos datos sociológicos y cognitivos se muestran en las tablas 2 y 3.

Tabla 2: Informantes del estudio

	N.º total.	N.º muj.	N.º homb.	Edad (media)	Edad (rango)
Informantes (total)	91	47	44	77,25	54-90
Normalidad (total)	30	15	15	75,67	54-90
Normalidad con normalidad	10	5	5	71,2	63-84
Normalidad con depresión	10	5	5	79,7	67-90
Normalidad con depresión mixta	10	5	5	76,1	54-85
DCL (total)	30	15	15	79,73	57-90
DCL con normalidad	10	5	5	76,2	57-86
DCL con depresión	10	5	5	80,3	67-90
DCL con depresión mixta	10	5	5	82,7	66-90
Demencia (total)	24	12	12	78,13	57-83
Demencia con normalidad	10	5	5	77,4	59-90
Demencia con depresión	4	2	2	84,75	76-89
Demencia con depresión mixta	10	5	5	76,2	62-87
Depresión (total)	7	5	2	70,43	54-83
Depresión con depresión mixta	7	5	2	70,43	54-83

Muj.= mujeres. Homb.= hombres

Tabla 3: Informantes del estudio: nivel educativo y fluidez fonológica (FF)

	Estudios mínimos	Estudios máximos	FF (M)	FF (rango)
Informantes (total)	Sin estudios	Universitario	7,88	1–22
Normalidad (total)	Lectoescritura	Universitario	9,45	4–22
Normalidad con normalidad	Primario	Universitario	10,5	9–17
Normalidad con depresión	Básico	Universitario	9,22	4–18
Normalidad con depresión mixta	Lectoescritura	Universitario	8,60	4–22
DCL (total)	Sin estudios	Universitario	6,45	3–12
DCL con normalidad	Primario	Universitario	6,3	3–10
DCL con depresión	Básico	Universitario	7	4–12
DCL con depresión mixta	Sin estudios	Universitario	6,1	4–9
Demencia (total)	Sin estudios	Universitario	6,35	1–14
Demencia con normalidad	Sin estudios	Universitario	7	1–11
Demencia con depresión	Lectoescritura	Primario	3,75	1–6
Demencia con depresión mixta	Lectoescritura	Universitario	6,8	1–14
Depresión (total)	Primario	Universitario	12,29	6–22
Depresión con depresión mixta	Primario	Universitario	12,29	6–22

Procedimiento de análisis de datos

Los datos se han procesado mediante el programa informático IBM SPSS Statistics (v. 26.0.00). Para procesar estos datos, se ha dividido la base de datos matriz en diversos grupos, como se ha explicado en el apartado anterior. Tras realizar la división, se han analizado los grupos resultantes. El análisis de los grupos ha seguido en todos los casos el mismo orden y procedimiento, resumido en la tabla 4 y explicado más abajo:

Tabla 4: Pruebas estadísticas realizadas (resumen)

Prueba	Fundamento
Regresión logística multinomial	Comprobar la existencia de alteraciones provocadas por las variables moderadoras entre las variables dependientes y la variable independiente. Si existe alteración, no se pasa a la siguiente prueba.
Shapiro-Wilk	Comprobar la normalidad de la distribución para cada una de las variables dependientes. Si no hay normalidad, no se pasa a la siguiente prueba.
Prueba de Levene	Comprobar la homogeneidad de varianzas de una variable independiente dentro de un determinado subgrupo. Para ello, se tiene en cuenta la media de Levene.
ANOVA	Buscar relaciones significativas entre las variables dependientes y la variable independiente. Solo se tienen en cuenta aquellos resultados que tengan el mismo número de muestras y/u homogeneidad de varianzas.
Tukey test (post hoc)	Comprobar la relación concreta que existe entre variable independiente y subgrupo.
T test	Buscar relaciones significativas entre las variables dependientes y la variable independiente. Solo se tienen en cuenta aquellos resultados que tengan el mismo número de muestras y/u homogeneidad de varianzas.

1. Comprobar la interacción entre las variables moderadoras y las variables dependientes. Para ello se ha realizado una regresión logística multinomial.
2. Comprobar la normalidad de la distribución mediante la prueba de Shapiro-Wilk. Para ello se ha tomado como factor independiente la variable independiente.
3. Buscar la relación entre las variables acústicas y los diferentes grupos mediante un ANOVA. Con el fin de obtener datos exactos, únicamente se han tomado en cuenta aquellas variables que contasen con el mismo número de muestras válidas[2] y/o que cumpliesen la homogeneidad de varianzas (constatada mediante una prueba de Levene realizada simultáneamente al ANOVA).
4. Comprobar la relación concreta entre variable y subgrupo mediante una prueba *post hoc* de Tukey. Solo se han tenido en consideración aquellas variables que han obtenido resultados significativos en ANOVA.

---

2 Se considera una muestra válida aquella en la que no se han perdido los valores de la variable a estudiar.

5. Comprobar las relaciones obtenidas por el ANOVA mediante una prueba *t*. Para la realización del *t test* se han contrastado los grupos normalidad – depresión, normalidad – depresión mixta, depresión – depresión mixta y normalidad – depresión y depresión mixta. También se ha observado el grupo depresión – normalidad, demencia y DCL (aplicando como variable independiente el diagnóstico). Como en el caso del ANOVA, solo se han tenido en cuenta los resultados que cumpliesen la homogeneidad de varianzas (comprobada mediante una prueba de Levene que realiza el *t test* automáticamente).

Los parámetros acústico-fonéticos que han sido considerados relevantes para la detección de la depresión son aquellos que, además de repetirse entre los grupos, han resultado en una relación significativa entre variable dependiente e independiente tanto en la prueba de ANOVA como en la prueba *t*.

Definición de los rasgos acústico-fonéticos significativos

El ancho de banda (B2 y B4) es la longitud de la extensión en la cual se sitúan las frecuencias de un determinado formante (en este caso, segundo y cuarto formante). Tiende a medirse en hercios y se define como la «función de la pérdida de energía debida al calor de conducción, a la viscosidad, al movimiento de las paredes de las cavidades resonantes, a la radiación del sonido desde los labios y a la parte real de la impedancia glótica» (Aronson et. al. 2000: 12).

La intensidad en un ancho de banda de x Hz (I x Hz) es un parámetro que, como su nombre indica, está relacionado al ancho de banda. Depende, por tanto, de la amplitud del movimiento vibratorio que lo origina, la cual está supeditada a las variaciones en la presión del aire, y que es dependiente, a su vez, del esfuerzo articulatorio (Albalá y Marrero 1995). El esfuerzo articulatorio es definido por Malécot (1955) como la energía muscular necesaria para articular un sonido.

El valor eficaz de la intensidad (I RMS) es la raíz de la media cuadrática de una magnitud y sirve para conocer «la variación media de la presión del aire» (Ladefoged 1996: 83; traducción propia), variación que determina el volumen de un sonido (Ladefoged 1996) y mide, como su nombre indica, la intensidad de cada una de las sílabas de una palabra. Esta intensidad puede utilizarse para calcular la variabilidad en el ritmo de habla de los individuos (He 2017; He y Dellwo 2016), fenómeno ligado al grado de apertura de la boca (Chandrasekaran *et al.* 2009; Erickson *et al.* 2015).

El índice de transmisión del habla (LTAS) es un método para calcular la inteligibilidad del habla (Hougast y Steeneken 1985; Steeneken y Hougast 1973).

La inteligibilidad del habla está ligada a las características físicas del canal de transmisión del mensaje, pero también a las diferencias entre hablantes (Bradlow et al. 1996; Hood y Poole 1980), al estilo del habla (Piecheny et al. 1985) y a la complejidad del mensaje (Pollack 1964).

RESULTADOS

Los resultados del estudio recogen las variables acústico-fonéticas que han obtenido relaciones significativas en ambas pruebas (ANOVA y prueba *t*) para más de un grupo. Estas se presentan en las tablas 5, 6, 7 y 8 (la primera cifra de cada celda corresponde a la media, entre paréntesis se indica la desviación estándar).

Tabla 5. Valores de las variables acústico-fonéticas. Grupo normalidad

	Normalidad con normalidad	Normalidad con depresión	Normalidad con depresión mixta
B2	577,8767 (63,837849)	496,092 (103,642560)	491,6441 (72,947642)
B4	657,01270 (109,421536)	594,26810 (109,829327)	640,86060 (123,943876)
IB 1000	15,39666 (4,195071)	11,33176 (4,745310)	11,94981 (4,941335)
IB 1250	9,45863 (4,541832)	7,32153 (3,974260)	7,61303 (2,899380)
IB 1500	6,33375 (6,157713)	7,02987 (4,475233)	6,57863 (3,452267)
I RMS	,13383 (,056236)	,11312 (,038507)	,11065 (,022004)
LTAS 1–2k	28,53652 (4,409536)	26,48761 (4,79653)	26,16355 (3,428138)
LTAS 1–5k	23,66516 (4,148012)	21,91258 (4,278829)	21,30446 (2,986169)
PVI I stdevM	6,58825 (,809216)	6,33850 (,772206)	6,54416 (,616671)
PVI I stdevP	7,33794 (,865782)	7,06054 (,800348)	7,20230 (,674528)
PVI I varcoP	11,07571 (1,370725)	10,66982 (1,369369)	11,02526 (1,054772)

Tabla 6. Valores de las variables acústico-fonéticas. Grupo DCL

	DCL con normalidad	DCL con depresión	DCL con depresión mixta
B2	656,9138 (83,845264)	538,3462 (56,277953)	465,3797 (57,846537)
B4	688,0251 (67,665132)	609,9115 (116,835126)	540,88360 (111,679409)
IB 1000	12,89001 (4,470454)	13,55325 (5,414006)	13,15107 (5,631085)
IB 1250	4,65161 (3,150968)	8,76164 (4,760842)	8,96050 (2,786327)
IB 1500	1,11301 (4,900480)	7,41912 (3,763394)	7,57819 (2,747897)
I RMS	,12248 (,023919)	,11774 (,040644)	,10460 (,017076)
LTAS 1–2k	23,48178 (3,220484)	27,97810 (4,343641)	27,08149 (3,384101)
LTAS 1–5k	19,08943 (3,056560)	23,14644 (4,776804)	22,40954 (2,913840)
PVI I stdevM	7,39471 (,731545)	6,42118 (,249166)	6,60897 (,746333)
PVI I stdevP	8,22708 (,98386)	7,22946 (,688323)	7,38439 (,735764)
PVI I varcoP	12,58362 (1,390686)	11,10309 (1,001541)	11,29158 (1,154980)

Tabla 7. Valores de las variables acústico-fonéticas. Grupo demencia

	Demencia con normalidad	Demencia con depresión	Demencia con depresión mixta
B2	494,78740 (90,004026)	470,988 (119,659987)	488,209 (96,421884)
B4	602,61590 (95,580431)	571,99425 (54,243737)	543,05090 (106,152448)
IB 1000	13,85513 (3,417330)	11,83771 (2,079284)	9,61648 (3,387143)
IB 1250	10,10429 (2,327021)	7,19272 (2,603874)	5,45924 (4,754808)
IB 1500	7,97217 (3,396578)	6,68799 (2,416012)	4,40716 (4,695404)
I RMS	,11412 (,014376)	,08519 (,017182)	,08795 (,031516)
LTAS 1–2k	28,65506 (2,326723)	26,66918 (2,459164)	24,88439 (4,121066)
LTAS 1–5k	24,30497 (2,142577)	22,73762 (3,145460)	20,30329 (3,790377)
PVI I stdevM	6,56466 (,630358)	5,80418 (,038152)	6,22666 (,69725)
PVI I stdevP	7,63316 (,419627)	6,42367 (,562174)	7,09535 (,943031)
PVI I varcoP	11,54648 (,706723)	10,19948 (,760580)	10,96183 (1,157381)

Tabla 8. Valores de las variables acústico-fonéticas. Grupo depresión

	Depresión con depresión mixta
B2	525,18514 (69,521285)
B4	649,83186 (75,893267)
IB 1000	11, 84788 (3,618079)
IB 1250	8,88446 (4,184742)
IB 1500	8,02698 (4,762116)
I RMS	,11729 (,020530)
LTAS 1–2k	28,03029 (4,174490)
LTAS 1–5k	23,17247 (23,17247)
PVI I stdevM	5,88786 (,739785)
PVI I stdevP	7,15049 (,895462)
PVI I varcoP	10,59614 (10,59614)

DISCUSIÓN

Características fonéticas de hablantes con depresión

Del total de parámetros analizados en los resultados, únicamente once pueden considerarse verdaderos marcadores para la detección temprana de la depresión. Estos pueden dividirse en tres grupos diferentes: factores acústicos, factores prosódicos e inteligibilidad del habla.

Parámetros acústicos: Los primeros rasgos acústicos que pueden considerarse marcadores para la detección de la depresión son el ancho de banda del segundo formante (B2) y el ancho de banda del cuarto formante (B4). Como se observa en las tablas, los valores medios de B2 y B4 son menores en los pacientes valorados con depresión y depresión mixta, es decir, el ancho de banda de estos formantes tiene un rango de frecuencias efectivas menor (Ladefoged 1996) debido a las pérdidas de energía acústica que provocan las alteraciones fisiológicas del tracto vocal (Park 2002; Stevens 1998). Esto implica, por tanto, que los sujetos con depresión padecen pérdidas de energía acústica más severas que los individuos que no sufren de esta enfermedad. Tales pérdidas se ven reflejadas en los anchos de banda de los formantes[3], que tenderán a ser menos extensos cuando esté presente la depresión.

La intensidad engloba cuatro parámetros acústicos que pueden considerarse relevantes para la detección de la depresión. Se trata, por tanto, del elemento de mayor importancia a la hora de descubrir la enfermedad mediante los valores del habla. Los indicadores de la depresión relativos a la intensidad son los siguientes: la intensidad en un ancho de banda de 1000 Hz (I B 1000), 1250 Hz (I B 1250) y 1500 Hz (I B 1500) y el valor eficaz de la intensidad (I RMS). Los tres primeros parámetros están relacionados con el ancho de banda, pero actúan de maneras distintas. En los casos en los que el ancho de banda se sitúa entre 1000 y 1250 Hz, los individuos con depresión sufren una disminución de la intensidad. Sin embargo, si la banda es de 1500 Hz, la intensidad de los sonidos producidos por estos sujetos aumenta. Esto significa, por consiguiente, un menor esfuerzo muscular de los individuos valorados con depresión en frecuencias más bajas (1000 – 1250 Hz), pero una mayor fuerza de articulación en frecuencias más altas (1500 Hz). No obstante, estas afirmaciones cuentan con dos grandes excepciones. Por un lado, las personas diagnosticadas de DCL y valoradas con depresión o depresión mixta aumentan la intensidad en el rango de frecuencias de 1000 – 1250 Hz. Por otro, los individuos que padecen demencia y algún tipo de depresión producen sonidos menos intensos en un ancho de banda de 1500 Hz. Estos hechos tienen dos implicaciones:

1) En el rango de ancho de banda de 1000 – 1250 Hz, existe un menor esfuerzo articulatorio de los individuos con depresión en comparación con los individuos sanos o con demencia. Este esfuerzo, no obstante, es mayor al de las personas con DCL. Esto conlleva que un hablante que padece deterioro cognitivo y depresión (o depresión mixta) tenga mayores valores de intensidad en este rango que aquellos individuos con DCL que tengan una valoración de normalidad.

2) La fuerza articulatoria de los sujetos con depresión es mayor a la de los informantes sanos o con DCL en el ancho de banda de 1500 Hz. Sin embargo, este esfuerzo es menor si es comparado al de los sujetos diagnosticados de

---

3 Aunque B1 no haya sido tenido en cuenta debido a la falta de normalidad de la distribución en el grupo de demencia, se puede observar la disminución de sus valores medios en los casos de depresión.

demencia. Por ende, alguien con demencia y depresión (o depresión mixta) producirá sonidos menos intensos en este ancho de banda que una persona con demencia y valoración de normalidad.

Así pues, estos rasgos sirven tanto para la detección de la depresión como para su diferenciación del deterioro cognitivo leve (I B 1000 e I B 1250) y de la demencia (I B 1500). Esto no acontece con el valor eficaz de la intensidad, el cual funciona únicamente como indicador de la depresión. Como se refleja en las tablas, los valores de esta variable son siempre menores en individuos con depresión o depresión mixta. Esto significa que los sonidos producidos por estos individuos son de menor volumen que aquellos realizados por alguien que no tenga ningún tipo de depresión.

Parámetros prosódicos: Existen tres parámetros prosódicos que pueden considerarse marcadores de la depresión: la desviación estándar de la media de intensidad silábica (PVI I stdevM), la desviación estándar del máximo nivel de intensidad silábica (PVI I stdevP) y el coeficiente de variación de la desviación estándar[4] del máximo nivel de intensidad silábica (PVI I varcoP). Como dejan entrever los resultados, la variabilidad siempre es menor en los individuos que padecen depresión o depresión mixta: la media de estas variables es menor cuando el individuo sufre de esta enfermedad. Por tanto, estos parámetros pueden usarse como marcadores de la depresión. Sin embargo, el hecho de que la desviación estándar normalizada de la intensidad silábica (PVI I varcoM) no cumpla las condiciones[5] para considerarse un indicador de la depresión crea dudas sobre la viabilidad de la desviación estándar de la media de intensidad silábica (PVI I stdevM) como marcador de la enfermedad. Esto tendrá que ser analizado más detalladamente en futuros estudios.

Inteligibilidad del habla: El último rasgo característico del habla de un individuo con depresión es, según los resultados de este estudio, la menor inteligibilidad de su discurso en ciertos rangos de intensidad. Esto es demostrado por el índice de transmisión del habla (STI, en inglés), y que tiende a ser menor tanto en un rango de 1000–2000 dB (LTAS 1–2k), como en un rango de 1000–5000 dB (LTAS 1–5k). Debido al corpus de análisis de este trabajo, basado en la lectura de dos enunciados concretos, es posible decir que la manera de hablar de los individuos con depresión (a estudiar en futuras investigaciones) es lo que provoca una menor inteligibilidad de sus mensajes. Esta inteligibilidad, no obstante, es mayor que la de aquellos sujetos que han sido diagnosticados de DCL.

---

4 También conocido como desviación estándar normalizada.
5 La media sube en casos de depresión mixta.

Por ello, cuando convive este diagnóstico con la valoración de depresión, se obtienen valores mayores del índice de transmisión del habla que en los casos en los que el deterioro cognitivo leve es el diagnóstico único.

Conjunto de parámetros acústico-fonéticos resultantes: Seis de los resultados obtenidos pueden considerarse variaciones derivadas únicamente de la depresión y, por tanto, sirven para caracterizar esta enfermedad diferenciándola de la normalidad, DCL y la demencia. Estos son los anchos de banda del segundo y cuarto formante (B2 y B4, respectivamente), el valor eficaz de la intensidad (I RMS) y los parámetros ligados a la intensidad silábica (PVI I stdevM, PVI I stdvevP y PVI I varcoP). Los resultados de estos marcadores son siempre menores en los casos de depresión (ya sea como diagnóstico o cómo valoración de Goldberg). Es decir, el ancho de banda del segundo formante (B2) de un sujeto diagnosticado de depresión tiene un rango de frecuencias efectivas menor que el de un individuo sin diagnóstico o diagnosticado de DCL o demencia. De la misma manera, si se comparan dos personas con una evaluación diferente a la de depresión, el B2 de aquella valorada de depresión según el test de Goldberg será menor al de aquella considerada en situación de normalidad.

La situación es ligeramente diferente en los cinco resultados restantes. La intensidad en un ancho de banda de 1000 Hz (I B 1000), 1250 Hz (I B 1250) y 1500 Hz (I B 1500), así como el índice de transmisión del habla en un rango de intensidad de 1000–2000 dB (LTAS 1–2k) y de 1000–5000 dB (LTAS 1–5k) no sufren una variación homogénea. En el caso de I B 1500, los valores resultantes son mayores en los diagnosticados de depresión si se confrontan con los de aquellos sujetos sanos o diagnosticados de DCL. No obstante, al contrastarlos con los individuos diagnosticados de demencia, los valores resultantes son menores. Es más, un individuo con demencia valorado con depresión según la prueba de Goldberg presentará resultados inferiores al de una persona que únicamente padezca demencia. Algo similar ocurre con el resto de las variables restantes (I B 1000, I B 1250, LTAS 1–2k y LTAS 1–5k). En comparación con los sujetos sanos y los diagnosticados de demencia, los valores resultantes son menores. Sin embargo, si se contraponen estos a los obtenidos por las personas que padecen DCL, se observa que estos resultados son mayores. Por ello, un hablante con DCL valorado con depresión obtendrá valores superiores al de una persona que únicamente padezca DCL. Por tanto, estos rasgos sirven para discernir entre demencia y depresión, y entre deterioro cognitivo leve y depresión.

En resumen, existe un total de once parámetros acústico-fonéticos (seis segmentales y cinco suprasegmentales) que pueden funcionar como marcadores para la detección de la depresión en fases tempranas. Seis de ellos son propios de la enfermedad y, por tanto, pueden servir para diferenciarla del resto de grupos presentados en este estudio (normalidad, DCL y demencia). Cinco de ellos sirven, además, para oponerla por pares a la demencia o al deterioro cognitivo leve.

Salud mental y habla: valores discriminantes entre enfermedades mentales y enfermedades neurodegenerativas

Este estudio ha evidenciado nuevos parámetros acústico-fonéticos que pueden funcionar como indicadores de la depresión. Estos, unidos a los ya conocidos, sirven para crear un perfil sonoro más detallado de este trastorno. Dicho perfil puede ayudar en la implementación de un nuevo método de diagnóstico basado en el análisis automático de los valores del habla. Este análisis agilizaría la detección de la enfermedad y contribuiría a su distinción respecto a otras enfermedades con las cuales comparte sintomatología temprana. No obstante, para poder llevar a cabo dicho análisis, sería necesario hacer una nueva revisión de los mencionados indicadores conocidos, ya que la presente investigación ofrece datos no en todo coincidentes con los obtenidos en estudios anteriores. Es posible decir, por tanto, que el estudio presenta innovaciones y requiere, al mismo tiempo, la necesidad de comprobaciones.

La investigación sirve, además, para resaltar la importancia de los factores puramente acústicos en la singularización del habla de un individuo. Como constatan los resultados, son indicadores de gran relevancia a la hora de detectar las condiciones psicológicas de un paciente, ya que son los que están ligados a un mayor número de alteraciones psicomotoras.

Ideas para futuras investigaciones

En primer lugar, es necesario comprobar los resultados obtenidos por este estudio. Para ello bastaría con analizar las variables relevantes en un corpus de análisis conveniente. Es preciso que este corpus cuente con una distribución normal para todas las variables y con cierta homogeneidad en el número de muestras. Otra opción sería ampliar el corpus existente, necesitando para ello un mayor número de informantes diagnosticados de depresión y valorados con depresión según el GADS. Asimismo, no se puede descartar el efecto del tipo de prueba –lectura en voz alta– sobre la distribución de los parámetros obtenidos, y sería necesario contrastar sus resultados con la manifestación de las mismas variables fonéticas a partir de otro tipo de pruebas (p.ej., *habla espontánea, descripción de una imagen, narración de recuerdo,* etc.).

Otras comprobaciones posibles tienen relación con la edad y otras variables sociológicas. Es decir, es necesario trabajar con pacientes de menor edad y comprobar la supuesta utilidad de los resultados en todos los rangos generacionales[6]. También es importante trabajar con grupos sociológicos más diferenciados. A pesar de que lo esperable sea que marcadores de la depresión sean los mismos en todos los casos, es necesario verificarlo. Una posibilidad es trabajar con pacientes diagnosticados de depresión, pero con diferente situación laboral (incapacitado para trabajar – desempleado – empleado). También sería beneficioso analizar la relevancia de estos parámetros en el grado de depresión del individuo. En el mismo campo, otra opción es investigar cómo actúan dichos parámetros en un individuo medicado durante todos los procesos de su medicación (desde que la comienza hasta que la acaba). Finalmente, sería interesante comprobar la relevancia de los resultados en individuos que han experimentado intentos de suicidio. De esta manera, sería posible conocer su importancia en la detección del riesgo de suicidio. Más allá de la búsqueda de valores del habla, sería provechoso analizar el efecto de la biorretroalimentación[7] visual y acústica en los casos de enfermedad mental. Conocer la posibilidad de controlar las funciones corporales ligadas a ciertos parámetros acústico-fonéticos que actúan como indicadores de una enfermedad podría llegar a ayudar en su tratamiento.

Una última opción, entre las muchas existentes, es el análisis automatizado de los valores del habla para la detección de la ansiedad. La ansiedad, como la depresión, es una de las enfermedades más comunes en la población mundial. Según Bandelow y Michaelis (2015), alrededor del 33.7 % de la población mundial sufre ansiedad durante algún momento de su vida. Esto es aún más preocupante al descubrir que un 90 % de los pacientes que sufren de ansiedad general acaban padeciendo depresión (Tiller 2013). Debido a ello, y a la sintomatología poco específica de la enfermedad (Tiller 2013), es necesario encontrar parámetros acústico-fonéticos que puedan ayudar a su detección.

El campo de la salud mental es un área de necesario trabajo en la sociedad actual, por lo que es indispensable continuar analizando los valores del habla: obteniendo resultados precisos se facilita un modelo de detección automática que agiliza el tratamiento de estas patologías.

---

6   Como se ha observado, la edad no altera la relación entre las variables acústico-fonéticas que se han presentado como resultados y la variable independiente (la depresión).
7   La biorretroalimentación es una técnica destinada a controlar determinadas funciones corporales.

CONCLUSIÓN

Los resultados de este trabajo cumplen el objetivo propuesto para el mismo: la variabilidad del ritmo o el ancho de banda de los formantes son claves acústico-fonéticas hasta ahora no descritas que caracterizan la producción del habla en la depresión. Sin embargo, no todas las hipótesis se han cumplido. Los rasgos suprasegmentales han demostrado tener mayor incidencia en la caracterización de la depresión que los rasgos segmentales.

Estos últimos, además, parecen reflejar mejor los cambios psicomotores provocados por la depresión y, por ende, tienen una mayor importancia a la hora de caracterizar el habla de un individuo diagnosticado de esta enfermedad. Una posible explicación de estos resultados es el tipo de la tarea empleada: la lectura en voz alta puede haber afectado la elicitación del habla (comparando, por ejemplo, con la producción oral espontánea).

Los resultados son más positivos en lo referido a la existencia de indicadores que evidencien los rasgos valorativos de la depresión. Las variaciones en la intensidad reflejan la falta de energía a través de una supuesta "desgana" al hablar (provocado por el menor esfuerzo articulatorio) y de un menor volumen respecto al individuo sin enfermedad. La reducida intensidad silábica justifica, a su vez, los supuestos movimientos lentos, debido a su relación con una menor apertura de la boca (la cual también puede ligarse a la falta de energía). No se han encontrado, no obstante, parámetros que puedan explicar la pérdida de concentración (como podría haber sido un mayor número de pausas). Sí se cuenta con variaciones propias de la depresión: los cambios en los anchos de banda del segundo y el cuarto formante, el valor eficaz de la ansiedad y las variaciones en la intensidad silábica son tres parámetros que únicamente sufren cambios con la depresión, lo que confirmaría la tercera hipótesis.

Por tanto y, en resumen, es posible afirmar que el estudio ha ofrecido resultados positivos en relación con los objetivos planteados. Sin embargo, sería necesario trabajar con otro corpus más extensos si se quiere ofrecer resultados realmente precisos. Esta investigación, por tanto, ofrece unos resultados preliminares que posibilitan una mayor profundización en esta área de estudio.

REFERENCIAS

Albalá, M. y Marrero, V. (1995). La intensidad de los sonidos españoles, *Revista de Filología España,* 75 (1/2), 105–132.

Aronson, L., Rufiner, H., Furmanski, H. y Estienne, P. (2000). Características acústicas de las vocales del español rioplatense, *Fonoaudiológica*, 46 (2), 12-20.

Bandelow, B. y Michaelis, S. (2015). Epidemiology of Anxiety Disorders in 21st century, *Dialogues in Clinical Neuroscience*, 17 (3), 327-335.

Blais, M. y Baer, L. (2010). Understanding Rating Scales and Assessment Instruments. En L. Baer y M. Blais (eds.), *Handbook of Clinical Rating Scales and Assessment in Psychiatry and Mental Health*, pp. 1-6. Totowa, NJ: Humana Press.

Bradlow, A., Toretta, G. y Pisoni, D. (1996). Intelligibility of Normal Speech I: Global and Fine- grained Acoustic-phonetic Talker Characteristics, *Speech Common*, 20 (3-4), 255-272.

Breznitz, Z. (1992). Verbal Indicators of Depression, *The Journal of General Psychology*, 119 (4), 351-363.

Cannizzaro, M., Harel, B., Reilly, N., Chappel, P. y Snyder, P.J. (2004). Voice Acoustical Measurement of the Severity of Major Depression, *Brain and Cognition*, 56 (1), 30-35.

Chandrasekaran, C., Trubanova, A., Stillittano, S., Caplier, A. y Ghazanfar, A. (2009). The Natural Statistics of Audiovisual speech, *PLoS Computational Biology*, 5 (7), e1000436.

Cummins, N., Sethu, V., Epps, J., Schnieder, S. y Krajewski, J. (2015). Analysis of Acoustic Space Variability in Speech Affected by Depression, *Speech Communication*, 75 (C), 27-49.

Darby, J., Simmons, N. y Berger, P. (1984). Speech and Voice Parameters of Depression: a Pilot Study. *Journal of Communication Disorders*, 17 (2), 75-85.

Darby, J. y Hollien, H. (1977). Vocal and Speech Patterns of Depressive Patients, *Folia Phoniatrica (Basel)*, 29 (4), 279-291.

Edison, J.D. y Adams, H.E. (1992). Depression, Self-focus, and Social Interaction, *Journal of Psychopathol and Behavioral Assessment*, 14, 1-19.

Erickson, D., Kim, J., Kawahara, S., Wilson, I., Menezes, C., Suemitsu, A. y Moore, J. (2015). Bridging Articulation and Perception: the C/D Model and Contrastive Emphasis. En The Scottish Consortium for ICPhS 2015 (ed.), *Proceedings of the 18th International Congress of Phonetic Sciences*. Glasgow, UK: the University of Glasgow.

Fossati, P., Ergis, A. M. y Allilaire, J. F. (2003). Qualitative Analysis of Verbal Fluency in Depression. *Psychiatry Research*, 1, 17-24.

France, D., Shiavi, R., Silverman, S., Silverman M. y Wilkes, D. (2000). Acoustical Properties of Speech as Indicators of Depression and Suicidal Risk, *IEEE Transactions on Biomedical Engineering*, 47 (7), 829-937.

Gabilondo, A., Rojas-Farreras, S., Rodríguez, A., Fernández, A., Pinto-Meza, A., Vilagut, G., Haro, J. y Alonso, J. (2011). Use of Primary and Specialized Mental Health Care for a Major Depressive Episode in Spain by ESEMeD respondents, *Psychiatric Services,* 62 (2), 152–161.

García-Toro, M., Talavera, J., Saiz-Ruiz, J. y González, A. (2000). Prosody Impairment in Depression Measured through Acoustic Analysis, *The Journal of Nervous and Mental Disease,* 188 (12), 824–829.

García-Toro, M., Montes, J. y Talavera, J. (2001). Functional Cerebral Symmetry in Affective Disorders: New Facts Contributed by Transcranial Magnetic Stimulation, *Journal of Affective Disorders,* 66 (2-3), 103–109.

Hargreaves, W. y Starkweather, J. (1964). Voice Quality Changes in Depression, *Language Speech,* 7 (2), 84–88.

He, L. (2017) Speaker Idiosyncratic Intensity Variability in the Speech Signal. Zurich: University of Zurich, Faculty of Arts.

He, L. y Dellwo, V. (2016). The Role of Syllable Intensity in Between-speaker Rhythmic Variability, *International Journal of Speech Language and the Law,* 23 (2), 243–373.

Hood, J. y Poole, J. (1980). Influence of the Speaker and Other Factors Affecting Speech Intelligibility, *Audiology,* 19 (5), 434–455.

Hougast, T. y Steeneken, H. (1985). A Review of the MTF Concept in Room Acoustics and it's Use for Estimating Speech Intelligibility in Auditoria, *The Journal of Acoustical Society of America,* 77 (3), 1060–1077.

Ivanova, O., Meilán, J.J.G., Martínez-Sánchez, F. y Carro, J. (2018). Speech Disorders in Alzheimer's Disease: Preclinical markers of dementia? En C. Pracana y M. Wang (eds), *Psychological Applications and Trends,* pp. 464–468. Lisboa: InScience Press

James, S., Abate, D., Hassen, K., Abay, S., Abbafati, C., Abbasi, N., Abbastabar, Abd-Allah, F., Abdela, J., Abdelalim, A., Abdollahpour I., Abdulkader, R., Abebe, Z., Abera, S., Abil, O., Abraha, H., Abu-Raddad, L., Abu-Rmeileh, N., Accrombessi, M., ... y Murray, C. (2017). Global, Regional, and National Incidence, Prevalence, and Years Lived with Disability for 354 Diseases and Injuries for 195 Countries and Territories, 1990–2017: a Systematic Analysis for the Global Burden of Disease Study 2017, *The Lancet,* 392 (10159), 1789–1852.

Jiménez, L., Bobes, J. y Saiz, P. (2006). Suicidio y Depresión, *Humanitas, Humanidades Médicas,* 9, 1–21.

Kessler, R., Berglund, P., Demler, O., Jin, R., Koretz, D., Merikangas, K., Rush, A., Walters, E. y Wang, P. (2003). The Epidemiology of Major Depressive Disorder: Results from the National Comorbidity Survey Replication (NCSR), *Journal of the American Medical Association,* 289 (23), 3095–3105.

Kiss, G. y Vicsi, K. (2014). Physiological and Cognitive Status Monitoring on the Base of Acoustic-Phonetic Speech Parameters. En Besacier, L., Dediu, A. y Martín-Vide, C. (eds.), *Statistical Language and Speech Processing. SLPS 2014. Lecture Notes in Computer Science*, vol. 8791, pp. 120–131. Cham: Springer Cham.

Kuny, S. y Stassen, H. (1993). Speaking Behavior and Voice Sound Characteristics in Depressive Patients during Recovery, *Journal of Psychiatric Research*, 27 (3), 289–307.

Ladefoged, P. (1996). *Elements of Acoustic Phonetics*. Chicago: University of Chicago Press.

Malecot, A. (1955). An experimental study of force articulation, *Studia Linguistica*, 9 (1–2), 35–44.

Mayberg, H., Liotti, M., Brannan, S., McGinnis, S., Mahurin, R., Jerabek, P., Silva, J., Tekell, J., Martin, C., Lancaster, J. y Fox, P. (1999). Reciprocal Limbic-cortical Function and Negative Modo: Converging PET Findings in Depression and Normal Sadness, *The American Journal of Psychiatry*, 156 (5), 672–682.

Ministerio de Sanidad, Consumo y Bienestar (2019). *Encuesta Nacional de Salud ENSE, España 2017. Serie informes monográficos #1 – SALUD MENTAL*. Madrid: Ministerio de Sanidad, Consumo y Bienestar.

Nilsonne, A. (1987). Acoustic Analysis of Speech Variables during Depression and after Improvement, *Acta Psychiatrica Scandinavica*, 76 (3), 235–245.

Nilsonne, A., Sundberg, J., Ternström, S. y Askenfelt, A. (1988). Measuring the Rate of Change of Voice Fundamental Frequency in Fluent Speech during Mental Depression, *Journal of the Acoustical Society of America*, 83 (2), 716–728.

Olesen, J., Gustavsson, A., Svensson, M., Wittchen, H. y Jönsson, B. (2012). The Economic Cost of Brain Disorders in Europe. *European Journal of Neurology*, 19 (1), 155–162.

Ostwald, P. (1961). The Sounds of Emotional Disturbance, *Archives of General Psychiatry*, 5, 587–592.

Park, H. (2002). Time Course of the First Formant Bandwidth, *Proceedings of the Annual Meeting of the Berkeley Linguistics Society*, 28 (1), 213–224.

Piecheny, M., Durlach, N. Y Braida, L. (1985). Speaking Clearly for the Hard of Hearing: I. Intelligibility Differences between Clear and Conversational Speech, *Journal of Speech & Hearing Research*, 28 (1), 96–103.

Pollack, I. (1964). Message Probability and Message Reception, *The Journal of the Acoustical Society of America*, 35 (5), 937–945.

Quatieri, T. y Malyska, N. (2012). Vocal-Source Biomarkers for Depression: A Link to Psychomotor Activity. En *INTERSPEECH-2012*, 1059–1062.

Rice, D., Abroms, G. y Saxman, J. (1969). Speech and Physiological Correlates of "Flat" Affect, *Archives of General Psychiatry*, 20 (5), 566–572.

Scherer, K (1979). Nonlinguistic Vocal Indicator of Emotion and Psychopathology. En C. Izard (ed.), *Emotions in Personality and Psychopathology. Emotions, Personality, and Psychotherapy*, pp. 493–529. Boston, MA: Springer.

Scherer, S., Morency, L., Gratch, J. y Pestian, J. (2015). Reduced Vowel Space is a Robust Indicator of Psychological Distress: A Cross-corpus Analysis. En *IEEE International Conference on Acoustics, Speech and Signal Processing (ICASSP)*, pp. 4789–4793.

Schmidt, H. Shelton, R. y Duman, R. (2011). Functional Biomarkers of Depression: Diagnosis, Treatment, and Pathophysiology, *Neuropsychopharmacology*, 36 (2011), 2475–2394.

Shannon, T., Annie, D., J. y Lan, S.S. (2016). Speech analysis and depression, 2016 Asia-Pacific Signal and Information Processing Association Annual Summit and Conference (APSIPA), Jeju, Korea (South), 2016, pp. 1–4.

Stasak, B., Epps, J. y Goecke, R. (2019). An Investigation of Linguistic Stress and Articulatory Vowel Characteristics for Automatic Depression Classification, *Computer Speech and Language*, 53, 140–155.

Steeneken, H. y Hougast, T. (1973). The Modulation Transfer Function in Room Acoustics as a Predictor of Speech Intelligibility, *Acustica*, 28 (1), 66–73.

Stevens, K (1998). *Acoustics Phonetics*. Cambridge, MA: MIT Press.

Tiller, J. (2013). Depression and Anxiety, *The Medical Journal of Australia*, 199 (6), 28–31.

Tóth, S., Szatahó, D. y Vicsi, K. (2008). Speech Emotion Perception by Human and Machine. En A. Esposito, N. Bourbakis, N. Avouris y I. Hatzilygeroudis (eds.), *Verbal and Nonverbal Features of Human-Human and Human-Machine Interaction. Lecture Notes in Computer Science*, vol. 5042, pp. 213–224. Heidelberg: Springer Berlin.

Trevino, A., Quatieri, T. y Maluska, N. (2011). Phonologically-based Biomarkers for Major Depressive Disorder, *EUROASIP Journal on Advances in Signal Processing*, 2011 (42), 1–18.

Ustün, T., Ayuso-Mateos, J., Chatterji, S., Mathers, C. y Murray, C. (2004). Global Burden of Depressive Disorders in the Year 2000, *The British Journal of Psychiatry*, 184, 386–392.

Marta López-Ruiz y Carlos Rodríguez-López
(Sinapse Recuperación Funcional Cantabria / Sinapse Recuperación Funcional Cantabria, EUG Gimbernat)

VII. LA OBSERVACIÓN E IMITACIÓN DE GESTOS COMO FACILITADORES EN LA DENOMINACIÓN DE ACCIONES EN PACIENTES CON AFASIA

Resumen: En los últimos años ha habido un creciente interés en estudiar la interacción entre los gestos y el habla. El uso de gestos en el tratamiento de la afasia se puede utilizar para compensar los déficits en la comunicación o como facilitador en la producción del lenguaje. Asimismo, se ha visto que la observación de acciones es otra estrategia eficaz. El presente trabajo tiene dos objetivos: comprobar si el paciente denomina mejor las acciones cuando observa gestos congruentes con estas y revisar si la imitación de los gestos facilita la denominación. Para ello se estudia el rendimiento de dos pacientes con afasia en una tarea de denominación de verbos tras la observación de gestos en cuatro condiciones experimentales, combinando dos variables: la observación frente a la observación e imitación y la congruencia de la acción y el gesto. Para el primer paciente se compara el tiempo que tarda en denominar cada ítem, mientras que para el segundo se analizan las respuestas correctas. El primer paciente obtuvo el mejor rendimiento cuando solo observaba el gesto relacionado con la acción, seguido de la observación e imitación del gesto congruente con la acción. Además, se comprobó que el rendimiento en la primera condición era significativamente mejor que en la segunda, y la ejecución en la tercera mejor que en la segunda y la cuarta. Por otra parte, el segundo paciente tuvo un mayor porcentaje de respuestas correctas cuando imitaba el gesto que correspondía a la acción a denominar, seguido de la sola observación del gesto congruente con la acción, aunque sin diferencias significativas. Por tanto, en este estudio exploratorio se comprueba que la congruencia entre el gesto y la acción es una variable facilitadora en tareas de denominación de la acción. Más aún, la imitación también parece favorecer la velocidad de la denominación.

Palabras clave: afasia, rehabilitación del lenguaje, corporeización, gestos, imitación, denominación de acción.

Introducción

La afasia es un trastorno adquirido del lenguaje que consiste en la pérdida o deterioro de los procesos encargados de la producción y comprensión del mismo, secundario a un daño cerebral adquirido en estructuras corticales y subcorticales del hemisferio izquierdo del cerebro (Berthier 2005; Hillis 2007). La causa más frecuente de afasia son los accidentes cerebrovasculares, concretamente alrededor de un tercio de los pacientes que han sufrido un ictus tienen afasia (Franzén-Dahlin *et al.* 2010). También puede deberse a un traumatismo craneoencefálico, un tumor, infecciones y algunas enfermedades neurodegenerativas (Berthier 2005). Además, los síntomas pueden presentar una gran variabilidad según el volumen y la localización de la lesión (Cuetos-Vega 2007). Durante los 2 o 3 primeros meses tras un accidente cerebrovascular la mayoría de los pacientes con afasia se recuperan espontáneamente en cierto grado, pero si se aplica una intervención para el tratamiento de sus síntomas pueden mejorar aún más, incluso los pacientes crónicos (Basso *et al.* 2011; Brady *et al.* 2016).

La intervención en pacientes con afasia se suele basar en el entrenamiento de las funciones alteradas o perdidas mediante repetición o en estrategias compensatorias (Basso *et al.* 2011; Brady *et al.* 2016; Code y Petherman 2011), pero, a pesar de su eficacia, algunos pacientes no se recuperan y mantienen algunas dificultades en el lenguaje (Lazar *et al.* 2010). Asimismo, se ha visto que la rehabilitación de la afasia es eficaz cuando es intensiva (de 5 a 10 horas a la semana) (Bhogal *et al.* 2003; Breitenstein *et al.* 2009) o durante un tiempo prolongado (Basso 2005; Kelly *et al.* 2010). Pero, debido a que en ocasiones no es fácil aplicar tratamientos con estas características, es necesario plantear enfoques efectivos para utilizarlos junto con las terapias habituales del lenguaje y así optimizar las intervenciones, mejorando los procesos de recuperación de los pacientes (Marangolo y Caltagirone 2014).

Desde hace unos años el concepto *embodiment* ha pasado a ser un paradigma importante en distintas áreas, como las neurociencias (Fuchs y Schlimme 2009). Este paradigma subraya que el cerebro solo puede llevar a cabo los procesos psicológicos si lo hace junto al organismo sensorial, perceptivo y móvil, y si se da una interacción continua entre estos y el ambiente (Fuchs 2020). Además, según esta teoría las regiones sensoriomotoras de la corteza cerebral se activan tanto en la ejecución de acciones como en su observación, su planificación y en el procesamiento lingüístico de las palabras referidas a estas acciones, por su representación semántica o conceptual (Binkofski y Buccino 2006; Kemmerer y González-Castillo 2010; Pulvermüller *et al.* 2005). Este último hallazgo ha sido el más controvertido (Arévalo *et al.* 2012), aunque hay estudios que sugieren que efectivamente existe una relación entre el sistema semántico y sensoriomotor (Kiefer y Pulvermüller 2011; Meteyard *et al.* 2010). Por este motivo, en los últimos años muchas investigaciones han tenido como objetivo determinar la interacción entre los gestos y el habla, para determinar si se trata de dos sistemas independientes o si efectivamente interactúan entre sí (Gili *et al.* 2016).

Por otra parte, se han planteado interpretaciones menos estrictas de esta teoría, que indican la existencia de una red general de lenguaje de acción formada por regiones parcialmente superpuestas (Arévalo *et al.* 2012). Por ejemplo, algunas investigaciones señalan que el sistema de neuronas espejo también se activa en otras regiones además de la corteza motora y premotora, como el área de Broca, la corteza somatosensorial, la corteza temporal o el lóbulo parietal (Gazzola y Keysers 2009; Kemmerer y González-Castillo 2010; Postle *et al.* 2008). Esta hipótesis referida a la red de neuronas espejo indica que existe una estructura que favorece el procesamiento del lenguaje a partir de la ejecución y observación de la acción (Buccino *et al.* 2004; Casile *et al.* 2011; Gazzola *et al.* 2007; Michel *et al.* 2013; Rizzolatti *et al.* 2009; Small *et al.* 2012). Así, este sistema facilitaría la recuperación de verbos en pacientes con afasia (Bonifazi *et al.* 2013; Marangolo *et al.* 2010; Marangolo *et al.* 2012).

En línea con lo expuesto hasta ahora, el uso de gestos en el tratamiento de la afasia se puede poner en juego para compensar los déficits en la comunicación o como facilitadores en la producción del lenguaje (de Beer *et al.* 2017; Hogrefe *et al.* 2017; Rose *et al.* 2013, Rose *et al.* 2017), pero también se ha visto que la observación de acciones es una estrategia eficaz en la rehabilitación del lenguaje (Bonifazi *et al.* 2013). Hay estudios que señalan que la observación de gestos afecta a la denominación del verbo de la misma forma que la realización de dichos gestos (Bernardis y Gentilucci 2006; Gentilucci y Dalla Volta 2008; Gentilucci *et al.* 2008). Concretamente, en el trabajo de Marangolo *et al.* (2010) los pacientes mejoraban su ejecución, no solo cuando tenían que observar y ejecutar las acciones semánticamente congruentes con el verbo que debían denominar, sino también cuando solo se les daban instrucciones de observar la acción. Es decir, los autores concluyen que la observación es suficiente para activar la representación semántica de la acción, de manera que con la observación se activa la representación sensoriomotora en el sistema semántico y se facilita la recuperación del verbo. De este modo, no sería necesaria la realización intencional del gesto para facilitarlo, ya que se refuerza la recuperación del verbo de la misma manera que si ejecutaran la acción.

Posteriormente, Marangolo *et al.* (2012) encontraron que la observación de acciones que pertenecen al repertorio motor experiencial, y por tanto son familiares, es más influyente en la denominación de verbos que la observación de acciones que no son familiares. Por ello plantearon la hipótesis de que la acción familiar observada favorece la recuperación del verbo debido a que sus características sensoriomotoras se reconocen semánticamente. Con base en sus dos estudios aquí presentados, su hipótesis general es que el mecanismo por el que la observación de acciones es facilitadora de la denominación de verbos se basa en el sistema de neuronas espejo, que se activa tanto cuando las acciones se realizan como cuando únicamente se observan (Rizzolatti y Craighero 2004; Rizzolatti *et al.* 1999). Con todo, a pesar de la evidencia sobre la relación entre la acción, el gesto y los verbos, la investigación sobre la facilitación específica que el gesto puede desempeñar en la producción de verbos en la afasia es escasa y los mecanismos que pueden subyacer son poco conocidos (Murteira y Nickels 2020).

Objetivos

Se plantean dos objetivos para el presente trabajo. El primer objetivo es comprobar si el rendimiento de los pacientes mejora cuando observan gestos congruentes con la acción a denominar. Por otra parte, el segundo objetivo es revisar si el desempeño está facilitado por la imitación de los gestos, previo a la denominación de la acción.

Muestra

En este estudio participaron dos pacientes con afasia, ambos hombres, de 60 y 64 años, cuya lengua materna es el español. El primero de ellos (paciente 1) sufrió un ictus hemorrágico en 2008 sin secuelas cognitivas y un traumatismo craneoencefálico frontoparietal izquierdo en marzo de 2021, con una afasia global como consecuencia, que ha ido evolucionando a una afasia preferentemente motora. El segundo (paciente 2) tuvo un hematoma en los ganglios basales izquierdos en agosto de 2020, que dio como resultado una afasia de expresión como secuela.

Procedimiento

Los participantes realizaron las pruebas individualmente en cuatro sesiones, una por cada condición experimental. En todas se les presentaba un vídeo de unos segundos en el que una persona hacía un gesto y después se les enseñaba un dibujo que representaba una acción que tenían que denominar. En cada condición experimental se determinó si la denominación de la acción era correcta y se midió el tiempo que tardaban en dar la respuesta.

Las dos variables que se cruzaron para crear las cuatro condiciones experimentales fueron la congruencia entre el gesto del vídeo y la acción a denominar, y solo la observación del vídeo frente a la observación e imitación. Así resultaron las siguientes combinaciones:

- Observación del vídeo y denominación de la acción, siendo ambos congruentes.
- Observación del vídeo y denominación de una acción no relacionada con el gesto del vídeo.
- Observación e imitación del gesto del vídeo previa a la denominación de la acción congruente.
- Observación e imitación del gesto no relacionado con la acción a denominar.

Se utilizaron los mismos dibujos para la denominación de las acciones, así como los vídeos de los gestos en la primera y tercera condición, es decir, cuando se correspondían con lo que representaban los dibujos.

Análisis de datos

Para apoyar el análisis descriptivo se elaboraron un gráfico (imagen 1) y una tabla (tabla 1). En el primero se realizó una clasificación para cada ítem en la que se ordenaban las condiciones experimentales según el tiempo obtenido; se representa así la frecuencia con la que el paciente 1 obtuvo los mejores y peores tiempos en los ítems para cada condición. Por otro lado, en la tabla se recogen las proporciones del paciente 2 en cada condición experimental y el porcentaje correspondiente.

Utilizando el *software* estadístico R se llevaron a cabo distintos análisis estadísticos para cada paciente: t de Student y Chi-cuadrado, respectivamente.

Resultados

Para cada paciente se realizó un análisis estadístico distinto debido a las diferencias en su rendimiento. Mientras que el paciente 1 obtuvo un 100 % de respuestas correctas, en el caso del paciente 2 dicho porcentaje varía entre sesiones (tabla 1). Por ello, los análisis descriptivos y estadísticos del primero se centran en comparar los tiempos de respuesta, mientras que en los del segundo se analizan las respuestas correctas.

En la imagen 1 se representa la clasificación por tiempo de respuesta del paciente 1, siendo la intensidad de cada color de la barra el número de ítems correspondiente a la clasificación obtenida. Se observa que el paciente 1 tuvo los mejores resultados en la primera condición experimental (CE1: observación del vídeo y denominación de una acción congruente), ya que obtiene un mejor tiempo de respuesta en 13 ítems; en la tercera condición (CE3: observación e imitación del gesto del vídeo previa a la denominación de la acción congruente) esto ocurre en 10 ítems; y en la cuarta (CE4: observación e imitación del gesto no relacionado con la acción a denominar) ocurre en 8. La segunda condición (CE2: observación del vídeo y denominación de una acción no relacionada) registra los peores resultados: solo 4 ítems con el mejor tiempo de respuesta. Al analizar el segundo mejor tiempo se observa que en la tercera condición la suma de los primeros y segundos mejores tiempos supera a esa misma suma en la primera condición; por tanto, consideramos que los mejores resultados se obtienen en la primera y tercera condición. Aun así, los mejores resultados se obtienen cuando se muestran los vídeos correlacionados con la acción.

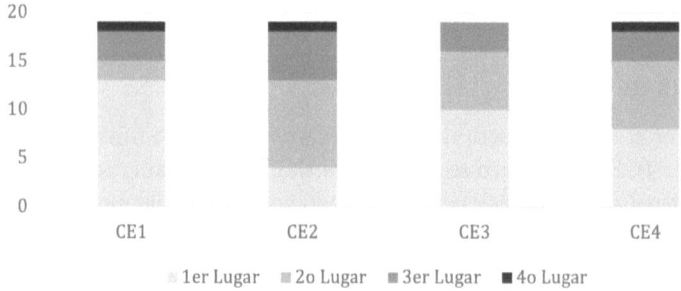

Imagen 1: Paciente 1, clasificación por tiempos de respuesta: 1.º lugar = mejor tiempo; 2.º lugar = segundo mejor tiempo; 3.º lugar = tercer mejor tiempo; 4.º lugar = peor tiempo

El análisis estadístico de las diferencias confirma esta interpretación de los datos: la primera condición arroja resultados significativamente mejores que los de la segunda (t = -2.22; p = 0.02,); también la tercera condición experimental presenta resultados significativamente mejores que los de la segunda (t = 2.04; p = 0.028,) y que los de la cuarta (t = -1.72; p = 0.05). Sin embargo, no se observan diferencias significativas entre las condiciones que incluyen únicamente observación y denominación (condiciones 1 y 2) y las que incluyen observación e imitación (condiciones 2 y 3).

Por otra parte, en la tabla 1 se muestra la proporción en que el paciente 2 denominó correctamente las acciones representadas en los dibujos, así como los porcentajes correspondientes.

Tabla 1: Paciente 2. Proporciones y porcentajes de aciertos

Condición experimental	Proporción	% aciertos
1	6/19	31,57
2	4/19	21,05
3	8/19	42,10
4	5/19	26,31

Como se puede observar, hay un mayor porcentaje de respuestas correctas en la condición 3, cuando el paciente imita el gesto del vídeo que, además, corresponde a la acción a denominar. El segundo mejor resultado se obtiene en la condición 1, con la observación del gesto que coincide con la acción que se denomina. Sin embargo, los análisis estadísticos no muestran diferencias significativas entre las proporciones de las condiciones experimentales, siendo en todos los casos $p>0.05$. Con todo, cabe mencionar que los menores valores de p se obtienen al comparar la condición experimental 3 con la 2 ($p = 0.15$) y la 4 ($p = 0.25$), es decir, el mejor rendimiento se obtendría cuando los gestos de los vídeos se corresponden con las acciones a denominar.

Discusión

En este estudio se han manipulado dos variables (la congruencia entre el gesto y la acción a denominar y la observación del gesto frente a la observación e imitación) esperando un efecto facilitador en la tarea de denominación de acciones cuando el gesto era idéntico a la acción y cuando además de observar el gesto, también lo imitaban. En conjunto, los datos obtenidos indican que los pacientes tenían un mejor rendimiento en aquellas condiciones en las que el gesto que observaban u observaban e imitaban coincidía con la acción que tenían que denominar; es decir, la observación del gesto facilita la denominación de la acción cuando ambos son congruentes, haya imitación o no. Estos hallazgos han sido documentados en estudios anteriores (Bonifazi *et al.* 2013; Ferguson, Evans y Raymer 2012; Marangolo *et al.* 2010; Marangolo *et al.* 2012; Murteira y Nickels 2020; Rose 2013; Vibrac *et al.* 2020).

Sin embargo, no se han encontrado diferencias significativas entre las condiciones que incluyen observación y observación e imitación, aunque en el caso del segundo paciente el porcentaje de aciertos es mayor cuando imitaba el gesto, además de observarlo. En ambos casos el peor rendimiento se dio en la condición en que solo se observaba el gesto del vídeo y este era diferente a la acción a denominar.

Tal y como han señalado otros autores, estos resultados indicarían que existe una interacción entre los gestos y la producción del habla (Marangolo et al. 2010). De hecho, Gleichgerrcht et al. (2016) defiende que las palabras relacionadas con las acciones y las relacionadas con objetos dependen de dos redes de activación del cerebro distintas, implicadas en aspectos cognitivos y sensoriomotores ligados a su función. Las primeras se asocian con una red de activación frontal vinculada a áreas motoras y a funciones como el control y la programación motoras; mientras que las relacionadas con objetos lo hacen con una red extendida por regiones occipitales, posteriores temporales inferiores y parietales asociadas a la percepción, que cumplirían algunas funciones como el reconocimiento de imágenes visuales, de objetos o la atención espacial.

Como en nuestros resultados, Bonifazi et al. (2013) encontraron que tanto la observación como la observación e imitación de acciones mejoran la denominación, indicando además que el sistema motor que se activa con la observación y el sistema semántico interactúan y así se facilita la activación de la representación sensoriomotora. Asimismo, añaden que la sola observación, como ha ocurrido en nuestro estudio, es suficiente para la activación de esta representación sensoriomotora del verbo, por lo que la ejecución no sería necesaria (Marangolo et al. 2010). Una hipótesis que podría explicar estos resultados es la teoría de neuronas espejo (Buccino et al. 2006; Franceschini et al. 2010; Rizzolatti y Craighero 2004), que indica que las áreas que se activan cuando se ejecuta una acción también lo hacen cuando se observa la misma. En contraposición a la teoría de las neuronas espejo, Arévalo et al. (2012) han sugerido que no solo se activan la corteza motora y premotora en estos casos, sino que también lo harían regiones de la corteza frontal y temporal. Es decir, no niegan la existencia de una interacción entre áreas motoras y de lenguaje en humanos, pero tampoco la limitan solo a zonas motoras o premotoras.

Finalmente, este estudio pretende ofrecer datos preliminares para futuros trabajos en los que se profundice más en estos hallazgos. Para ello, sería interesante contar con una población mayor y con un grupo control, de manera que los resultados del rendimiento se puedan comparar entre sujetos y las conclusiones se puedan generalizar. Se consideraría también interesante realizar una evaluación del lenguaje (tanto producción como comprensión) y otras funciones cognitivas que pudieran influir. De este modo, se pretende que este estudio contribuya a la producción de trabajos que impulsen la creación, estudio e implementación de intervenciones para la rehabilitación del lenguaje en estos pacientes, que complementen a los tratamientos habituales.

En conclusión, se ha comprobado que la congruencia entre el gesto y la acción a denominar es una variable facilitadora para estas tareas de denominación, y a su vez la imitación del gesto también podría beneficiar la ejecución. Se considera, por tanto, que el uso de gestos puede ser un complemento útil en las intervenciones habituales en pacientes con afasia como estrategia para la mejora de la producción en el caso de la denominación de acciones.

Referencias

Arévalo, A. L., Baldo, J. V. y Dronkers, N. F. (2012). What do brain lesions tell us about theories of embodied semantics and the human mirror neuron system?. *Cortex, 48*(2), 242–254.

Basso, A. (2005). How intensive/prolonged should an intensive/prolonged treatment be?. *Aphasiology, 19*(10-11), 975-984.

Basso, A., Cattaneo, S., Girelli, L., Luzzatti, C., Miozzo, A., Modena, L. y Monti, A. (2011). Treatment efficacy of language and calculation disorders and speech apraxia: a review of the literature. *European Journal of Physical and Rehabilitation Medicine, 47*(1), 101–121.

Beer, C. de, Carragher, M., van Nispen, K., Hogrefe, K., de Ruiter, J. P. y Rose, M. L. (2017). How much information do people with aphasia convey via gesture?. *American Journal of Speech-Language Pathology, 26*(2), 483–497.

Bernardis, P. y Gentilucci, M. (2006). Speech and gesture share the same communication system. *Neuropsychologia, 44*(2), 178–190.

Berthier, M. L. (2005). Poststroke aphasia: epidemiology, pathophysiology and treatment. *Drugs & aging, 22*(2), 163–182.

Bhogal, S. K., Teasell, R. y Speechley, M. (2003). Intensity of aphasia therapy, impact on recovery. *Stroke, 34*(4), 987–993.

Binkofski, F. y Buccino, G. (2006). The role of ventral premotor cortex in action execution and action understanding. *Journal of Physiology-Paris, 99*(4–6), 396–405.

Bonifazi, S., Tomaiuolo, F., Altoè, G., Ceravolo, M. G., Provinciali, L. y Marangolo, P. (2013). Action observation as a useful approach for enhancing recovery of verb production: new evidence from aphasia. *Eur. J. Phys. Rehabil. Med, 49*, 473–481.

Brady, M. C., Kelly, H., Godwin, J., Enderby, P. y Campbell, P. (2016). Speech and language therapy for aphasia following stroke. *Cochrane database of systematic reviews*, (6). https://www.cochranelibrary.com/cdsr/doi/10.1002/14651858.CD000425.pub4/pdf/full

Breitenstein, C., Kramer, K., Meinzer, M., Baumgärtner, A., Flöel, A. y Knecht, S. (2009). Intensives Sprachtraining bei Aphasie: Einfluss kognitiver Faktoren (Übersichten). *Der Nervenarzt, 80*(2), 149–154.

Buccino, G., Lui, F., Canessa, N., Patteri, I., Lagravinese, G., Benuzzi, F., ... y Rizzolatti, G. (2004). Neural circuits involved in the recognition of actions performed by nonconspecifics: An fMRI study. *Journal of cognitive neuroscience, 16*(1), 114–126.

Buccino, G., Solodkin, A. y Small, S. L. (2006). Functions of the mirror neuron system: implications for neurorehabilitation. *Cognitive and behavioral neurology, 19*(1), 55–63.

Casile, A., Caggiano, V. y Ferrari, P. F. (2011). The mirror neuron system: a fresh view. *The neuroscientist, 17*(5), 524–538.

Code, C. y Petheram, B. (2011). Delivering for aphasia. *International Journal of Speech-Language Pathology, 13*(1), 3–10.

Cuetos-Vega, F., Domínguez, A., Baauw, S., y Berthier-Torres, M. L. (2007). Disociación entre pacientes agramáticos y anómicos en la producción de formas verbales. Revista de Neurología, 44(4), 203-208.

Ferguson, N. F., Evans, K. y Raymer, A. M. (2012). A comparison of intention and pantomime gesture treatment for noun retrieval in people with aphasia. *American Journal of Speech-language Pathology, 21*(2), 126–139

Franceschini, M., Agosti, M., Cantagallo, A., Sale, P., Mancuso, M. y Buccino, G. (2010). Mirror neurons: action observation treatment as a tool in stroke rehabilitation. *European Journal Physical Rehabilitation Medicine, 46*(4), 517–523.

Franzén-Dahlin, Å., Karlsson, M. R., Mejhert, M. y Laska, A. C. (2010). Quality of life in chronic disease: a comparison between patients with heart failure and patients with aphasia after stroke. *Journal of clinical nursing, 19*(13–14), 1855–1860

Fuchs, T. y Schlimme, J. E. (2009). Embodiment and psychopathology: a phenomenological perspective. *Current opinion in psychiatry, 22*(6), 570–575.

Fuchs, T. (2020). Embodiment and personal identity in dementia. *Medicine, Health Care and Philosophy, 23*(4), 665–676.

Gazzola, V. y Keysers, C. (2009). The observation and execution of actions share motor and somatosensory voxels in all tested subjects: single-subject analyses of unsmoothed fMRI data. *Cerebral cortex, 19*(6), 1239–1255.

Gazzola, V., Rizzolatti, G., Wicker, B. y Keysers, C. (2007). The anthropomorphic brain: the mirror neuron system responds to human and robotic actions. *Neuroimage, 35*(4), 1674–1684.

Gentilucci, M. y Volta, R. D. (2008). Spoken language and arm gestures are controlled by the same motor control system. *Quarterly Journal of Experimental Psychology, 61*(6), 944–957.

Gentilucci, M., Dalla Volta, R. y Gianelli, C. (2008). When the hands speak. *Journal of Physiology-Paris, 102*(1–3), 21–30.

Gili, T., Fiori, V., De Pasquale, G., Sabatini, U., Caltagirone, C. y Marangolo, P. (2016). Right sensory-motor functional networks subserve action observation therapy in aphasia. *Brain imaging and behavior, 11*(5), 1397–1411.

Gleichgerrcht, E., Fridriksson, J., Rorden, C., Nesland, T., Desai, R. y Bonilha, L. (2016). Separate neural systems support representations for actions and objects during narrative speech in post-stroke aphasia. *NeuroImage: Clinical, 10*, 140–145.

Hillis, A. E. (2007). Aphasia: progress in the last quarter of a century. *Neurology, 69*(2), 200–213.

Hogrefe, K., Ziegler, W., Weidinger, N. y Goldenberg, G. (2017). Comprehensibility and neural substrate of communicative gestures in severe aphasia. *Brain and Language, 171*, 62–71.

Kelly, H., Brady, M. C. y Enderby, P. (2010). Speech and language therapy for aphasia following stroke. *Cochrane Database of Systematic Reviews*, (5). https://www.cochranelibrary.com/cdsr/doi/10.1002/14651858.CD000425.pub2/pdf/full

Kemmerer, D. y Gonzalez-Castillo, J. (2010). The two-level theory of verb meaning: An approach to integrating the semantics of action with the mirror neuron system. *Brain and language, 112*(1), 54–76.

Kiefer, M. y Pulvermüller, F. (2011). Conceptual representations in mind and brain: theoretical developments, current evidence and future directions. *Cortex; a Journal Devoted to the Study of the Nervous System and Behavior, 48*(7), 805–825.

Lazar, R. M., Minzer, B., Antoniello, D., Festa, J. R., Krakauer, J. W. y Marshall, R. S. (2010). Improvement in aphasia scores after stroke is well predicted by initial severity. *Stroke, 41*(7), 1485–1488.

Marangolo, P., Bonifazi, S., Tomaiuolo, F., Craighero, L., Coccia, M., Altoè, G., Provinciali, L. ... y Cantagallo, A. (2010). Improving language without words: First evidence from aphasia. *Neuropsychologia, 48*(13), 3824–3833.

Marangolo, P., Cipollari, S., Fiori, V., Razzano, C. y Caltagirone, C. (2012). Walking but not barking improves verb recovery: implications for action observation treatment in aphasia rehabilitation. *PloS one, 7*(6), e38610.

Marangolo, P. y Caltagirone, C. (2014). Options to enhance recovery from aphasia by means of non-invasive brain stimulation and action observation therapy. *Expert Review of Neurotherapeutics, 14*(1), 75–91.

Meteyard, L., Cuadrado, S. R., Bahrami, B. y Vigliocco, G. (2010). Coming of age: a review of embodiment and the neuroscience of semantics. *Cortex; a Journal Devoted to the Study of the Nervous System and Behavior, 48*(7), 788–804.

Michel, G. F., Babik, I., Nelson, E. L., Campbell, J. M. y Marcinowski, E. C. (2013). How the development of handedness could contribute to the development of language. *Developmental Psychobiology, 55*(6), 608–620.

Murteira, A. y Nickels, L. (2020). Can gesture observation help people with aphasia name actions?. *Cortex, 123*, 86–112.

Postle, N., McMahon, K. L., Ashton, R., Meredith, M. y de Zubicaray, G. I. (2008). Action word meaning representations in cytoarchitectonically defined primary and premotor cortices. *Neuroimage, 43*(3), 634–644.

Pulvermüller, F., Hauk, O., Nikulin, V. V. y Ilmoniemi, R. J. (2005). Functional links between motor and language systems. *European Journal of Neuroscience, 21*(3), 793–797.

Rizzolatti, G., Fabbri-Destro, M. y Cattaneo, L. (2009). Mirror neurons and their clinical relevance. *Nature clinical practice neurology, 5*(1), 24–34.

Rizzolatti, G. y Craighero, L. (2004). The mirror-neuron system. *Annu. Rev. Neurosci., 27*, 169–192.

Rizzolatti, G., Fadiga, L., Fogassi, L. y Gallese, V. (1999). Resonance behaviors and mirror neurons. *Archives italiennes de biologie, 137*(2), 85–100.

Rose, M. L., Raymer, A. M., Lanyon, L. E. y Attard, M. C. (2013). A systematic review of gesture treatments for post-stroke aphasia. *Aphasiology, 27*(9), 1090–1127.

Rose, M. (2013). The emerging clarity of the roles of gesture in communication and interventions for people with aphasia. *Aphasiology, 27*(9), 1010–1014.

Rose, M. L., Mok, Z. y Sekine, K. (2017). Communicative effectiveness of pantomime gesture in people with aphasia. *International Journal of Language & Communication Disorders, 52*(2), 227–237.

Small, S. L., Buccino, G. y Solodkin, A. (2012). The mirror neuron system and treatment of stroke. *Developmental psychobiology, 54*(3), 293–310.

Vibrac, C., Avias, A., François, P. O., Isner-Horobeti, M. E. y Krasny-Pacini, A. (2020). Charlie Chaplin and gesture training in severe aphasia: A controlled double-blind single-case experimental design. *Annals of Physical and Rehabilitation Medicine, 64*(1), 101356.

Alejandro Cano Villagrasa y Beatriz Valles González
(Valencian International University VIU)

VIII. Características lingüístico-cognitivas en pacientes con daño cerebral adquirido en fase crónica y su impacto en la calidad de la comunicación

Resumen: El daño cerebral adquirido (DCA) se refiere a cualquier tipo de lesión que afecte al cerebro y que ocurra después del nacimiento. Su etiología es muy amplia y diversa; existen diferentes tipos de lesiones: traumáticas, por accidente cerebrovascular (anoxia), infecciones, tumores y cirugía, que alteran procesos tales como los cognitivos, lingüísticos, motores o sensoriales. De esta manera, la persona con DCA podrá manifestar secuelas temporales o permanentes en diferentes áreas de funcionamiento que limiten sus actividades en los diversos contextos de vida: familiar, académico y laboral. En el proceso de desarrollo de una lesión cerebral se han descrito diferentes etapas: aguda, subaguda y crónica. El objetivo del estudio se dirige a describir las características de la evolución en las diferentes etapas de una población con DCA. Para ello, se ha seleccionado una muestra compuesta por 30 usuarios que presentan un DCA, los cuales fueron evaluados a través de un protocolo de elaboración propia, con el fin de determinar las características principales en su funcionamiento lingüístico-cognitivo y compararlas entre dos fases, aguda y crónica. Este estudio se conforma como una investigación con un diseño descriptivo, de corte longitudinal, con dos momentos de evaluación: un primer periodo durante la fase aguda y otro un año después, estando el paciente en fase crónica. Los resultados indican que los pacientes con una etiología de ictus isquémico o hemorrágico muestran un mejor pronóstico del estado cognitivo-lingüístico frente a aquellos que presentaban un traumatismo cráneo-encefálico. Asimismo, se observa un mejor pronóstico en el sexo femenino que en los varones. Se concluye que el DCA influye significativamente en la calidad de vida de la persona, así como en su competencia cognitivo-lingüística.

Palabras clave: daño cerebral adquirido, lenguaje, comunicación, funcionamiento ejecutivo, atención logopédica.

Introducción

El daño cerebral adquirido (DCA) se refiere a cualquier tipo de lesión que afecte al funcionamiento del cerebro de forma súbita y que se presente después del nacimiento. Puede incluir daños sufridos por infecciones, enfermedades, falta de oxígeno o un traumatismo craneal, que afecta a varios procesos cognitivos y lingüísticos del ser humano y a otras funciones, como por ejemplo las motoras o las sensoriales. Su etiología es muy amplia y diversa, pues puede ser ocasionado por traumatismo craneoencefálico (TCE), accidentes cerebro vasculares isquémicos o hemorrágicos, tumores cerebrales, anoxia, hipoxia o encefalitis (Calderón-Chagualá et. al 2019). Es decir, existen diferentes tipos de lesiones: traumáticas, por accidente cerebrovascular (anoxia), infecciones, tumores y cirugía. La persona con DCA manifiesta secuelas en diferentes áreas de su funcionamiento: cognitiva, emocional, social, que pueden ser temporales o permanentes, las cuales limitan sus actividades en los diversos contextos de vida: familiar, académico y laboral.

En el DCA la lesión ocurre de forma aguda y afecta el encéfalo, y puede causar en el individuo un deterioro neurológico permanente, que ocasiona un menoscabo de su capacidad funcional y de su calidad de vida previa (Castellano et. al 2012). De acuerdo con la Federación Española de Daño Cerebral Adquirido (FEDACE), el DCA puede ser definido como una lesión cerebral que ocurre de forma repentina. Es necesario destacar la aparición brusca de la lesión y, además, un conjunto variado de secuelas que dependerán del área cerebral lesionada, de la propia gravedad del daño y del momento o etapas por las que pasa, a saber: aguda, subaguda y crónica.

La fase aguda se da tras el daño que origina la lesión. Esta transcurre generalmente en un hospital, lugar donde se recibe tratamiento, bien en cuidados intensivos o en una unidad de ictus. En esta etapa, las personas con DCA pueden presentar diferentes alteraciones de sus estados de conciencia y complicaciones que tienden a agravar su condición por un tiempo que no siempre puede ser anticipado. Tras la estabilización del paciente pueden pasar uno o dos meses y, cuando no se necesitan más curas, intervenciones o cuidados, se le da el alta.

Tras el alta hospitalaria muchas personas pueden volver a casa, aunque necesiten rehabilitación. Esta es una fase denominada subaguda, en la cual se da comienzo a la rehabilitación específica de daño cerebral según las necesidades de cada persona. La rehabilitación tiene una duración media de entre 6 y 18 meses, aunque puede extenderse hasta 24. Dependerá del caso, de las secuelas a rehabilitar y del equipo que esté realizando la valoración y rehabilitación de la persona con daño cerebral.

La fase crónica se inicia una vez que las secuelas se han estabilizado y no hay mejoría con la rehabilitación. En esta fase la atención forma parte del ámbito de lo social. Es habitual que, al no existir coordinación asistencial, tras el alta de las unidades de rehabilitación, o incluso el alta del hospital en la fase aguda, sea la propia familia la que tenga que buscar los recursos de atención que necesita el paciente directamente en lo social. Los expertos coinciden en que los pacientes que experimentan una lesión cerebral adquirida tienen un mayor riesgo de depresión y trastorno de estrés postraumático.

En esta fase la intervención debería de tener un doble objetivo: el primero, el mantenimiento de las mejoras logradas durante la rehabilitación a través de terapias de mantenimiento. El segundo, mejorar la integración social y la autonomía personal de la persona con daño cerebral ofreciéndole estrategias para su día a día y programas ocupacionales o de vuelta al empleo. Lamentablemente, existe la tendencia a imponer un tiempo límite en la atención destinada a la rehabilitación de esta población. Como parte del equipo integral de neurorehabilitación, los logopedas son responsables de evaluar, educar y brindar terapia rehabilitatoria o compensatoria para un amplio espectro de trastornos que incluyen disfagia, motricidad, trastornos del habla, la comunicación y la función pragmática. En cada una de estas áreas, es fundamental involucrar a la familia como socios en el proceso de terapia, para proporcionar educación y capacitación que permita la transferencia a entornos domésticos y comunitarios. Es necesario mantener un enfoque de práctica basada en la evidencia (véase, en este volumen, el capítulo XV) para brindar la mejor calidad de atención a los sobrevivientes de un DCA. Actualmente, se hace necesario conocer cuáles son las secuelas que persisten en las personas con DCA en fase crónica y valorar el impacto de estos síntomas en la vida cotidiana, en las posibilidades de comunicarse de forma efectiva o en el retorno a su vida escolar o laboral.

En España, se dan 104 701 nuevos casos de DCA en un año: 99 284 por accidentes cerebrovasculares, 4937 por TCE y 481 por anoxias. El 65,03 % de las personas con DCA son mayores de 65 años, lo que se relaciona con una alta incidencia del ictus en un colectivo en el que la mayor parte son mujeres con una prevalencia del 52 %. Además, el 89 % de la población presenta serias dificultades para afrontar las actividades de su vida diaria. A pesar de este porcentaje, el 42 % del total de las personas con DCA que solicitaron algún tipo de valoración de su dependencia fueron mujeres. Esto sugiere una mayor vulnerabilidad por parte de las mujeres con DCA, que solicitan en menor medida que los varones el reconocimiento administrativo de la discapacidad, situación que diversos investigadores han relacionado con factores de edad y culturales (FEDACE, 2015).

El Instituto Nacional de Estadística (INE) indica que en España residen 420 064 personas con DCA, en un 78 % de ellas el DCA se debe a ictus. La mayoría de las personas con este diagnóstico presenta secuelas que afectan a componentes sensoriomotores, cognitivos, emocionales o conductuales. Estos déficits o discapacidades repercuten directamente en el desempeño ocupacional de las actividades de la vida diaria. Tanto las actividades como la participación del individuo se ven alteradas, llegando incluso a producirse el abandono de las mismas. Por ello, uno de los objetivos primordiales de la rehabilitación se centra en alcanzar la mayor independencia posible, tanto en su hogar como en su comunidad.

Según la edad de la persona con este diagnóstico se pueden diferenciar dos grandes grupos: se asume, por una parte, el concepto de Daño Cerebral Adquirido Infantil (DCAI) y por otra, Daño Cerebral Adquirido en población mayor de 16 años (DCA). Aunque en ambos grupos las secuelas más frecuentes provocan anomalías en la percepción, alteraciones físicas, motoras, cognitivas y emocionales; y en lo referente al funcionamiento lingüístico, cabe destacar la presencia de afasia, agnosias, apraxia, disartria, entre otros síntomas. Además, los logopedas debemos identificar y tratar otro síntoma no lingüístico: la disfagia. Esto obliga a conocer un amplio abanico de alteraciones ligadas al DCA y considerar otros aspectos que determinan diferencias en cuanto a la propia intervención logopédica, pues el factor edad o momento del desarrollo de la persona con DCA supone retos particulares (Castellanos-Pinedo, Cid-Gala, Duque, Ramírez-Moreno y Zurdo-Hernández 2012).

Todo lo expuesto nos obliga, como logopedas, a entender que la persona con DCA debe ser tratada en una perspectiva integral, por lo que nuestras acciones deben centrarse en alcanzar el mayor bienestar posible y una adecuada calidad de vida tanto para los pacientes como para sus familiares. Una primera tarea que se puede proponer es estudiar el concepto de DCA desde una perspectiva que permita analizar el impacto que provoca en las diversas áreas o contextos de vida del sujeto, y entender, además, que los programas de atención logopédica deben abordar un amplio abanico de funciones, con metodología cada vez más compleja, y que su puesta en marcha puede extenderse por varios años.

La persona con DCA manifiesta secuelas en diferentes áreas de su funcionamiento (como la cognitiva, emocional, social) que pueden ser temporales o permanentes, y limitan sus actividades en los diversos contextos de vida: familiar, académico y laboral (Gómez Pastor 2008; Turner-Stokes *et al.* 2015). La afasia es un síntoma de mucha importancia en el contexto logopédico pues constituye una de las secuelas más frecuentes y variables (afasia de Broca, de Wernicke, de conducción, global o anómica). En general, podemos definir las afasias como cuadros caracterizados por la pérdida súbita del desempeño lingüístico, en todas sus modalidades (en mayor o en menor grado), producidas por lesiones multifocales que pueden afectar a diferentes zonas de la corteza cerebral, así como a otras capas subcorticales.

La heterogeneidad de la sintomatología lingüístico-cognitiva de la población con DCA dependerá de la etiología; por ejemplo, de si el daño es causado por enfermedad cerebro vascular (ECV) o por traumatismo cráneo-encefálico (TCE); de la magnitud de la lesión; de su topografía (aunque no siempre aparece una correspondencia clara con la sintomatología); del tiempo de evolución y del momento del desarrollo en el cual se presente: infancia, adolescencia o adultez (Mac Donald 2017).

Este último aspecto, la edad o el momento del desarrollo del paciente, obliga a los logopedas a diferenciar claramente el abordaje de la atención logopédica que podemos ofrecer según la fase del ciclo de vida, para adaptarnos a las necesidades de los niños con respecto a la de los adolescentes, la que va dirigida a los adultos y dentro de este último grupo, la que se dirige a mayores de 65 años.

La topografía de la lesión es también determinante para explorar la posible presencia de síntomas que complican el abordaje logopédico de las personas con DCA. Una lesión ubicada en zonas anteriores puede afectar procesos motores del habla, es decir el componente fonético-fonológico, mientras que lesiones posteriores se relacionan con la afectación de procesos de comprensión del lenguaje, y por lo tanto estaríamos hablando de la alteración de procesos léxicos-semánticos. Los TCE y las ECV pueden ocasionar diferentes trastornos de la comunicación, dependiendo del tamaño y severidad de la lesión y del nivel resultante de funcionamiento cognitivo. Cervera Crespo (2018) advierte de que mientras en las afasias provocadas por ECV el daño tiende a estar focalizado, generalmente en el hemisferio dominante, en las afasias posteriores a TCE el daño "suele ser de naturaleza multifocal afectando el funcionamiento cognitivo general, a la comunicación y al lenguaje" (op. cit: 155).

Entre las alteraciones más habitualmente descritas en lesiones cerebrales unilaterales se encuentran las afasias, la apraxia, la anomia, las alteraciones motoras del hemicuerpo derecho en lesiones del hemisferio izquierdo (HI) y las limitaciones visuoespaciales, heminegligencia y afectación motora en el hemicuerpo izquierdo para las lesiones en el hemisferio derecho (HD).

La consideración de factores tales como la topografía cerebral o ubicación de la lesión y su magnitud son determinantes en el estudio de los diferentes trastornos atendidos por los logopedas. De hecho, estos parámetros se han utilizado para elaborar una clasificación sintomática de la afasia, la cual analiza los componentes lingüísticos afectados por una lesión, para deducir su localización y extensión a partir del estudio del habla espontánea, capacidad de repetición, comprensión y denominación que presente la persona evaluada (Terradillos y López-Higes 2016). Lamentablemente, no existen clasificaciones ideales, pues la variabilidad de síntomas intragrupo no permite incluir con exactitud en categorías claramente delimitadas a todas las personas afectadas por DCA. Esta complejidad hace necesario entender que tanto la evaluación como la atención logopédica directa deben fundamentarse en un abordaje multidireccional y multidisciplinar, con una duración o extensión que no siempre es posible predeterminar.

Evaluar el impacto del DCA nos remite obligatoriamente a la Clasificación Internacional del Funcionamiento y Discapacidad (CIF), pues de acuerdo con este documento, se entiende la relación entre discapacidad y salud desde la comprensión holística de los procesos patológicos, las posibilidades de intervención y la identificación de factores relacionados que van más allá de la enfermedad. La CIF, basada en un modelo biopsicosocial, da un giro a la hora de ver esta relación y entiende los factores como dos caras de una misma moneda, no excluyentes entre sí (Rodríguez y Simón 2018). La discapacidad es considerada una interacción multidireccional entre la persona y los factores contextuales, por lo que se estudia el impacto que esta tiene sobre el individuo y sobre su entorno, no la causa que la produce. La CIF proporciona, por tanto, una descripción de situaciones relacionadas con el funcionamiento humano, y sirve como marco de referencia para organizar esta información y para a partir de ella, programar y gestionar tanto las acciones dirigidas a evaluar como a intervenir a la persona con DCA en el ámbito clínico.

En paralelo a la sintomatología lingüística, una persona con DCA puede manifestar trastornos cognitivos y/o emocionales de diferentes tipos (Scicutella 2007). Para analizar la clasificación de la afasia se puede consultar el clasificador de la ASHA (Asociación Americana de Audición y Lenguaje, por sus siglas en inglés), además de la extensa clasificación de las afasias formulada por Terradillos y López-Higes (2016), o la propuesta por Ardila (2006).

El objetivo fundamental del equipo que trabaja con las personas con DCA es lograr su recuperación completa. Sin embargo, y pese a los esfuerzos de los equipos involucrados, esto no siempre es posible, y nos encontramos que un número importante de pacientes en fase crónica requieren tratamiento para su rehabilitación física, neuropsicológica y logopédica durante el resto de sus vidas o por un tiempo indefinido. Las razones que permiten una mejor recuperación no están claras. El término recuperación en su sentido amplio cubre todos y cada uno de los cambios de comportamiento, como restauración, reorganización, compensación, habituación, restitución, sustitución, nuevo aprendizaje, etc.

La atención planificada del equipo dirigida a restablecer los niveles de funcionamiento de la persona con DCA se denomina neurorrehabilitación. Este concepto abarca un proceso asistencial complejo dirigido a restituir, minimizar o compensar en lo posible los déficits funcionales aparecidos en la persona afectada por una discapacidad grave, como consecuencia de una lesión del sistema nervioso central (Vidal-Samso 2020; Marcotte *et al.* 2013). Como parte del equipo integral de neurorrehabilitación, los logopedas son responsables de evaluación y rehabilitación de la disfagia, la disfonía y la disartria, del lenguaje y habla, de los trastornos pragmáticos de la comunicación, de la colaboración en los programas de estimulación multisensorial y de la implantación y entrenamiento en el uso de sistemas alternativos y aumentativos de la comunicación (Gómez-Pastor 2008).

Los trastornos de la comunicación de tipo cognitivo son dificultades con tareas relacionadas con el hablar, comprender, expresarse, lenguaje oral y escrito (en todas sus modalidades) y con la interacción social, y derivan de problemas subyacentes a las habilidades cognitivas. Aparte de los trastornos de tipo cognitivo, el DCA suele afectar áreas cerebrales más específicas del lenguaje y del sistema motor del habla y, como consecuencia, causar trastornos del lenguaje, dificultades motoras del habla (Mac Donald 2017) y también trastornos de la voz y de la deglución.

La evaluación del logopeda es un procedimiento fundamental para el buen diagnóstico y pronóstico de los trastornos cognitivo-comunicativos, del lenguaje, del habla, de la voz y de la deglución, y le permite recopilar datos importantes para discutir con el equipo profesional que brinda atención al paciente. Durante los diferentes momentos del periodo de atención se pueden estudiar distintos mecanismos de recuperación, relacionándolos con la activación de los hemisferios cerebrales, que puede darse de manera espontánea o a través de los programas de neurorrehabilitación (Marcotte *et al.* 2013). De esta forma se puede analizar la actividad cerebral asociándola con las funciones o habilidades que se encuentran alteradas:

- Etapa aguda: ruptura global en toda la red del lenguaje por pobre activación del hemisferio izquierdo.
- Etapa subaguda: activación cerebral bilateral con una actividad fuerte en el hemisferio derecho.
- Recuperación: se dan patrones de activación normal, con actividad manifiesta del hemisferio izquierdo (Saur y Hartwigsen 2012).

El proceso de recuperación depende de diversos mecanismos, como por ejemplo de la neuroplasticidad, concepto que se refiere a la capacidad del cerebro de cambiar tanto a nivel micro (por ejemplo, en cuanto a redes celulares, o plasticidad neural) como a nivel macro (por ejemplo, el sistema conductual, o plasticidad conductual). La plasticidad puede ser adaptativa o mal adaptativa. El primer caso ocurre cuando un cerebro puede ser reencaminado de forma eficiente, mientras que en el segundo los pacientes que no logran una buena recuperación y manifiestan una persistencia de trastornos como la afasia.

Papathanasiou *et al.*, (2017) hacen una distinción entre recuperación y compensación y señalan que ambos procesos pueden ser descritos tanto en el micro nivel como en el macro, y ambos se relacionan con la mejoría que puede observarse en el rendimiento de una persona con DCA. Sin embargo, estos autores sostienen que, a nivel conductual, la recuperación se refiere a la capacidad de realizar otra vez y de manera eficiente una tarea que había quedado comprometida. Mientras que la compensación se refiere al uso de una nueva estrategia para realizar la tarea afectada. A nivel neuropsicológico, la recuperación es la restauración de la función en el área de la corteza que lo controlaba antes del daño, mientras que la compensación, se entiende como la emergencia del control de esa función por parte de un tejido neural diferente.

Los mecanismos de neuroplasticidad incluyen cambios bioquímicos, psicológicos y estructurales. Las consecuencias de estos cambios, que se expresan en la plasticidad del comportamiento, son igualmente múltiples. La plasticidad a nivel micro permite que el cerebro aprenda, reaprenda o recupere conductas y habilidades. De la misma manera, el comportamiento en sí puede alterar el cerebro, lo que a su vez refuerza ese comportamiento. Por lo tanto, la plasticidad puede manifestarse como resultado y también como algo que induce cambios de comportamiento (Huertas-Hoyas *et al.* 2013).

Al diseñar un plan de neurorrehabilitación se tiene como blanco actuar sobre todas las funciones deficitarias que han sido identificadas en la evaluación integral. Las características de los programas de atención varían en función de los recursos disponibles en el contexto sanitario, de la capacidad de los centros clínicos para atender a los pacientes con DCA y de las posibilidades de estos para poder recibir las terapias.

Objetivos de la investigación

El objetivo general del presente estudio es describir la evolución de una población con DCA en las etapas aguda y crónica, tomando como base la revisión de las historias clínicas, así como conocer los síntomas lingüísticos y cognitivos presentes en la etapa crónica mediante la aplicación de un protocolo de evaluación lingüístico-cognitiva.

Asimismo, como objetivos específicos nos planteamos:

– Comprobar el rendimiento de los pacientes al inicio y tras un año de tratamiento.

- Conocer la evolución de los diferentes perfiles etiológicos de daño cerebral en el rendimiento cognitivo-lingüístico.

Teniendo en cuenta estos objetivos, se establecieron las siguientes hipótesis de investigación, a partir de la literatura científica actual:

1. Se espera que las puntuaciones de los pacientes que cursan con un traumatismo craneoencefálico sean peores que en el resto de los pacientes con ictus isquémico o hemorrágico tras un año de tratamiento.
2. Se espera que las puntuaciones obtenidas por los pacientes con una etiología de ictus isquémico sean mejores que las del resto de los pacientes con ictus hemorrágico o traumatismo cráneo-encefálico tras un año de tratamiento.
3. Se espera que el pronóstico de los pacientes con una etiología de ictus isquémico sea mejor que la del resto de los pacientes con ictus hemorrágico o traumatismo cráneo-encefálico tras un año de tratamiento.

Metodología

Muestra

La muestra que compone este estudio está formada por 30 sujetos (17 mujeres y 13 varones) con edades entre 25 y 75 años, con una etiología distribuida de la siguiente forma: el 53 % fue diagnosticado de ictus isquémico, el 37 % ictus hemorrágico y, por último, el 10 % de traumatismo craneoencefálico. Los pacientes fueron evaluados en una clínica privada por un equipo multidisciplinar especializado en daño neurológico, y pasaron posteriormente a la intervención pertinente. Se establecieron tres grupos: un primer grupo compuesto por participantes que tuvieron un DCA con etiología de ictus isquémico (IIS; G1) (n = 16); un segundo grupo de participantes con DCA con etiología de ictus hemorrágico (IHE; G2) (n = 11); y, por último, un tercer grupo de participantes que presentaron un DCA con etiología de traumatismo cráneo-encefálico (TCE; G3) (n = 3).

Respecto a las características propias de la muestra, todos los participantes del estudio residían en la Comunidad Valenciana. El tiempo de hospitalización en su centro de referencia fue de 1 a 3 semanas para el 90 % y de 6 a 9 semanas para el resto de los participantes. En cuanto a su estancia en UCI, el 30 % de los participantes estuvieron ingresados en esta unidad, de los cuales el 20 % estuvo entre 1 y 2 semanas, y el 10 % entre 3 y 5 semanas. Por último, el 27 % de los participantes fueron diagnosticados de deterioro cognitivo mayor tras el daño cerebral adquirido.

Para la selección de la muestra se ha determinado una serie de criterios de inclusión y exclusión, que beneficien el correcto desarrollo del estudio. Por un lado, los criterios de inclusión que se han seguido para la realización de este estudio fueron los siguientes: (I) presentar un DCA, (II) tener una edad comprendida entre los 25 y 75 años, y (III) no presentar una patología sensorial grave, trastorno psiquiátrico severo u otra patología premórbida asociada que dificulte la evaluación. Por otro lado, los criterios de exclusión han sido los siguientes: (I) tener menos de 25 o más de 75 años, (II) presentar un trastorno psiquiátrico severo, y (III) vivir en residencias geriátricas.

Instrumentos

Por un lado, para la evaluación de las competencias lingüísticas de los participantes se emplearon las pruebas consignadas en la tabla 1:

Tabla 1. Instrumentos administrados para la evaluación de la competencia lingüística

INSTRUMENTO	DESCRIPCIÓN
Test de Boston para el diagnóstico de afasias (Goodglass y Kaplan 1996)	Evaluación del lenguaje y perfil de afasia
Test de Token (Renzi y Vignolo 1962)	Evaluación del lenguaje receptivo

Por otro lado, para la evaluación cognitiva de los pacientes se administraron los instrumentos consignados en la tabla 2:

Tabla 2. Instrumentos administrados para la evaluación de la competencia cognitiva

INSTRUMENTO	DESCRIPCIÓN
Test Barcelona (Peña-Casanova 1990)	Evaluación cognitiva general
TAVEC (Benedet 1998)	Evaluación de la memoria auditiva y aprendizaje
Test de fluidez verbal (Portellano Pérez y Martínez Arias 2020)	Valoración del acceso al léxico
BADS (Vargas et al. 2009)	Evaluación del perfil disejecutivo
Figura de Rey (Rey 2009)	Evaluación de la memoria visual
CPT-II (Conners y Staff 2000)	Evaluación de la atención
TENSEN (Portellano Pérez y Martínez Arias 2014).	Evaluación de la flexibilidad cognitiva
Escala Wechsler IV (Weschsler 2012)	Evaluación de la inteligencia
Test de Poppelreuter (Poppelreuter 1990)	Evaluación de la percepción visual y gnosias

Procedimiento

El estudio se desarrolló en dos fases. En la primera, se realiza una búsqueda de la muestra en diferentes centros de la Clínica Neural de la Comunidad Valenciana que reuniesen las condiciones y características necesarias para la aplicación del estudio; se seleccionaron aquellos que cumplían los criterios de inclusión previamente establecidos. En la segunda fase, una vez seleccionada la muestra y obtenido los permisos por parte de la institución para la visualización de los historiales clínicos, se realiza una recopilación de las puntuaciones en un único momento, en la valoración inicial, durante la fase aguda, tras haber obtenido el alta hospitalaria. Por último, se crean las bases de datos con el fin de analizar las puntuaciones obtenidas a través del *software* SPSS versión 24.0, para realizar la interpretación de los resultados y comprobar si se cumplen las hipótesis y preguntas de investigación planteadas previamente.

Diseño

El estudio se estableció con un diseño cuasiexperimental, de corte transversal y comparativo, conformado por tres grupos de participantes. Se revisan las historias clínicas y los resultados de las valoraciones logopédicas y neuropsicológicas de los sujetos que componen el grupo muestral, con el fin de comparar los resultados de las evaluaciones entre los tres grupos, en los dos momentos de medida: al inicio de la terapia y a los 12 meses.

Para realizar el análisis estadístico de los datos obtenidos de la muestra, los análisis estadísticos que se han empleado en esta investigación han sido los siguientes: análisis descriptivo y de frecuencia de las variables dependientes e independientes, prueba de Kruskal Wallis para muestras independientes, prueba de homogeneidad de varianzas y prueba de esfericidad de Shapiro-Wilk.

RESULTADOS

En primer lugar, se comprobó si se cumplía el supuesto de homogeneidad de las varianzas a través del estadístico de esfericidad de Shapiro-Wilk. Tras observar que no se cumplía ese supuesto, se optó por llevar a cabo el análisis estadístico no paramétrico con la prueba de Kruskal Wallis para comparar las medias entre los grupos que componen el estudio. Por último, se llevaron a cabo los análisis descriptivos y de frecuencia de los datos de las variables, cuyos resultados se muestran en los apartados siguientes.

Los resultados obtenidos por los participantes en las diferentes pruebas y tareas tanto cognitivas como lingüísticas, se recogen en la tabla 3, en donde se puede observar un análisis descriptivo de las variables relacionadas con las competencias cognitivo-lingüísticas. Como se puede observar en ella, las puntuaciones obtenidas en los grupos que componen la muestra son muy dispares entre sí. Se aprecia que el grupo de participantes que obtiene mejores resultados es el que presenta una etiología de ictus isquémico, seguido por el de ictus hemorrágico y finalmente el de traumatismo cráneo-encefálico.

Tabla 3. Análisis descriptivo de las puntuaciones en tareas cognitivo-lingüísticas en el primer momento de evaluación

	G1		G2		G3	
	M	DT	M	DT	M	DT
Lenguaje						
Fonología	46.21	3.22	41.34	1.21	4.34	3.52
Semántica	52.31	1.02	39.64	1.33	5.21	.20
Morfosintaxis	58.83	4.79	44.59	2.46	7.12	.36
Pragmática	53.70	5.97	45.12	3.17	4.17	.14
Comprensión	53.84	1.61	51.81	2.87	8.17	.30
Cognición						
Inhibición	26.12	1.83	17.81	1.84	4.21	2.97
Planificación	32.86	2.83	30.66	2.07	8.37	3.23
Flexibilidad cognitiva	19.11	1.41	15.99	1.13	7.04	2.17
Monitorización	25.33	2.60	24.95	.76	10.78	2.96
Memoria de trabajo	32.31	4.02	24.48	4.85	12.71	.35
Atención	18.79	5.78	23.57	3.72	4.35	.73

M: media; DT: desviación típica. G1: ictus isquémico; G2: ictus hemorrágico; G3: traumatismo cráneo-encefálico.

Así mismo, se registra que, en una evaluación inicial, previa al tratamiento de rehabilitación, los resultados son significativamente dispares, los cuales se presentan en la siguiente Tabla 4:

Tabla 4. Resultados de la prueba no paramétrica para muestras independientes en las variables relacionadas con las competencias cognitivo-lingüísticas en el primer momento de evaluación

	G1 (n = 16)	G2 (n = 11)	G3 (n = 3)	Kruskal-Wallis H	p	η^2_H	Diferencia de grupos
Lenguaje	RP	RP	RP				
Fonología	331.18	348.40	183.83	73.77	<.001	.727	G1>G2, G3
Semántica	337.98	358.50	128.50	131.40	<.001	.738	G1>G2, G3
Morfosintaxis	335.78	358.10	128.41	131.73	<.001	.733	G1>G2, G3
Pragmática	227.28	240.15	216.83	2.70	.259	-	-
Comprensión	218.93	237.50	226.49	1.51	.468	-	-
Cognición							
Inhibición	115.15	137.78	131.16	1.91	.385	-	-
Planificación	124.46	131.33	130.88	.21	.900	-	-
Flexibilidad cognitiva	116.87	136.36	131.27	1.47	.479	-	-
Monitorización	118.67	138.91	128.39	1.55	.459	-	-
Memoria de trabajo	117.92	145.57	123.84	3.82	.148	-	-
Atención	125.75	137.92	125.28	1.19	.551	-	-

RP = rango promedio. G1: ictus isquémico; G2: ictus hemorrágico; G3: traumatismo cráneo-encefálico.

En la tabla 4, se puede observar que los resultados obtenidos en las pruebas de Kruskal-Wallis reflejan un nivel adecuado de significancia en las variables fonología (H(2)= 73.77; p = <.001; η^2_H = 0.72), semántica (H(2)= 131.40; p = <.001; η^2_H = 0.73) y morfosintaxis (H(2)= 131.73; p = <.001; η^2_H = 0.73). Para el resto de las variables no se obtuvo un nivel suficiente de significación, por lo que no se encontraron diferencias a nivel intergrupal.

Por último, en cuanto a los resultados obtenidos tras 12 meses de tratamiento por parte de los profesionales del área de logopedia y neuropsicología, se observa lo siguiente, tal como se consigna en tabla 5:

Tabla 5. Análisis descriptivo de las puntuaciones en tareas cognitivo-lingüísticas en el segundo momento de evaluación

	G1		G2		G3	
	M	DT	M	DT	M	DT
Lenguaje						
Fonología	26.57	10.72	21.89	8.39	2.34	1.52
Semántica	12.57	3.02	9.64	7.93	4.42	.60
Morfosintaxis	18.83	2.79	14.59	9.16	5.34	.66
Pragmática	23.70	2.97	25.12	7.47	3.17	.54
Comprensión	23.84	4.61	21.81	11.41	5.97	.30
Cognición						
Inhibición	8.62	2.83	17.81	6.84	2.21	1.97
Planificación	10.86	3.83	10.66	4.07	2.37	1.00
Flexibilidad cognitiva	10.11	4.41	9.99	4.13	3.04	1.37
Monitorización	10.33	4.60	9.95	4.76	8.78	1.66
Memoria de trabajo	11.31	3.02	9.48	2.85	1.71	.65
Atención	9.79	1.78	7.57	1.72	.35	1.73

M: media; DT: desviación típica. G1: ictus isquémico; G2: ictus hemorrágico; G3: traumatismo cráneo-encefálico.

En la tabla 5, se reflejan las puntuaciones medias obtenidas por los tres grupos de participantes tras un año de intervención logopédica y neuropsicológica. Como se puede observar, la intervención ha mejorado significativamente las competencias cognitivo-lingüísticas de todos los participantes, siendo el G1 y el G2 los que mejores resultados obtienen en las tareas de lenguaje y funcionamiento ejecutivo, con respecto al G3, el cual obtiene puntuaciones mejores, pero muy pobres en el rendimiento si se compara con los anteriores grupos.

Por otra parte, se observa que, en una evaluación inicial, previa al tratamiento de rehabilitación, los resultados son significativamente dispares, como se muestra en la tabla 6.

Tabla 6. Resultados de la prueba no paramétrica para muestras independientes en las variables relacionadas con las competencias cognitivo-lingüísticas en el segundo momento de evaluación

	G1 (n = 16)	G2 (n = 11)	G3 (n = 3)	Kruskal-Wallis H	p	η^2_H	Diferencia de grupos
Lenguaje	RP	RP	RP				
Fonología	598.42	543.42	192.31	73.77	<.001	.727	G1,G2>G3
Semántica	503.31	543.51	142.34	131.40	<.001	.738	G1,G2>G3
Morfosintaxis	532.43	489.21	152.98	131.73	<.001	.733	G1>G2, G3
Pragmática	410.43	412.54	92.21	142.42	<.001	.521	G1,G2>G3
Comprensión	521.45	532.95	312.24	202.12	<.001	.741	G1,G2>G3
Cognición							
Inhibición	321.14	313.18	154.36	111.41	<.001	.405	G1,G2>G3
Planificación	432.16	411.43	143.18	102.14	<.001	.370	G1,G2>G3
Flexibilidad cognitiva	423.87	393.36	163.17	194.93	<.001	.714	G1,G2>G3
Monitorización	436.17	402.11	173.19	113.95	<.001	.414	G1,G2>G3
Memoria de trabajo	546.22	522.47	143.54	224.92	<.001	.825	G1,G2>G3
Atención	544.15	574.12	161.93	231.22	<.001	.848	G1,G2>G3

RP = rango promedio. G1: ictus isquémico; G2: ictus hemorrágico; G3: traumatismo cráneo-encefálico.

En la tabla 6 se pueden observar los resultados obtenidos tras el análisis estadístico de H de Kruskal-Wallis. Los resultados reflejan un nivel de evidencia empírica significativo para todas las variables analizadas (lenguaje y funcionamiento ejecutivo). Los resultados mostrados por los tres grupos de participantes son estadísticamente diferentes, siendo el G1 y el G2 en donde se aprecian mejores resultados y, por ende, un rendimiento superior al G3, el cual mantiene puntuaciones de rango promedio similares al anterior momento de evaluación, lo que indica que el pronóstico de este perfil de pacientes es peor que en los otros grupos.

Conclusión

Como se expuso anteriormente, el objetivo principal de este estudio fue identificar y comparar el rendimiento cognitivo-lingüístico en perfiles de pacientes con tres etiologías neurológicas de daño cerebral adquirido: ictus isquémico, ictus hemorrágico y traumatismo craneoencefálico. Además de ello, los objetivos específicos fueron comprobar el rendimiento de los pacientes al inicio y tras un año de tratamiento, y conocer la evolución de los diferentes perfiles etiológicos de daño cerebral en el rendimiento cognitivo-lingüístico.

Los resultados observados en el presente estudio muestran que no existen diferencias significativas entre los grupos de participantes evaluados, aunque su evolución fue en todos los casos positiva, independientemente de la etiología de DCA que presenten, lo que indica que la intervención en las funciones lingüísticas y de funcionamiento ejecutivo son primordiales para obtener un mejor pronóstico, lo que favorecerá la autonomía, la recuperación del paciente y la calidad de vida para la propia persona como para sus familiares.

Normalmente, el tratamiento subvencionado por parte de las comunidades autónomas en nuestro país tiene una duración estimada de 12 meses. Esto supone que el usuario tendrá que optimizar los recursos y, muy probablemente, continuar a partir del año de tratamiento en otro servicio de rehabilitación, costeado íntegramente por el propio paciente. Esta realidad implica que muchas de las personas con un DCA no obtienen una intervención de calidad, ya que priorizan los recursos en profesionales concretos, con un número mínimo de sesiones de rehabilitación a la semana, con el objetivo de gestionar los recursos económicos de los que disponen (Huertas-Hoyas *et al.* 2016).

La enorme carencia de los tratamientos en las disciplinas de neuropsicología y logopedia para personas que presentan un DCA es un hecho que va siendo cada vez más evidente en nuestro país. Según lo registrado en el Informe del Defensor del Pueblo sobre Daño Cerebral Sobrevenido en España publicado en el año 2006, existe un gran vacío en la atención y rehabilitación neuropsicológica y logopédica frente a la rehabilitación ofrecida orientada a la recuperación de los déficits físicos, así como una escasez de los diferentes recursos tras el alta hospitalaria del paciente con etiologías leves, moderadas o severas de DCA (Cuevas-Lara *et al.*, 2017). Todo ello contribuye a que se perciba una insatisfacción en las familias de estos pacientes, al igual que a la búsqueda incesante de soluciones que permitan obtener un nivel mínimo de autonomía y eficacia en las actividades básicas de la vida diaria (García Hernández *et al.* 2013).

Por otro lado, la habitual falta de conciencia de los déficits neuropsicológicos y logopédicos y las elevadas expectativas de recuperación lingüística y cognitiva, a pesar de los tratamientos recibidos y el tiempo transcurrido, son factores que quizá también puedan contribuir a que haya un número importante de usuarios que continúe sesiones privadas de logopedia y neuropsicología en fases crónicas (García-Molina *et al.* 2015). Del mismo modo, estos son factores que podrían explicar el bajo porcentaje de pacientes en los que se establecieron objetivos de intervención de estas áreas como eje fundamental de su programa individual de atención y rehabilitación.

De igual manera, el proceso de adaptación en el daño cerebral adquirido después de un año de evolución es el equilibrio entre la consecución de la restauración máxima de la función y el ajuste a diversas limitaciones a largo plazo. Los pacientes más eficaces en el manejo de los síntomas relacionados con su daño cerebral presentan menos estrés y una mejor consecución de los objetivos importantes en la vida, lo que se traduce en una mejor adaptación a la situación actual; en los pacientes que presentan una dependencia y un grado de complejidad mayor sería necesario replantearse que los objetivos sean factibles a corto y medio plazo, según una planificación terapéutica adaptada a cada individuo (Cruz-Guisado *et al.* 2017).

En conclusión, la persona con DCA necesita una intervención compleja, multidisciplinaria e individualizada. El uso de instrumentos estandarizados de evaluación permite una adecuada planificación terapéutica para maximizar los resultados y ajustar los recursos de forma individualizada. Por un lado, la situación de dependencia inicial y el grado de complejidad en las necesidades del paciente se relacionan de forma estadísticamente significativa con el estado del paciente tras un año de programa de tratamiento neurorrehabilitador. Por otro lado, los pacientes con mayor situación de dependencia inicial y más necesidades terapéuticas se asociaron con una mayor dificultad en la realización de las actividades lingüísticas y las que implican funciones ejecutivas.

Por último, este trabajo explora nuevas líneas de investigación y pone el foco en la rehabilitación integral de la persona con DCA, colocando al mismo nivel todas las funciones del paciente, puesto que estas se relacionan con un mejor rendimiento en la consecución de objetivos terapéuticos, permiten un mejor pronóstico para la persona con DCA y una mayor autonomía, por lo que se debe continuar trabajando e investigando en esta línea con el fin de establecer un programa de evaluación e intervención adecuado, así como un proceso de atención eficaz y funcional.

Referencias

Ardila, G. (2006). *Las afasias*. Miami: Publicación de Florida International University.

Castellanos-Pinedo, F., Cid-Gala, M., Duque, P., Ramírez-Moreno, J. M., Zurdo-Hernández, J. M. (2012). Daño cerebral sobrevenido: propuesta de definición, criterios diagnósticos y clasificación. *Rev. Neurol*, 54, 357–366.

Cervera-Crespo (2018). Lenguaje y comunicación en adultos con traumatismo cráneo-encefálico. En Rosell Clari, V., Cervera Crespo, T. y Hernández Sacristán, C. (coords.) *Lenguaje y funcionamiento ejecutivo. Una perspectiva pluridisciplinar.* Madrid, Tirant lo Blanch.

Conners, C. K. y Staff, M.H.S. (Eds.) (2000). *Conners' Continuous Performance Test II: Computer Program for Windows Technical Guide and Software Manual.* North Tonwanda, NY: Multi-Health Systems.

Cruz-Guisado, V., Díaz-Borrego, P., Romero-Romero, B. y Rodríguez-Piñero Durán, M. (2017). Medición de resultados en el daño cerebral adquirido en una unidad de neurorrehabilitación. Estudio a largo plazo. *Revista de Neurología*, 64(6), 257–263.

Cuevas-Lara, C., Sobrido-Prieto, M., & Montoto-Marqués, A. (2017). Efectividad de programas de terapia ocupacional en personas con daño cerebral adquirido en el ámbito domiciliario y ambulatorio: una revisión sistemática. *Rehabilitación*, 51(2), 109-118.

Federación Española de Daño Cerebral Adquirido (FEDACE) (2015) *El daño cerebral.* Consultado el 28-10-22 en https://fedace.org/

García Hernández, J. J., Mediavilla-Saldaña, L., Pérez-Rodríguez, M., Pérez-Tejero, J. y González-Alted, C. (2013). Análisis del efecto de las actividades físicas grupales en pacientes con daño cerebral adquirido en fase subaguda. *Rev. Neurol*, 57(2), 64–70.

García-Molina, A., López-Blázquez, R., García-Rudolph, A., Sánchez-Carrión, R., Enseñat-Cantallops, A., Tormos, J. M. y Roig-Rovira, T. (2015). Rehabilitación cognitiva en daño cerebral adquirido: variables que median en la respuesta al tratamiento. *Rehabilitación*, 49(3), 144–149.

Gómez Pastor, I. (2008). El daño cerebral sobrevenido: un abordaje transdisciplinar dentro de los servicios sociales. *Psychosocial Intervention*, 17(3), 43–76.

Goodglass, H. y Kaplan, E. (1996). *Evaluación de la afasia y trastornos relacionados.* Editorial Médica Panamericana.

Huertas-Hoyas, E., Pedrero-Pérez, E. J., Águila-Maturana, A. M. y González-Alted, C. (2013). Valoración de la integración en la comunidad de las personas con daño cerebral adquirido postagudo lateralizado. *Rev. Neurol*, 57(4), 150-6.

Huertas-Hoyas, E., Pedrero-Pérez, E. J., Martínez-Campos, M. y Laselle-López, M. (2016). Inventario de síntomas prefrontales (ISP) en daño cerebral adquirido: concordancia entre puntuaciones de paciente, familiar y profesional. *Rev. Neurol*, 63(9), 385–392.

MacDonald, S. (2017). Introducing the model of cognitive communication competence: A model to guide evidence-based communication interventions after brain injury. *Brain Injury,* 31(13–14), 1760–1780.

Marcotte, K., Perlbarg, V., Marrelec, C. et al. (2013). Default-mode network functional connectivity in aphasia: therapy-induced neuroplasticity. *Brain Lang,* 124, 45–55.

Papathanasiou, I., Coppens, P., Durand, E., & Ansaldo, A. I. (2017). Plasticity and recovery in aphasia. *Aphasia and related neurogenic communication disorders,* 63-80.

Peña Casanova, J. (1990). Programa integrado en la exploración neuropsicológica. Test Barcelona. Masson.

Poppelreuter, W. (1990). *Disturbances of lower and higher visual capacities caused by occipital damage.* Oxford, UK: Clarendon.

Portellano Pérez, J. A. y Martínez Arias, R. (2014). *TENSEN. Test de los Senderos para la evaluación de la función ejecutiva.* TEA Ediciones.

Portellano Pérez, J. A. y Martínez Arias, R. (2020). *Test de fluidez verbal.* TEA Ediciones.

Renzi, E. y Vignolo, L. (1962). *Test de Fichas de Token.* Editorial Biopsique.

Rey, A. (2009). *Test de copia y de reproducción de memoria de figuras geométricas compleja.* TEA Ediciones.

Rodríguez, E. y Simón, T. (2018). Plan terapéutico funcional. En de las Heras Mínguez. G. y Simón López, T. (coord.). *Logopedia y enfermedades neurodegenerativas.* Nau Llibres.

Scicutella, A. (2007). Neuropsychiatry and Traumatic Brain Injury. En Elbaum, J. y Benson, D.M. (eds.). *Acquired Brain Injury. An Integrative Neuro-Rehabilitation Approach.* Springer.

Terradillos, E. & López-Higes, R. (2016). Guía de intervención logopédica en las afasias. Madrid: Síntesis.

Turner-Stokes, L., Pick, A., Nair, A., Disler, P., Wade, D. y Cochrane Injuries Group. (2015). Multi-disciplinary rehabilitation for acquired brain injury in adults of working age. *Cochrane Database Syst Rev,* 1(12), CD004170.

Vargas, M. L., Sanz, J. C. y Marín, J. J. (2009). Behavioral assessment of the dysexecutive syndrome battery (BADS) in schizophrenia: a pilot study in the Spanish population. *Cognitive and behavioral neurology* 22(2), 95–100.

Vidal Samsó, J. (2020). La neurorrehabilitación, un proceso de alta complejidad. *Revista de Neurología, 70*(12), 433-433.

Verónica Moreno Campos
(Universitat Jaume I)

IX. Relación entre dificultad lingüística y estrategia conversacional: ¿adaptación comunicativa o encubrimiento de los déficits?

Resumen: En este trabajo se realiza una aproximación a la caracterización pragmático-comunicativa de diferentes tipos de lesionados neurológicos, entre los que cabe incluir lesionados de hemisferio derecho, sujetos con afasia y demencia y sujetos que padecen parálisis cerebral. Se propone un análisis centrado en cómo los hablantes afrontan las circunstancias lingüísticas sobrevenidas tras su afectación. Este proceso es un proceso holístico que engloba tanto las circunstancias físicas, como cognitivas, lingüísticas o psicológicas, por lo que es necesario ampliar el enfoque descriptivo e incluir un *enfoque comprensivo* que permita identificar no solo el uso de estrategias conversacionales, sino también analizar el porqué de esas estrategias. El abordaje de las afectaciones lingüísticas suele partir de la tipología del daño cerebral, sin embargo, tras el análisis realizado se puede concluir que la etiología, aunque importante, no resulta determinante para dirimir el uso de estrategias comunicativas ni para anticipar si las estrategias se utilizan como adaptación o encubrimiento del déficit lingüístico. La principal conclusión de nuestro estudio es que cabe realizar un acercamiento particular a cada hablante, a cada déficit, para poder conocer su situación particular y determinar bajo qué circunstancias se halla y qué habilidades de adaptación comunicativas es capaz de producir.

Palabras clave: competencia conversacional, estrategia comunicativa, afasia, hemisferio derecho, parálisis cerebral, demencia

Introducción

Los hablantes, por lo general, no somos conscientes de todos los sistemas que deben funcionar con la sincronía y precisión exacta para poder producir los sonidos del habla. En primer lugar, es necesario que todas las estructuras anatómicas implicadas se hayan desarrollado durante el proceso fetal y, además, que evolucionen adecuadamente de acuerdo con los parámetros evolutivos esperables a cada edad cronológica. En segundo lugar, estos sistemas anatómicos han de realizar de manera correcta la función para la que se han desarrollado. Por ejemplo, si la estructura anatómica dental está presente, pero no se desgasta en su función masticatoria (por ejemplo, en los niños que no comen sólidos o semisólidos antes de los 4 años), entonces la función deglutoria se ve alterada, por lo que, en algunos casos, incide sobre la función respiratoria, implicando por ello el patrón de producción de la voz. Además, el sistema neurológico central debe regular las funciones y controlar los movimientos de cada uno de los músculos y nervios implicados en la función lingüística para que se contraigan o relajen en el momento temporal y situacional preciso. Por ejemplo, podemos citar el caso de la disartria infantil, un trastorno que, según la American Speech and Hearing Association, comprende "dificultades para la planificación y secuenciación de los parámetros espaciotemporales y de las secuencias motoras que se precisan para producir de manera adecuada los sonidos del habla y la prosodia" [traducción nuestra]. En este caso, los niños que padecen la disartria son incapaces de controlar los movimientos implicados en el habla, a pesar de no existir problemas relacionados con el desarrollo anatómico (cf. Moreno Campos 2022).

Cada vez que un hablante quiere producir un enunciado no es consciente de la adecuación al enunciado que rige (o debiera regir) la posterior selección de la prosodia, el vocabulario, la estructura morfosintáctica o el orden de los elementos que va a producir. Son cuestiones que se resuelven de manera muy rápida y de las que los hablantes no somos plenamente conscientes. Sin embargo, esta situación cambia de manera dramática para las personas que sufren un daño cerebral sobrevenido. De hecho, tal y como señalan Espárrago-Llorca et al. (2015), una de cada tres personas que han sufrido un ictus padece una depresión pos-ictus compleja cuya etiología responde a la consciencia de la pérdida de funciones biológicas, pero también a la pérdida de las relaciones y habilidades sociales en comparación con la situación pre-ictus. La conversación y, más concretamente, la capacidad de comunicar es vital para que el ser humano pueda realizar la función de relación social. Por ello, hemos de tener en cuenta que las personas que sufren alteraciones en la capacidad comunicativa ven mermadas no solo sus habilidades de expresión, sino también su vida social. Según los datos recogidos en la *encuesta nacional de salud* (Instituto Nacional de Estadística, 2017), una de las cuestiones más problemáticas para las personas que han sufrido daño cerebral es que presentan dificultades para poder transformar sus pensamientos e intenciones comunicativas en un enunciado secuenciado y organizado acorde con las convenciones de la interacción social. Entre las secuelas señaladas como las más determinantes para señalar una mala calidad de vida destaca la dificultad para comunicarse al mismo nivel que antes de sufrir el daño cerebral. Debido a las secuelas, las personas que consiguen superar un daño cerebral adquirido no pueden realizar de manera automatizada todos los procesos mentales vinculados al habla y a la conversación, y deben activar de manera consciente cada una de las secuencias implicadas, lo que transforma un acto anteriormente de distensión, en un proceso sumamente costoso en el plano cognitivo.

Investigar cómo se comunican estas personas resulta clave para determinar las necesidades que presentan y, por ello, la mayoría de las investigaciones sobre lingüística clínica se han interesado por la conversación como una ventana hacia la caracterización lingüística de hablantes con patología. En el estudio del habla de los sujetos con daño cerebral destaca el corpus PerLA, que cuenta con volúmenes donde se recogen diferentes muestras conversacionales de hablantes con afasia fluente (Gallardo Paúls y Moreno Campos 2005), afasia no fluente (Gallardo Paúls et al. 2005), casos mixtos de afasia (Hernández Sacristán et al. 2007) y lesionados de hemisferio derecho (Gallardo Paúls et al. 2011). En las investigaciones derivadas del análisis lingüístico de este corpus se realiza una caracterización pragmática de la conducta conversacional de estos hablantes bajo la premisa de un *comportamiento diferente* al de las personas sin patología. Si bien este planteamiento es adecuado para delimitar si existen diferencias en la competencia conversacional entre personas sin daño y con daño cerebral, diversos estudios han señalado los beneficios de estudiar y comparar las habilidades entre síndromes o trastornos relacionados por encima de descripciones individualizadas o donde se toma como referencia la población con neurodesarrollo normativo (Brock 2007; Karmiloff-Smith 2012).

Siguiendo esta premisa, en el presente estudio se propone un análisis centrado en las competencias conversacionales de las personas que han sufrido daño cerebral donde se evalúan tanto las habilidades lingüísticas como las limitaciones, puesto que partimos de la necesidad de considerar las posibilidades informativas de un intercambio comunicativo para poder conocer las estrategias que cada interlocutor utiliza en función de su patología. En el estudio de personas con dificultades comunicativas secundarias a un trastorno sobrevenido es importante recalcar que el establecimiento de un intercambio comunicativo exitoso no solo es la finalidad del uso del lenguaje, sino que el propio lenguaje (y, por ende, las dificultades lingüísticas) constituye también el medio por donde se debe asentar la comunicación. En este sentido, el análisis conversacional versará sobre dos guiones complementarios: por un lado, la identificación de las conductas conversacionales pragmáticas y, por otro, la relación entre las necesidades o carencias detectadas y las estrategias discursivas empleadas por parte de cada hablante.

Diversos autores han incidido en la relación inconscientemente establecida entre las dificultades conversacionales y la consideración de un emisor como incompetente conversacional (Ferguson 1996; Kagan 1995). Es lo que se ha denominado *enmascaramiento conversacional negativo* que, en palabras de Ferguson (1996) se da:

> Cuando la competencia se concibe como un evento interactivo, la atribución social de la competencia debe relacionarse con la manera en la que los hablantes superan las dificultades. Por ejemplo, si todos los interlocutores combinan esfuerzos para mantener la gestión conversacional, entonces es posible que un observador externo pueda encontrar dificultades para atribuir a falta de competencia a uno de los hablantes. Por este motivo, el análisis de la competencia debe realizarse desde un enfoque social. (1996: 57 [traducción nuestra])

No obstante, el enmascaramiento conversacional también puede enfocarse de manera positiva en tanto en cuanto se examina la producción de una persona con dificultades lingüísticas bajo el prisma de que es un emisor capaz de producir estrategias conversacionales compensatorias. Bajo este paradigma, las personas con dificultades lingüísticas son conscientes de la implicación conversacional de sus dificultades de expresión y, por lo tanto, desarrollan una serie de habilidades destinadas a minimizar o paliar en la medida de lo posible el alcance de las carencias discursivas. Es lo que denominamos *enmascaramiento conversacional positivo,* y defendemos que el conocimiento de estas estrategias idiosincráticas por parte de cada individuo o del colectivo de lesionados supone un elemento clave para la adaptación a las circunstancias tras el daño cerebral sobrevenido. Por tanto, se propone una revisión de las estrategias señaladas por varios estudios conversacionales ya publicados atendiendo al hecho de que las limitaciones lingüísticas derivadas de los déficits anatómicos, fisiológicos o neurológicos secundarios al daño cerebral sobrevenido posibiliten el desarrollo de nuevas conductas conversacionales. Estas conductas se reexaminan en clave pragmática para determinar si las estrategias responden a una conducta adaptativa o suponen unas estrategias de encubrimiento (positivo) de los déficits lingüísticos. En ambos casos, conocer la competencia conversacional de las personas con daño cerebral sobrevenido es clave para el éxito del diseño de las intervenciones o programas de rehabilitación centrados en la potenciación de las habilidades comunicativas.

Categorías pragmáticas analizadas desde la pragmática clínica

El estudio de la conversación debe materializarse, necesariamente, adoptando las premisas del análisis del discurso desde la perspectiva cognitiva. En este marco conceptual se atiende la relación entre el enunciado y la enunciación propuesta por Benveniste (1966, 1974) planteando cómo el emisor, dadas sus circunstancias cognoscitivas, establece un enlace entre el contexto conversacional y el posterior producto lingüístico. Esta perspectiva nos lleva directamente al análisis de los datos conversacionales como huella o manifestación de la capacidad intersubjetiva (Gallardo Paúls 2008). Bajo esta asunción se realiza el examen de las habilidades lingüísticas de los pacientes, atendiendo a una división teórica de los componentes de la pragmática planteada por Gallardo Paúls (1995) y que facilita el análisis conversacional según el realce perceptivo de cada uno de los integrantes del proceso comunicativo. En la presente investigación vamos a partir desde la perspectiva de la pragmática enunciativa, donde se destacan aquellas categorías lingüísticas determinadas por un sujeto emisor que realiza cierta acción comunicativa. En el contexto de los hablantes con déficit comunicativo las categorías más relevantes son los actos de habla y las máximas conversacionales.

- Los actos de habla son el medio por el cual el emisor produce un conjunto de sonidos con significado (acto locutivo) en una dirección ilocutiva determinada para tratar de lograr sus propósitos (acto perlocutivo). El análisis de la tipología de los actos de habla permitirá establecer las estrategias de comunicación efectiva o adaptativa del emisor. Los actos de habla analizados son los actos proposicionales (son actos de habla que utilizan el léxico de la lengua, y que tienen valor referencial, semántico), los actos activadores de inferencias (expresiones sin estructura léxica, pero con contenido semántico de carácter más o menos emotivo), los actos de edición (elementos que actúan en el plano de la estructura discursiva para que el hablante pueda gestionar la forma del enunciado: las reediciones del discurso), los actos reguladores (las pausas orales o las pausas vacías) y los actos no verbales (actos sin significante formal, pero con significado. Se compone por gestos y elementos sin apoyo verbal que contribuyen a aclarar la semántica de la intervención).
- Las máximas conversacionales se basan en el principio de cooperación propuesto por Grice (1975). Aplicando este principio a los hablantes con déficit lingüístico, podríamos inferir que estos hablantes dan las claves necesarias para que el receptor recomponga su mensaje (basado en la mayoría de las ocasiones en su conocimiento previo compartido), y esta "recomposición" se realiza de manera que el déficit puede ser compensado en grado más o menos relativo. Por lo tanto, el análisis de las máximas conversacionales de manera, calidad, cantidad o pertinencia se realiza teniendo en cuenta la consideración de que, en principio, todos los intercambios comunicativos se rigen por la presuposición de que los interlocutores actúan según estos principios

conversacionales y, por tanto, una vulneración de las máximas implica una modificación en la conducta conversacional.

Etiología y selección de la muestra analizada

Como ya se ha comentado en la introducción, el objetivo principal de este estudio es el análisis de las estrategias conversacionales de las personas que han sufrido daño cerebral. Una de las primeras cuestiones que se debe señalar y que, sin duda, determina nuestro análisis, es la heterogeneidad propia de las muestras de análisis conversacional. Si nuestro desarrollo lingüístico se ve influido por las experiencias, los aprendizajes y por las interacciones sociales, entonces resultará fácil de entender el hecho de que es imposible analizar muestras conversacionales homogéneas, puesto que no existen dos hablantes iguales que, ante una situación lingüística determinada, produzcan exactamente el mismo mensaje. Esta situación se pone todavía más de manifiesto en el caso de los déficits lingüísticos, donde a las características definitorias señaladas con anterioridad hemos de sumarle la afectación neurológica, el grado de afectación lingüístico y la implicación de las secuelas en la interacción social del hablante. La segunda cuestión es la variabilidad de las muestras conversacionales de los estudios en que nos basamos: en algunos casos, son los propios investigadores quienes han realizado las grabaciones de los sujetos mientras estos mantenían conversaciones con interlocutores-clave; en otras, se han basado en el análisis de las interacciones entre el paciente y su médico o logopeda.

Dado que el objetivo del presente estudio se centra en delimitar las estrategias conversacionales de los hablantes con daño cerebral, se ha realizado una búsqueda de investigaciones donde se analizara o describiera la comunicación de las personas con algún tipo de daño cerebral. Se ha considerado la inclusión de diversas etiologías de daño cerebral para poder constatar los efectos de la lesión sobre la conducta conversacional y comprobar si los análisis recogen conductas conversacionales similares dependientes de la etiología.

- El primer grupo de análisis conversacional se ha centrado en las personas que han sufrido daño cerebral adquirido; en concreto, se han recogido investigaciones sobre las conductas conversacionales de personas con afasia (de tipo fluente, no fluente y mixta), lesión en el hemisferio derecho (en adelante, HD) y trastorno por traumatismo craneoencefálico (TCE).
- El segundo grupo de análisis conversacional se ha centrado en las personas con déficit lingüístico debido a procesos neurodegenerativos como es el caso

de las personas con deterioro cognitivo leve o demencia, en especial hemos encontrado bastantes trabajos dedicados al déficit lingüístico en Alzhéimer.
- En el tercer grupo de análisis conversacional se ha decidido atender a los estudios que se han dedicado al análisis de las lesiones cerebrales adquiridas no evolutivas: las parálisis cerebrales (PC).

Análisis conversacional de las categorías conversacionales en la Pragmática Enunciativa

Análisis conversacional centrado en los actos de habla

En este apartado se ha analizado el uso de los actos de habla por parte de los emisores de los tres grupos anteriormente descritos. No se han encontrado referencias bibliográficas que señalen problemas de los hablantes con lesión en el hemisferio derecho con los actos de habla, por lo que no se han incluido en el análisis de esta categoría. A continuación, se describe y categoriza el uso de los actos de habla en función del tipo de acto de habla que predomina en sus producciones y de la estrategia conversacional que se desarrolla:

a) Hablantes que basan sus producciones, de manera mayoritaria, en actos proposicionales más el apoyo de estrategias adaptativas basadas en el uso de actos activadores de inferencias.

En esta categoría podemos situar a los hablantes del grupo de daño cerebral adquirido (con excepción de los hablantes con afasia no fluente) y a los hablantes del grupo con déficit lingüístico neurodegenerativo (a excepción de los casos de demencia tipo Alzhéimer en grado moderado/severo). En general, se trata de hablantes que no presentan déficits lingüísticos severos que comprometan sus enunciados y son capaces de transmitir su ilocutividad discursiva. El problema conversacional común a todas las patologías es la dificultad de acceso léxico. En el análisis de los hablantes con afasia, Moreno Campos (2010: 58) señala que "es frecuente, en los casos en los que el hablante tiene problemas de acceso léxico, que se recurra a la explotación de la capacidad inferencial de su interlocutor"; la misma vinculación se encuentra en Ivanova (2020) al señalar la relación existente entre las dificultades de acceso léxico que presentan los pacientes del grupo con etología neurodegenerativa y el uso extendido de actos activadores de inferencias. Ambas autoras defienden el uso de actos activadores de inferencias (marcadores discursivos, actos locutivos o interjecciones) como una estrategia adaptativa de encubrimiento que activa el hablante de manera consciente para rellenar las pausas intraenunciado generadas ante la dificultad léxica. Otra de las explicaciones proporcionadas para explicar el uso de los actos activadores de inferencias es, precisamente, que su poca base léxica permite dotar a los significantes de un fuerte contenido emocional (véase, por ejemplo, el caso de las interjecciones). Los hablantes, ante un posible problema de acceso léxico o ante problemas en la producción de la palabra, activan una estrategia adaptativa que supone la sustitución de la forma comprometida por una vocalización marcada por la prosodia. En este caso nos encontraríamos ante una estrategia de tipo adaptativo que también permite encubrir déficits lingüísticos y que ha sido descrita tanto en hablantes con afasia, como en hablantes con TCE (García-García *et al.* 2002; Gallardo y Moreno 2006).

b) Hablantes que basan sus producciones en actos proposicionales más estrategias compensatorias del discurso como los actos reguladores y no verbales.

Esta conducta conversacional se describe como propia en las personas con afasia de tipo no fluente, en las personas con proceso neurodegenerativo de Alzhéimer en grado moderado o severo y en las personas con parálisis cerebral. Estos hablantes, si bien son capaces de producir actos proposicionales, presentan dificultades severas relacionadas con la secuenciación y la selección léxica, por lo que han de recurrir al uso de pausas oralizadas o pausas vacías para poder reorganizar su discurso. Esta estrategia sería también una estrategia adaptativa gracias a la cual el hablante gana un tiempo extra con el que poder construir su enunciado. Pistono *et al.* (2019) han señalado la importancia de esta maniobra lingüística para paliar las dificultades en el contexto de producción espontánea en los pacientes con demencia. González *et al.* (2019) señalan el uso de estas pausas en los hablantes con deterioro cognitivo como una estrategia adaptativa al propio déficit: mediante el uso consciente de las pausas discursivas, los hablantes intentan asegurar la construcción correcta de sus enunciados. Por su parte, en Moreno Campos (2010) se diferencian las estrategias derivadas del uso de pausas vacías o pausas oralizadas en las personas con afasia: en el primer caso, se trataría pacientes con mayor déficit lingüístico, puesto que necesitan dejar de emitir habla para poder pensar y reorganizar el enunciado, exponiéndose así a que los interlocutores interpreten esa pausa como una oportunidad para desarrollar su propio turno de habla. Mientras que en el segundo caso el uso de pausas oralizadas actuaría como una estrategia consciente de mantenimiento del turno, pues serviría de aviso al receptor de la intención de terminar su producción oral.

Cabe atender de manera separada, a los hablantes con PC. Hay muy pocos estudios que describan la conducta enunciativa de las personas adultas con PC, puesto que la mayoría de las investigaciones se dirige a la afectación en su etapa infantil. No obstante, consideramos que es necesario atender a un déficit lingüístico que, si bien se adquiere en la etapa infantil, acompaña y evoluciona en todas las etapas de su vida. Los estudios consultados (Rosada 2012; Badia-Corbella *et al.* 2013; Curioso-Vílchez 2021) concuerdan en señalar que el habla de estos emisores a menudo requiere del soporte de sistemas alternativos o aumentativos del habla (conocidos como SAAC). Pilleux (2001) afirma que las personas con PC que han conseguido dominar y utilizar de manera efectiva los SAAC presentan un nivel de competencia comunicativa similar al de personas no afectadas. Las personas con PC presentan un discurso con muchas pausas que sirven para que los hablantes puedan tomar el tiempo necesario para bien encontrar la imagen con la que se quieren comunicar, bien para programar la secuencia de sonidos de los actos proposicionales. En cualquiera de los casos, nos encontramos ante una estrategia adaptativa a las circunstancias secundarias a la parálisis cerebral que son las mismas que describen Muñoz y Melle (2004) en las características comunicativas del hablante con TCE.

c) Hablantes que producen actos borradores como estrategia de encubrimiento ante un fracaso enunciativo

Diversos estudios vinculaban la idea de que los pacientes con afasia de tipo fluente, debido a la anosognosia que presentaban, no eran conscientes de los fallos o errores de sus producciones lingüísticas (Heilman 1991; Donoso 2002). Estudios más recientes han demostrado que tanto los hablantes con afasia fluente como no fluente presentan conductas de autoedición que demostrarían un acto de conciencia y una voluntad como hablante para preservar su imagen de emisor lingüístico competente mediante la corrección del error producido (Moreno Campos 2010; Beeke *et al.* 2020; Tetnowsky *et al.* 2021). En su análisis sobre las conductas de edición en un paciente con afasia, Oliveira y Gonçalves-Dias (2018) llaman la atención sobre el elevado uso de actos borrador:

> "Es interesante observar (sin intención de cuantificar) la frecuencia de actos reparadores en relación con las personas que no presentan afasia. El auto reparo es una de las posibles estrategias adaptativas de las personas con afasia para garantizar su éxito comunicativo" (2018: 66 [traducción nuestra]).

El estudio de Valles-González (2009) también se posiciona en la misma dirección cuando analiza el uso de los actos borradores o de edición en pacientes con afasia. Esta autora concluye que cuanto mayor estabilización del daño cerebral y más intervención en rehabilitación comunicativa dirigida a pacientes con afasia, mayor es también la presencia de actos borradores en el discurso oral. Esta misma autora afirma que el uso de los actos borradores se ve disminuido en los hablantes con Alzhéimer según el deterioro cognitivo va avanzando, lo que no haría sino reforzar la idea del uso de actos borradores como una estrategia adaptativa de encubrimiento.

d) Hablantes que utilizan los actos no verbales como estrategia de adaptación conversacional ante los problemas de producción oral

La comunicación es un acto multimodal donde la gestualidad suele acompañar y complementar la fuerza ilocutiva del mensaje (Serra i Raventós 2013; Esteve-Givert 2016). Sin embargo, muchos de los hablantes con daño cerebral presentan también problemas de movilidad que condicionan el uso de los gestos faciales o de las extremidades superiores, como en el caso de las PC o de los TCE. Las investigaciones consultadas coinciden en señalar el uso de los actos no verbales como una estrategia de adaptación conversacional tanto cuando el acto no verbal se utiliza como sustitución del acto verbal como cuando los actos no verbales sirven para potenciar los actos verbales producidos. En el primer caso, encontramos la situación descrita por Valles-González (2013), donde el paciente con Alzhéimer en estado avanzado es incapaz de encontrar las palabras para componer su discurso y prefiere comunicarse a través de actos no verbales. Garayzábal (2009) también refiere que cuanto mayor es el grado de progresión en la demencia, más comprometida se haya la esfera pragmática de los hablantes en el plano comunicativo. Esta premisa también se encuentra en los casos descritos de hablantes con afasia global, donde la comunicación a través de los actos verbales se sustituye por actos no verbales (Pérez Lancho *et al.* 2016). En los casos de TCE y PC se recomienda, en los casos donde es posible, el entrenamiento en actos no verbales de tipo gestual como SAAC, es decir, como una estrategia adaptativa para salvar las dificultades comunicativas de los emisores (Gómez-Taibo y Pérez-García 2018).

En el segundo caso los actos no verbales servirían como elementos de multiplicación de la fuerza conversacional que permitirían al hablante reforzar su figura de emisor con voluntad comunicativa fuerte. Guillén Escamilla afirma que "el habla y los gestos son dos procesos independientes que trabajan de forma paralela: los gestos son estrategias compensatorias que ayudan a los hablantes con afasia a comunicarse a pesar de sus limitaciones de habla." (2022: s.p. [traducción nuestra]). Este uso adicional de los actos no verbales se ha documentado en pacientes con afasia, en pacientes con deterioro cognitivo leve y en los pacientes con TCE y PC donde las limitaciones motoras permiten el uso de este tipo de actos.

El análisis conversacional centrado en los actos de habla de los hablantes analizados muestra cómo se producen estrategias tanto de adaptación a la nueva situación de comunicación (uso de actos reguladores, de activación inferencial o no verbales), como estrategias de encubrimiento del déficit lingüístico (uso de actos borradores). En todos los casos, estaríamos ante decisiones conscientes de los hablantes dirigidas a potenciar sus habilidades como emisores ante un contexto conversacional de interacción social.

Análisis conversacional centrado en las máximas conversacionales

En el siguiente apartado se ha analizado el uso de las máximas conversacionales por parte de los emisores con daño cerebral adquirido, no evolutivo y con déficit debido a un proceso neurodegenerativo. En este análisis separamos las investigaciones en función del uso de cada una de las máximas conversacionales en las patologías anteriormente descritas.

Máxima conversacional de calidad: La máxima de calidad se refiere al compromiso del emisor con la veracidad del enunciado que produce. Su incumplimiento en el contexto conversacional se relaciona con la producción de mensajes con contenido basado en mentiras. Es importante señalar que, tanto para mantener como para infringir la máxima de calidad, el emisor debe ser consciente de este acto. Producir una mentira supone el dominio de la capacidad reflexiva del lenguaje y de cuestiones relacionadas con la teoría de la mente, pues el emisor debe ser capaz de anticipar un escenario con base narrativa lo suficientemente realista donde ocurran los actos y las consecuencias que se relacionan.

En los estudios que indagan acerca de la relación de la máxima de calidad y los hablantes con daño cerebral nos encontramos con que, en algunos casos, se describen sujetos que producen enunciados que falsean la realidad. No obstante, como señala Morato (2013), producir enunciados falsos no siempre equivale a mentir. Aplicando esta afirmación a los casos de los hablantes analizados en el presente estudio, podemos afirmar que estos hablantes, aunque produzcan enunciados falsos, no están alterando la máxima de la calidad, puesto que en el caso de las personas con fallos de memoria o alteraciones de la consciencia se trataría de una *mentira honesta* al no realizar el emisor una modificación consciente de su discurso. Solo podríamos hablar de enunciados falsos y, por tanto, de transgresión de la máxima de la calidad, cuando los hablantes tuvieran la capacidad de mentir. En estos casos, se trataría de una estrategia de encubrimiento del déficit lingüístico, ya que el emisor produciría un enunciado falso con el objetivo de no reconocer, por ejemplo, un fallo de memoria. Podemos destacar cómo algunas pruebas de evaluación se han interesado por delimitar esta actuación consciente de los hablantes. Por ejemplo, en la batería pragmática de Kasher *et al.* (1999) se incluyen pruebas para valorar si el emisor es capaz de reconocer la inadecuación a la verdad o el uso de la ironía, pero no examina el uso en contexto conversacional de esta máxima. En el test MetAphAs de Rosell Clari y Hernández Sacristán (2018) se evalúan las habilidades metalingüísticas en afasia y se incluye un apartado dedicado específicamente a la evaluación de la "capacidad de producir mentiras" de los hablantes. El objetivo de este apartado, según los autores, se focaliza en la comprobación del dominio de los hablantes sobre la reflexividad lingüística y las funciones ejecutivas relacionadas en este acto de enunciación diferida.

Máxima conversacional de cantidad: Esta es una de las máximas más estudiadas en todos los trastornos que hemos analizado. La máxima de cantidad se podría resumir en que el hablante construya su acto locutivo utilizando un número de palabras apropiado para poder transmitir el contenido de su mensaje. El incumplimiento de esta máxima conversacional es generalizado en nuestros hablantes y responde a dos estrategias claramente diferenciadas:

a) Hablantes que incumplen la máxima de la cantidad por utilizar un número insuficiente de palabras.

Estos hablantes se caracterizan por un uso escueto del lenguaje en una estrategia de encubrimiento de los déficits verbales. Dado que los hablantes son conscientes de los problemas de producción oral que presentan, prefieren emitir enunciados cortos preferentemente basados en actos proposicionales o activadores de inferencias. Sin embargo, esta producción limitada se relaciona con carencias informativas que pueden llegar a comprometer la viabilidad de la conversación. En este caso encontramos a los hablantes con afasias no fluentes, con parálisis cerebrales o con TCE (Borod *et al.* 2000; Moreno Campos 2006; Mac-Kay 2019; Bernal-González y Ramos-Galarza 2020) y a los hablantes con demencia cuando presentan problemas relacionados con anomia y no son capaces de activar estrategias alternativas para seleccionar la palabra (Ivanova *et al.* 2020). La producción de enunciados compuestos por un número limitado de palabras respondería a una estrategia de encubrimiento de sus problemas de producción y acceso léxico, puesto que disminuyendo el tiempo como emisor se minimizan las probabilidades de producir fallos en el enunciado y, por tanto, de percibirse como un emisor no competente.

b) Hablantes que incumplen la máxima de la cantidad por utilizar un número excesivo de palabras.

En este apartado nos encontramos con la situación opuesta a la anterior: los hablantes utilizan en su discurso un número de palabras significativamente superior al que sería necesario. Se trata de una verborrea discursiva descrita en pacientes con afasia de tipo fluente, demencias (especialmente en Alzhéimer) y lesionados de hemisferio derecho (Archibaldo Donoso et al. 2009). Gallardo Paúls *et al.* (2011) comparan, de hecho, la construcción discursiva de los hablantes con lesión en el hemisferio derecho con la de los pacientes de afasia fluente. Se trataría, en estos casos, de una estrategia de adaptación y encubrimiento de los déficits lingüísticos: se produce una especie de acaparamiento del turno de habla para mantener su tiempo como emisor y reducir así el tiempo de exposición como receptor dados los problemas de comprensión que se presentan (Moreno Campos 2010).

Máxima conversacional de pertinencia: La máxima de pertinencia está relacionada con la gestión temática y la coherencia global del discurso. Supone asegurar la continuidad temática entre los turnos y que el emisor mantenga el contenido o dé respuesta a la temática desarrollada en los turnos anteriores. Las investigaciones destacan el incumplimiento generalizado de esta máxima en todos los trastornos analizados. En la mayoría de los casos, esta transgresión de la máxima se puede vincular con problemas atencionales y de memoria procedimental, que comprometen el mantenimiento de la gestión temática y, por ende, del intercambio de turnos en la conversación. Así, en Pérez Mantero (2014) se señala la elevada presencia de *palabras ómnibus*, que contribuyen a caracterizar el discurso de las personas con demencia como impreciso. En estos hablantes, así como en los hablantes con afasia o con lesión en el hemisferio derecho, se destaca la brusquedad en el cambio de tema, la perseverancia temática o la abundancia de comentarios irrelevantes. En palabras de Gallardo Paúls *et al.* (2011: 26), el discurso de estos pacientes "progresa de un tema a otro y se ve jalonado por detalles de escasa o nula importancia."

Esta actuación conversacional se debe a dos estrategias: por un lado, los hablantes son conscientes de los problemas que presentan como receptores, y monopolizan el turno incluso alargándolo mediante cuestiones poco informativas o repitiendo temas ya abordados con el objetivo de mantener el turno conversacional y encubrir así, el déficit lingüístico. Por otro, nos encontramos ante una estrategia de adaptación conversacional: dado que los hablantes tienen consciencia de los problemas de producción oral, intentan proporcionar el máximo número de detalles posible en la narración de un suceso con la intención, precisamente, de favorecer la comprensión de su discurso.

Máxima conversacional de manera: Esta máxima conversacional se relaciona con el nivel léxico-semántico del discurso. La máxima de manera alude a la relación entre la selección de palabras y estructura formal por parte del emisor, quien debería ser capaz de transmitir el significado mediante estructuras sintácticas sencillas y palabras poco ambiguas. En los hablantes analizados se pueden identificar dos actuaciones conversacionales claramente diferenciadas:

a) Hablantes que respetan la máxima conversacional de manera

Este grupo se compone por los hablantes con afasias no fluentes, los hablantes con PC o con TEC y su adhesión a la máxima se vincula con su producción limitada de palabras por enunciado, cuestión ya desarrollada en líneas anteriores. Estos hablantes emiten turnos compuestos, mayoritariamente, por actos de habla proposicionales que resultan muy informativos desde el punto de vista semántico. Por ejemplo, podemos encontrar la producción de la hablante con afasia CMM cuando responde "casa/ madre" al ser interpelada sobre dónde ha pasado el verano. Esta producción respondería a una estrategia doble: en primer lugar, de encubrimiento del déficit lingüístico al no producir más elementos de los informativamente necesarios y, en segundo lugar, a una estrategia de adaptación al dotar al receptor de actos proposicionales para que sea él quien realice el ejercicio cognitivo pertinente de asociación semántica e inferencial. De hecho, se ha señalado cómo los hablantes con PC utilizan frecuentemente en sus enunciados la sustitución de hiperónimos por hipónimos con el objetivo de poder situar al interlocutor en el campo semántico referencial discursivo (Rosada 2012).

b) Hablantes que no respetan la máxima conversacional de manera

En este grupo se encontrarían los hablantes con afasias fluentes, los hablantes con lesiones en el hemisferio derecho y los hablantes con demencias. Estos hablantes se caracterizan por utilizar en sus discursos enunciados ambiguos o con vocabulario poco preciso. El uso abusivo de pronombres, deícticos o proformas constituye una estrategia de encubrimiento del déficit lingüístico, ya que, de este modo, consiguen evitar denominar elementos que no recuerdan.

En el análisis conversacional de las máximas conversacionales destaca cómo los hablantes utilizan las máximas conversacionales tanto en estrategias adaptativas como de encubrimiento en función de sus habilidades conversacionales. En prácticamente todas las máximas cada hablante las explota o transgrede según su propósito comunicativo.

Conclusiones

En el análisis realizado de la conducta conversacional de las personas con daño cerebral nos hemos centrado en cómo los hablantes afrontan las circunstancias lingüísticas sobrevenidas. Los hablantes han de enfrentarse al cambio de sus habilidades comunicativas. Este proceso es un proceso holístico que engloba tanto las circunstancias físicas, como cognitivas, lingüísticas o psicológicas, por lo que es necesario ampliar el enfoque descriptivo e incluir un *enfoque comprensivo* que permita identificar no solo el uso de estrategias conversacionales, sino también analizar el porqué de esas estrategias.

En la descripción de todo daño cerebral se parte siempre de las causas de la afectación. Sin duda, es muy importante tener en cuenta la etiología del daño y los síntomas vinculados para poder establecer una posible conducta comunicativa. Una de las preguntas que nos hemos planteado es si los hablantes con una etiología similar (daño cerebral sobrevenido/daño cerebral por neurodegeneración/ daño cerebral sobrevenido evolutivo) presentarían conductas conversacionales homogéneas. Tras el análisis realizado se puede concluir que la etiología, aunque importante, no resulta determinante para dirimir el uso de estrategias comunicativas ni para anticipar si las estrategias se utilizan como adaptación o encubrimiento del déficit lingüístico. Cabe realizar, por tanto, un acercamiento particular a cada hablante, a cada déficit, para poder conocer su situación particular y determinar bajo qué circunstancias se halla y qué habilidades de adaptación es capaz de producir.

Comprender por qué los interlocutores con déficit lingüístico dirigen sus actos conversacionales hacia unas u otras estrategias nos puede ayudar a redirigir esas habilidades lingüísticas desplegadas hacia la efectividad comunicativa. Una de las premisas para el uso de estrategias conversacionales es el acto consciente, por parte del hablante, para activar los procesos cognitivos implicados en la estrategia conversacional. Por un lado, tenemos una serie de estrategias que se pueden identificar como *estrategias de adaptación* a las nuevas habilidades lingüísticas y son aquellas que permiten optimizar el uso del lenguaje al emisor para incrementar el potencial de comprensión de su discurso como, por ejemplo, la explotación de la rentabilidad inferencial del enunciado. Por otro lado, tenemos también las estrategias de *encubrimiento* del déficit lingüístico: aquellas estrategias que posibilitan al emisor la no exposición explícita de los problemas comunicativos como, por ejemplo, la emisión de enunciados lacónicos.

Resulta fundamental describir los usos lingüísticos de los hablantes con déficits lingüísticos y analizarlos en función del contexto conversacional para poder conocer qué habilidades comunicativas se despliegan. Consideramos que este análisis meramente descriptivo de las habilidades conversacionales precisa de una mirada analítica en clave positiva que destaque las funcionalidades del emisor por encima de los déficits. Esta perspectiva permite incluir en el posterior diseño de una intervención comunicativa un perfil de rehabilitación y soporte de las necesidades detectadas, puesto que no se trata tanto de *reenseñar* la habilidad comunicativa, como de optimizar las capacidades y habilidades que los hablantes ya muestran en interacción conversacional.

Referencias

American Speech-Language-Hearing Association. *Childhood apraxia of speech* [Technical Report]. Consultado el 20-10-22 en https://www.asha.org/policy/.

Archibaldo-Donoso, S., Figueroa, C., Rodrigo Gómez, R., Behrens, I. (2009). Demencia frontotemporal: experiencia clínica. *Revista Médica de Chile,* 137 (7), 900–905.

Badia-Corbella, M., Rodríguez-Pedraza, P., Orgaz-Baz, M.B. y Blanco-Pedraz, J.M. (2013). Quality of life in patients with cerebral palsy during aging process. *Rehabilitación*, 47, (4), 194–199. https://doi.org/10.1016/j.rh.2013.02.002

Beeke, S., Capindale, S. y Cockayne, L. (2020). Correction and turn completion as collaborative repair strategies in conversations following Wernicke's aphasia, *Clinical Linguistics & Phonetics*, 34:10–11, 933–953.

Benveniste, E. (1966). *Problémes de linguistique genérale*, I. Gallimard: París.

Benveniste, E. (1974). *Problémes de linguistique genérale*, II. Gallimard: París.

Bernal-González, A. y Ramos-Galarza, C. (2020). Neuropsychological Alterations of Memory, Attention and Language in Mild Post-Traumatic Cranial Syndrome, *Revista chilena de neuropsiquiatría*, 23, 1–11.

Borod, J.C., Rorie, J.C., Pick, K.D., Bloom, L.H., Andelman, F., Campbell, A.L. (2000). Verbal pragmatics following unilateral stroke: emotional content and valence. *Neuropsychology*,14, 112–24.

Brock, J. (2007). Language abilities in Williams syndrome: A critical review. *Development and Psychopathology,*19(01), 97–127.

Curioso-Vílchez, I.C. (2021). El uso de Internet como herramienta de socialización en adultos con parálisis cerebral en Brasil. *Revista Española de Discapacidad*, 9 (2), 65–79.

Donoso, A. (2002): Anosognosia en enfermedades cerebrales. *Revista chilena de Neuropsiquiatría,* 40(2), 69–78. http://10.4067/S0717-92272002000200008

Espárrago Llorca, G., Castilla-Guerra, L., Fernández Moreno, M.C., Ruiz Doblado, S. y Jiménez Hernández, M.D. (2015). Depresión post ictus: una actualización, *Revista de Neurología*, 30 (1), 23–31. https://doi.org/10.1016/j.nrl.2012.06.008

Esteve-Givert, N. (2016). La integración de gestos y habla en el discurso. En María del Carmen Horno-Chéliz, Iraide Ibarretxe Antuñano y José Luis

Mendívil (Ed.) *Panorama actual de la ciencia del lenguaje* (p. 261–285). Zaragoza: Universidad de Zaragoza.

Ferguson, A. (1996). Describing competence in aphasic/normal conversation. *Clinical Linguistics and Phonetics*, 10, 55–63. https://doi.org/10.3109/02699209608985161

Gallardo Paúls, B. (1995): Guía comunicativa para interlocutores-clave en el marco de la conversación afásica, *ELUA*, 19, 157–168.

Gallardo Paúls, B. (2008). Las huellas lingüísticas de la teoría de la mente: intersubjetividad y enunciación en el trastorno por déficit de atención e hiperactividad. *Revista de Neurología*, 46 (1), 29–35.

Gallardo Paúls, B., Sanmartín-Sáez, J. y Moreno Campos, V. (2005). *Afasia fluente: materiales para su estudio*. València: Universitat de València.

Gallardo Paúls, B. y Moreno Campos, V. (2005). *Afasia no fluente: materiales y análisis pragmático*. València: Universitat de València.

Gallardo Paúls, B. y Moreno Campos, V. (2006). Evolución pragmática en un caso de afasia de Broca severa. *Revista de Logopedia, Foniatría y Audiología*, 26 (4), 188–203.

Gallardo Paúls, B., Moreno Campos, V. y Pablo-Manuel, M.R. (2011). *Lesiones de hemisferio derecho: materiales y análisis pragmático*. València: Universitat de València.

Garayzábal-Heinze, E. (2009). La Lingüística Clínica: Teoría y práctica. En J. L. Jiménez y L. Timofeeva (Eds.), *Investigaciones Lingüísticas en el Siglo XXI* (pp. 131–168). Universidad de Alicante: España.

García-García, E., Bascuñana-Ambrós, H. y Villarreal-Salcedo, I. (2002). Trastornos de la comunicación por traumatismo craneoencefálico, *Rehabilitación*, 36 (6), 379–387. https://doi.org/10.1016/S0048-7120(02)73310-0

Gómez-Taibo, M.L. y Pérez-García, E.M. (2018). La intervención de la comunicación aumentativa y alternativa en el traumatismo craneoencefálico, *Revista de Investigación Logopédica*, 8 (1), 43–62. http://dx.doi.org/10.5209/RLOG.59529

González, E.; Mendizábal, N.; Jimeno, N. y Sánchez, C. (2019). Manifestaciones lingüísticas en personas mayores: el papel de la intervención logopédica en el envejecimiento sano y patológico. *Revista de Investigación en Logopedia*, 9(1), 29–50.

Grice, H. P. (1975): Logic and conversation. En Cole, Peter y Morgan (Eds.). *Syntax and semantics: Speech acts*. Vol. 3. New York: Academic Press.

Guillén Escamilla, J. (2022). El uso de gestos en la comunicación de sujetos con afasia, *Revista de Logopedia, Foniatría y Audiología*, 42(4), 178–185.

Heilman, K.H. (1991): Anosognosia: possible neuropsychological mechanisms. In Prigatano y Schacter (Ed.): *Awareness of deficit after brain injury*. New York: Oxford University Press, 53–62.

Hernández Sacristán, C., Serra-Alegre, E. y Veyrat-Rigat, M. (2007). *Afasia. Corpus mixto de lenguaje conversacional*. València: Universitat de València.

Instituto Nacional de Estadística (2017). *Encuesta Nacional de Salud 2017. Cuestionario de Adultos* Consultado el 28-10-22 en https://www.sanidad.gob.es

Ivanova, O. 2020. La marcación del discurso oral en la demencia tipo Alzheimer. En O. Ivanova, V. Álvarez-Rosa y M. Nevot Navarro (eds.). *Estudios de pragmática y discurso oral*. Salamanca: Ediciones Universidad de Salamanca

Ivanova, O., García-Meilán, J.J., Martínez-Nicolás, I. y Llorente, Th. (2020). La habilidad léxico-semántica en la Enfermedad de Alzhéimer: un estudio de la fluidez verbal con categorías semánticas, *Signos*, 53 (102), 319–342.

Kagan, Aura (1995): Revealing the competence of aphasic adults through conversation: a challenge to health professionals, *Topics in Stroke Rehabilitation*, 2, 15–28.

Karmiloff-Smith, A. (2012). Development is not about studying children: The importance of longitudinal approaches. *American Journal on Intellectual and Developmental Disabilities, 117*(2), 87–89.

Kasher, A., Batori, G., Soroker, N., Graves, D. y Zaidel, E. (1999). Effects of right- and left-hemisphere damage on understanding conversational implicatures, *Brain and Language*, 68 (3), 566–590.

Mac-Kay, A.P. (2019). Afasia y esquizofrenia: aspectos lingüístico-comunicativos, *Revista chilena de neuropsiquiatría*, 57 (1), 52–56.

Morato, E. M. (2013). Confabulaçao; quando falta à verdade nao equivale a mentir. En E.M. Morato (Ed.). *A semiología das afasias*. Sao Paulo: Cortex.

Moreno Campos, V. (2006). Afasia y tempo dialógico: el índice de participación conversacional. En B. Gallardo, V. Moreno Campos y C. Hernández Sacristán (Ed.). *I Congreso Nacional de Lingüística Clínica*. Universitat de València.

Moreno Campos, V. (2010). *Pragmática en afasia*. Valencia: Universitat.

Moreno Campos, V. (2022). *Didáctica del habla: cómo intervenir en los problemas de articulación de los sonidos del lenguaje desde un enfoque pluridisciplinar*. Valencia: Tirant lo Blanch.

Muñoz-Céspedes, J.M. y Melle, N. (2004). Alteraciones de la pragmática de la comunicación después de un traumatismo craneoencefálico. *Revista de Neurología*, 38, 852–859.

Oliveira, L.M. y Días Gonçalves, J. (2018). O autorreparo como estratégia adaptativa na fala em interação de um afásico. *Linguagem em (Dis)curso*, 18 (1), p. 49–68.

Pérez-Lancho, M.C., Fumero-Valdivia, C., González-López Peñalver, A.M. y Pérez-Días, E. (2016). Abordaje de la comunicación en un caso con afasia global, *International Journal of Developmental and Educational Psychology*, 1 (2), 267–276.

Pérez Mantero, J. L. (2014). Interacción y predictividad: Los intercambios conversacionales con hablantes con demencia tipo alzhéimer. *Revista de Investigación Lingüística*, 17, 97–118.

Pilleux, Mauricio (2001). Competencia comunicativa y análisis del discurso. *Estudios Filológicos*, 36, 143–152.

Pistono, A.; Pariente, J.; Bézy, C.; Lemesle, B.; Le Men, J.; Jucla, M.(2019). What happens when nothing happens? An investigation of pauses as a compensatory mechanism in early Alzheimer's disease. *Neuropsychologia* 124: 133–143.

Rosada Ayala, J.I. (2012). La competencia comunicativa en personas que presentan parálisis cerebral. *ReiDoCrea*, 1, 158–163.

Rosell-Clari, V. y Hernández Sacristán, C. (2018). *MethAphAs test: Metalanguage in aphasia assessment*. Valencia: Nau Llibres.

Serra i Raventós, Miquel (2013). *Comunicación y lenguaje. La nueva neuropsicología cognitiva, II*, Barcelona: Publicacions i Edicions de la Universitat Barcelona.

Tetnowsky, J., Tetnowsky, J.A. y Damico, J. (2021). Patterns of Conversation Trouble Source and Repair as Indices of Improved Conversation in Aphasia: A Multiple-Case Study Using Conversation Analysis, *American Journal of Speech-Language Pathology*, 30 (1S), 326–343.

Valles-González, B. (2009). Intercambios comunicativos en la afasia y en la demencia: un estudio comparativo del uso de las reparaciones conversacionales, *Letras*, 51 (79), 249–273.

Valles-González, B. (2013). Una aproximación al estudio de la conversación de la persona con Alzheimer y sus interlocutores sanos, *Revista de Investigación en Logopedia*, 2, 96–119.

Carlos Hernández Sacristán
(Universitat de València)

X. Anomia: Fenomenología y dimensión vivencial[1]

Resumen: Tras caracterizar a la anomia, o déficit en el acceso a las unidades léxicas, y la variedad de bases etiológicas que pueden explicarla, este estudio se centra en el análisis de la dimensión vivencial del fenómeno en sujetos con afasia de habla española. Datos conversacionales extraídos del corpus *PerLA (Percepción, Lenguaje y Afasia)* sirven para explicar mecanismos variados de compensación o evitación de la anomia, que deben entenderse como estrategias protectoras de la imagen social de los sujetos que la padecen. Se comparan a este efecto muestras conversacionales de tres sujetos con diagnóstico de afasia. Un varón con afasia de Broca no fluente (59 años), por un lado, y dos casos de afasia fluente, por otro: el de un varón (68 años) con afasia transcortical sensitiva y el de una mujer (73 años) con afasia mixta de predominio motor. Los déficits lingüísticos y comunicativos, que derivan de las situaciones de anomia, así como las estrategias conversacionales que estos sujetos ponen en marcha muestran perfiles claramente diferenciados entre sí.

Palabras clave: afasia, anomia, conversación, imagen social, estrategias reparadoras

Introducción

Reconocemos en el lenguaje un factor de identidad para el ser humano, no ya solo en tanto que especie biológica, sino también por lo que se refiere a la dimensión psicológica de nuestra vida en común, y a la forma en la que nos diferenciamos como individuos y adquirimos un grado singular de autoconciencia. El lenguaje, en efecto, nos permite elaborar, al menos en sus usos monológicos o interiorizados, ese relato autobiográfico que a todos nos define. Se explica, así, que un deterioro de la capacidad verbal, sobre todo cuando acaece en edad adulta, afecte de manera muy íntima a quien la padece y a su imagen social ante

---

1 El presente estudio se enmarca dentro de las actividades del proyecto de investigación ministerial, del que es beneficiaria la Universitat de València, con referencia: FFI2017-84951-P, y título: "Dimensiones metacognitivas en la adquisición, las alteraciones clínicas del lenguaje y la práctica interlingüística. Un enfoque pluridisciplinar".

los otros. El lenguaje es también, por otra parte, el medio más potente del que se ha dotado la especie humana para su interacción con el mundo. De esta manera, la pérdida de la facultad del habla supone una pérdida de nuestra capacidad relacional con aquello que nos rodea, esos objetos que denominamos y esos sujetos con los que establecemos diálogo, en definitiva, con todo aquello que 'manipulamos' en el sentido más genérico y neutro de esta expresión. La pérdida del habla llega a alcanzar, por ello, el valor vivencial propio de un estado de amputación.

Con una particular intensidad dramática relata Émile Zola el estado de frustración que supone la pérdida del habla para Thérèse Raquin, protagonista de la novela homónima y claro ejemplo de la narrativa naturalista que define al autor. Se trata del caso de una mujer incapacitada para el habla, personaje que muy posiblemente se inspira en la literatura médica sobre la afasia durante la segunda mitad del siglo XIX. Esta mujer, siendo conocedora de la muerte de su hijo a mano del amante de su nuera, que además es su sobrina, nada puede revelar sobre el tema, nada sobre aquellos con los que se ve obligada a convivir. Zola describe su situación como la de una "inteligencia entre muros, todavía viva, pero enterrada profundamente en un cuerpo muerto". A esa literatura médica a la que se acaba de hacer referencia ha dedicado Jacyna (2000) un excelente ensayo. Se trata de un estudio de textos o informes sobre la afasia entre 1825 y 1926, en los que se incluyen reflexiones de gran interés sobre las implicaciones psicológicas y culturales de esta patología. Es también muy destacable sobre este tema el relato autobiográfico glosado por Luria (1972 (1987)). Se trata del diario de un soldado ruso que sufrió una herida en la cabeza durante la Segunda Guerra Mundial y que afecta, entre otras cosas, a su capacidad del habla y su memoria y, con ello, a todas sus vivencias y su estado anímico.

La anomia, no siendo la más grave, no deja de ser por ello la manifestación más común de la pérdida del habla. Podemos definirla como una incapacidad patológica de acceso a las palabras. Se trata de un síntoma observado en la afasia, en cualquiera de sus manifestaciones, y con independencia de la base neurológica dañada que subyace a esta alteración del lenguaje. El fenómeno es también común en las demencias, ya en sus fases iniciales, con independencia igualmente de la etiología particular de las mismas. No debemos ignorar en este punto que la palabra es la unidad del sistema lingüístico de la que un saber común acerca del lenguaje cobra una mayor conciencia. De ahí que identifiquemos, sin más, palabra con lenguaje (sinécdoque o metonimia, según se mire), y que se diga comúnmente que al sujeto con alteración del lenguaje "le faltan las palabras" o que la propia persona afectada piense su situación en términos de "me faltan las palabras". La especial pregnancia perceptiva de la unidad palabra hace que nuestra toma de conciencia sobre el déficit lingüístico y todas sus implicaciones vivenciales giren inevitablemente sobre la palabra, que no es una unidad más del análisis lingüístico, como podrían serlo el fonema o el sintagma. A todo lo anterior se suma el hecho de que la anomia presenta una manifestación experiencial bien común, no necesariamente patológica, en el conocido fenómeno de "tener una palabra en la punta de la lengua". ¿Quién no ha tenido ocasionalmente este tipo de experiencia? ¿Quién no ha vivido sus implicaciones para nuestra imagen social cuando no me asiste el nombre de pila de una persona conocida, aquí presente, y que quiero saludar o presentar a mis amigos?

Conviene realizar una última precisión introductoria. Cuando hablamos de la unidad palabra en el caso de la anomia, nos estamos refiriendo no a todas las palabras en general, sino en particular a las palabras llamadas de contenido, o unidades léxicas. Si se me permite la expresión, estas serían las "verdaderas palabras". Y se incluyen aquí los nombres propios. Nos referimos a esas palabras que constituyen clases abiertas de unidades y que, sobre todo, se ligan a un dominio referencial, cosa o acción, claramente discriminado (o discriminable) en términos perceptivos. Aunque estas palabras de contenido incluyen nombres, verbos, adjetivos y adverbios, diremos que nombres y verbos manifiestan preeminencia en la conexión con un dominio referencial y que, hilando más fino, los nombres manifiestan preeminencia sobre los verbos. Diremos que el fenómeno anómico es tanto más relevante en términos vivenciales, cuanto más cerca estamos del estatuto semiótico propio de un nombre y, más aún, de un nombre propio. Situándonos en el polo opuesto, nadie tiene en la punta de la lengua la conjunción copulativa "y" o la preposición "de".

Manifestaciones diferenciales de la anomia

La anomia se ha considerado un síntoma transversal que caracteriza a la afasia, como se ha dicho, en todas sus manifestaciones clínicas. De hecho, la ausencia de anomia serviría para descartar patología afásica. Si la anomia está presente tanto en afasias motoras como de comprensión, síndromes que suelen encontrarse bien diferenciados tanto desde una perspectiva etiológica como sintomatológica, este simple hecho quiere decir que el proceso de denominación no puede considerarse un mecanismo único y fácil de acotar, sino que es en gran medida multifactorial. De manera que, siguiendo aquí lo postulado por Castejón Fernández y Cuetos Vega (2006: 103), no podemos considerar a la anomia como un síntoma único, lo que exige un enfoque no fácilmente predecible en los procesos de rehabilitación. Según el propio Cuetos Vega (2003), que se hace eco de la literatura académica sobre el tema, cabría al menos diferenciar entre anomia semántica, esto es, cuando lo alterado es el sistema conceptual; anomia fonológica, cuando lo alterado es el acceso a la forma de las palabras; y anomia pura, cuando, estando tanto el sistema conceptual como el fonológico teóricamente intactos, la dificultad se refiere, de manera estricta, al establecimiento de la correspondencia entre sistema conceptual y palabra. Este último sería el caso del referido fenómeno de 'tener una palabra en la punta de la lengua' o 'tip of the tonge' (TOT). La cosa, sin embargo, no es tan fácil de determinar como en teoría pudiera pensarse. No siempre es fácil, desde luego, deslindar planos, en particular el del sistema conceptual al margen de nuestra capacidad denominadora. La anomia pura, que se identificó en su momento como anomia clásica (Geschwind 1967), no es tampoco fácil en sí misma de discriminar, y contiene relaciones complejas y dialécticas con alteraciones del sistema conceptual y fonológico, lo que hace también muy variadas sus posibles manifestaciones y los recursos para abordar intervenciones facilitadoras para el acto de denominación (Lambon Ralph, Sage y Roberts 2000) o posibles enfoques rehabilitadores (Rosell-Clari y Hernández Sacristán 2017).

Otra manifestación diferencial de la anomia tendría que ver con el dominio referencial afectado. Desde la perspectiva específicamente patológica, se ha dedicado un número ingente de trabajos al estudio de variados fenómenos de disociación. En determinado paciente afásico puede preservarse la subclase léxica A con pérdida de la subclase léxica B, mientras que en otro paciente la situación es la inversa. Lo que se concluye de estos fenómenos de disociación es que las clases y subclases léxicas deben responder a sustratos cognitivos y neurológicos diferenciados, que podrían verse por este motivo independientemente afectados por una lesión neurológica. Las razones de ello pueden ser filogenéticas, originariamente ecológicas: el hombre habría interaccionado de forma y en circunstancias posiblemente también muy diferentes con los ámbitos referenciales que acotan las clases o subclases léxicas. En el acceso a las mismas se encontrarían implicados, por este motivo, mecanismos neurológicos especializados.

Un caso típico de disociación es el de nombres que significan seres vivos, frente al de nombres que significan herramientas, para los que se pueden observar pérdidas selectivas asociadas a lesión cerebral. Warrington and Shallice (1984) explicaban esta situación entendiendo que atributos senso-perceptivos están más implicados en el acceso a nombres de seres vivos, y que atributos funcionales (imágenes motoras) lo estarían en el acceso a nombres de herramientas. Los estudios sobre disociación en el control de dominios léxicos han abordado también de forma recurrente la oposición entre términos concretos y abstractos, en particular desde que se constata que –aunque de manera excepcional– es posible encontrar pacientes en los que se preserva el uso de términos abstractos con pérdida de términos concretos (Breedin *et al.* 1994). Los estudios de disociación sobre clases léxicas abordan también diferencias léxicas de base gramatical, como la que cabe establecer entre sustantivos y verbos. Las disociaciones en el acceso a sustantivos o verbos constituyen un tema clásico de investigación en afasiología. Todos estos estudios revelan en definitiva la importancia del dominio referencial en la afectación de la anomia. Las palabras no dejarán de estar ligadas de alguna forma en nuestra memoria a sus referentes o a las imágenes mentales de los referentes que designan y ello será un factor siempre presente en nuestra capacidad de acceder a las mismas y procesarlas mentalmente. En Hernández Sacristán (2022: 104) se comenta al respecto:

> De ahí que un daño neurológico en el córtex motor que afecte de manera selectiva a nuestra capacidad de manipular objetos, haga que queden seriamente limitadas nuestras posibilidades de rescatar de la memoria los nombres de instrumentos y la capacidad de usar dichos nombres. Existe ya una tradición de estudios experimentales sobre el tema en la que se llega a concluir, por ejemplo, que leer la palabra 'canela' activa regiones cerebrales implicadas en nuestra capacidad olfativa (González *et al.* 2006) y que leer la palabra 'sal' activa regiones neuronales implicadas en la capacidad gustativa (Barrós-Loscertales *et al.* 2012). Con esto no se está diciendo, en absoluto, que palabra y referente se identifiquen. Está claro que la palabra 'fuego' no quema, ni la palabra 'Dios' nos salva de la muerte, pero –aun así- sirven para protegernos en algún sentido de la experiencia del fuego y de la muerte. Algún tipo de conexión experiencial con el referente impregna el sentido de todas las palabras, y ello con independencia de la variedad de soluciones que ofrecen las lenguas para designar las cosas.

Un particular ámbito referencial puede verse también implicado en la dificultad de acceso selectivo a determinadas palabras, el que corresponde a los estados mentales. Esto es, nos referimos a términos con los que designamos "creencia", "intención" "volición" "emoción", etc., tanto propias como ajenas. El uso de estos términos implica una capacidad para reconocer nuestra subjetividad y la de nuestro interlocutor, y para operar en el uso del lenguaje con este tipo de reconocimiento, es decir, para realizar cambios de perspectiva o coordenada dialógica. Esta facultad es la que se ha venido denominando 'teoría de la mente' (Baron-Cohen, Trager-Flusberg y Cohen 2000), y déficits en teoría de la mente se asocian a síndromes patológicos en el desarrollo del lenguaje, pero también a determinadas patologías psiquiátricas y a algunos tipos de demencia. Un déficit cognitivo en teoría de la mente supone dificultad para el acceso a las palabras que designan operaciones en las que se implica esta facultad. En el caso de síndromes asociados al desarrollo del lenguaje, y de acuerdo con investigadores que estudian este nivel conceptual, el uso de estos términos no es solo revelador de nociones previamente existentes, sino que puede también postularse como instrumento de trabajo logopédico para el desarrollo de las mismas. De manera que una actividad relacionada con términos que designan estados mentales y emociones puede ser de interés tanto desde una perspectiva evaluadora como rehabilitadora. Esta última perspectiva constituye el objetivo de los materiales propuestos por Monfort y Monfort Juárez (2011).

El estudio y el tratamiento de la anomia se hace, si cabe, más complejo teniendo en cuenta que las dificultades de acceso a la palabra son también una manifestación común en las demencias. En este caso, no se trata de patologías con una base neurológica que pueda considerarse específica de la conducta verbal, como sería el caso de la afasia. Cabe aquí diferenciar sintomatología anómica dependiendo del tipo de demencia y, en particular, dependiendo de si se trata de una demencia tipo Alzheimer o de una demencia frontotemporal. Los factores implicados en el acto de denominación pueden encontrarse selectivamente alterados en estas situaciones. La anomia, junto a fenómenos asociados como la parafasia o los circunloquios, se señalan (Cf. Rosell-Clari *et al.* 2021) como indicios de las primeras fases de la enfermedad de Alzheimer (Malagón *et al.* 2005; Brauner y Merel 2006; Jaramillo 2010; Valles González 2013; Pérez Mantero 2014). Dentro de las demencias frontotemporales, la anomia no se señala como déficit relevante en las demencias frontotemporales de tipo llamado conductual, salvo en lo referente a términos que presuponen teoría de la mente, facultad dañada o alterada en este tipo de demencias. Pero la anomia sí que resulta ser un fenómeno transversal en otros subtipos de demencias frontotemporales, los que se identifican como afasias progresivas primarias, en sus tres variantes: agramática, semántica y logopénica (Rosell-Clari *et al.* 2021). La anomia se manifiesta tanto cuando domina de partida una dificultad de acceso a los recursos expresivos (subtipo agramático o logopénico), como cuando domina una alteración del sistema conceptual (subtipo semántico).

Anomia: dimensión pragmática y fenómenos asociados

Una visión realmente comprehensiva del fenómeno de la anomia exige incluir, más allá de aspectos relacionados con el procesamiento neuropsicológico del lenguaje, una dimensión pragmática y contextualizadora de la vivencia asociada a este fenómeno. La pragmática (relación de los signos con sus usuarios en los términos originales de Charles Morris) incluye la toma de conciencia, más o menos explícita, sobre la alteración que se padece, las implicaciones que supone esta alteración en nuestra interacción con el mundo que nos rodea, y el papel de la imagen social que se pone en juego en toda práctica comunicativa. La anomia deja diferentes reflejos de estos factores pragmáticos en una conducta verbal que podríamos considerar compensatoria del déficit, pero también en la conducta gestual del sujeto que la padece.

En los casos en que este fenómeno tiene lugar sin toma de conciencia explícita sobre el hecho por parte del sujeto (esto es, con 'anosognosia'), la anomia deriva en producciones parafásicas (una palabra por otra más o menos relacionada), a veces perseverantes y que pueden acabar siendo simples estereotipias. El sujeto rellena la posición sintáctica que corresponde a la unidad léxica no accesible, con otra unidad léxica relacionada a veces con ella en términos semánticos y/o formales, o con otra unidad léxica que poco tiene que ver con ella. La conexión entre la palabra perdida y la formulada puede entrañar, con todo, en un caso como el de FCJ[2] (ejemplo 1, más abajo) algún tipo de relación experiencial concreta ('muelles' en lugar de 'coche') o un hecho vivencial de mayor calado ('muerte' o 'nombras' como palabras comodín para referirse a cualquier tipo de cosa). El sujeto afásico fluente, FCJ, salva de esta manera la producción de un discurso hilado, pero incomprensible. Los ejemplos se citan a partir de Hernández Sacristán, Serra Alegre y Veyrat Rigat (2008). En el primer turno del siguiente extracto conversacional el sujeto suple con un gesto ilustrativo la forma verbal 'escribiendo' a la que no puede acceder y complementa además ese déficit con la expresión parafásica supletoria 'muelles', expresión que acaba siendo recurso perseverante para otras situaciones. Esto último queda claro en el intercambio que sigue entre M (mujer de FCJ) y E (entrevistador) (turnos 7 y siguientes). Con todo, aunque la formulación parafásica como tal cursa con anosognosia, cierta toma de conciencia del problema en el acceso a las palabras se preserva en el sujeto, como revelan los turnos 19 y 21.

---

2 Varón, 68 años. Ictus isquémico silviano izquierdo por trombosis carótida izquierda. Afasia transcortical sensitiva.

1	FCJ:	pos sí/ gracias a Dios estoy muy bien/ cada día estoy hablando muy bien/ y no tengo→ no tengo problemas→ esa esa es la verdad/ gracias a Dios no tengo problemas (interrupción) tengo que escribir/ tengo que menearme→ cuando viene Ana me ve dice *madre mía si cada día está mejor/ cada día está mejor* ((es lógico)) claro si yo/ estoy bien y cada día estoy (hace gestos con las manos de escribir) ((todos los muelles)) to'los días/ to'los días/ to'los días→ ella viene hoy o mañana mañana tengo fiesta↑/ mañana entro yo/ pues pues ya está/ entra por la tarde/ y cuando sale yo por la tarde estoy entrando otra vess/ si ve-vengo al mediodía cuando ella viene→/ pues yo a mediodía cuando termino aaa cuatro o por ahí/ empiezo a menearme y ya estoy hablando// al día siguiente// si esf– si estoy si es fiesta no mañana que es fiesta yo ya me voy ya me voy a mi casa§
2	E:	§¿mañana es fiesta?§
3	M:	§sí él se va mañana al chalé (risas)
4	E1:	ahh (risas)
5	M:	es que para él mañana por la tarde ya es fiesta [xxx xxx]
6	FCJ:	[exacto mañana] mañana yo por la tarde termino de trabajar/ tengo/ menos mal/ que tengo muelles en mi casas/ y me voy a dormir (roza rápido las dos manos en señal de partir) [a mi casa/quee]
7	M:	[los muelles es el coche]
8	E2:	y los muelles/ [pero→]
9	M:	[sí]§
10	FCJ:	§sí
11	M:	a todo dice muelles]
12	E2:	ah/ ah– bueno§
13	M:	§[muelles→ sí]
14	E1:	[a todo]
15	FCJ:	[bueno/ sí/ sí]
16	M:	= como no [le sale→/ es el→]
17	E1:	[es– es una palabra que a lo mejor así le sirve de apoyo]
18	M:	[no puedo decírselo a lo mejor→]
19	FCJ:	= pero→/ me falta/ [me faltan]
20	M:	[él empezó→]
21	FCJ:	= algunas cosas que me falta un poquito/ pero muy poquito§
22	M:	§cuando le pasó esto/ perdió el habla§
23	FCJ:	§pero→§
24	M:	§y no decía más que→§
25	E2:	§pero que entiende→ ah perdón§
26	M:	§no perdóname/ decía la [muerte la muerte]
27	E2:	[claro/ y ahora tengo]§
28	FCJ:	§a todo– a todo/ así como (xxx xxx) (señala algo)§

La conducta parafásica es difícil de sistematizar en lo que se refiere a motivaciones que puedan explicar sus manifestaciones concretas. Pero esto mismo podemos decir, en general, para las conexiones inconscientes entre palabras, las que subyacen a los *lapsus linguae* en sujetos libres de afectación neurológica. Que en su actividad laboral FCJ haya sido fresador, explica tal vez la particular perseverancia con el término 'muelles', aunque podría haber sido sencillamente otro.

Cuanto mayor es el grado en la toma de conciencia sobre la incapacidad de acceso a una unidad léxica, tanto más pueden observarse efectos de somatización que reflejan este estado de carencia. El discurso incrementa entonces las disfluencias, con silencios o pausas oralizadas (gestualidad fónica), y otros tipos de conducta gestual reveladoras del problema que se presenta. Véase, por ejemplo, en el extracto conversacional que sigue, el turno 47 de JMM[3] (ejemplo 2), afasia motora o de Broca. El paciente utiliza un gesto manual que significa aproximación (se hace oscilar la mano con la palma hacia abajo) y se lleva luego la mano a la cabeza cuando responde que 'fontanero' a la pregunta sobre su profesión. Había trabajado, de hecho, en una 'cristalería', término al que llega finalmente tras la ayuda de M (su mujer). El sujeto usa una parafasia para solventar el problema de denominación, pero no por ello deja de ser consciente del problema que se le presenta. Esto último se confirma con la reflexión metalingüística que observamos en los turnos 57 y siguientes. Para un sujeto como JMM pueden ser comunes, igualmente, apelaciones a la ayuda de sus interlocutores, como sucede en el turno 42, intervención que se acompaña de mirada a H (su hijo).

(2)

026	M:	¿cómo te llamas?
027	JMM:	¿cómo?
028	M:	¿cómo te llamas?
029	JMM:	ahh/ uf/ Pepe
030	M:	Pepe / ¿qué más?
031	JMM:	Pepe/ M.// M.
032	E1:	¿pero eso lo ha tenido que volver a aprender?
033	JMM:	pues no lo sé
034	E1:	no lo sabe
035	JMM:	pues sí (asiente)
036	E2:	creo que sí/ que se había olvidado/ tenía yoo anotado/ que hace un año noo– no podía decirlo

---

3   Varón de 59 años con afasia no fluyente de Broca. Diagnóstico neurológico: ictus silviano izquierdo.

037	JMM:	ah/ bueno/ es que no– nada/ nada/ ya <u>prentendo</u>/ ya pretendo/ y muy bien/// pero eso /
038	M:	y contar también [se había olvidado]
039	E1:	[pero usted no se olvidó] en ningún momento de quién era usted ni– ni de lo que trabajaba usted ni– ¿o sí?
040	JMM:	¿cómo?
041	E1:	¿se olvidó de– de su trabajo y de lo que hacía/ se olvidó de su profesión/ ¿lo que hacía?
042	JMM:	bueno/ sí/ sí/// parte (se lleva la mano a la cabeza)/ pero no/ eso no/ ¿no? (⇒H)/ eso.
043	H:	eso/ vamos que no sabías decirlo
044	JMM:	exactamente/ muy bien .muletilla.
045	E1:	no sabía decirlo/ pero sí sabía en lo que trabajaba
046	E2:	¿en qué trabajaba?/ ¿en qué trabajaba?
047	JMM:	ehh– de– de fontanero/ o por ahí (ebm aproximativo) (se ríe mientras se toca la cabeza)
048	H:	(xxx xxx)
049	M:	¿en una cris?
050	JMM:	¿cómo?
051	M:	cris→
052	JMM:	cristalería/// sí (asiente)
053	E1:	¡ah!/ pues de fontanero a cristalero/ ¿no?
054	E2:	bueno/ va por ahí// acaba en ero (risas[R])
055	E1:	arreglos en casa hace
056	JMM:	exactamente/ eso sí// eh– eso– s/ eso (se toca la frente) (⇒M) (hace el rodillo con la mano[R])
057	M:	y conocer a las personas / también las conoces
058	E2:	pero tiene– tiene esta sensación de que/ sabe/ mmm– lo que quería– lo que quiere decir/ pero luego [no]=
059	JMM:	[exactamente]
060	E2:	= le salen las palabras
061	JMM:	eso (2.0) pero eso (⇒M) (ebm mostrativo)
062	M:	a veces piensas una cosa / ¿y dices? Frase lacunar, frase a la que se le vacía una parte para que otra la complete.
063	JMM:	otra/ °(otra)° (⇒E1)
064	E2:	yyy→/ ¿pero se da cuenta de qué/ dice otra cosa? (I no le entiende)
065	M:	cuando le repite lo que dice sí/ me dice/ *es que no no no*
066	E2:	que no era eso lo que yo quería decir
067	JMM:	Exactamente

068	M:	lo quee/ le ha salido/ *es que*/ *es que*/ como diciendo/ me sale/ me sale eso/ y noo
069	E2:	¿pero sabe que– que es un error/ quee?§
070	JMM:	§sí sí sí sí sí/ ya– ya pretendo/ pero noo– pue– do/ ¿eh? (⇒M)/ (se ríe) no– puedo
071	E1:	pues esa es una palabreja / ¿eh?
072	JMM:	exactamente/ muy bien
073	E1:	esa es una palabreja
074	JMM:	mmm– ya/// buenoo/// ffuuu (resopla)
075	M:	ya vas diciendo más
076	JMM:	sí/ más// precavido/ ¿eh? (se ríe ligeramente)
077	M:	((va siendo más precavido/ sí))
078	E2:	¿pero tiene la sensación de– bueno/ en– entiende cuando los demás hablan/ sabee?
079	JMM:	sí sí sí
080	E2:	¿entiende/ comprende
081	JMM:	sí sí sí [sí sí sí]
082	E2:	[lo que dice?]

Otra solución a la que el sujeto con anomia puede apelar es la formulación de un circunloquio: 'eso donde se lee' por 'libro'. Esta opción estratégica es difícil encontrarla en sujetos con afasia motora, como es el caso de JMM, dada la limitación genérica de recursos lingüísticos disponibles, y el hecho obvio de que todo circunloquio exige algún tipo de expansión sintáctica. El circunloquio puede observarse, sin embargo, en sujetos que presentan una alteración afásica más leve, como sucede en el caso de POJ[4] (ejemplo 3). Observamos una muestra de lo que decimos en el turno 21 del extracto conversacional que sigue. Destacamos también de paso, en el turno 19, una recurrente actividad autocorrectora de la paciente motivada por sus dificultades de acceso a la palabra: por ejemplo, al sustantivo que no acaba de acudir a su mente se le hace preceder un artículo masculino 'el', que debe luego ser reformulado como artículo femenino 'la' cuando lo que finalmente se formula es un sustantivo femenino ('carrera de ingeniero'). Algo parecido pasa con otros cambios de plan sintáctico que se realizan sobre la marcha y que derivan de las dificultades anómicas. Se observa un claro desajuste entre el tempo rápido de formulación sintáctica propio del contexto conversacional, y la lentitud con la que las palabras de contenido

---

4 Mujer de 73 años, con hematoma cerebral frontal izquierdo, afasia mixta de predominio motor, disartria, principio de párkinson.

llegan a estar disponibles para POJ. En todo caso, la reformulación sintáctica es reveladora de una toma de conciencia (al menos procedimental) sobre el déficit anómico.

(3)

   018   E1:   [venga/ yo] quería que me dijese usted su hijo en qué trabaja

   019   POJ: mi hijo trabaja en→ / hizo el-el→/ la carrera de ingeniero industrial/ y está en naa/ está en Barcelona/ el jefe/ y la empresa/ pero aquí tienen/ en Valencia/ en no sé qué calle// no sé qué calle/ está en→/ aquí/ con otroo señor y tienen/ son/ muchoos chicos/ de la misma pandilla dee mi hijo/ pero (a) mi hijo l'ha toca'o→/ porque le dijo elj→/ el-el señor éste/ que dice *tú quieres-tienes conducir para*→ dice *sí señor tengo coche / sí*→/ yy ya-vaa aa Alicante/ va a ((l'aceción)) de Valencia toda/ va a Palma de Mallorca/// va aa/ ha ido hasta Andalucía/ todo paga'oo/ hotel→/ y todo

   020   E1:   ¿y en qué/ de qué se ocupa la empresa/ de qué ramo es?

   021   POJ: dee/ de lo quee trabaja mi-mi hijo/ dee/ e(s) que la empresa fuerte fuerte está en Barcelona§

Con el circunloquio la función denominadora, aunque se complica, quedaría de alguna forma cumplida. En principio, el discurso puede así proseguir sin mayores problemas. Pero esa solución no se vive, de hecho, como plenamente satisfactoria para el sujeto que la pone en marcha. En realidad, la función denominadora debe caracterizarse como 'pulsión denominadora', pulsión que la expresión 'eso donde se lee' no acaba, desde luego, de satisfacer cuando lo que en realidad queremos decir es 'libro'. En situaciones comunes de interacción comunicativa, cuando esta circunstancia se nos presenta, el interlocutor acude en nuestra ayuda de manera 'com-pulsiva', haciéndose de esta forma copartícipe del problema. Se manifestaría así una especie de 'necesidad' por la que el objeto 'libro' debe ser designado por el término 'libro', casi de igual forma –aunque no en idéntico grado– con que se expresa la necesidad de que mi amigo 'Pedro', sea designado justamente como 'Pedro' y no como 'ese amigo calvo que tengo'.

Denominar un objeto o una persona tiene una especial relevancia en nuestra interacción con las entidades que conforman nuestro mundo de vida. Hay entidades que merecen nombres y otras no tanto, o nada en absoluto. Cuando aquello que merece nombre no puede ser designado como tal, algo falla en la función conformadora de mundo que tiene el lenguaje y un eco vivencial del problema es lo esperable. Cuando este déficit es atribuible no ya a un sujeto hablante, sino al acervo léxico disponible en una lengua, la pulsión denominadora se manifiesta en términos de creación léxica neológica o préstamo lingüístico. Pensemos que casi todo vacío léxico podría atenderse por medio de un circunloquio más o menos largo, pero algo nos obliga –o hace al menos razonable– que dicho vacío sea finalmente designado por un neologismo o atendido con un préstamo.

Dimensión vivencial

Queda claro por todo lo dicho que la anomia constituye un particular hecho de experiencia. Su naturaleza e implicaciones han sido de interés para William James (James 1950 [1890]), ya en los orígenes de la psicología científica, de orientación pragmatista, y también, más adelante, para Maurice Merleau-Ponty (Merleau-Ponty 1945) en el marco propio de una fenomenología de la percepción. Cuando hablamos de anomia como hecho experiencial nos referimos también, en particular, a la proyección somática del fenómeno, entendiendo por cuerpo no un simple anclaje de la subjetividad, sino también una instancia que participa en la constitución de la misma, algo que estaba claramente asumido por los dos autores que acabamos de citar.

Lo somático deja su marca en diferentes aspectos o niveles de organización del lenguaje. Las palabras frecuentes se acortan a partir de un efecto propioceptivo que valora la relación entre costes y beneficios de la actividad comunicativa. Un diferencial de perceptibilidad acústica organiza la unidad silábica, también la palabra cuando tiene más de una sílaba y la oración cuando tiene más de una palabra. La entonación y el gesto fónico constituyen la antesala necesaria en la que se ofrece una suerte de borrador de la sintaxis. Nuestras percepciones físicas del mundo se infiltran en el sentido último que asignamos a todas las palabras, incluidas aquí las más abstractas, y las de puro contenido relacional, como afirmara William James: "Deberíamos hablar de un sensación de 'y', de una sensación de 'si', de una sensación de 'pero', y de una sensación de 'por', con la misma facilidad con la que hablamos de una sensación de 'azul' o de una sensación de 'frío'" (James 1890: I: 245–46 [traducción propia]). Todo ello nos permite afirmar que, en definitiva, el lenguaje se manifiesta como corporalidad. En la formulación de Merleau-Ponty esta conexión de la palabra con lo somático, se expresa prácticamente en términos de identidad de estas dos instancias:

> Hay que decir de la imagen verbal lo que decíamos más arriba sobre la 'representación del movimiento': no necesito representarme el espacio exterior y mi propio cuerpo para mover el uno en el otro. Basta con que existan para mí y que constituyan un determinado campo de acción extendido a mi alrededor. Del mismo modo, no necesito representarme la palabra para conocerla y pronunciarla. Basta con que posea su esencia articulatoria y sonora como una de las modulaciones, uno de los posibles usos de mi cuerpo. (Merleau-Ponty 1945: 210 [traducción propia])

Si el lenguaje se manifiesta como corporalidad, o 'es corporalidad', en lo que podríamos considera su funcionamiento 'normal', esta conexión, por supuesto, no deja de seguir existiendo, sino que se hace todavía más patente, en las situaciones que podemos globalmente caracterizar como patologías del lenguaje. En el uso común del lenguaje nuestro decir puede servirnos retóricamente como coraza que vela o encubre nuestra intimidad, creando la distancia socialmente requerida con otras subjetividades con las cuales interactuamos. Las patologías del lenguaje implican en general algún tipo de quiebra en esa coraza simbólica que hace que "nuestra intimidad quede sobreexpuesta" (Tisseron 2001).

William James encontraba un motivo interesante de reflexión en el fenómeno que se refiere metafórica o metonímicamente con la expresión "tener una palabra en la punta de la lengua", y que cabe asimilar a la anomia pura. Si sometemos a análisis introspectivo esta situación y tratamos de describirla, posiblemente coincidiremos en que se trata de un estado ingrato para quien lo experimenta, que normalmente suscita una búsqueda más o menos obsesiva con sutiles o evidentes implicaciones somáticas. En los sujetos con afasia, pero también en los sujetos sin ningún tipo de daño cognitivo, la situación se exterioriza, en efecto, con pausas oralizadas ('uhmm', 'eeh') y conducta gestual indicadora de ese estado de búsqueda infructuosa. El efecto de somatización se manifiesta también cuando se consigue finalmente –si es el caso– encontrar la palabra buscada, lo que se vive 'placenteramente' como liberación de la tensión acumulada en la búsqueda. William James se refería al fenómeno en los siguientes términos:

> Supongamos que tratamos de recordar un nombre olvidado. El estado de nuestra conciencia es especial. Hay aquí un vacío; pero no un simple vacío. Se trata de un vacío intensamente activo. Una especie de espectro del nombre se encuentra allí, llamándonos en una dirección determinada, haciéndonos vibrar a veces con la sensación de la cerca- nía, y luego dejándonos hundir de nuevo sin el anhelado término. Si se nos proponen nombres erróneos, este vacío singularmente definido actúa inmediatamente para negarlos. No encajan en su molde. Y el vacío de una palabra no se siente como el vacío de otra, siendo ambos carentes de contenido, cuando se describen justamente como vacíos. Cuando intento recordar en vano el nombre de Spalding, mi conciencia está muy lejos de donde está cuando intento recordar en vano el nombre de Bowles. Aquí algunas personas ingeniosas dirán: "¿Cómo *pueden* las dos conciencias ser diferentes cuando los términos que po- drían hacerlas diferentes no están ahí?" Todo lo que nos encontramos, mientras el esfuerzo por recordar sea vano, es el esfuerzo desnudo en sí mismo. (James 1950 [1890]: 251 [traducción propia])

Se describe muy bien aquí esa experiencia común a la que nos referimos. Los 'vacíos' que corresponden a las palabras no recordadas actúan como huellas diferenciadas para cada una de ellas. Representan vacíos diferentes que trata de colmar la pulsión denominadora, descrita en la anterior cita como 'anhelo' del nombre. El reflejo psicosomático queda también metafóricamente bien descrito cuando se habla de cómo la situación de cercanía del nombre nos hace 'vibrar', de cómo nos 'hunde' el no encontrarlo y del 'esfuerzo desnudo' que supone la búsqueda.

Para entender lo que puede significar la pérdida, aunque sea circunstancial, de un nombre, no estará de más retrotraerse a ese momento inaugural en el que se consigue por primera vez designar las cosas o se descubre la capacidad de hacerlo. El afán denominador que se observa en determinada fase del desarrollo del lenguaje en el niño (hasta el punto de que en algún momento una parte muy significativa de sus intervenciones pueden caracterizarse como actos de confirmación de ruta denominadora), es claramente revelador de que la actividad denominadora cobra una función que trasciende la simple operación del etiquetado. Poner un nombre es protegerse, por una parte, de la realidad, y por otra, dominarla, y, particularmente, en el caso del niño estas sensaciones (la de protección y la de dominación) se encuentran claramente ligadas y en términos fenomenológicos derivan de una experiencia básica relativa a la propia corporalidad. En relación con el tema señala Cassirer:

> Los primeros nombres de que hace (el niño) un uso consciente pueden ser comparados con un bastón con cuya ayuda un ciego se va abriendo camino. Un lenguaje, tomado en conjunto, se convierte en la puerta de entrada a un nuevo mundo. Todos los progresos en este terreno abren una nueva perspectiva y ensanchan y enriquecen nuestra experiencia concreta. La seriedad y entusiamo por hablar no se origina en un mero deseo por aprender o usar nombres; marcan el deseo de detectar y conquistar un mundo objetivo (Cassirer 2016 [1944]: 199).

No deja de ser sugerente esa metáfora que compara a los primeros actos de denominación con ese 'bastón con cuya ayuda un ciego se va abriendo camino'. El bastón del ciego constituye una suerte de expansión de la propia corporalidad con la que se suple en parte al órgano de la visión. Cuando el ciego se ha acostumbrado al uso del mismo este instrumento pasa a formar parte, hasta cierto punto, del ámbito de las entidades transicionales (Winnicott 1996), perceptualmente ambiguas entre la instancia subjetiva y objetiva, esto es, pasa a adquirir el estatus vivencial correspondiente al de la corporalidad propia. Y ello es así hasta el punto de que no se pensará en términos de "mi bastón toca algo", sino más bien de "yo toco algo". También el lenguaje puede concebirse –y realmente es– una expansión (o una modalidad) de la propia corporalidad, esto es de ese ámbito transicional, perceptivamente ambiguo, que nos sitúa u orienta como sujetos en un mundo, y nos permite constituirnos como sujetos y constituir el mundo que nos rodea. No es difícil concluir de todo lo anterior, que la pérdida –aunque solo sea circunstancial de un nombre– se encuentre asociada a las desagradables sensaciones de pérdida de protección, de falta de dominio, de incapacidad operativa que en niveles, por supuesto, más graves produce la amputación de un miembro.

Conclusión. Algunas implicaciones clínicas

Las implicaciones clínicas de los supuestos fenomenológicos a los que acabamos de hacer referencia nos llevan a plantear (aunque puede generalizarse para otros casos) que la anomia, tanto desde la perspectiva evaluadora como rehabilitadora, no puede considerarse un simple problema de procesamiento de lenguaje, de acceso en este caso a la memoria léxica, sino que afecta integralmente al sujeto hablante. Ello incluye su corporalidad y el entorno situacional en el que, más allá del lenguaje como instrumento, hay un decir concreto, una acción comunicativa o incluso un simple hablar interior que nos orienta en el mundo. Pero por encima de todo, o de manera transversal, hay un hecho experiencial, una vivencia del propio sujeto. Algo parecido a esto podemos leer en Castejón Fernández y Cuetos Vega (2006: 49) cuando afirman lo siguiente en una propuesta de rehabilitación de la anomia:

> La anomia, sea del tipo que sea, se encuentra enraizada en una persona que reacciona y desarrolla una actitud ante la misma. Entendemos por actitud una valoración del déficit y de las dificultades que de él derivan, que lleva a distintos grados de aceptación y adaptación personal a la anomia. La actitud se manifiesta a nivel cognitivo en una serie de creencias (p.ej., "con anomia no podré volver a trabajar", "qué voy a hacer hablando así", etc.) a nivel afectivo en una tendencia emocional (p.ej., "a veces siento vergüenza, mi miran como si fuera un bicho raro") y a nivel comportamental en el estilo de acción e interacción del sujeto (p.ej., evitación de las situaciones de comunicación o de actividades) (Morales 2003).
>
> Por lo tanto, junto a la delimitación profesional del problema existe una delimitación personal relacionada con la experiencia y la vivencia personal del sujeto. En mayor o menor medida, la anomia, como signo visible de un déficit, oculta un conjunto de experiencias, creencias, sentimientos, etc. que el logopeda debe compartir con el sujeto en el curso de la rehabilitación. Junto al reto de restablecer el proceso de nombrar, se sitúa este otro de compartir, de entender, de aceptar lo que significa para la persona presentar ese déficit y dificultad.

En un reciente estudio (Rosell-Clari y Hernández Sacristán 2017) se ha mostrado, a partir de un estudio de caso, el interés en asumir una perspectiva pragmático-funcional en la rehabilitación de la anomia. Asumir esta perspectiva supone determinar los componentes, tanto experienciales como de procesamiento del lenguaje, asociados a las situaciones de anomia, para transformarlos en elementos de intervención logopédica. Se trata, en otros términos, de asumir la pluralidad de factores que conjuntamente se implican en el acto de denominación y nuestra capacidad de acceso a la palabra. La perspectiva pragmático-funcional en la que pensamos, y el proceder rehabilitador al que acabamos de hacer referencia, no dejan de ser un trasunto de la perspectiva enaccionista (Varela, Thompson y Rosch 1991), que asume entre otras cosas la noción de «cognición distribuida» (Clark y Chalmers 1998) y la «rebasabilidad» del lenguaje (Holenstein 1980; Hernández Sacristán 2017, 2019 2022). El enaccionismo, en tanto que perspectiva teórica sobre las relaciones entre lenguaje y su usuario, debe constituir un marco interpretativo de referencia, tanto para la evaluación como para la rehabilitación logopédicas. Ofrecemos en lo que sigue, y para concluir estas breves reflexiones sobre el tema, los elementos básicos que integran ese paradigma pragmático-funcional en el que se inserta un tratamiento rehabilitador de la anomia como el diseñado por Rosell-Clari y Hernández Sacristán (2017). Los componentes de este paradigma se representan esquemáticamente en la figura 1 y se comentan reformulando lo ya avanzado sobre ellos en el referido estudio.

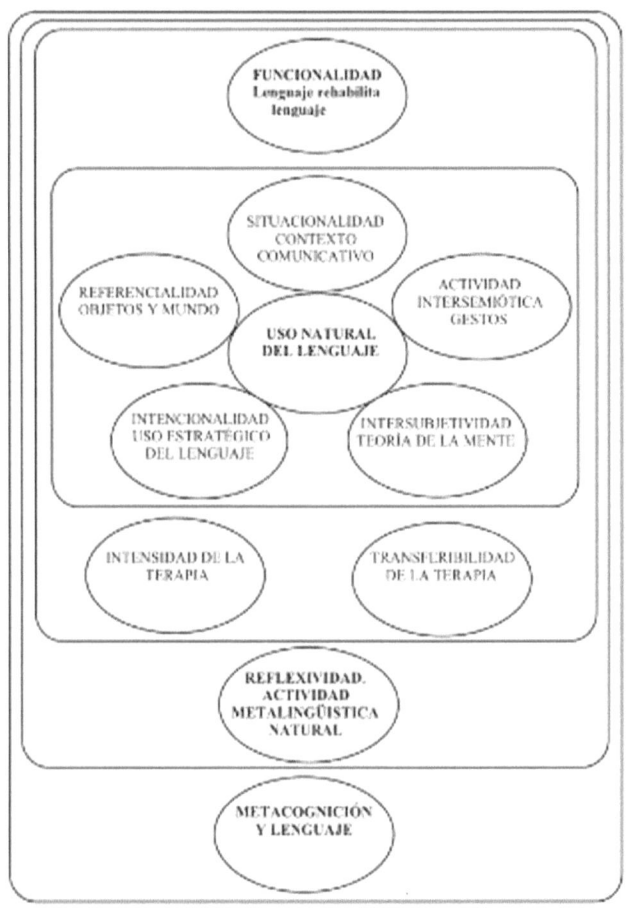

Figura 1: Paradigma pragmático-funcional para la terapia del lenguaje

Estrato 1: Uso natural del lenguaje

En el núcleo central de este paradigma terapéutico se identifica una dimensión pragmática de los hechos lingüísticos. Un uso naturalista del lenguaje debe ser pensado como una meta final del procedimiento de terapia del lenguaje y como la fuente que provee las herramientas terapéuticas. El uso naturalista del lenguaje significa lenguaje utilizado en contexto, lo que puede ser observado paradigmáticamente en la práctica conversacional. Los factores contextuales relevantes para el uso del lenguaje incluyen al menos:

Situacionalidad: Se debe proponer un contexto o situación comunicativa específica para estimular estrategias de adaptación al uso del lenguaje.

Referencialidad: Los objetos referidos deben formar parte de situaciones cotidianas vividas por el paciente. Hablar de experiencias personales asociadas a los objetos referidos es de gran valor terapéutico, particularmente para la transferibilidad de los logros clínicos.

Actividad intersemiótica: La actividad intersemiótica no verbal debe incluirse en el programa terapéutico. La entonación y el gesto fónico merecen una atención especial, al igual que los gestos kinésicos y especialmente los ilustrativos.

Intencionalidad / Papel activo del paciente como hablante: El terapeuta ofrece opciones al paciente para su actividad verbal, con el fin de fomentar un uso estratégico y libre del lenguaje guiado por propósitos comunicativos personales.

Intersubjetividad / Papel del Interlocutor: El papel del interlocutor puede ser simulado mediante situaciones de juego de roles y está concebido para estimular la actividad de la Teoría de la Mente o el trabajo intersubjetivo general.

Estrato 2: Trabajo terapéutico sobre el lenguaje

Una vez que hemos establecido el uso del lenguaje en contexto como nuestro punto de partida y el objetivo final de un programa terapéutico, el segundo estrato de un paradigma pragmático-funcional puede ser identificado con un trabajo terapéutico que mejore, como principio general, los componentes relacionales del lenguaje. Esto significa asumir una perspectiva funcional específica. La intensidad de la terapia y la transferibilidad de los logros clínicos son cofactores adicionales de esta perspectiva funcional específica.

Funcionalidad: Asumiendo la idea de que «el lenguaje rehabilita el lenguaje», el terapeuta explota las conexiones funcionales entre los dominios lingüísticos con fines terapéuticos. Por ejemplo, podemos utilizar circunloquios en el caso de elementos léxicos, y otras relaciones léxicas como antónimos, sinónimos, hipónimos, etc.

Intensidad del trabajo terapéutico: La relevancia de la intensidad como factor de eficacia del trabajo terapéutico puede explicarse en términos de una condición general de reaprendizaje necesaria para una activación coordinada de los componentes relacionales del lenguaje. Obviamente, este factor debe adaptarse a las condiciones físicas y neuropsicológicas particulares del paciente. La participación efectiva en el proceso de reaprendizaje verbal de la memoria de trabajo y otras funciones ejecutivas depende en cierta medida de la intensidad del trabajo terapéutico.

Transferibilidad del trabajo terapéutico: La transferibilidad debe entenderse como el conjunto de propiedades que caracterizan la sesión terapéutica contribuyendo a la transferencia efectiva del trabajo terapéutico a situaciones comunicativas cotidianas o, en general, a situaciones comunicativas fuera de la sesión clínica. Por lo tanto, la transferibilidad puede ser considerada como un factor involucrado en el establecimiento de relaciones entre situaciones comunicativas. La transferibilidad implica la analogía entre situaciones comunicativas, la similitud en las estrategias de procesamiento y la adaptación de las estrategias de uso del lenguaje.

Estrato 3: Reflexividad. Actividad metalingüística natural

Por reflexividad se entiende aquí la capacidad de establecer una distancia mental entre la conducta verbal y el usuario del lenguaje, mediante la cual el lenguaje adquiere el carácter de objeto diferenciado de percepción. La reflexividad puede definirse como una característica específica del lenguaje humano que se centra en sus condiciones de uso. La reflexividad puede ser considerada como la precondición para vincular la conducta verbal con el dominio de los procesos psicológicos superiores y, en particular, los procesos atencionales. La reflexividad también puede ser descrita como una habilidad metalingüística natural, crucial para el desarrollo del lenguaje y para el uso estratégico del mismo. Las tareas específicas de monitorización del lenguaje son las manifestaciones más obvias de esta habilidad, pero también se requiere reflexividad para explicar otras técnicas que caracterizan el uso natural del lenguaje como las contempladas en el protocolo *MetAphAs* (Rosell Clari y Hernández Sacristán 2014).

Estrato 4: Actividad metacognitiva relacionada con el lenguaje

Existen dos maneras de especificar las relaciones entre el lenguaje y la actividad metacognitiva o el funcionamiento ejecutivo. Por un lado, el lenguaje es un instrumento implicado como tal en la actividad metacognitiva. De esta manera, la rehabilitación del lenguaje dentro de un paradigma funcional pragmático supone, adicionalmente, un trabajo terapéutico que afecta a los procesos metacognitivos asociados (atención, memoria, inhibición, etc.). Por otro lado, el lenguaje también puede ser considerado un objeto del funcionamiento ejecutivo.

De esta manera, un tratamiento inicial específico de los procesos metacognitivos relacionados con el lenguaje puede ser útil para la terapia del lenguaje. En cualquier caso, y especialmente para los efectos terapéuticos, el lenguaje no puede ser considerado como un dominio aislado dentro del espacio de los procesos psicológicos superiores.

Estos son los factores integrantes de un paradigma pragmático-funcional que se ha considerado pertinente tener en cuenta para el diseño de un plan terapéutico en la rehabilitación de la anomia (Rosell-Clari y Hernández Sacristán 2017). Su puesta en juego conjunta, a la hora de proponer tareas específicamente orientadas a un caso clínico, nos ha permitido un tratamiento integral del fenómeno anómico, donde el sujeto y su experiencia vivencial han sido aspectos centralmente implicados. Un paradigma pragmático funcional requiere, por otra parte, una posición realmente activa del logopeda. Su labor va más allá de la aplicación mecánica de protocolos previamente diseñados. Su labor debe entenderse, más bien, como una suerte de plan heurístico que deberá adaptarse a las peculiares características del sujeto con el que se trabaja. Cierta labor creativa debe estar aquí presente, pero es justamente ello lo que sustenta a la dimensión vocacional que debe siempre presidir la actividad logopédica, como cualquier otro tipo de actividad profesional.

Referencias

Baron-Cohen, S.; Trager-Flusberg, H. y Cohen, D. J. (eds.) (2000). *Understanding Other Minds. Perspectives from Developmental Cognitive Neuroscience.* Oxford: Oxford University Press.

Barrós-Loscertales, A.; González, J.; Pulvermüller, F.; Ventura-Campos, N.; Bustamante, J. C.; Costumero, V.; Parcet, M. A. y Ávila, C. (2012). Reading Salt Activates Gustatory Brain Regions: fMRI Evidence for Semantic Grounding in a Novel Sensory Modality, *Cerebral Cortex*, 22, 2554–2563.

Brauner, D. J. y Merel, S. E. (2006). How a model base on linguistic theory can improve the assessment of decision-making for persons with dementia? *The Journal of Clinical Ethics*, 17 (2), 139–148.

Breedin, S. D.; Saffran, E. M. y Coslett, H. B. (1994). Reversal of the concreteness effect in a patient with semantic dementia, *Cognitive Neuropsychology*, 11, 617–660.

Cassirer, Ernst (1944 [2016]). *Antropología filosófica*, México: FCE.

Castejón Fernández, L. y Cuetos Vega, F. (2006). La rehabilitación de la anomia desde una perspectiva multidimensional, *Revista de Logopedia, Foniatría y Audiología*, 26 (2), 101–114.

Clark, Andy, y Chalmers, David (1998). The extended mind, *Analysis*, 58 (1), 7–19.

Cuetos Vega, F. (2003). *Anomia. La dificultad para recordar las palabras*. Madrid: TEA.

Geschwind, N. (1967). The varieties of naming error, *Cortex*, 1967 (3), 96–112.

González, J.; Barros-Loscertales, A.; Pulvermüller, F.; Meseguer, V.; Sanjuán, A.; Belloch, V. y Ávila, C. (2006). Reading 'cinnamon' activates olfactory brain regions, *Neuroimage*, 32, 906–912.

Hernández Jaramillo, J. (2010). Demencias: los problemas de lenguaje como hallazgos tempranos, Acta Neurológica Colombiana, 26 (3:1), 101–111.

Hernández Sacristán, C. (2017). Sobre la naturaleza experiencial del lenguaje y su "rebasabilidad". Con especial atención a la unidad palabra. En A. López García y D. Jorques Jiménez (eds.), Enacción y Léxico, pp 73–94. Valencia: Tirant lo Blanch.

Hernández Sacristán, C. (2019). Anomia: una perspectiva enaccionista sobre la incapacidad de acceso a las unidades léxicas. En M. Pruñonosa Tomás (coord.), *Lenguaje, paisaje lingüístico y enacción*, pp. 261–275. Valencia: Tirant lo Blanch.

Hernández Sacristán, C. (2022). *Presencia y palabra. Una antropología del decir*. Valencia: Tirant lo Blanch.

Hernández Sacristán, C.; Serra Alegre, E. y Veyrat Rigat, M. (2008). *Afasia. Corpus Mixto de Lenguaje Conversacional*. Valencia: Universitat de València.

Holenstein, E. (1980). *Von der Hintergehbarkeit der Sprache. Kognitive Unterlagen der Sprache. Anhang: Zwei Vorträge von Roman Jakobson*. Frankfurt am Main: Suhrkamp Verlag.

Jacyna, L. S. (2000). *Lost Words. Narratives of language and the brain, 1825-1926*. Princenton y Oxford: Princenton University Press.

James, William (1950 [1890]). *Principles of Psychology*. New York: Dover.

Lambon Ralf., M. A.; Sage, K. y Roberts, J. (2000). Classical anomia: a neuropsychological perspective on speech production, *Neuropsychologia*, 38, 186–202.

Luria, A. R. (1972 [1987]). *The Man with a Shattered World. The His- tory of a Brain Wound*. Cambridge (Mass.): Harvard University Press.

Malagón, C.; Rodríguez, J., Hernández Jaramillo, J. y Pardo, R. (2005). Análisis del desempeño del lenguaje en sujetos con demencia tipo Alzheimer, *Revista Facultad de Medicina*, 53 (1), 3–9.

Merleau-Ponty, M. (1945). *Phénoménologie de la perception*. Paris: Gallimard.

Monfort, M. y Monfort Juárez I. (2011). *En la mente. Un soporte gráfico para el entrenamiento de las habilidades pragmáticas en niños*. Madrid: Entha.

Morales, J. (2003). Actitudes. En J. Morales y C. Huici (Coords.). *Psicología Social*. Madrid: McGraw-Hill.

Pérez Mantero, J. L. (2014). Interacción y predictibilidad: Los intercambios conversacionales con hablantes con demencia tipo Alzheimer, *Revista de Investigación Lingüística*, 17, 97–118.

Rosell Clari, V. y Hernández Sacristán, C. (2014). *MetAphAs. Protocolo de exploración de habilidades metalingüísticas naturales en la afasia*. Valencia: Nau Llibres.

Rosell Clari. V. y Hernández Sacristán, C. (2017). Anomia rehabilitation viewed from a pragmatic-functional paradigm, *Revista de Investigación en Logopedia*, 7 (1), 47–70.

Rosell-Clari, V.; Hernández Sacristán, C.; Cervera-Crespo, T. y Lorenzo-Cordero, A. (2021). Assessing natural metalinguistic skills in people with Alzheimer's disease and frontotemporal dementia, *Journal of Communication Disorders*, 89. https://DOI.org/10.1016/j.jcom-dis.2020.106058

Tisseron, S. (2001). *L'intimité surexposée*. Paris: Hachette.

Valles González, B. (2013). Aplicaciones de la Lingüística Clínica al análisis de la conversación de la persona con demencia y sus interlocutores sanos, *Revista de Investigación en Logopedia*, (3) 2, 96–119. http://hdl.handle.net/10578/9394.

Varela, F.; Thompson, E. y Rosch, E. (1991). *The Embodied Mind: Cognitive Science and Human Experience*. Cambridge, MA: The MIT Press.

Warrington, E. K. and Shallice, T. (1984). Category specific semantic impairments, *Brain*, 107, 829–854.

Winnicott, D. W. (1996). *Realidad y juego*. Barcelona: Gedisa.

María Sainz-Pardo Sainz
(Universitat de Barcelona)

XI. THE POTENTIAL PROTECTIVE EFFECTS OF BILINGUALISM AGAINST LANGUAGE DECLINE IN DEMENTIA. A STUDY IN ALZHEIMER'S DISEASE

Abstract: Lifelong bilingualism may protect linguistic decline caused by neurodegenerative dementia. In the present study active and passive bilinguals were tested in order to assess how Alzheimer's Disease (AD) affects linguistic performance in both of their languages, focusing in the study of the lexical-semantic processes. The hypothesis was that active bilingualism contributes to preserve the linguistic capacities in face of AD. Then, it was expected to find the dominant language more preserved in active bilinguals than in passive bilinguals. To do so, a Picture Naming Task was administered comparing the performance results of the two impaired groups, Alzheimer's Disease group (AD) and Mild Cognitive Impaired group (MCI), with a control group. The results mainly revealed that the dominant language (L1) of active bilingual participants was less impaired than the dominant language of passive bilinguals, being the most highlighted result. Furthermore, the additional non-dominant language (L2) analysis revealed that the decline of the L2 in passive bilinguals was dramatic while in active bilinguals this deterioration followed a parallel decline pattern respect of their L1. Additionally, an error analysis was conducted with the purpose of clarifying how these lexical-semantic processes are affected by AD. The results revealed a larger impairment of the semantic system due to the characteristics of AD as well as an important incidence of intrusions caused by the deterioration of inhibitory control. These results contribute to some extent to the general topic of understanding how bilingualism affects to language impairment in front of dementia. More importantly, these results make more comprehensive how is the deterioration pattern of the dominant language in active vs. passive bilinguals, concluding that active bilingualism protects the dominant language against linguistic impairment.

Keywords: bilingualism, Alzheimer's disease, language impairment, lexical-semantic system.

INTRODUCTION

Neurodegenerative dementias, such as Alzheimer's Disease (AD), are constantly increasing. There were over 50 million people with dementia in 2020 although it is believed that it will reach 150 million by 2050 (Alzheimer's Disease International 2017, updated data over the 2015 research). Furthermore, according to the European Commission (2006), factors such as globalization and migration are causing a radical increment in the number of bilingual speakers. Although understanding how a bilingual brain learns, processes and represents two languages has awakened the interest of different scholars as linguists, psychologists and neurologists, the connection between bilingualism and dementia is still unexplored. With the purpose of contributing to this gap, the present study attempts to explore the relation between AD and linguistic processes in bilingual speakers. Particularly, this study focuses its attention on how AD affects to the lexical-semantic processes in bilingual language production.

Language impairment in bilingual speakers with AD

Comparing the effects of AD in passive and active bilingual speakers with the purpose of defining what are the main differences in cognitive and linguistic impairment in both groups has focused the goals of the main studies in bilingualism and dementia. A conclusion seems clear; cognitive and linguistic abilities are more impaired in demented passive bilinguals than in active or balanced bilinguals. Significant to this study is to understand how AD affects the decline of both languages in a bilingual speaker. Although results are mixed, the most frequent pattern is that the non-dominant language is more impaired that the dominant one (Mendez *et al.* 1999; Meguro *et al.* 2003; de Picciotto y Friedland 2001). However, some investigations have interestingly reported a parallel decline of both languages (Salvatierra *et al.* 2007; Costa *et al.* 2012; Gómez Ruiz *et al.* 2012).

Taking as reference the pattern of language impairment in bilinguals with AD, it can be reasonable to think that if one language is less dominant than the other (as the case of unbalanced bilinguals), the non-dominant one should be more impaired than the dominant one, declining firstly. This hypothesis is consistent with Mendez *et al.* (1999) who examined 51 bilinguals with different types of dementia (31 of those with AD) observing an important decrease in the use of the non-dominant language as well as a higher number of intrusions from the dominant language. Consistent with this pattern were Meguro's *et al.* (2003) results. These authors tested four AD Japanese English bilinguals with a Picture Naming Task, reporting better scores in their dominant language. However, these results cannot be attributed to a cognitive decline caused by AD due to the lack of a control group. Additionally, de Picciotto y Friedland (2001) administrated a Verbal Fluency Task to highly-proficient English-Afrikaans bilingual speakers diagnosed with AD reporting a tendency to retrieve fewer words in their non-dominant language than in the dominant one.

Based on the language impairment pattern observed in above investigations, it can be hypothesised that the two languages of balanced bilinguals should be affected in the same extent and follow the same decline pattern due to the fact that both of them are similarly robust. This hypothesis was confirmed by Costa *et al.* (2012) who studied 47 balanced Catalan-Spanish bilinguals with AD (23 mild and 24 moderate) comparing them with MCI controls. The results showed that, indeed, both languages were similarly affected following the same deterioration progress through the disease development. Consistent with this result, Gómez-Ruiz *et al.* (2012) also reported a similar impairment of both languages after testing 12 Catalan-Spanish bilingual participants diagnosed with early AD. So, apparently, according to these studies, it seems that non-dominant language is more affected by AD in unbalanced bilinguals but in balanced bilinguals this pattern is altered affecting both languages similarly. Additionally, Salvatierra *et al.* (2007) reported a parallel impairment of both languages regardless of proficiency degree. These authors administrated a Verbal Fluency Task to 11 Spanish-English bilinguals with mild to moderate AD. Results showed that the pattern of performance in the two tested task (verbal fluency and semantic fluency) as well as the type of errors did not differ between the L1 and the L2, meaning that both languages were similarly affected by AD.

However, another different pattern was reported by Gollan *et al.* (2010). These authors compared two Spanish-English bilingual groups, one more dominant than the other, finding that the two languages of the more balanced group decline similarly while in the less balanced group, the dominant language seemed to be more impaired than the non-dominant one. Furthermore, Ivanova *et al.* (2014) tested longitudinally the same bilingual participants than Gollan *et al.* (2010) reporting a different language impairment pattern across time. That is, while in 2010 the dominant language of the balanced group was more damaged than the non-dominant one, in 2014 the non-dominant one was the most impaired language.

Finally, despite the fact that many investigations have compared the decline of the dominant language in relation to the non-dominant one, few, if any, have analysed if the dominant language of a bilingual speaker is more preserved or not than the dominant language of a passive bilingual speaker. In other words, although some investigations have reported a parallel deterioration of both languages, it could be possible that the dominant language of a bilingual balanced speaker would suffer a different decline pattern in comparison to a passive bilingual speaker due to the fact of managing one or more languages. So, this investigation concerns mainly the analysis of the dominant language in order to contribute in some way to this gap although I have included an analysis of the non-dominant one in order to proportionate a more comprehensive view.

Language process deterioration and cognitive reserve

Despite the fact that memory impairment has been thought traditionally as the key symptom of AD, recent investigations have shown that language and speech disorders precede memory impairment since the MCI stage (Schröder *et al.* 2010). Once AD has manifested, semantic content and access difficulties are the most salient language and speech symptoms (Reilly *et al.* 2011).

The continuous use of two languages has been pointed out among the facts that can contribute to cognitive reserve. What is more important to this investigation is the fact that this relationship between cognitive reserve and bilingualism has been related with a supposed bilingual advantage due to cognitive benefits. One of the most important results reported in line with this idea if the fact that recent investigations have suggested that bilingualism have a protective effect, delaying the age at onset symptoms of dementia as consequence of cognitive reserve factors. Alladi *et al.* (2013) conducted a study comparing 648 Indian monolingual and bilingual patients with different types of dementia (240 of those with AD), reporting a delay of 4,5 years on the onset of symptoms in bilingual participants respect of the monolingual ones, regardless the education level, immigration effects and other possible confounding variables. This delay observation has been also reported for bilinguals diagnosed with MCI being 4.7 years older than their monolinguals counterparts when symptoms began and 3.5 years when their first clinical visit (Bialystok *et al.* 2014). Finally, Calabria *et al.* (2020) reported 2 years the delay on onset symptoms, first visit and age of diagnosis in MCI participants, although they could not find this effect in AD participants. According to them, this year reduction could be attributed to the fact that they compared active and passive bilingual speakers.

In line with this idea that cognitive reserve and bilingualism delay the symptoms of AD resulting in an advantage for bilingual speakers, a recent study conducted by Costumero *et al.* (2020) has found that the level of this cognitive reserve is also related with the brain atrophy degree. In this study, bilingual MCI patients showed greater brain atrophy than monolingual patients at the same cognitive reserve level, regardless of education level, age and other environmental factors. Additionally, these authors argued that their results may suggest that brain areas related to language use could be more efficient in bilingual speakers compensating the effects of AD. These results are congruent with Schweizer *et al.* (2012) who scanned 40 patients (half of them bilinguals) diagnosed with probable AD observing that bilingual group presented more cerebral atrophy in those areas strongly associated with AD pathology.

The present study

The present study aims to investigate how AD alters the linguistic performance of bilingual speakers in their both languages. Specifically, I focus on how AD affects to the lexical-semantic processes in comparison with those bilinguals with no more than MCI. This is done with the purpose of establishing how is the language deterioration process as well as which are the main linguistic features of neurodegeneration.

To conduct this study, a relatively homogeneous group was selected, whose participants presented a similar sociolinguistic and language history profiles. This fact has been possible due to the linguistic circumstances in Barcelona, where most part of the population is highly bilingual due to the coexistence of two official languages; Catalan and Spanish. This linguistic coexistence has allowed the classification of passive bilinguals vs. active bilinguals. In this city, it is common for many people who have lived there for many years to acquire Catalan language, however, they do not produce it. This circumstance causes that, for example, in the same conversation, the first interlocutor speaks only in Catalan while the second interlocutor speaks only in Spanish. So, according to this situation, in this study, active bilinguals are those participants who have lived all their lives in the city and, consequently they have acquired both languages simultaneously while passive bilinguals are those people who moved to this city and have acquired Catalan later, being able to understand it although they are not used to producing it.

The main hypothesis of the study was that higher levels of bilingualism may generate a protective language effect in neurodegenerative AD. According to this hypothesis, three main predictions were developed. Firstly, I expected to find active bilinguals lexical-semantic system less affected than their passive counterparts in L1 as much as in L2 for both groups (AD and MCI). Given the early acquisition of both languages, it is reasonable that the L1 as well as the L2 will present similarities in their deterioration pattern. Secondly, given the cognitive decline associated with neurodegenerative diseases, the linguistic decline should be more evident in the AD group than in the MCI group, regardless of their bilingual status. Taking into account the degenerative process, it is expected that the more affected group (AD group) will be the one with the more impaired results. Finally, the lexical-semantic decline from MCI stage to AD stage should be more dramatic in passive bilingual participants than in active ones in their two languages. Again, if we take into account that, in this study, passive bilinguals are those who acquired Catalan later than active bilinguals and they are not used to producing it, the potential protective effect should be lower and consequently, their decline should be more pronounced throughout the disease evolution. Additionally, I also predicted that cognate status could have an effect due to the double activation from the L1 to the L2 at the phonological level.

Method

Participants

Participants were recruited from Calabria *et al.* (2020) study. However, the current sample was reduced to 248 participants: 104 active bilinguals speakers and 144 passive bilingual speakers. These participants were recruited from different institutions: Hospital de Bellvitge, Hospital General de Granollers, Hospital de la Santa Creu i Sant Pau, Casal Avis Badalona, AFAB, Mutuam, Brogi, Residència i Centre de Día La Segrera. All these institutions are located in the metropolitan area of Barcelona which is characterised by similar cultural and socio-economical stratum. An important fact to keep in mind is that there is a continuum from active to passive bilingualism. The study is focused on linguistic production and passive bilinguals show a low usage of their L2 even though they are able to understand it.

Clinical profile

Based on their clinical profile, participants were classified into three groups according to the degree of their cognitive impairment: 58 healthy controls (M/F = 18/40), 66 patients with AD (M/F = 21/45) and 124 patients with MCI (/F = 59/65).

Participants who were diagnosed with AD met the criteria based on the recommendations from the National Institute on Aging-Alzheimer's Association work groups on diagnostic guidelines for Alzheimer's disease (McKhann *et al.* 2011). Then, this group is mainly characterised by a gradual progression of cognitive impairment, affecting at memory and language levels among others beginning after the age of 65. In contrast, participants who were classified in the MCI group met the criteria recommended by Albert *et al.* 2011. The main features of this group were: the appearance of a lower performance level in one or more cognitive domains, their daily independence in routine task and the absence of a significant impairment in social and occupational domains.

Patients with potentially confounding neurological (different to AD or MCI) and psychiatric disorders, clinically-known hearing or vision impairments, a past history of alcohol abuse, psychosis and/or depression were excluded from the study. Additionally, other factors such as age at onset symptoms, age at the first medical visit because of impairments and age of diagnosis for the purpose of confirming if bilingualism holds a positive protective effect in AD (see Table 1).

Table 1: Mean values (M) and standard deviations (SD) for the variables of age, education, clinical and neuropsychological profile of participants broken by stage of disease group (AD, MCI and healthy controls)

	AD (n = 66) M/F = 21/45			MCI (n = 124) M/F = 59/65			Control (n = 58) M/F = 18/40		
	M	SD	Range	M	SD	Range	M	SD	Range
Education (years)	7.68	4.05	0–22	7.44	5.12	0–29	8.00	3.74	0–18
Age (years)	76.57	4.99	66–87	74.35	5.21	63–87	73.76	7.22	60–90
Age at onset of symptoms	72.93	5.19	63–85	69.46	5.68	58–85			
Age at first visit	74.39	5.24	63–87	70.35	5.69	59–85			
Age of diagnosis	75.44	4.95	65–87	72.06	5.46	59–87			
MMSE	22.83	4.21	5–30	27.25	1.84	21–30	28.29	1.11	26–30
Digits Direct	4.43	1.01	2–7	5.00	0.99	3–8	5.07	0.90	4–7
Digits Inverse	3.37	0.90	1–5	3.46	0.82	2–6	3.67	0.72	2–6
CRI-Education	95.46	19.63	43–148	96.85	16.60	67–153	101.40	15.77	65–154
CRI-Working Activity	92.88	21.26	66–184	90.21	16.43	66–139	94.33	19.58	71–184
CRI-Leisure Time	100.21	20.65	43–166	97.24	21.73	60–165	114.38	17.67	82–159
CRI-Total	95.59	18.84	71–150	93.11	19.49	63–149	104.19	17.06	79–160

This investigation was carried out under the patients' informed consent approved by the 'Parc de Salut MAR' Research Ethics Committee under the reference number 2014/6003/I. The study was conducted in accordance with the Declaration of Helsinki (World Medical Association 2013) and data protection procedures according to the General Data Protection Regulation 2016/679 (GDPR) of the European Union. The aims of the study were explained to participants at the beginning of the study an there was a debriefing with them after every experimental session.

Neuropsychological measures/variables

To assess participants, different hospital-specific neuropsychological batteries were used in order to determine their cognitive decline, including the Mini Mental State Examination (MMSE) (Folstein et al. 1975), forward and backward Digits Spans (Peña-Casanova et al. 2009), which measures verbal short-term memory, the CERAD Word List Memory (Morris et al. 1989) which measures long-term episodic verbal memory and the Trail Making Test part A (Peña-Casanova et al. 2009) which measures visual attention and motor speed (see Table 1).

Cognitive reserve index: In order to test participants' cognitive reserve the Cognitive Reserve Index Questionnarie (CRIq) was applied (Nucci et al. 2012). This questionnaire is divided into three main dimensions including education, working activity and occupation, and leisure activity (see Table 1). With this questionnaire a global score as well as an individual score for each dimension (CRI-Education, CRI-Working activity and CRILeisure) was obtained. Scores were estimated according the computation system provided by the authors of the CRIq, available at www.cognitivereserveindex.org (see Table 1).

Linguistic profile: Language history and dominance were estimated using a questionnaire administrated to participants. To make this information more accurate, an interview with patients and some familiars were conducted (see Calabria et al. 2018, 2021). In the current study, those participants who spoke a third language were excluded in order to focus the study on bilingualism. The following measures were taken into account:

1. Age of acquisition. According to this variable, participants were classified, at first moment, as bilinguals if they had learnt both languages before 6 years. This threshold was fixed with the purpose of classifying as active bilinguals the participants who had learnt both languages simultaneously. In the previous research conducted by Calabria et al. (2020), it was observed that participants who had a better cognitive reserve were those with an early age of acquisition of both languages. So, the same age of acquisition threshold was maintained to study language.
2. Self-rating of language proficiency consisting on their seeking fluency, comprehension, reading and writing abilities on a four-point scale (1= poor, 2= regular, 3= good, 4= perfect). See table 2.
3. Language usage was rated on a 0–100 scale. This measure represents the frequency to which participants use their both languages in their lives (from childhood to adulthood). If this variable is expressed in Catalan usage percentage, 0 % will represent only Spanish use along their lives and 100 % only

Catalan use while 50 % will represent a balanced Catalan-Spanish usage. So, balanced bilinguals were classified as such when their punctuation was between 40–60 % while Spanish dominant speakers were those who scored closed to zero. See table 2.
4. Frequency of language switching was measured by the overall score on the Bilingual Switching Questionnaire (BSWQ) (Rodriguez-Fornells *et al.* 2012).

Based on the criterion described above, the distribution of bilingualism status (active bilinguals/passive bilinguals) according to the disease groups was: control group (32/26), MCI (41/83) and AD group (31/35). 99 participants had Catalan as the dominant language while 149 participants had Spanish as the dominant language. The distribution of language dominance (Catalan/Spanish) across the different stage of disease groups was: control group (28/30), MCI group (42/82) and AD group (29/37).

Table 2: Mean values (M) and standard deviations (SD) from the variables of linguistic profile of participants broken by stage of disease group (AD, MCI and healthy controls).

	AD (n = 66)			MCI (n = 124)			Control (n = 58)		
	M/F = 21/45			M/F = 59/65			M/F = 18/40		
	M	SD	Range	M	SD	Range	M	SD	Range
Language Use (%)	24.26	23.01	0–64	21.29	23.98	0–61	27.71	20.92	0–63
Language Switching Score	15.97	12.60	0–35	13.43	12.26	0–37	20.73	12.08	0–35
Years L2 exposition	63.36	15.99	4–86	60.70	13.58	19–86	65.40	12.74	40–89
Catalan									
Comprehension	3.78	0.70	1–4	3.46	0.78	1–4	3.58	0.60	1–4
Reading	2.79	1.25	1–4	3.04	1.19	1–4	3.47	0.86	1–4
Fluency	2.73	1.42	1–4	3.98	1.45	1–4	3.23	1.21	1–4
Pronunciation	2.71	1.39	1–4	2.59	1.44	1–4	3.23	1.21	1–4
Writing	1.59	0.91	1–4	1.76	1.08	1–4	2.16	1.14	1–4

Rating for speaking, comprehension, reading, fluency, pronunciation and writing was on a four-point scale: 1= poor, 2= regular, 3= good and 4= perfect

Materials

The same set of words were used in both languages for a Picture Naming Task. The materials consisted on 48 items representing different objects organised in 6 semantic categories: animals, vegetables, fruit, tools, kitchen tools and furniture. Black-and-white line drawings from Snodgrass and Vanderwart (1980) was used as well as from International Picture Naming Project Studies (Bates *et al.* 2003). The frequencies for the Spanish and Catalan items were obtained respectively from the LEX-ESP (Sebastian-Galles, Cuetos, Martí y Carreiras 2000) and the Catalan Dictionary of Frequencies (Rafel i Fontanals 1996). Although the original set of words contained half of the items cognate (n = 24) and half of the items non-cognate, in the final analyses some alternative responses similar to the standard ones were accepted (e.g. desk – table), being affected the cognate status distribution.

Procedure

Participants were tested in their two languages in two different sessions, at least, one week apart. L1 was tested in the first session while L2 was tested in the second session. In each session, participants were asked to name aloud the item. Pictures appeared on a laptop screen and participants were instructed to press the spacebar to move on the next picture. The maximum time to response was 3 seconds. All responses were analysed off-line. The software used to control the task was AMDX (Forster y Forster 2003) which recorded vocal and manual responses while the naming latencies for linguistic tasks were measure with the Checkvocal software (Protopapas 2007).

Data Analyses

All the analyses were conducted using generalized linear mixed models. All these models had "accuracy" as the binary dependent variable (correct vs. error). I used likelihood ratio to compare the likelihood of two models with each other. One of the models is the reduced version of the other one, which means that the reduced model contains the same experimental and control predictors except the one of interest. If there is a significant difference between the two models, it means that the predictor that was not included in the reduced model affects to the dependent variable. I used a backwards approach to this method which consists in comparing a model containing all the predictors in the fixed-structure (full model) with all possible reduced models (each of them containing all but one of the predictors). The fixed-effect structure of the full model included the following experimental predictors; stage of disease (control vs. MCI vs. AD) group, bilingualism status (passive vs. active bilingual), cognate status (cognate vs. non-cognate) and frequency (low vs. high). In contrast, the variable length phoneme was used as control predictor and consequently, not included in the random structure.

Then, following the recommendations by Barr (2013), I used the maximum random effect structure justified by the data. This means our model included participant and item as random effects as well as by-participant random slopes for cognate status and frequency. All reduced models had the same random effect structure as the full model. Finally, I also compared the full model with another full model which included the interaction between the experimental predictors.

Furthermore, the incorrect responses were classified with the purpose of studying the semantic evolution across the disease development. With this goal in mind, I considered as valid the first completed word that participants said aloud even though in some cases they autocorrected their answers. Following this criteria, semantic and phonological errors were classified according to Schwartz's taxonomy of error types (Schwartz, M. F. 2014). Moreover, other error types such as anomia state, intrusions, visual errors and no responses were added.

Results

Picture Naming Task

Regression analyses of participants' dominant language: 6 different generalised linear mixed models were conducted, including 'stage of disease', 'bilingualism status', 'length', 'cognate status', 'age', 'word frequency', 'backward DIGITS', and 'CRI total' variables, in order to determine which of them predicted 'naming accuracy' in participants' dominant language.

The first model explored the relationship between control group and MCI group in which the predictor 'stage of disease' ($\chi^2(1) = 12.39$, $p < .0001$) was significant, meaning that MCI group performed the task worse than the control group. The full model was more informative than the reduced model to the predictor 'age' ($\chi^2(1) = 14.11$, $p < .0001$), meaning that 'accuracy' decreased when age increased. The full model was also more informative for the predictor 'cognate status' ($\chi^2(1) = 52.34$, $p < .0001$), which means that accuracy improved when the item was a cognate word. The full model of the predictor 'length' was also more informative ($\chi^2(1) = 18.55$, $p < .0001$), meaning that long phoneme items were more difficult to name than those items with fewer phonemes.

The second model contrasted the MCI group vs. AD group, Results revealed that the full model of the predictor 'age' was more informative than its reduced version ($\chi^2(1) = 18.17$, $p < .0001$). Consequently, older participants made more errors than younger ones. The full model was also more informative than the reduced model for the predictor 'stage of disease' ($\chi^2(1) = 10.48$, p < .001). Thus, AD participants performed the Picture Naming Task worse than those participants with only MCI. The predictor 'cognate status' was also more informative in comparison with its reduced version ($\chi^2(1) = 54.26$, p < .0001), meaning that accuracy was higher when the item was a cognate word. The predictor 'length' was again significant ($\chi^2(1) = 27.55$, p < .0001). Additionally, the full model with the interaction between 'bilingualism status' and 'stage of disease' was more informative than the full model without this interaction ($\chi^2(1) = 9.71$, p < .001), meaning that accuracy depends on, not only the degree of cognitive impairment caused by neurodegeneration, but also the status of bilingualism.

AD vs. MCI passive bilingual participants were explored in the model 3. The full model was more informative than the reduced model to the predictor 'age' ($\chi^2(1) = 18.17$, p < .0001), implying that older participants achieved lower accuracy levels than younger patients. Moreover, the full model was also more informative than its reduced version to test the predictor 'stage of disease' ($\chi^2(1) = 10.48$, p < .001) what means that the linguistic decline is more considerable in AD group than in MCI group. The predictor 'cognate status' was relevant ($\chi^2(1) = 54.26$, p < .0001) compared with its reduced model. So, although participants are passive bilinguals and then, they do not use their both languages actively, the fact that the items are cognates helps them to perform the task better, probably because of the phonological similarity. Additionally, the full model was more informative than its reduced version to the predictor 'length' ($\chi^2(1) = 27.25$, p < .0001), indicating that the length of the items interfered in the achieved accuracy level. Finally, I explored the interaction between 'stage of disease' and 'word frequency' found it significant ($\chi^2(1) = 4.16$, p .041). This interaction reflected that AD participants were more influenced by word frequency than their MCI counterparts.

In the model 4, MCI vs. AD participants were explored founding that the full model was more informative than the reduced model to the predictor 'age' ($\chi^2(1) = 4.94$, p < .026), meaning that participants´ age influenced on the task accuracy. The full model was also more informative than the reduced model to the predictor 'cognate status' ($\chi^2(1) = 30.63$, p < .0001) meaning that cognate items acted as a kind of clue improving participant´s accuracy. Finally, the full model was more informative than its reduced version to the predictor 'length' ($\chi^2(1) = 7.82$, p < .0001). Again, long phoneme items supposed an extra obstacle affecting accuracy negatively. Importantly to this research is the fact that, in this model, I do not obtain the 'stage of disease' effect ($\chi^2(1) = .014$, p < .905) in opposition to what was observed in the comparison of the passive bilingual condition (Model 3). So, the lack of this effect means that while passive bilingual participants suffered an important decline in Picture Naming accuracy from MCI to AD, the level of accuracy is steadier on bilingual participants, suggesting that these participants suffer impairment to a lesser degree.

After the previous analyses, I conducted a fifth model to compare active vs. passive bilingual participants only diagnosed with MCI. The full model was more informative than the reduced model to the predictor 'age' ($\chi^2(1) = 8.22$, p < .001). This result means that younger participants performed the task better than older participants. The full model of the predictor 'cognate status' was more informative that its reduced version as well ($\chi^2(1) = 33.19$, p < .0001), meaning that cognate words improved the performance reaching a better accuracy. The full model for the predictor 'length' was also more informative than its corresponding reduced model ($\chi^2(1) = 13.67$, p < .0001) and few phonemes meant better accuracy. Importantly to this investigation is the fact that the effect of 'bilingualism status' was not obtained ($\chi^2(1) = 3.506$, p .061), what means that in MCI stage there is no differences between active and passive bilingual participants. The full model of the predictor 'backward DIGITS' was more informative than its reduced model ($\chi^2(1) = 5.39$, p < .020), suggesting that with mild impairment, the cognitive control is higher for MCI participants. The full model to the predictor 'CRI Total' ($\chi^2(1) = 4.02$, p < .044) was also more informative than the reduced model, meaning that the cognitive reserve seems to contribute to Picture Naming performance, at least, at the first stages of the cognitive decline.

In the last model, active vs passive bilingual participants only with AD were compared. The full model to the predictor 'age' was more informative than its reduced version ($\chi^2(1) = 10.006$, p < .001). Bearing in mind that active bilingual patients were older that passive bilingual subjects, it agrees with the idea of a delay in diagnosis age due to a bilingual protective effect. The full model for the predictor 'cognate status' was more informative than its reduced version ($\chi^2(1) = 14.82$, p < .0001) producing a positive effect over those cognate items. The full model of the predictor 'length' was more informative than its reduced model ($\chi^2(1) = 8.53$, p < .001). So, patients with dementia showed less accurate results when the item was formed by a high phoneme number.

In summary, theresults about the dominant language analysis mainly indicated that, while passive bilingual participants experienced an abrupt decline of their lexicosemantic capacities from MCI stage to AD stage, this impairment was not experienced by active bilingual participants whose decline pattern was more stable along the AD progress (see Table 3 and Figure 1).

Table 3. Percentage accuracy (Acc %) and standard deviations (SD) for the Picture Naming Task in dominant language broken by stage of disease group and bilingualism status group.

	Active bilingual		Passive bilingual	
	Acc (%)	SD	Acc (%)	SD
Healthy control	90	3,89	90	3,53
MCI	81	5,25	85	5,38
AD	77	6,98	70	7,05

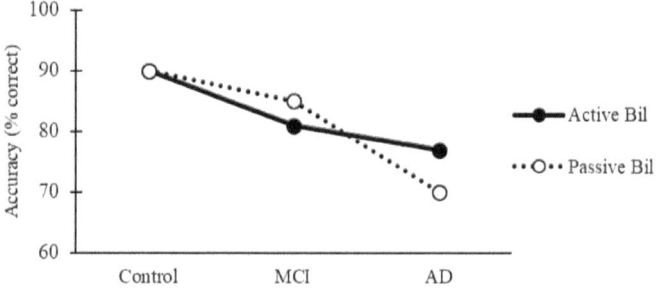

Figure 1. Picture Naming Task accuracy (% of correct responses) in dominant language broken by stage of disease group and bilingualism status group.

Regression analysis of participants' non-dominant language.

To analyse the non-dominant language, the same 6 previous models were conducted controlling the same variables. However, due to different reasons, the sample was reduced to 213 participants; 108 passive bilingual speakers and 105 active bilingual speakers. The distribution according to their stage of disease group was 52 patients with AD (M/F = 17/35), 105 patients with MCI (M/F = 50/55) and 56 control participants (M/F = 18/38).

In the control group vs MCI group model, the full model was more informative than its reduced version to the predictor 'stage of disease' ($\chi^2(1) = 7.714$, p 0.005) meaning that MCI patients performed the task worse than control participants. The full model was also more informative to the predictor 'bilingualism status' ($\chi^2(1) = 27.24$, p < .0001). This result indicates that active bilingual participants performed the task better than their passive counterparts, in line with the positive effect of active bilingualism idea. The full model to the predictor 'cognate status' was also more informative ($\chi^2(1) = 59.274$, p < .0001) what means that participants performed the task better when the item was a cognate word. The full model was more informative than the reduced model to the predictor 'length' ($\chi^2(1) = 7.714$, p 0.005) indicating that, the longer the item is, the more difficult to name is. The full model was also more informative to the predictor 'backward DIGITS' ($\chi^2(1) = 10.077$, p 0.001) meaning that cognitive control aided Picture Naming performance. Finally, an interaction between the predictors 'bilingualism status' and 'word frequency' ($\chi^2(1) = 5.366$, p 0.020) was found.

The model 2 explored the relation between MCI and AD groups. The full model was more informative than the reduced one to the predictor 'stage of disease' ($\chi^2(1) = 7.714$, p 0.005) meaning that MCI group performed the task better than AD group. The full model was also more informative to the predictor 'bilingualism status' ($\chi^2(1) = 36.76$, p < .0001) manifesting that bilingual participants achieved better accuracy scores, regardless their stage of disease. The full model was more informative than the reduced one to the predictor 'age' ($\chi^2(1) = 4.553$, p 0.032), meaning that older participants performed the task worse than younger participants. The full model was also more informative to the predictor 'cognate status' ($\chi^2(1) = 71.436$, p < .0001) as well as to the predictor 'length' ($\chi^2(1) = 16.734$, p < .0001). Finally, the same pattern was observed for the predictor 'backward DIGITS' ($\chi^2(1) = 6.407$, p 0.011).

In the relationship between MCI group vs. AD group in the passive bilingual condition (model 3), the full model was more informative to the predictor 'stage of disease' ($\chi^2(1) = 4.831$, p 0.027). This result indicated that, as expected, non-dominant language of MCI participants was less impaired than the non-dominant language of AD participants. The full model of the predictor 'cognate status' was also more informative ($\chi^2(1) = 75.573$, p < .0001). The same tendency was observed for the predictor 'length' ($\chi^2(1) = 12.156$, p < .0001). Additionally, the full model of the predictor 'backward DIGITS' was more informative than its reduced version ($\chi^2(1) = 6.407$, p 0.011). So, cognitive control aided Picture Naming performance also in non-dominant language. Finally, there was only a trend to the predictor 'CRI total' ($\chi^2(1) = 3.126$, p 0.077).

The analyses between MCI group vs AD group in the bilingual condition (model 4) revealed that the full model was more informative than the reduced version to the predictor 'age' ($\chi^2(1) = 7.981$, p 0.004). Then, older participants performed the task worse than younger participants. The full model was also more informative to the predictor 'cognate status' ($\chi^2(1) = 11.534$, p < .0001). So, again, cognate items were easiest than non-cognate ones. Finally, the full model was more informative than its reduced version to the predictor 'length' ($\chi^2(1) = 6.428$, p 0.011) meaning that shorter items were easiest.

The analyses between active vs passive bilingual participants in MCI group (model 5) revealed that the full model was more informative to the predictor 'bilingualism status' ($\chi^2(1) = 19.841$, p < .0001), meaning that active bilingual participants performed the task better than their passive counterparts. In other words, the non-dominant language is less impaired in active bilingual participants than in the passive ones. This result goes in line with the idea of a possible protective effect not only in the L1 but also in the L2. The full model was more informative than its reduced version to test the predictor 'cognate status' ($\chi^2(1) = 42.143$, p < .0001). This relevance was also found to the predictor 'length' ($\chi^2(1) = 10.689$, p < .001). Finally, the full model was more informative than its reduced version to test the predictor 'backward DIGITS' ($\chi^2(1) = 6.738$, p 0.009).

Finally, the last model, which explored the relationship between active vs. passive bilingual participants in AD group, revealed that the full model was more informative than its reduced version to the predictor 'bilingualism status' ($\chi^2(1) = 22.448$, p < .0001), meaning that non-dominant language is also more preserved in active bilingual participants than in passive. The full model was also more informative than its reduced version to the predictor 'cognate status' ($\chi^2(1) = 28.362$, p < .0001), confirming the facilitator effect of cognate items. The full model was also more informative to the predictor 'length' ($\chi^2(1) = 4.500$, p 0.033). So, again, participants achieved higher levels of accuracy when the item had few phonemes. Finally, the full model was more informative to the predictor 'CRI total' ($\chi^2(1) = 3.904$, p 0.048), meaning that the cognitive reserve is important to preserve the non-dominant language. Additionally, there was only a trend to the predictor 'age' ($\chi^2(1) = 3642$, p .056).

In summary, previous results revealed a considerable decline in passive bilinguals´ non-dominant language in comparison with their dominant one, not only in AD group but also in MCI group (see Figure 2). Then, as expected, their non-dominant language is more impaired than the dominant one. In contrast, for active bilingual participants, their non-dominant language follows a very close decline pattern respect of the dominant one (see Table 4 for the mean accuracy values).

Table 4. Percentage accuracy (Acc %) and standard deviations (SD) for the Picture Naming Task in non-dominant language broken by stage of disease group and bilingualism status group.

	Active bilingual		Passive bilingual	
	Acc (%)	SD	Acc (%)	SD
Healthy control	88	4,72	63	13,02
MCI	81	5,91	51	13,17
AD	75	7,89	33	11,03

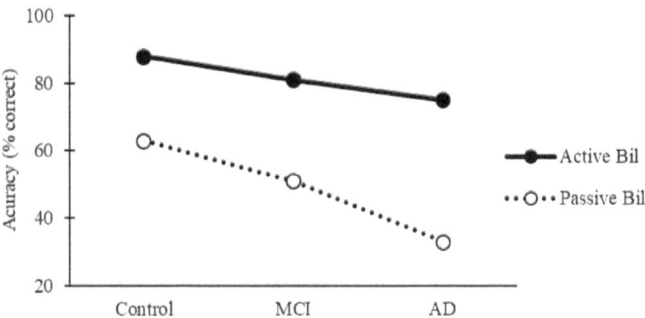

Figure 2. Picture Naming Task accuracy (% of correct responses) in non-dominant language broken by stage of disease group and bilingualism status group.

Cognate status and frequency effect

Although the interaction of cognate effect as well as word frequency effect was not really clear in these models' results, I decided to conduct a further analysis of these two variables because both of them are relevant at the lexical-semantic level and they are affecting the groups. So, I assessed these analyses in participants´ dominant language as well as in their non-dominant one.

Cognate status and frequency effects of participants' dominant language: The cognate effect exploration in participants' dominant language revealed that cognate status was significant for the six groups. In active bilingual participants, this effect was especially significant in control and MCI groups (p < .0001) confirming the facilitator effect of cognate words, particularly when there is no cognitive impairment as well as in mild stages of cognitive decline. Moreover, this cognate effect was also significant in AD group (p < .001). In passive bilingual participants, the cognate effect was also significant for the three groups; control group (p < 0.04), MCI group (p < .0001) and AD group (p < 0.003). In summary, it seems that the cognate effect is important regardless the stage of disease as well as the bilingualism status, meaning that cognate words always act as a clue in language production.

Word frequency effect analysis revealed that, in bilingual participants, this effect was only significant for control group (p < .0001) and AD group (p < .02). However, it was not significant in MCI group (p .075). Additionally, word frequency effect was not significant for passive bilingual participants and only a trend was found in the AD group (p < .06). As the pattern of results in these analyses is not very clear, further analyses are recommended to explore the influence of word frequency.

Cognate status and frequency effects of participants' non-dominant language: The cognate effect analysis in participants´ non-dominant language revealed that, in bilinguals this effect was significant in the three groups: control (p .001), MCI (p < .0001) and AD (p .003). Furthermore, for passive bilingual participants the same pattern was observed; control group (p < .001), MCI group (p < .0001) and AD group (< .0001). These results suggest that cognate words facilitate the Picture Naming performance not only in active bilingual participants, as it was expected due to their active use of both languages and the phonological similarity, but also in the passive bilingual ones although they do not use the two languages actively. In other words, it seems that in the non-dominant language, cognate words aided performance regardless the disease stage and the bilingualism status.

In contrast, I failed to find the word frequency effect in non-dominant language not only in active bilingual groups but also in the passive bilingual ones. So, apparently, it seems that although the cognate effect has a clear repercussion in the process of lexical-semantic decline helping participants to achieve better accuracy results, the fact that one word could be more frequent that other has not any repercussion in this study in Picture Naming performance. For this reason, as I pointed out in the dominant language results, further analyses are needed to explore accurately the effect of word-frequency.

Error analyses

In order to comprehend how the evolution of linguistic deterioration along the different stages of neurodegeneration in dementia is, I decided to analyse the distribution of errors in participants´ both languages. Firstly, I analysed the percentage of errors each group made over the total of errors, and secondly, the distribution of error types in each group.

Error analyses in participants' dominant language: In participants' dominant language, the error distribution analysis by group over the total of errors revealed that AD group was the one with the highest error percentage (26,48 %) due to their characteristic cognitive impairment, followed by MCI group (16,07 %) and control group (9,8 %). These results are in consonance with my predictions as well as with previous research.

The error type distribution analysis revealed that, generally, the most common error type was the semantic error (41,85 %) followed by no responses (31,56 %), intrusions (13,96 %), visual errors (6,76 %) and anomia (3,76 %). Furthermore, other error types were also made, such as mixed errors (0,14 %), formal errors (0,91 %) and nonwords (0,38 %). So, apparently, in spoken language production seems that the semantic level is the first linguistic level affected by neurodegeneration. In contrast, as formal and mixed error types occurred in a lowest incidence, it seems that the phonological level is affected later than the semantic one. Secondly, the highest number of no responses could be caused by this process of cognitive deterioration, reflecting that participants could not retrieve the correct word in the given time (3 seconds). Furthermore, this retrieval difficult could also be behind the anomia percentage. Remember that anomia was defined as a kind of definition about the item in which the target word is never said explicitly. So, as they cannot access to this target word due to the linguistic impairment, they try to make understandable themselves with a definition.

After the previous overall analyses, I focused the attention in the comparison of the main cognitive impaired groups according to their bilingualism status (see Figure 3). Therefore, in AD group, passive bilingual participants made more errors than active bilingual participants. For example, passive bilingual participants made a 44 % of semantic errors in front of the 36,5 % registered in the active bilingual group. Moreover, passive bilingual group made more anomia errors (6,4 %) than active bilingual group (2,06 %). This result may be a consequence of the protective effect of balanced bilingualism in dementia which causes a lower linguistic impairment. However, this general tendency was not observed for no-response errors (active bilingual = 45,42 % vs. passive bilingual = 32,8 %) and for intrusion errors (active bilinguals = 10,91 % vs. passive bilingual = 6,6 %). This difference regarding the intrusion errors was expected due to the fact that active bilinguals use both of their languages actively, which means that the interference between them as well as the subsequent inhibitory cost is higher than for passive bilingual participants.

In MCI group, passive bilingual participants also made more errors than their active bilingual counterparts and the distribution of errors follows the same tendency than in the AD group. Then, a 49,23 % of semantic errors were registered in the passive bilingual group in front of the 32,6 % in the active bilingual group. In the same way, passive bilingual group made a 5,26 % of anomia errors while the active bilingual group only produced a 1,9 %. In contrast, and as it is shown in the AD group, the active bilingual group made much more intrusion errors (27,44 %) in comparison with the passive bilingual group (9,16 %). This fact was also confirmed for no responses error (active bilingual = 30,97 % vs. passive bilingual = 23,76 %).

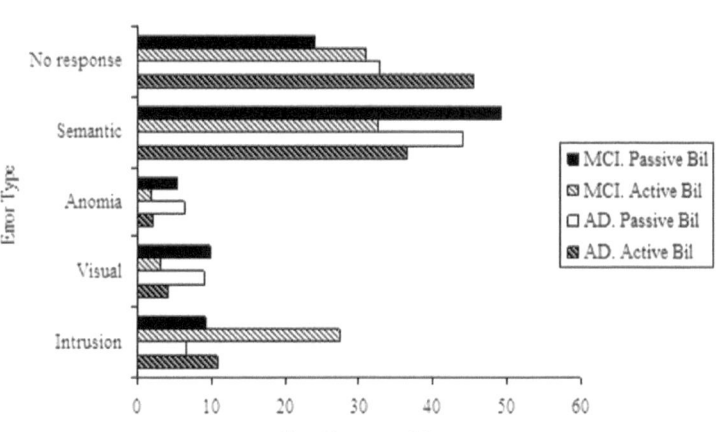

Figure 3. AD and MCI error types (%) in L1 broken by language dominance

Error analyses in participants' non-dominant language: In the non-dominant language, the most common error types were mainly intrusions (59,39 %) followed by no responses (19,77 %) and semantic errors (15,08 %). The other types of errors were reduced to less than 3 %. In other words, not only the non-dominant language is more impaired than the dominant one, but also the participants' language control is weaker than in the dominant one, resulting in this high intrusion percentage (see Figure 4). Furthermore, when I compared the intrusion error percentages in passive and active bilingual participants in the two impaired groups, results revealed, as expected, that passive bilingual participants made more intrusions (AD 65,41 %; MCI 69,30 %) than active bilingual participants (AD 38,86 %; MCI 28,78 %) due to the fact that passive bilingual use their non-dominant language less actively and consequently they have more difficulties in order to inhibit their L1.

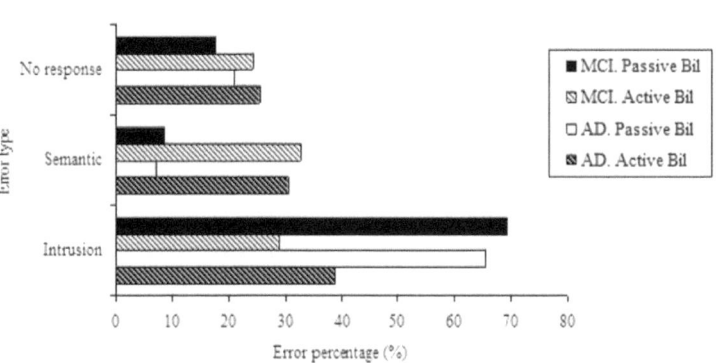

Figure 4. AD and MCI error types (%) in non-dominant language broken by bilingualism status group

Discussion

The main aim of this study was to investigate how AD affects the deterioration of both languages in active vs. passive bilinguals, focusing the attention in the decline of lexical-semantic processes. In order to accomplish this goal, I tested the linguistic performance in Spanish-Catalan bilinguals who had been diagnosed with AD or MCI, comparing them with a healthy control group. To do this, a Picture Naming Task, which has been widely used to assess the integrity of lexical-semantic representations in brain-damaged individuals, was administered, including patients with AD (e.g. Cuetos *et al.* 2005; Costa *et al.* 2012; Calabria *et al.* 2017). Additionally, this task helps to analyse the types of errors detecting linguistic impairments at different levels such as semantic, lexical or phonological. The results of this task mainly revealed that naming accuracy decreases when severity of the disease increases. That is, AD group get lower accuracy than MCI group and both of them performed the task worse than the control group.

Results also revealed an important relationship between the bilingualism status and the degree of language impairment because of the disease stage. In the comparison between active and passive bilingual groups, it was observed that the dominant language of passive bilinguals was more impaired than the dominant language of active bilinguals in both groups, AD and MCI. More interesting for mypurposes is the fact that this difference was especially highlighted in the passive bilinguals AD group in which the difference with their MCI counterparts was out of 15 % while the active bilingual's comparison was only out of 4 % (see Figure 1). This strong decline is a clear evidence of a higher dominant language preservation due to the possible protective effect of active bilingualism in front of AD neurodegeneration. Moreover, this difference was larger increased in the non-dominant language in which the performance of active bilinguals and passive bilinguals was very dissimilar (see Figure 2).

Additionally, it was observed that active bilinguals´ accuracy was very similar between their dominant and non-dominant languages. So, at first sight, it seems that lexical processes are similarly affected in the two languages by cognitive decline in AD neurodegeneration. In other words, these results suggest that AD does not affect the dominant language to a larger extent than the non-dominant one. This observation replicates previous results reported by Costa *et al.* (2012) in whose study, early and high-proficient Catalan-Spanish bilinguals diagnosed with AD showed a parallel deterioration of their both languages. This parallel pattern was also reported by Gómez Ruiz *et al.* (2012) who compared the linguistic performance of Catalan-Spanish bilinguals with AD, observing a similar impairment in their both languages. However, this parallel pattern was not observed in the comparison of the two languages in the passive bilingual group, in which the non-dominant language was larger impaired in the two groups, being the decrease in the AD group (L1: 70 % vs L2: 33 %) the most important one. This fact seems to indicate that the protective effect of bilingualism is only present in active bilingualism.

Moreover, it can be thought that the abrupt decline from dominant to non-dominant language experienced by passive bilinguals in this research could be related with the intrinsic fact of being passive bilinguals. In other words, their second language is significantly weaker than the first one although it is not possible to know if this weakness is caused by (1) a less active use (they do not produce language in their non-dominant language daily), (2) a less frequent exposure to the L2 or due to (3) a later age of acquisition, which causes that the lexical-semantic representations are less robust in the L2. Then, in order to understand what causes are behind this abrupt decline, these possible reasons should be explored in further studies.

Some models of bilingualism production have defended that the lexical representations of the non-dominant language are strongly associated with those of the dominant language than conversely (Kroll y Stewart. 1994). In line with this idea, some authors have supported that this language asymmetry can be observed in translation task studies in which the priming effect is stronger from the dominant language to the non-dominant one path (Kiran y Lebel. 2007). So, following this reasoning, one could think that after brain damage, one language will be more impaired than the other one, affecting not only to translation tasks but also to picture naming tasks. This explanation would be consistent with myresults. That is, the decline in lexical-semantic abilities observed in the passive bilingual group could be attributed to the fact that the lexical representations of their non-dominant language are weaker than the ones of the dominant language resulting in a non-parallel deterioration of both languages. In contrast, the parallel deterioration observed in the active bilingual group could be explained because early-high proficient bilinguals learn the two languages at the same time and consequently, this language asymmetry does not follow the same patterns, causing that both languages suffered the same level of deterioration (Hernández, Costa, Caño, Juncadella y Gascón-Bayarri 2010; Calabria *et al.* 2017).

The results discussed above show a clear advantage for active bilingual speakers based on the fact that their lexical-semantic decline is less abrupt than for passive bilingual participants in the transition from MCI stage to AD stage. Therefore, it could be thought that, maybe, this beneficial language effect has the same origin than the bilingual advantages observed in studies conducted with non-linguistic tasks. For instance, Calabria *et al.* (2020) reported a delay in onset of cognitive symptoms, first visit and age of diagnosis in MCI patients attributed to an active bilingualism and the consequent improvement in cognitive reserve. So, one could think in what extent this cognitive reserve is associated with the linguistic advantage experienced by bilingual participants in the present investigation. In other words, it could be tentative to hypothesise that active bilinguals´ neural reserve is transferred not only to cognitive control but also to language control mechanisms.

With the purpose of understanding the process of lexical-semantic deterioration profoundly, I decided to conduct an extra error analysis. My observations also revealed the expected decline pattern in error distribution. It is well known that in AD the type of errors changes along the development of the disease and while a large number of semantic and lexical errors are committed at the beginning of the symptoms, other errors such as phonetic, phonologic become more and more frequent whenever severity increases (Barbarotto *et al.* 1998). The most frequent errors reported in participant´s dominant language were semantic and no responses errors while phonetic and phonologic errors presented a very low incidence. This pattern is consistent with other authors (Barbarotto *et al.* 1998; Moreaud *et al.* 2001; Cuetos et. 2005). Furthermore, the important number of semantic errors registered in the MCI group revealed that semantic impairment takes place since the first stages of AD (Adlam *et al.* 2006). In non-dominant language analyses, the error distribution followed the expected pattern, being the intrusions the main error, followed by no responses and semantic errors.

The parallel lexical-semantic impairment I observed in active bilinguals was in consonance with other previous studies which had centred their goals in AD semantic decline as well. Calabria *et al.* (2017) reported a parallel decline in both languages in Picture Naming Task as well as in Word Translation Task after a 1 year follow up study in AD Catalan-Spanish bilinguals. Different studies had reported that the AD semantic decline could be associated with access difficulties during lexical retrieval process instead of semantic memory impairment (Hernández, Costa, Juncadella, Sebastián Gallés, y René 2008; Perri, Zannino, Caltagirone, y Carlesimo 2011). This hypothesis could be congruent with the pattern of errors I found, meaning that although it is possible that patients know the item name, they could not access to it. Additionally, this view is also in consonance with the previous hypothesis that non-linguistic control could impact on the linguistic one due to a relation between them (Calabria *et al.* 2017). More interesting to this investigation is the knowledge that this executive control is strongly linked to bilingual language control causing that a dysfunction in this nonlinguistic domain could have a negative impact on the language domain. Given that AD affects into a larger extent the cognitive control it seems very plausible to establish this relation between cognition deficits and linguistic impairment.

Picture Naming performance was also sensitive to the cognate effect. On one hand, the cognate effect affected participants´ performance in the expected direction; the similar the item is, the larger the cognate effect is, resulting in a facilitator effect to name those similar items in both languages. This result replicates previous observations (Costa *et al.* 2005). Furthermore, this result provides an evidence that cognate words seem to be relatively well preserved in comparison to non-cognate words in cases of neurodegeneration and brain damage. This positive cognitive effect had been reported previously in cases of aphasia (Costa *et al.* 2000; Kohnert 2004) as well as in cases of AD (Costa *et al.* 2012). In spite of these favourable results, the cognate effect is still an open question and different conclusions have been reported.

During the development of this investigation, I have dealt with some limitations. One of the most important one has been to categorise the alternative responses given by participants. Taking into account that language is not a binary variable and a wide range of possible answers can be considered as correct, the difficulty rely on establishing what is correct and what is not. For this reason, I decided to consider some alternative responses as correct, given (1) their similarity with the original item in terms of synonyms (eg., *seta/bolet – champiñón/rovelló*), (2) the possible confusion with other object due to the drawing (eg., *lechuga/enciam – col/escarola*), or (3) the impossibility to differ the given item from the alternative object named (*sandía/síndria – melón/meló*). Another variable that was taken into account was the lexical variability each speaker has per se, for instance some people use the words *llave plana/clau plana* instead of *llave inglesa/clau anglesa*, which was the given item, although they are referring to the same object. All these factors contribute to an important linguistic variability which in some cases is difficult to deal with. Consequently, this decision provoked, for example, that I had to restructure the cognate status categorisation according to these alternative responses. Furthermore, the frequency categorisation was also affected by the previous decision. For this reason, and as commented above, the frequency effect results have to be interpreted cautiously.

Although some clear conclusions have been reached, other questions remain open, unclear or even controversial. One of these open questions is the one related with the error pattern distribution. As I have discussed above, it is true that the error pattern found is consistent with that of other authors; however, great part of investigations in this field had been conducted in monolingual patients. At first sight, and as the results reflect, it seems that this error pattern is the same in bilingual population, at least at first stages of the disease. However, further investigation is needed in order to explore if this pattern is confirmed by bilingual population in more advanced stages of the disease or in opposition, bilinguals' linguistic impairment follows a different decline pattern. Moreover, although the accuracy percentages in this study seem to reveal that both languages follow a parallel deterioration in active bilingual speakers confirming the previous result reported by Costa *et al.* (2012), a further exploration should be done in order to confirm this hypothesis. Furthermore, a more accurate frequency effect analysis has to be conducted taking into account the possible alternative responses. Additionally, due to the fact that lexical-semantic decline pattern has been widely explored, future investigations are needed to define how neurodegenerative diseases affect to other linguistic domains such as morphological, syntactical or grammatical process. Finally, due to mytentative prediction about the possible participants' preference of cognate alternatives over non-cognate ones and based on the previous reported results about the positive cognate effect, further investigations should analyse a possible cognate preference effect.

Conclusion

In this research the extent to which lexical-semantic processes are affected by AD neurodegeneration in active vs. passive bilinguals was assessed. Picture Naming Task results revealed that the dominant language of active bilinguals is much better preserved than the dominant language of passive bilinguals not only in MCI stage but especially in AD stage. Additionally, the results of the non-dominant language revealed that, while the non-dominant language of passive bilinguals is extensively damaged, in active bilinguals this deterioration seems to follow a parallel pattern in relation with their dominant one. In conclusion, it seems that AD neurodegeneration affects into a larger extent the lexical-semantic system of passive bilinguals while this system suffers a similar impairment in active bilinguals. This result is in consonance with the theory of a protective effect against neurodegeneration in active bilingualism.

References

Adlam, A. L. R., Bozeat, S., Arnold, R., Watson, P. y Hodges, J. R. (2006). Semantic knowledge in mild cognitive impairment and mild Alzheimer's disease. *Cortex*, 42(5), 675–684.

Albert, M.S., DeKosky, S.T., Dickson, D., Dubois, B., Feldman, H.H., Fox, N.C. *et al.*, 2011. The diagnosis of mild cognitive impairment due to Alzheimer's disease: recommendations from the National Institute on Aging-Alzheimer's Association workgroups on diagnostic guidelines for Alzheimer's disease. *Alzheimer's Dementia* 7 (3), 270–279

Alladi, S., Bak, T. H., Duggirala, V., Surampudi, B., Shailaja, M., Shukla, A. K., ... y Kaul, S. (2013). Bilingualism delays age at onset of dementia, independent of education and immigration status. *Neurology*, 81(22), 1938–1944.

Alzheimer's Disease International (2017). Numbers of people with dementia around the world. Retrieved from https://www.alzint.org/u/numbers-people-with-dementia-2017.pdf.

Barbarotto, R., Capitani, E., Jori, T., Laiacona, M. y Molinari, S. (1998). Picture naming and progression of Alzheimer's disease: an analysis of error types. *Neuropsychologia*, 36(5), 397–405.

Barr, D. J. (2013). Random effects structure for testing interactions in linear mixedeffects models. *Frontiers in Psychology*, 4, 328.

Bates, E., D'Amico, S., Jacobsen, T., Székely, A., Andonova, E., Devescovi, A., ... y Tzeng, O. (2003). Timed picture naming in seven languages. *Psychonomic Bulletin & Review*, 10(2), 344–380.

Bialystok, E., Craik, F. I., Binns, M. A., Ossher, L. y Freedman, M. (2014). Effects of bilingualism on the age of onset and progression of MCI and AD: evidence from executive function tests. *Neuropsychology*, 28(2), 290.

Calabria, M., Cattaneo, G., Marne, P., Hernández, M., Juncadella, M., Gascón-Bayarri, J., ... y Costa, A. (2017). Language deterioration in bilingual Alzheimer's disease patients: A longitudinal study. *Journal of Neurolinguistics*, 43, 59–74.

Calabria, M., Costa, A., Green, D.W., Abutalebi, J., (2018). Neural basis of bilingual language control. *Ann. N. Y. Acad. Sci.* 1426 (1), 221–235.

Calabria, M., Hernández, M., Cattaneo, G., Suades, A., Serra, M., Juncadella, M., ... y Costa, A. (2020). Active bilingualism delays the onset of mild cognitive impairment. *Neuropsychologia*, 146, 107528.

Calabria, M., Pérez Pérez, J., Martínez-Horta, S., Horta-Barba, A., Carceller, M., Kulisevsky, J., Costa, A., (2021). Language Reconfiguration in Bilinguals. *Linguistic Approaches To Bilingualism* 11(4), 459–483.

Costa, A., Calabria, M., Marne, P., Hernández, M., Juncadella, M., Gascón-Bayarri, J., ... y Reñé, R. (2012). On the parallel deterioration of lexico-semantic processes in the bilinguals' two languages: Evidence from Alzheimer's disease. *Neuropsychologia*, 50(5), 740–753.

Costa, A., Caramazza, A. y Sebastian-Galles, N. (2000). The cognate facilitation effect: implications for models of lexical access. *Journal of Experimental Psychology: Learning, Memory, and Cognition*, 26(5), 1283.

Costa, A., Santesteban, M. y Caño, A. (2005). On the facilitatory effects of cognate words in bilingual speech production. *Brain and Language*, 94(1), 94–103.

Costumero, V., Marin-Marin, L., Calabria, M., Belloch, V., Escudero, J., Baquero, M., ... y Ávila, C. (2020). A cross-sectional and longitudinal study on the protective effect of bilingualism against dementia using brain atrophy and cognitive measures. *Alzheimer's Research & Therapy*, 12(1), 1–10.

Cuetos, F., Gonzalez-Nosti, M. y Martínez, C. (2005). The picture-naming task in the analysis of cognitive deterioration in Alzheimer's disease. *Aphasiology*, 19(6), 545–557.

de Picciotto, J. y Friedland, D. (2001). Verbal fluency in elderly bilingual speakers: Normative data and preliminary application to Alzheimer's disease, *Folia Phoniatrica et Logopaedica*, 53 (3), 145–152.

European Commission. (2006). Special Eurobarometer. Europeans and their languages. Retrieved from http://ec.europa.eu/public opinion/archives/ebs/ebs 243sum en.pdf.

Folstein, M.F., Folstein, S.E., McHugh, P.R., 1975. "Mini-mental state". A practical method for grading the cognitive state of patients for the clinician, *J. Psychiatr. Res.* 12 (3), 189–198.

Forster, K. I. y Forster, J. C. (2003). DMDX: A Windows display program with millisecond accuracy, *Behavior Research Methods, Instruments & Computers*, 35(1), 116–124.

Gollan, T. H., Salmon, D. P., Montoya, R. I. y da Pena, E. (2010).Accessibility of the nondominant language in picture naming: A counterintuitive effect of dementia on bilingual language production, *Neuropsychologia*, 48 (5), 1356–1366.

Gómez-Ruiz, I., Aguilar-Alonso, Á. y Espasa, M. A. (2012).Language impairment in Catalan-Spanish bilinguals with Alzheimer's disease, *Journal of Neurolinguistics*, 25 (6), 552–566.

Hernández, M., Costa, A., Cano, A., Juncadella, M. y Gascón-Bayarri, J. (2010).On the translation routes in early and highly proficient bilingual people: Evidence from an individual with semantic impairment, *Aphasiology*, 24 (2), 141–169.

Hernández, M., Costa, A., Juncadella, M., Sebastián-Gallés, N. y Reñé, R. (2008).Category-specific semantic deficits in Alzheimer's disease: a semantic priming study, *Neuropsychologia*, 46 (4), 935–946.

Ivanova, I., Salmon, D. P. y Gollan, T. H. (2014). Which language declines more? Longitudinal versus cross-sectional decline of picture naming in bilinguals with Alzheimer's disease, *Journal of the International Neuropsychological Society*, 20 (5), 534–546.

Kiran, S. y Lebel, K. R. (2007). Crosslinguistic semantic and translation priming in normal bilingual individuals and bilingual aphasia, *Clinical Linguistics & Phonetics*, 21 (4), 277–303.

Kohnert, K. (2004). Cognitive and cognate-based treatments for bilingual aphasia: A case study, *Brain and language*, 91 (3), 294–302.

Kroll, J. F. y Stewart, E. (1994). Category interference in translation and picture naming: Evidence for asymmetric connections between bilingual memory representations, *Journal of Memory and Language*, 33 (2), 149–174.

McKhann, G. M., Knopman, D. S., Chertkow, H., Hyman, B. T., Jack, C. R., Kawas, C. H. et al. (2011). The diagnosis of dementia due to Alzheimer's disease: recommendations from the National Institute on Aging-Alzheimer's Association workgroups on diagnostic guidelines for Alzheimer's disease, *Alzheimer's Dementia* 7 (3), 263–269.

Meguro, K., SENAHA, M. L., Caramelli, P., Ishizaki, J., CHUBACCI, R. Y., Meguro, M., ... y Yamadori, A. (2003). Language deterioration in four

Japanese–Portuguese bilingual patients with Alzheimer's disease: a transcultural study of Japanese elderly immigrants in Brazil, *Psychogeriatrics*, 3 (2), 63–68.

Mendez MF, Perryman KM, Pontón MO, Cummings JL. Bilingualism and dementia, *Journal of Neuropsychiatry and Clinical Neurosciences*. 1999; 11:411–412.

Moreaud, O., David, D., Charnallet, A. y Pellat, J. (2001). Are semantic errors actually semantic?: evidence from Alzheimer's disease, *Brain and Language*, 77 (2), 176–186.

Morris, J.C., Heyman, A., Mohs, R.C., Hughes, J.P., van Belle, G., Fillenbaum, G., et al., 1989. The consortium to establish a registry for alzheimer's disease (CERAD). Part I. Clinical and neuropsychological assessment of alzheimer's disease, *Neurology* 39 (9), 1159–1165.

Nucci, M., Mapelli, D., Mondini, S., 2012. Cognitive Reserve Index questionnaire (CRIq): a new instrument for measuring cognitive reserve'. *Aging Clin. Exp. Res.* 24 (3), 218–226.

Pena-Casanova, J., Quinones-Ubeda, S., Quintana-Aparicio, M., Aguilar, M., Badenes, D., Molinuevo, J.L. et al., 2009. Spanish Multicenter Normative Studies (NEURONORMA Project): norms for verbal span, visuospatial span, letter and number sequencing, trail making test, and symbol digit modalities test, *Arch. Clin. Neuropsychol* 24 (4), 321 –341.

Perri, R., Zannino, G. D., Caltagirone, C. y Carlesimo, G. A. (2011). Semantic priming for coordinate distant concepts in Alzheimer's disease patients, *Neuropsychologia*, 49 (5), 839–847.

Protopapas, A. (2007). Check Vocal: A program to facilitate checking the accuracy and response time of vocal responses from DMDX, *Behavior Research Methods*, 39 (4), 859–862.

Rafel i Fontanals, J. (1996). Diccionari de freqüències: Llengua no literària. Barcelona, Spain: Institut d'Estudis Catalans.

Reilly, J., Peelle, J. E., Antonucci, S. M. y Grossman, M. (2011). Anomia as a marker of distinct semantic memory impairments in Alzheimer's disease and semantic dementia, *Neuropsychology*, 25 (4), 413.

Rodriguez-Fornells, A., Krämer, U. M., Lorenzo-Seva, U., Festman, J., & Münte, T. F. (2012). Self-assessment of individual differences in language switching. *Frontiers in Psychology*, 2, 388.

Salvatierra, J., Rosselli, M., Acevedo, A. y Duara, R. (2007). Verbal fluency in bilingual Spanish/English Alzheimer's disease patients, *American Journal of Alzheimer's Disease & Other Dementias®*, 22 (3), 190–201.

Schröder, J. y Wendelstein, B., Felder, E. (2010). Language in the preclinical stage of Alzheimer's Disease. Content and complexity in biographic interviews of the ILSE study, *Klinische Neuropsysiologie*, 41, 360.

Schwartz, M. F. (2014). Theoretical analysis of word production deficits in adult aphasia, *Philosophical Transactions of the Royal Society B: Biological Sciences*, 369 (1634), 20120390.

Schweizer, T. A., Ware, J., Fischer, C. E., Craik, F. I., & Bialystok, E. (2012). Bilingualism as a contributor to cognitive reserve: Evidence from brain atrophy in Alzheimer's disease, *Cortex*, 48(8), 991-996.

Sebastián-Galles, N., Cuetos, F., Martí, M. A. y Carreiras, M. (2000). LEXESP: Lexico informatizado del español, *Barcelona: Edicions de la Universitat de Barcelona*.

Snodgrass, J. G. y Vanderwart, M. (1980). A standardized set of 260 pictures: Norms for name agreement, familiarity and visual complexity, *Journal of Experimental Psychology: Human Learning & Memory*, 6, 174-215.

World Medical Association (2013). World Medical Association Declaration of Helsinki: ethical principles for medical research involving human subjects, *J. Am. Med. Assoc.* 310 (20), 2191-2194.

DESTREZAS Y CONTEXTOS.
LECTOESCRITURA Y COMUNICACIÓN EN
ENTORNOS CLÍNICOS

María López-Sández y Lara Lorenzo-Herrera
(Universidade de Santiago de Compostela)

XII. Dificultades persistentes en el procesamiento del lenguaje escrito en personas con dislexia: análisis de la producción escrita de alumnado disléxico en las pruebas ABAU Galicia 2021

Resumen: Con el fin de identificar los errores persistentes en la escritura del alumnado disléxico, se han analizado 64 pruebas escritas realizadas por alumnado disléxico en los exámenes de *Avaliación de Bacharelato para o Acceso á Universidade* (ABAU) *Galicia 2021*, 31 correspondientes a la asignatura *Lengua Castellana y Literatura*, y 33 a *Lengua Gallega y Literatura*. El análisis de los errores entre estudiantes que han completado el bachillerato y realizan las pruebas de acceso a la universidad muestra una prevalencia baja de errores de segmentación, intromisión, omisión, sustitución y rotación o inversión, característicos de la escritura disléxica en edades más tempranas; persiste sin embargo un número elevado de errores ortográficos, especialmente en la acentuación, que se perfila como el aspecto más comprometido en la producción escrita del conjunto de la muestra.

Palabras clave: dislexia, ortografía, ABAU, errores ortográficos, acentuación.

Introducción

En el año 2019 se aprobó, en la Comunidad Autónoma de Galicia, el *Protocolo para la intervención psicoeducativa de la dislexia y/u otras dificultades específicas del aprendizaje*. La aprobación del protocolo fue un paso decisivo en la visibilización y concienciación de la comunidad educativa respecto a este trastorno específico del aprendizaje. En el protocolo, además de la delimitación conceptual, se establecen pautas de intervención psicoeducativa con orientaciones específicas para educadores y familias y se concretan procesos de evaluación curricular del alumnado disléxico. Una de las consecuencias de su aplicación fue el reconocimiento del derecho a una evaluación específica y diferenciada en las pruebas ABAU y la publicación de pautas concretas para la corrección de exámenes del alumnado disléxico, lo que obligaba además a que, manteniendo el anonimato, los exámenes de este grupo de alumnos y alumnas estuviesen identificados. Se siguió, al hacerlo así, la línea de acción demandada desde el propio protocolo. Pero es conveniente, mismo necesario, que las orientaciones destinadas al alumnado con dislexia y/u otras dificultades específicas del aprendizaje durante las enseñanzas de educación primaria y de educación secundaria se tengan en cuenta en las distintas pruebas para el acceso a ciclos de formación profesional así como en la evaluación de bachillerato para el acceso a la Universidad (ABAU) (AA. VV. 2019: 7–8).

Esta circunstancia abrió una vía de sumo interés para el estudio de las dificultades de escritura que persisten en las personas con dislexia, incluso en aquellas que han tenido un éxito académico que les ha permitido completar el bachillerato y acceder a las pruebas ABAU. Así pues, procedimos a cursar una solicitud que nos diese acceso a este conjunto de exámenes, tanto en lengua gallega como castellana, para a continuación someterlos a un procesamiento enfocado al análisis de trazos lingüísticos y errores ortográficos, de puntuación, concordancia y redacción que nos permitiese obtener una imagen de las dificultades persistentes en el procesamiento del lenguaje escrito en personas con dislexia. Se prestó especial atención a cuestiones de segmentación, intromisión u omisión, sustitución, rotación o inversión que tradicionalmente se han considerado indicadores característicos de la escritura disléxica.

Para lograr una adecuada atención educativa de esta necesidad específica de apoyo educativo, se perfilan una serie de líneas de acción apuntadas en la bibliografía sobre el tema, así como en el propio protocolo tales como la detección temprana, la intervención coordinada de familia y agentes educativos o el seguimiento y la atención a los aspectos emocionales ligados a la dislexia. El foco de investigación e intervención suele recaer en los primeros años de la educación primaria, coincidiendo con las etapas escolares en las que se produce la iniciación a la lectura y la escritura. Contribuye también al predominio de esta orientación el hecho de que la dislexia sea una circunstancia que incremente la probabilidad de fracaso escolar. De hecho, incluso las pruebas estandarizadas individualizadas empleadas para el diagnóstico suelen concentrarse en la etapa 7–17 años. El propio DSM-5, en su 5.ª edición (APA 2014), apunta que en personas de más edad estas pruebas o test pueden sustituirse por la historia documentada de las dificultades de aprendizaje durante la etapa escolar. Pero la dislexia, como condición permanente, determina la vida de las personas a largo plazo y es un factor que interviene en su integración personal y laboral.

Así, suele constatarse la hipótesis de la dislexia como déficit (Tamayo 2017: 428–429) y no únicamente como desarrollo tardío, lo cual se ve respaldado por estudios empíricos como el de Badian (1999), a partir de una muestra de 1075 informantes o el de Jacobson (1999), en el que la investigación se centró en la evolución de la competencia lectora a lo largo de 7 años hasta completar la finalización de la etapa educativa obligatoria. También Jackson y Doellinger (2002) suscriben esta hipótesis de la dislexia como déficit y la consecuente persistencia en el tiempo en un trabajo en el que analizaron las competencias lectoras de 194 estudiantes universitarios, si bien constataron que la persistencia de errores de procesamiento no impedía una comprensión lectora media o incluso superior a la media. El estudio de Maughan, Messer et al. (2009) arroja un alto nivel de persistencia de las dificultades del procesamiento de la lengua escrita en la edad adulta. Se hizo para ello una evaluación, 30 años más tarde, de personas con problemas lectores y ortográficos en la adolescencia, que en su edad adulta persistían con un grado de correlación significativo, siendo los factores moduladores la exposición a la lectura y el contexto sociocultural. Aplicado específicamente al ámbito de la lengua castellana, también el estudio de Afonso, Suárez-Coalla y Cuetos (2015) señala la persistencia de las dificultades ortográficas en adultos disléxicos españoles. Pero aunque en la bibliografía sobre el tema es recurrente la constatación de la condición persistente del trastorno: "Los problemas ortográficos de los niños con dislexia suelen persistir en la edad adulta (por ejemplo, Berninger et al. 2006; Bruck 1993)" (Serrano y Defior 2014, traducción propia), la mayoría de los estudios sobre dislexia se centran en las etapas iniciales del desarrollo de las competencias de lectura y escritura y, en todo caso, en las etapas de escolarización obligatoria (Aragón y Silva 2000)–y además de modo preferente en lengua inglesa (Jiménez et. al. 2008: 786)–, siendo minoritarios los estudios sobre los errores persistentes, lo cual se ve también corroborado por la revisión bibliográfica llevada a cabo por Cidrim y Madeiro (2017). En este sentido, es de reseñar el reciente libro colectivo coordinado por Cavalli, Cole y Duncan (2020), que recoge un conjunto de trabajos sobre la dislexia en la edad adulta, y que desde su introducción pone el foco en la persistencia de los problemas de procesamiento de la lengua escrita.

En consecuencia, aunque el análisis de los errores persistentes es esencial para elaborar directrices de intervención orientadas a minimizar el impacto a largo plazo de la dislexia, este enfoque tiene un carácter claramente minoritario en la bibliografía sobre el tema y suelen apuntarse los errores persistentes de modo incidental o como elemento para reflexionar sobre la etiología del problema, más que para proceder a un estudio de cuáles son esos trazos resistentes en el tiempo a la acción educativa y a la exposición a la escritura. A medida que los cribados se extiendan y la detección e intervención alcance un nivel semejante a lo que indican los estudios de prevalencia para la población general, sin duda crecerá también el interés y número de estudios centrados en la población adulta y la evolución a lo largo de la vida de la competencia escrita.

Antecedentes

Para este análisis de las muestras de escritura proporcionadas por los exámenes realizados por alumnado identificado como disléxico en las pruebas ABAU en Galicia en el curso 2020/2021, partíamos de una trayectoria previa de trabajo con la dislexia en el entorno educativo. Durante los cursos 2017/2018, 2018/2019 y 2019/2020 coordinamos un Grupo de Trabajo dentro del Plan de Formación en Centros reconocido por la Consellería de Educación de la Xunta de Galicia en un instituto público de la provincia de A Coruña conformado inicialmente por la orientadora, la especialista en pedagogía terapéutica y profesorado de lengua gallega y literatura, y lengua castellana y literatura, el cual se fue ampliando progresivamente, abarcando finalmente también profesorado de áreas no exclusivamente lingüísticas.

El grupo de trabajo tenía como objetivos la sensibilización de la comunidad educativa, la detección de la dislexia y la adopción de medidas de intervención que favoreciesen el rendimiento escolar de este alumnado y evitasen el fracaso escolar y la afectación emocional. Para ello se llevaron a cabo tareas formativas y se elaboró un protocolo de uso interno del centro educativo que sirvió de referencia de actuación hasta la aprobación, a finales de 2019, del referido protocolo por parte de la Consellería de Educación.

En la fase de diagnóstico, se procedió a un *screening* completo del alumnado de 1.º de la ESO, recabando previamente las autorizaciones de los responsables legales. Durante el curso 2017/2018 se empleó la app *Dytective* (Rello 2018) con una muestra total de 65 alumnos y alumnas y a los casos dudosos se les aplicó la prueba Prolec-Se-R (Cuetos, Arribas y Ramos 2016). En total se pasaron 11 pruebas, identificando 3 casos con dificultades severas y 3 con dificultades leves. En el curso 2018/2019 se sustituyó la app *Dytective* por la versión *screening* de Prolec-Se-R. La muestra la conformaban en esta ocasión 60 estudiantes. A 9 se les aplicó la prueba completa, detectándose 2 casos. En el curso 2019/2020 se aplicó el mismo protocolo que el curso anterior, se realizaron 62 pruebas screening, 15 pruebas completas y se detectó un caso.

La identificación de 9 casos de dislexia de una muestra escolar de 187 alumnos arroja un porcentaje próximo al 5 %, que se encuentra en línea con los datos de prevalencia de la dislexia en el conjunto de la población. Sin embargo, la mayoría de estos casos habían llegado sin diagnóstico previo, y por tanto sin atención educativa específica, hasta la Educación Secundaria Obligatoria.

Este déficit en la detección, intervención y atención educativa se hace evidente cuando contrastamos los datos de prevalencia general en la población con los de alumnado con protocolo activo de dislexia, lo que apunta claramente a un infradiagnóstico.

En la muestra objeto de estudio en este trabajo encontramos un total de 31 exámenes de lengua castellana y 33 de lengua gallega realizados en las pruebas ABAU según las pautas establecidas por la CIUG, en consonancia con las indicaciones del protocolo. Si tenemos en cuenta que en junio de 2021 realizaron la prueba 13 130 estudiantes, el porcentaje se encuentra en un 0,24 %. Sin duda, para explicar este bajo porcentaje de la muestra general se combinan dos factores, ambos de interés para cualquier enfoque del problema que pretenda contribuir a una atención educativa adecuada del alumnado con dislexia. En primer lugar, la dislexia, como las demás necesidades específicas de apoyo educativo, es un factor ligado al fracaso escolar que determina que entre el alumnado que llega a realizar las pruebas ABAU sin duda la prevalencia de alumnado disléxico sea menor que en la población en general, especialmente si en etapas tempranas del sistema educativo no se ha llevado a cabo una adecuada detección e intervención. Por otro lado, el problema de infradiagnóstico que afecta a etapas anteriores también se prolonga en la educación posobligatoria, por lo que sin duda hay alumnado disléxico que no se ha beneficiado de una activación del protocolo y de la posibilidad de realizar esta prueba acogiéndose a las pautas específicas establecidas al efecto. En todo caso, esa muestra de exámenes proporciona un material de enorme valor para el estudio de las dificultades persistentes de la dislexia.

Criterios establecidos para la corrección de las pruebas ABAU del alumnado con dislexia. Análisis del valor de la muestra

Nuestro procesamiento de los exámenes fue exhaustivo en elementos de acentuación, ortografía y redacción, prestando incluso atención a aspectos como la extensión media de enunciados o factores textuales de coherencia y cohesión. Sin embargo, es importante considerar las pautas establecidas por la Comisión Interuniversitaria de Galicia para la corrección de estos exámenes, pues son conocidas por el propio alumnado a la hora de realizar la prueba y, a su vez, son indicativas de las dificultades que los propios expertos responsables de la elaboración del *Protocolo para la intervención psicoeducativa de la dislexia y/u otras dificultades específicas del aprendizaje* consideran esperables en este alumnado.

Como criterios generales, se establece que los correctores, en todas las materias, serán conscientes de que se trata de exámenes realizados por alumnado con dislexia (manteniendo el anonimato que rige en el conjunto de las pruebas); que la evaluación debe realizarse en función del contenido y no por la presentación, ortografía o forma de expresión y que, en aquellos exámenes de materias no lingüísticas, las faltas de ortografía no tendrán ningún tipo de penalización.

Si bien estimamos que en futuras investigaciones será de interés contrastar las muestras escritas de los exámenes de las dos lenguas ambientales con los de materias no lingüísticas e incluso extender el estudio a las lenguas extranjeras, en esta ocasión nos centramos en los exámenes de lengua gallega y lengua castellana, porque el hecho de que la ortografía penalizase (aunque con un índice corrector que expondremos a continuación) garantizaba la motivación del alumnado para intentar controlar la corrección de su producción escrita.

Los criterios específicos para las materias lingüísticas establecen un anexo que recoge los errores de ortografía básica, que son los únicos objetos de penalización, y cuya comisión se penaliza una única vez por tipo de error para el conjunto del examen. Además, se establecen índices de corrección de modo que solo se penaliza uno de cada cinco errores de acentuación y uno de cada tres de los errores de segmentación, inversión, rotación, substitución, adición u omisión de letras, sílabas o palabras, elementos característicos de la escritura disléxica.

Frente a otras muestras de escritura que se puedan obtener, los exámenes de las dos materias de lenguas ambientales en las pruebas ABAU conforman un corpus óptimo de estudio de los errores o dificultades persistentes en la escritura de personas con dislexia por los siguientes motivos:

- Las condiciones de realización implican un control riguroso de la ejecución debido a las condiciones específicas de las pruebas ABAU. Existe, pues, una constancia de la ejecución por parte de estudiantes con un protocolo activo de dislexia en situación controlada que garantiza la elaboración personal sin injerencias, consultas o procesos de corrección externa.
- La motivación para realizar una ejecución óptima está garantizada por el fin último de las pruebas y su importancia para determinar el acceso a los estudios universitarios.
- Los criterios específicos establecidos para las materias lingüísticas introducen un índice corrector en las penalizaciones por cuestiones ortográficas, pero mantienen la motivación para intentar minimizar los errores.
- La posibilidad de contar con los exámenes de dos lenguas ambientales permite un análisis diferencial del número y tipo de errores en gallego y

castellano que puede resultar iluminador en aspectos de relevancia sociolingüística.

Por supuesto, la muestra también cuenta con limitaciones, la más importante de las cuales es el foco fundamental en la producción escrita, más que en el procesamiento lector. De este modo, aunque los exámenes incorporan tareas de lectura de texto y elaboración de un comentario crítico, la medición precisa de la rapidez, precisión y comprensión lectora no se puede establecer de modo cuantificable a partir de las muestras. Por lo tanto, los resultados obtenidos atienden exclusivamente a la dimensión de la producción escrita y no al procesamiento lector.

Otra de las limitaciones de la muestra deriva del anonimato por el que se rigen las pruebas ABAU, que impide cruzar los datos obtenidos con otro tipo de información que podría resultar relevante referida a la trayectoria escolar y contexto socio-familiar, el modo y momento en que se produjo el diagnóstico, el tipo de intervención y apoyo educativo llevado a cabo, la vivencia emocional a lo largo del tránsito escolar y otros rasgos de personalidad o perfil cognitivo que pudiesen cruzarse con los datos analizados. No es posible, por ejemplo, correlacionar la ejecución con el perfil disléxico, fonológico o superficial, ni consecuentemente cruzar los resultados con los obtenidos en otros estudios como el de Jiménez, Morales y Rodríguez (2014), centrado en las diferencias ortográficas entre subtipos disléxicos, que concluyen desventajas en la ortografía arbitraria en el subgrupo de disléxicos de superficie.

Metodología

A partir de la muestra, conformada por 64 exámenes, de los cuales 31 pertenecen a la asignatura de *Lengua Castellana y Literatura* y 33 a la de *Lengua Gallega y Literatura* de las pruebas ABAU del curso 2020–2021 de la comunidad autónoma de Galicia, se ha llevado a cabo un análisis inicial y exploratorio estableciendo un recuento de los tipos de errores y clasificándolos en tres grandes categorías (errores de acentuación, de ortografía y de empleo de mayúsculas).

Además, se han realizado apreciaciones cualitativas sobre otras cuestiones relevantes ligadas a la composición textual que permiten una contextualización más completa de la competencia escrita del alumnado disléxico. Si bien no se reflejan de modo directo en las gráficas de datos cuantitativos, sí que ayudan a trazar un panorama más completo sobre la competencia escrita global del alumnado y sus dificultades persistentes. No se han sometido a cuantificación por tratarse de fenómenos más difícilmente cuantificables y sistematizables.

Entre los errores de acentuación y de uso de mayúsculas no se han fijado subtipos, sino que se han contemplado como macrocategorías útiles para llevar a cabo una exploración inicial y obtener unos resultados que sirvan de hoja de ruta para futuros estudios. Dentro de los errores ortográficos, se han considerado separadamente y sometido a estudio cuantitativo las categorías de error en segmentación ("sobretodo" por "sobre todo", "enserio" por "en serio"), sustitución ("dibicil" por "difícil"), omisión ("corriete" por "corriente", "inta" por "intenta"), metátesis ("reclica" por "recicla", "aproblar" por "aprobar", "prespectivismo" por "perspectivismo") e intromisión ("estre" por "este", "realantizar" por "ralentizar") o mixtos ("acaraver" por "acabar"). En nuestro análisis se han cotejado los errores de acentuación, de ortografía y de uso de mayúsculas calculando su media y su desviación estándar. Después, se han comparado los resultados de las dos lenguas, los cuales se comentan en el apartado 5.

Resultados

Si atendemos a las frecuencias absolutas del total de errores detectados en las dos lenguas, que figuran en el gráfico 1, se puede comprobar que son más elevadas en gallego (n =2103), mientras que en castellano permanecen por debajo de 1500 (n =1418).

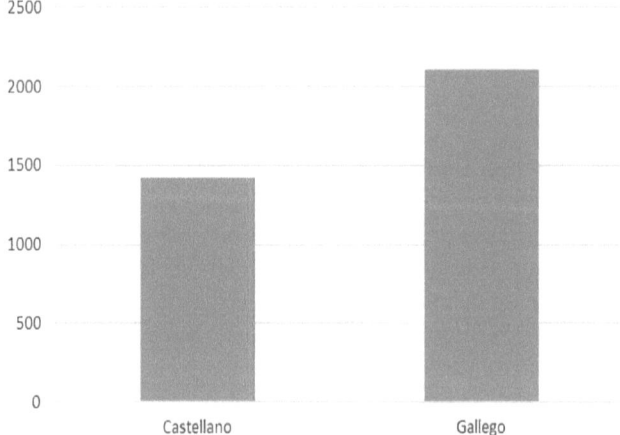

Gráfico 1. Número total de errores en castellano y en gallego

En cuanto a la incidencia total de los tipos de errores analizados (gráfico 2), se puede ver que predominan los de acentuación (n =2185), seguidos por los de ortografía (n =1133) y, en último lugar, por los del empleo de mayúsculas. Estos últimos manifiestan una frecuencia poco elevada (n =203).

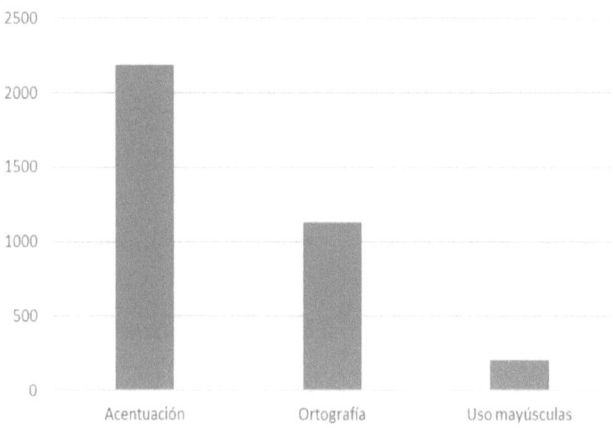

Gráfico 2. Número total de errores de acentuación, ortografía y uso de mayúsculas

En el gráfico 3 se facilita una visión de conjunto de las frecuencias de los tres tipos de errores en los dos idiomas. En los tres casos la lengua gallega presenta los valores más altos, lo que confirma la mayor prevalencia observada en el gráfico 1. También se repite el mismo orden de afectación del gráfico 2, de modo que los errores más registrados en el análisis son los de acentuación, seguidos por los ortográficos y los relativos a las mayúsculas.

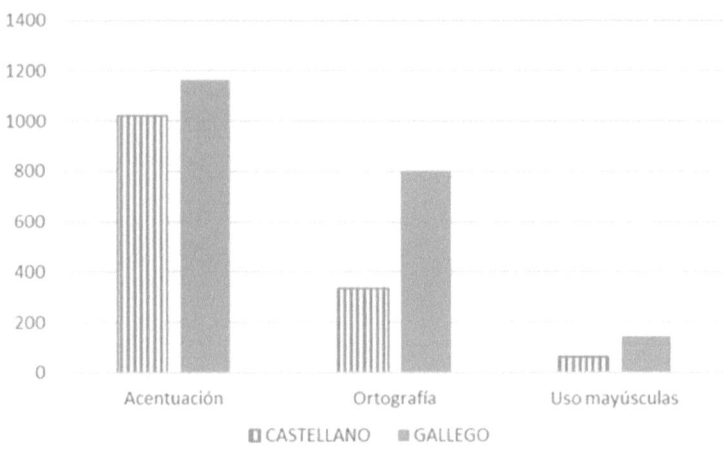

Gráfico 3. Frecuencias de los tres tipos de errores en castellano y en gallego

En la distribución de los tipos de errores en lengua castellana se puede observar que sobresalen los de acentuación, los cuales suponen un porcentaje del 72 %; los ortográficos tienen una frecuencia del 24 % y los de uso de mayúsculas apenas llegan a un 4 %. Los errores en lengua gallega muestran una distribución más equilibrada; los errores de ortografía se encuentran próximos al 40 % y los de acentuación superan por poco el 50 %, por lo que la diferencia se limita a un 18 %, un 30 % menos que en castellano. Por último, los errores relativos a la utilización de las mayúsculas suponen un porcentaje ligeramente mayor en gallego que en castellano.

Los valores estadísticos descriptivos correspondientes a las tres categorías de errores aparecen en la tabla 1.

Tabla 1. Media y desviación estándar de los errores

	Acentuación		Ortografía		Mayúsculas	
	Media	Desviación estándar	Media	Desviación estándar	Media	Desviación estándar
Lengua castellana	32.97	19,25	10,77	6,28	2	2,32
Lengua gallega	35,24	18,74	24,21	12,24	4,27	4,93

En cuanto a acentuación, la media es superior en gallego, pero la desviación estándar resulta más elevada en lengua castellana, que presenta una mayor dispersión de resultados, mientras que en lengua gallega los valores se concentran alrededor de la media, aunque las diferencias son pequeñas. En ortografía la diferencia de errores entre las dos lenguas es pronunciada, en castellano la media es del 10,77 y en gallego de un 24,21. A su vez, la desviación estándar resulta mayor en gallego, a causa de una mayor dispersión y heterogeneidad en los resultados, mientras que en lengua castellana existe menor variabilidad. Por último, en cuanto a la utilización de mayúsculas, la categoría con menor peso en los errores de la muestra, de nuevo la media resulta más elevada en lengua gallega, y también la desviación estándar, indicativa de una mayor dispersión en los resultados.

En resumen, el análisis cuantitativo de las categorías generales muestra ciertas tendencias: hay más errores en lengua gallega que en lengua castellana y predominan los errores de acentuación sobre los demás. Asimismo, la diferencia entre las frecuencias de los errores de ortografía en gallego y en castellano resulta muy pronunciada y en general, existe un mayor grado de dispersión en la distribución de los errores en gallego, excepto en la acentuación.

A continuación, se desglosan los errores de ortografía en las subcategorías de omisión, sustitución, intromisión, segmentación y metátesis o inversión y se comparan los resultados en los dos idiomas.

Cabe destacar que se han considerado independientemente los errores imputables a interferencias. Así, la aparición de una forma como "cre" en vez de "cree", "ela" en vez de "ella" o "produto" por "producto" en un contexto monolingüe en castellano se interpretaría como omisión; inversamente las formas "prognóstico" o "adjectivo" se interpretarían como adiciones o intromisiones, pero todos los ejemplos referidos se explican sin duda por un fenómeno de interferencia lingüística. Paralelamente, los fenómenos inversos en un examen de gallego no constituyen adiciones ni omisiones, sino que nuevamente se explican por la interferencia lingüística. Las propias características diferenciales entre el gallego y el castellano, derivadas de su evolución desde el latín, favorecen que este tipo de casos sean abundantes en la muestra, pues son varios los puntos del sistema en los que suele haber equivalencias del tipo consonante doble-consonante simple o consonante presente en castellano que se elide en gallego (*cadena-cadea, luna-lúa* ...). Los casos de interferencia detectados en la muestra resultan significativamente más elevados en el caso de la lengua gallega (n =327) respecto a la lengua castellana (n =23).

Si atendemos a las frecuencias relativas de las subcategorías de errores ortográficos (gráfico 4), observamos que predominan claramente los errores de segmentación, que suponen casi un 40 % del total. Las sustituciones y las omisiones se mueven en valores muy similares (26,96 % y 24,61 %), mientras que intromisiones y metátesis tienen una presencia marginal.

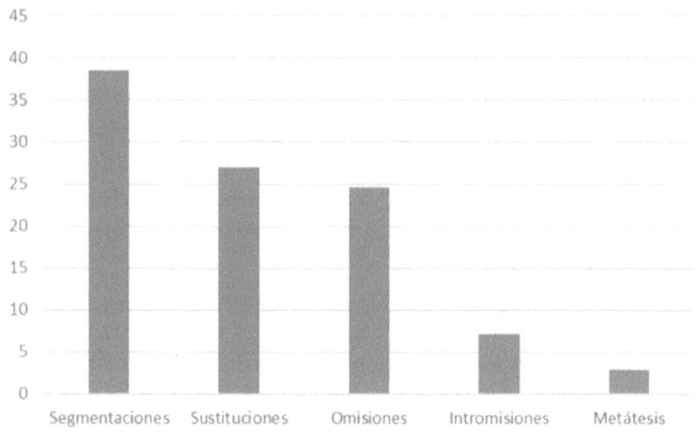

Gráfico 4. Frecuencias relativas de los errores ortográficos en el análisis de subcategorías

En castellano se puede comprobar que destacan las segmentaciones, las cuales se acercan al 50 %. Las omisiones ocupan el segundo lugar seguidas muy de cerca por las sustituciones, mientras que las intromisiones y las metátesis manifiestan valores más bajos (gráfico 5).

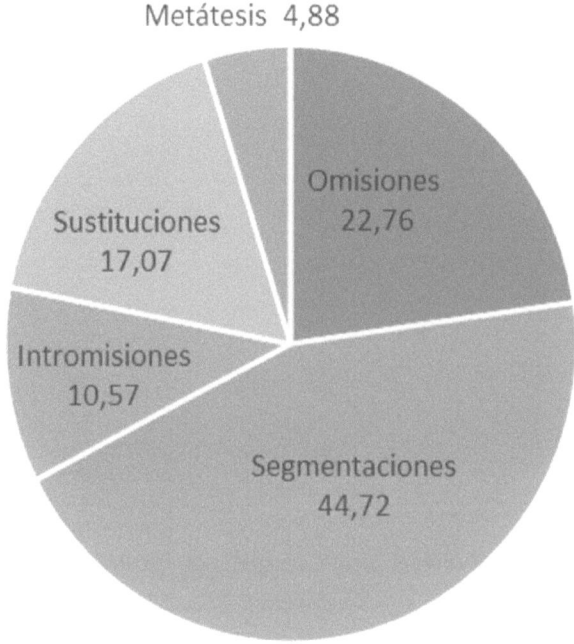

Gráfico 5. Distribución de los errores de ortografía en el análisis de subcategorías en lengua castellana

En gallego (gráfico 6), la distribución de subcategorías establece una diferencia respecto al castellano: los errores de segmentación siguen siendo los más numerosos, pero con poca diferencia porcentual respecto a las sustituciones, que con casi un 15 % más frecuentes que en castellano pasan a ser segundas y las omisiones terceras. Las intromisiones, por el contrario, descienden a la mitad, al igual que las metátesis.

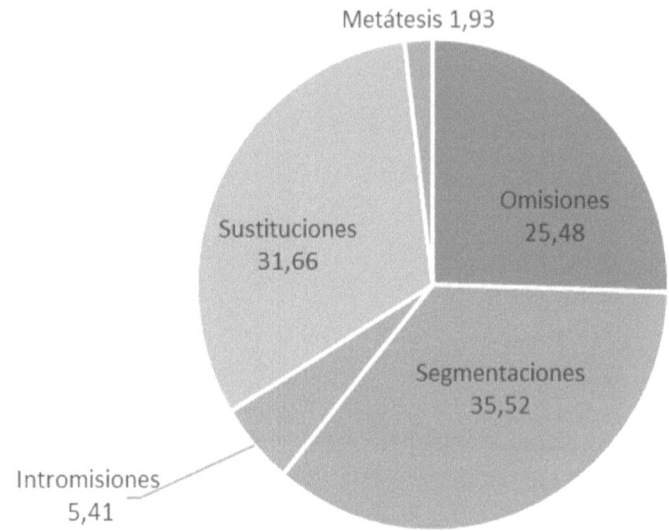

Gráfico 6. Distribución de los errores de ortografía en el análisis de subcategorías en lengua gallega

En síntesis, en lengua gallega la preponderancia de las segmentaciones no resulta tan marcada como en castellano, hasta el punto de que se produce una escasa diferencia porcentual con las sustituciones (estas con un peso mucho mayor en gallego). La incidencia de las omisiones es muy similar en las dos lenguas y la metátesis se evidencia como un fenómeno muy poco frecuente. Respecto a las intromisiones, tienen algo más de presencia en castellano, aunque su relevancia global resulta escasa en comparación con las otras subclases de errores.

Observaciones cualitativas sobre el tipo de errores

Tal como arroja el análisis cuantitativo, los errores de acentuación constituyen un porcentaje muy elevado de los errores totales. La práctica totalidad de los exámenes presenta problemas con la acentuación, tanto en gallego como en castellano. La aplicación de las normas resulta problemática y esto se refleja en la abundancia de acentuación de monosílabos ("ví", "dí", "vé", "bén"), la frecuencia de acentuación en contra de la norma general ("réde", "analépsis", "indústria", "jóven", "grán", "escandolóso"…), que llega incluso con sorprendente frecuencia a situar la tilde sobre sílabas átonas: "étapa", "contribuén", "necesaría", "permité", "regimén", "iniciarón", "cuantó", "petrólera", "historícas", "drámatismo", "orgánismo", "fábricantes" o "pácifico". Estos ejemplos son especialmente significativos y demuestran la dificultad de percepción de la sílaba tónica y la acentuación por asociación o memoria. Así, la posible explicación de un caso como "fábricantes", que contradice la tonicidad de la palabra, hay que buscarla en la extrapolación desde "fábrica", pero revela una dificultad manifiesta en la percepción de la tonicidad. Es significativo en este sentido que en un número muy alto de exámenes se cometan errores en la acentuación de formas del verbo "estar" como "esta" o "estan" y que inversamente el demostrativo aparezca ocasionalmente acentuado. La coexistencia en la lengua de las formas "está" y "esta" genera sin duda un problema a este alumnado en un aspecto muy sencillo para personas sin problemas en la captación de la estructura silábica y la tonicidad en la palabra. Resulta revelador que haya en la muestra exámenes con muy buen nivel de redacción, profundidad en el tratamiento del contenido,una extensión media de los enunciados alta y con buen control de la estructura sintáctica que,sin embargo, llegan a tener más de 70 errores de acentuación. Además, es posible observar el desarrollo de distintas estrategias, desde la práctica renuncia a la acentuación (hay exámenes casi sin acentos o con un número muy bajo en casos sencillos o de términos de alta frecuencia) frente a otros en los que se intenta acentuar, en los que emergen los casos citados de acentuación desviada de la sílaba tónica. La primera estrategia parece obedecer a la conciencia, propia o transmitida, de que la acentuación anómala o sobre sílaba átona es más llamativa en términos ortográficos que un acento ausente. La segunda muestra un intento de aplicación que asume un riesgo de acentuación anómala por hipercorrección. Así, conviven en la muestra numerosas formas esdrújulas sin acentuar ("decadas", "tematica", "magico", "exito", "linea", "simbolos", "medico", "busqueda", "idilico", "caracteristicas"…) con hipercorrecciones que fuerzan una acentuación esdrújula en palabras que no lo son ("drámatismo", "orgánismo") o que siendo esdrújulas reciben el acento en la sílaba errónea ("pácifico").

Respecto a la ortografía, cabe señalar que si bien encontramos, como se ha analizado cuantitativamente, errores de todas las subcategorías establecidas, sin embargo, la frecuencia de este tipo de fenómenos es baja, respondiendo el grueso de errores a la ortografía arbitraria. Con todo, sí es necesario constatar que estos errores afectan a menudo a palabras de alta frecuencia a las que la exposición, tras el tránsito de la Educación Secundaria Obligatoria y el Bachillerato, ha debido ser intensa y que pese a ello persisten: "lleba" por "lleva", "deve" por "debe", "asta" por "hasta", "agamos" por "hagamos", "alludar" por "ayudar", "desarroya" por "desarrolla", "correguir" por "corregir", "mallor" por "mayor", "personages" por "personajes", "avandona" por "abandona", "dibertido" por "divertido", "abitual" por "habitual", "cadaber" por "cadáver", "ada" por "hada", "reveldía" por "rebeldía", "eneasílavos" por "eneasílabos", "imajinaria" por "imaginaria", "hacerca" por "acerca", "an llegado" por "han llegado" (es muy frecuente la omisión de "h" en los auxiliares de los tiempos perfectos). Se perciben problemas en nombres derivados de fenómenos paronomásicos ("Varroja" por "Vallejo", en lo que parece un cruce entre Pío Baroja y Buero Vallejo etc.).

Los fenómenos de modificación contextual suelen producir problemas en las personas con dislexia y esto se plasma también en la muestra, de modo que emergen ejemplos como "y inicia", "y intentando", en los que la variante esperable "e" ante vocal del mismo timbre no se emplea. Este tipo de dificultad con las variaciones contextuales es sin duda lo que explica la tendencia en la escritura en personas con dislexia a no hacer un uso sistemático y correcto de las mayúsculas. Esto se percibe en los textos analizados especialmente en los nombres propios, pero también en los topónimos o en los títulos de obras, en los que a menudo se omite la mayúscula inicial: "edad media", "hispanoamerica", "franco", "nino", "andalucía", "tomás", "Ruben dario", "berta", "luis", "tiempo de silencio" (título), "la colmena" (título)… Hay que indicar que la propia naturaleza de la muestra facilita la aparición de este tipo de errores, pues abundan los nombres de autores y personajes en la parte literaria del examen, así como títulos de obras. La hipercorrección también se hace presente en algunos casos, con ejemplos de empleo de mayúscula injustificada como "ha generado un Malestar social", "viene Marcado" o "es necesaria Para Mantener el Estado de Bienestar".

Especial mención merecen algunos errores altamente significativos, en este nivel y edad, en la ortografía reglada, como "atace", por "ataque", cuya aparición en una persona no disléxica sería altamente improbable. Significativamente, este uso se registra en un examen con muy buena redacción, grado de profundización y desarrollo de contenidos excelente, riqueza léxica y conceptual que contrastan con 21 errores de acentuación y usos gráficos muy significativos como el ya indicado, así como ausencia de contracciones ("de el" por "del") y de variaciones contextuales exigidas ("y interés" por "e interés"), errores de segmentación, de mayúsculas ("verta" por "Berta" al denominar el personaje de *La fundación* de Buero Vallejo), interferencias entre lenguas ambientales no sistemáticas (emplea "cre" y "cree" alternativamente) y errores de ortografía reglada ("goze" por "goce") y arbitraria en palabras de alta frecuencia ("cayeis" por "calléis", "hinundado" por "inundado"…).

Al mismo tipo que "atace" por "ataque", aunque con mayor probabilidad de error en la población general, responden errores de ortografía reglada con plasmaciones gráficas que implicarían diferencias fónicas como "correguir" por "corregir" o "portugés" por "portugués". A este respecto hay que señalar que la existencia en algunas zonas de Galicia del fenómeno conocido como gheada, que implica la realización como fricativa velar sorda de la oclusiva velar sonora, facilita la aparición de este tipo de error gráfico.

Globalmente, no se constatan disgrafías ni problemas de legibilidad. Solo tres exámenes de la muestra supusieron, en algún momento, problemas para descifrar el contenido. En una de las muestras sí se percibía un problema con la separación entre letras y palabras, produciéndose separaciones extrañas que quedaban disimuladas en una letra extendida y no ligada que a menudo comprometía la percepción de la frontera de la palabra. En esta muestra, además, la pregunta con peor cualificación se correspondía justamente con la de corrección de errores lingüísticos, mientras que en preguntas de desarrollo y redacción alcanzaba el nivel de la excelencia. Constituye otra muestra más de un examen con buena redacción, construcción lógica y contenido abordado en profundidad que contiene, sin embargo, trazos gráficos y errores profundamente significativos, entre los que cabe destacar la aparición esporádica de "i" por la conjunción copulativa "y", conviviendo en el texto con otras apariciones correctas de la conjunción.

De modo general, la redacción y construcción sintáctica no se encuentra comprometida. Si bien podemos documentar errores de concordancia y anacolutos ("Los plásticos es un elemento...", "cobra vida los movimientos de renovación"), fenómenos como el "quesuísmo" ("productos que su porcentaje de plástico...", "hay ciudades que sus niveles de contaminación"), e interferencias entre las dos lenguas ambientales que no son solo léxicas, sino también en ocasiones morfosintácticas, la presencia de estos fenómenos no se aleja especialmente de lo que podría encontrarse en la población general, si tomamos como referencia comparativa el informe *Avaliación da competencia bilingüe nos idiomas galego e castelán do alumnado de 4º da ESO*.

Discusión y conclusiones

Del análisis de resultados se infiere que la disortografía es el trazo más persistente en las producciones escritas revisadas. Así, puede señalarse que la muestra analizada no presenta apenas disgrafía, siendo el conjunto de los exámenes perfectamente legibles. Tampoco se percibe una afectación grave de la redacción que comprometa la construcción sintáctica de los periodos oracionales ni persisten en un número significativo errores característicos de la escritura disléxica en fases más tempranas del desarrollo de la escritura como los de segmentación incorrecta, inversión, rotación, sustitución, adición u omisión de letras, sílabas o palabras. Sin embargo, sí persisten errores que afectan a la ortografía, especialmente la arbitraria, y en particular, a la acentuación.

Estos resultados se encuentran en línea con investigaciones anteriores (Suárez-Coalla *et al.* 2016) que señalan como dificultades más relevantes en niños disléxicos al escribir en español las relacionadas con las reglas ortográficas, la escritura de verbos irregulares y los puntos arbitrarios del sistema. En un estudio de Afonso, Suárez-Coalla y Cuetos (2015) se concluye, en relación a adultos disléxicos españoles, que no hay diferencia con el grupo control en la aplicación de las normas de conversión fonema-grafema, apuntando que estas dificultades se corrigen en gran medida en la edad adulta, si bien se señala el sistema transparente de la conversión en castellano y la alta instrucción de los adultos de la muestra:

> Parece razonable pensar que los disléxicos pueden alcanzar un conocimiento suficiente de las reglas [...] de una lengua como el español, que es en gran medida transparente en cuanto a las correspondencias fonema-grafema, tras años de práctica en su aplicación. Esto puede ser especialmente cierto en nuestro estudio, en el que los participantes disléxicos tienen un nivel educativo alto y su exposición frecuente a material escrito está asegurada" .(Afonso, Suárez-Coalla y Cuetos 2015: 8, traducción propia)

En línea con los hallazgos de esta investigación, en el análisis de nuestra muestra se confirma que el tipo de error con relevancia fonológica supone un volumen muy bajo del conjunto total de errores. Pero si bien los estudios en español apuntan en esta dirección, para otras lenguas se han arrojado resultados diferentes, como en el trabajo de Tops *et. al.* (2014) llevado a cabo con estudiantes holandeses de bachillerato, en el que los disléxicos cometieron el doble de errores que el grupo control con una ligera dominancia de los errores fonológicos. Parece así confirmarse la relevancia de las especificidades de cada lengua y su sistema de codificación escrita para el análisis de estas cuestiones.

Nuestros resultados son también congruentes con los obtenidos por Alves, Casella y Ferraro (2016) con una muestra de 70 niños en Brasil, que concluyen una predominancia clara de los errores en la ortografía arbitraria. En este estudio se constata además la dificultad con la acentuación, en lo que también concuerdan los resultados de nuestra investigación: 'The mistake of IAPS (Inadequate Absence or Presence of Word Stress) is related to the orthographic rule considered complex, which demands a refined knowledge of the student, such as notions of orthographic syllabic division, word stress and classification of the word into oxytone, paroxytone, or proparoxytone, and therefore it is a common occurrence' (Alves, Casella y Ferraro 2016: 127).

Es significativo en este sentido el análisis diferencial de las pruebas en gallego y castellano, pues siendo el número de errores ortográficos en castellano inferior al de las pruebas en gallego, sin embargo, los errores de acentuación en ambas lenguas arrojan valores similares. Esto parece sugerir que la afectación de la acentuación es el trazo más persistente y el menos influido por los factores que inciden en el desarrollo y perfeccionamiento de las competencias comunicativas escritas.

Si contrastamos esta diferencia de errores en gallego y castellano con los resultados obtenidos en el estudio *Avaliación da competencia bilingüe nos idiomas galego e castelán do alumnado de 4º da ESO* (Loredo y Silva 2020), vemos que las diferencias obtenidas son congruentes con las arrojadas en este trabajo sobre el conjunto de la población escolar sin foco específico en la dislexia:

> Os resultados indican a existencia dunhas mellores competencias lingüísticas en castelán (EEC) nos aspectos máis formais, como acentuación e gramática, e unhas competencias máis baixas en adecuación e coherencia, cohesión e fluidez. Os resultados en EEG amosan ser máis homoxéneos ca os obtidos na EEC e só o criterio de acentuación mostra a existencia de variacións importantes. As diferenzas entre as dúas linguas céntranse nas destrezas de 'acentuación' (t=-8,564, p< 0,001, d=0,63), 'outros fenómenos ortográficos' (t=-4,621, p< 0,001, d=0,36), 'calidade sintáctica' (t=4,117, p< 0,001, d=0,32), 'calidade morfolóxica' (t=-11,281, p< 0,001, d=0,81), 'precisión e corrección' (t=-6,052, p< 0,001, d=0,46), 'rexistro' (t=2,17, p= 0,030, d=0,16) e 'variedade e riqueza' (t=-2,361, p= 0,024, d=0,17) (Loredo y Silva 2020: 70).

Así pues, el análisis de las muestras de escritura de este trabajo, centrado en los aspectos cuantitativos en los errores de acentuación y ortografía, muestra un índice mayor de errores en lengua gallega en línea con la diferencia detectada para el conjunto de la población escolar. Si bien el estudio de evaluación de la competencia bilingüe del alumnado se llevó a cabo con una muestra de alumnado de 4º de la ESO, es lógico pensar que esas diferencias tienen una persistencia en el tiempo y que son análogas al terminar el bachillerato.

Si bien solo podemos formular hipótesis explicativas, puesto que desconocemos el perfil sociolingüístico de los integrantes de la muestra, el informe ya citado *Avaliación da competencia bilingüe nos idiomas galego e castelán do alumnado de 4º da ESO* podría ofrecernos una explicación a lo aquí observado, en el sentido de que mientras que los gallego-hablantes iniciales desarrollan una competencia equilibrada en ambas lenguas, los castellano-hablantes iniciales no llegan a un grado de competencia igual en lengua gallega, fenómeno que podría además extremarse en el caso de personas con dislexia. Refiriéndose específicamente a la competencia escrita que aquí nos ocupa, en el citado estudio se establecen los siguientes perfiles:

> Os perfís extraídos para a expresión escrita en galego e castelán sinalaban a existencia de tres grupos de estudantes: un de bilingües equilibrados, maioritario e coas puntuacións medias máis altas (BIEE 41,3%); un segundo con competencias aceptables nas dúas linguas (BEEM 27,7%), e un terceiro, porcentualmente importante, que denominamos bilingüe dominante en castelán (BEEC 31%), con puntuacións aceptables en castelán e lixeiramente inferiores á media da escala en galego (Loredo y Silva 2020: 150-151).

El estudio de las interferencias y de las subcategorías de errores ortográficos confirma el desequilibrio existente entre gallego y castellano en los errores ortográficos, a diferencia de los resultados obtenidos en el uso de mayúsculas y en la acentuación. Eso significa que la dirección de transferencia en las interferencias se lleva a cabo mayoritariamente desde la lengua dominante (el castellano) hacia la lengua minorizada (el gallego). Asimismo, la cantidad de omisiones, sustituciones, intromisiones, segmentaciones y metátesis resulta marcadamente más elevada en gallego. Estos datos se relacionan con la menor competencia en gallego (Loredo y Silva 2020). Siendo gallego y castellano dos lenguas tipológicamente afines, con sistemas ortográficos con igual grado de transparencia y de puntos arbitrarios, es sin embargo significativamente superior el volumen de errores de la muestra de los exámenes en gallego. Klein y Doctor (2003) han encontrado que los bilingües en dos lenguas con sistemas alfabéticos muestran déficits semejantes en ambas lenguas y otros estudios han apuntado ventajas de la transferencia interlingüística en los bilingües (Kovelman, Baker y Petito 2008). Con todo, si contrastamos los resultados del análisis de nuestra muestra con el estudio *Avaliación da competencia bilingüe nos idiomas galego e castelán do alumnado de 4º da ESO* constatamos que la diferencia en la ejecución del alumnado disléxico replica la diferencia de competencia registrada en el conjunto de la población entre ambas lenguas ambientales. Se requeriría de un contraste con alumnado monolingüe para poder extraer conclusiones sobre el impacto del bilingüismo inicial en la ejecución escrita de las personas con dislexia.

Como ya hemos destacado, el propósito de este trabajo es exploratorio, por lo que constituye un primer paso en el estudio de los errores persistentes en la producción escrita del alumnado disléxico, particularmente en contextos bilingües. En este sentido, se hace necesario resaltar dos futuras vías de indagación que complementarán nuestros hallazgos y que permitirán superar algunas limitaciones de esta investigación. En primer lugar, conviene ahondar en el procesamiento de los textos y en el análisis de los criterios que no se han cuantificado (la puntuación, la extensión media de los enunciados/textos y la categoría de "otros fenómenos") para poder establecer relaciones con nuestros datos preliminares y para poder desarrollar hipótesis explicativas más detalladas. En segundo lugar, en posteriores investigaciones queremos extender el estudio al contraste con exámenes de materias no lingüísticas, en las que los errores ortográficos no penalizan, para determinar en qué grado el control de la propia producción minimiza realmente el número de errores o incide en la extensión de la producción. También es relevante ampliar el estudio con las pruebas de lenguas extranjeras y cruzar los datos con un grupo control de igual composición de alumnado no disléxico, de todo lo cual podrán, sin duda, extraerse conclusiones valiosas para comprender las dificultades de procesamiento escrito en disléxicos, su evolución a lo largo del tiempo, la incidencia del bilingüismo inicial y la apuesta por sistemas educativos plurilingües y, en suma, establecer pautas que contribuyan al desarrollo de las competencias lingüísticas y a la intervención educativa en personas con dislexia.

Referencias

AAVV (2019). *Protocolo para la intervención psicoeducativa de la dislexia y/u otras dificultades específicas del aprendizaje*. Xunta de Galicia: Consellería de Educación, Universidade e Formación Profesional.

Afonso, O., Suárez-Coalla, P. y Cuetos, F. (2015). 'Spelling impairments in Spanish dyslexic adults'. *Front Psychol* 6 (1): 1–10.

American Psychiatric Association (APA) (2014). *Manual diagnóstico y estadístico de los trastornos mentales* (DSM-5), 5ª edición. Barcelona: Massón.

Alves, D. C., Casella, E. B. y Ferraro, A.A. (2016). 'Spelling performance of students with developmental dyslexia and with developmental dyslexia associated to attention deficit disorder and hyperactivity'. *CoDas* 28 (2): 123–131.

Aragón, L. y Silva, A. (2000). 'Análisis cualitativo de un instrumento para detectar errores de tipo disléxico (IDETID-LEA) '. *Psicothema* 12 (2): 35–38.

Badian, N. A. (1999). 'Persistent arithmetic, reading or arithmetic and reading disability'. *Annals of Dyslexia* 49: 45–69.

Berninger, V. W., Abbott, R. D., Thomson, J., Wagner, R., Swanson, H. L., Wijsman, E. M., y Raskind, W. (2006). 'Modeling phonological core deficits within a working memory architecture in children and adults with developmental dyslexia'. *Scientific Studies of Reading*, 10 (2): 165–198.

Bruck, M. (1993). 'Component spelling skills of college students with childhood diagnoses of Dyslexia'. *Learning Disability Quarterly* 16: 171–184.

Cavalli, E., Cole, P. y Duncan, L. (2020). *La dyslexie 'a l'âge adulte: Approche neuropsychologique*. Louvain-la-Neuve: Deboeck.

Cidrim, L. y Madeiro, F. (2017). 'Studies on spelling in the context of dyslexia: a literature review'. *CEFAC* 19 (6): 842–854.

Cuetos, F., Arribas, D. y Ramos, J.L. (2016). PROLEC-SE-R. *Batería de evaluación de los procesos lectores en Secundaria y Bachillerato*. Madrid, España: TEA Ediciones.

Jackson, N. E. y Doellinger, H.L. (2002). 'Resilient readers? University students who are poor recoders but sometimes good text comprenhenders'. *Journal of Educational Psychology* 94 (1): 64–78.

Jacobson, C. (1999). 'How persistent is reading disability? Individual growth curves in reading'. *Dyslexia* 5: 78–93.

Jiménez, J.E., Morales, C. y Rodríguez, C. (2014). 'Subtipos disléxicos y procesos fonológicos y ortográficos en la escritura de palabras'. *European Journal of Education and Psychology* 7 (1): 5-16.

Jiménez, J. E.,O'Shanahan, I., Tabraue, M.L., Artiles, C., Muñetón, M., Guzmán, R., Naranjo, F. y Rojas, E. (2008). 'Evolución de la escritura de palabras de ortografía arbitraria en lengua española'. *Psicothema* 20: 786–794.

Klein, D. y Doctor, E. A. L. (2003). 'Patterns of developmental dyslexia in bilinguals', en Goulandris, N. (ed.), *Dyslexia in different languages: Cross-linguistic comparison*. Philadelphia: Whurr Publishers, 112–136.

Kovelman, I., Baker, S. A., Petitto, L. A. (2008). 'Age of first bilingual language exposure as a new window into bilingual reading development'. *Bilingualism: Language and Cognition* 11 (2): 203–223.

Loredo, X. y Silva Valdivia, B. (coord.) (2020). *Avaliación da competencia bilingüe nos idiomas galego e castelán do alumnado de 4º da ESO*. Betanzos: Real Academia Galega.

Maughan, B., Messer, J., Collishaw, S., Pickles, A, Snowling, M., Yule, W. y Rutter, M.(2009). 'Persistence of literacy problems: Spelling in adolescence and at mid-life'. Journal of Child Psychology and Psychiatry 50 (8): 893–901.

Rello, L. (2018). *Superar la dislexia*. Barcelona: PAIDÓS Educación.

Serrano, F. y Defior, S. (2014). 'Written Spelling in Spanish-Speaking Children with Dyslexia', en Arfé, Barbara, Julie Dockrell y Virginia Berninger (eds.). *Writing Development in Children with Hearing Loss, Dyslexia, or Oral Language Problems. Implications for Assessment and Instruction*. Oxford: Oxford University Press, 214–227.

Suárez-Coalla, P., Villanueva, N., González-Pumariega, S. y González-Nosti, M. (2016). 'Spelling difficulties in Spanish-speaking children with dyslexia'. *Journal for the Study of Education and Development* 39 (2): 275-311.

Tamayo Lorenzo, S. (2017). 'La dislexia y las dificultades en la adquisición de la lectoescritura'. *Profesorado. Revista de Currículum y Formación de Profesorado* 21 (1), 423–432. [fecha de consulta 30 de abril de 2022]. Disponible en https://revistaseug.ugr.es/index.php/profesorado/article/view/10372. https://www.redalyc.org/articulo.oa?id=56750681021.

Tops, W., Callens, M., Bijn, E. y Brysbaert, M. (2014). 'Spelling in Adolescents with Dyslexia: Error and Modes of Assessment'. *Journal of Learning Disabilities* 47 (4): 259–306.

Carla Míguez-Álvarez y Miguel Cuevas-Alonso
(Universidade de Vigo)

XIII. Relación entre metacomprensión y problemas lectores en lengua española en alumnado de educación primaria[1]

Resumen: La metacomprensión es una habilidad esencial en el desarrollo de la comprensión lectora; consiste en la capacidad para regular las estrategias que se emplean en la comprensión del texto para construir su significado de manera eficaz. La mayoría de las investigaciones realizadas en este ámbito establecen que cuánto más alta es la puntuación obtenida en las habilidades de comprensión lectora, más adecuada tiende a ser la metacomprensión.

Así, este trabajo pretende establecer la relación existente entre determinadas habilidades lectoras y la metacomprensión en una muestra de 112 participantes de 4º a 6º de Primaria con puntuaciones bajas en las pruebas de comprensión lectora y comprobar si los resultados mejoran con el paso de los cursos. Para ello, se han utilizado dos baterías: PROLEC-R (Cuetos *et al.* 2014) y ECOMPLEC-Pri (León *et al.* 2012).

Los resultados obtenidos, analizados mediante las pruebas chi-cuadrado de Pearson y ANOVA, muestran que existe una relación significativa entre las pruebas de metacomprensión y las habilidades lectoras y que el alumnado que obtuvo puntuaciones altas en las pruebas de comprensión lectora alcanzaba unos resultados más adecuados frente a aquel con resultados más bajos. En cuanto a los resultados de las pruebas de comprensión lectora, estos muestran que, al contrario de lo que sucede con alumnado sin dificultades lectoras, cuya puntuación mejora con el paso de los cursos, no hay una asociación significativa entre los resultados de las habilidades lectoras y el curso de los participantes. Esto sería un indicio de que los malos resultados se mantienen en el tiempo.

Podemos concluir que el alumnado de primaria que presenta problemas generales de comprensión lectora se beneficiaría significativamente de una serie de estrategias y

---

1   El presente trabajo ha contado con la colaboración del proyecto "Adquisición fónica y Corpus. Tratamiento en PHON del Corpus Koiné de habla infantil" (FFI2017-82752-P) financiado por el Ministerio de Economía, Industria y Competitividad y de las "Axudas do Programa de Consolidación e Estruturación de Unidades de Investigación Competitivas – GRC" (ED431C-2021/52) de la Consellería de Cultura, Educación e Ordenación Universitaria de la Xunta de Galicia.

actividades de metacomprensión que les ayude a detectar y afrontar las dificultades que encuentran durante la lectura de diversos tipos de textos.

Palabras clave: lectura, comprensión lectora, metacomprensión, problemas lectores, educación primaria, educación

Introducción

La lectura es una habilidad fundamental en todos los aspectos de la vida, cuyo aprendizaje no resulta sencillo debido a la gran cantidad de habilidades que el lector debe dominar, entre las que destaca la metacomprensión, es decir, la capacidad para regular las estrategias que se emplean en la comprensión del texto para construir su significado a través de la planificación de la tarea, la supervisión de la acción y la evaluación de los resultados según los objetivos que el lector pretende conseguir. La mayoría de las investigaciones que analizan la relación entre las habilidades que intervienen en la lectura y la metacomprensión establecen que la adecuación de estos juicios depende de la presencia o ausencia de problemas lectores. De hecho, cuanto más alta es la puntuación obtenida en las habilidades de comprensión lectora, más adecuada tiende a ser la habilidad de metacomprensión.

Este trabajo presenta los resultados de un estudio realizado en una muestra de 112 niños y niñas de 4.º, 5.º y 6.º de Primaria que presentaban puntuaciones bajas en las pruebas de comprensión lectora. Nuestro objetivo es establecer la relación existente entre determinadas habilidades de lectura, como la descodificación, el procesamiento sintáctico y la comprensión lectora, y la metacomprensión en lengua española y comprobar si los resultados en comprensión lectora mejoran con el paso de los cursos o si, tal y como indican las investigaciones previas realizadas con alumnado con problemas de comprensión, tienden a mantenerse.

Fundamentos teóricos

Frente a la concepción tradicional que se tenía sobre la lectura, concebida como la mera decodificación de los fonemas en sus grafemas correspondientes, habilidad que sigue siendo importante (Bravo 2002; Jiménez 2009; Bravo, Villalón y Orellana 2006; Bizama, Arancibia y Sáez 2011; Míguez-Álvarez, Cuevas-Alonso y Saavedra 2021), ha surgido en las últimas décadas un enfoque dinámico que establece que la comprensión lectora requiere la coordinación e interacción de múltiples habilidades (Young-Suk 2017; Guthrie y Scaffidi 2004).

Así, para lograr la correcta comprensión de un texto y, por tanto, elaborar su representación mental final, el lector debe recuperar el significado de cada una de las palabras que lo constituyen, conectar esos significados para comprender el significado global de cada oración, integrar los significados de las oraciones del texto empleando sus conocimientos sintácticos y semánticos e incorporar a toda esa información sus conocimientos previos y otro tipo de habilidades cognitivas de tipo no lingüístico, como la memoria, la atención, la realización de inferencias, la motivación, etc. (van Dyke 2021; Cain y Oakhill 2009; Kieffer, Petscher, Proctor y Silverman 2016; Schmitz, Gräsel y Rothstein 2017; Vidal-Abarca *et al.* 2012).

En este proceso resulta primordial el papel de la metacomprensión como elemento regulador de cada una de las fases. Esta habilidad permite al lector juzgar su propia comprensión del texto escrito que está leyendo así como, de ser el caso, tomar conciencia de en qué fase del proceso lector se produce el problema para buscar las soluciones más adecuadas (Kucan y Beck 1997; Schmitt y Sha 2009).

Metacomprensión y comprensión lectora

La habilidad de metacomprensión se engloba dentro de la *conciencia metacognitiva*. Esta le permite al individuo planificar y seleccionar las estrategias que sean más apropiadas para a llevar a cabo su actividad, monitorizar su efectividad y evaluar los resultados (Denes 2011; Ehrlich 1996; Schmitt y Sha 2009; Muijselaar *et al.* 2017). La conciencia metacognitiva ha sido dividida en diferentes habilidades según el autor. Las más estudiadas son (González Cabanach, Valle Arias, Rodríguez Martínez y Piñeiro Agüín 2002; González-Pienda, Valle Arias, Solano Pizarro y González Castro 2005; Unrau *et al.* 2017):

- La metamemoria: es el conocimiento que poseemos sobre nuestras capacidades memorísticas y nos permite darnos cuenta de qué recordamos y qué no sobre algo que hemos aprendido o estudiado.
- La autoeficacia: consiste en la creencia que tiene una persona sobre sus propias competencias en un ámbito determinado.
- El metaaprendizaje: es la capacidad que posee un individuo para conocer cómo está yendo el proceso de aprendizaje, si está adquiriendo los conocimientos apropiados, si tiene dificultades, etc.
- La metacomprensión: es la habilidad que permite regular todas las estrategias que emplea el lector durante la lectura del texto con el objetivo de elaborar su representación mental. A través de ella, los lectores pueden monitorizar si

comprenden lo que están leyendo o no y si son capaces de realizar las actividades que se les pide.

Así, mediante la metacomprensión el lector debe ser capaz de identificar desde pequeñas dificultades, como el desconocimiento del significado de una palabra determinada, hasta dificultades en el nivel global del texto, como la incapacidad de conectar las ideas del texto entre sí o la falta de conocimientos previos. Una vez identificados los problemas, debe ser capaz de solucionar estas dificultades, bien empleando las estrategias aprendidas bien pidiendo ayuda externa (González-Pienda et al. 2005).

La mayoría de las investigaciones que analizan la relación entre las habilidades que intervienen en la lectura y en la metacomprensión establecen que la adecuación de estos juicios depende de la presencia o ausencia de problemas lectores. Además, se ha podido comprobar que, cuanto más alta es la puntuación obtenida en las habilidades de comprensión lectora, más adecuada tiende a ser la habilidad de metacomprensión. Así, el alumnado con dificultades lectoras suele obtener resultados inadecuados en metacomprensión, pues piensan que con poseer una buena fluidez lectora ya han comprendido el texto y, por tanto, no son capaces de utilizar las estrategias lectoras apropiadas al género textual, identificar los problemas que van surgiendo y pedir ayuda al encontrarse con las dificultades (Blasco Serrano y Allueva Torres 2010; Dunlosky, Serra y Baker 2007; Hernández García 2012; León, Martínez-Huertas, Olmos, Moreno y Escudero 2019; Maki, Jonas y Kallod 1994; Mañá, Vida-Abarca, Domínguez y Cerdán 2009; Thiede, Dunlosky, Griffin y Wiley 2005; Wiley, Griffin y Thiede 2005).

Alumnado con dificultades lectoras

La lectura es una habilidad de comunicación fundamental que se ha convertido en una de las piedras angulares en la adquisición de conocimientos. Las dificultades lectoras que se adquieren a edades tempranas perdurarán durante la adolescencia y la edad adulta si no se les pone remedio, causando un fuerte impacto en el bienestar social, laboral y psicológico de la persona (Lonigan 2006; Brockmeier y Olson 2009; Eloranta, Närhi, Ahonen y Tuija 2019). Así, el porcentaje de adultos con niveles bajos de comprensión lectora es muy similar al de los niños/as que presentan problemas lectores en primaria (Educainee 2013).

A pesar de los esfuerzos de los investigadores y educadores por implementar diversos programas de intervención que promuevan la lectura y mejoren las habilidades lectoras, todavía hay un alto porcentaje de niños y niñas que tienen problemas para alcanzar buenos niveles de alfabetización (Jiménez y

O'Shanahan 2008; Kendeou, van den Broek, White y Lynch 2007). En el caso concreto de la lengua española, existen varias investigaciones que verifican este bajo nivel de comprensión lectora durante la educación primaria:

- García, Jiménez, González y Jiménez-Suárez (2013) establecen que aproximadamente un 20 % del alumnado que cursa primaria y secundaria tiene problemas para comprender un texto.
- Sopena Sisquella (2013) menciona varios estudios que indican que entre un 25 % y un 40 % de los estudiantes posee un nivel de comprensión lectora inferior al nivel básico.
- López-Escribano, Elosúa, Gómez-Veiga y García Madruga (2013), tras analizar la comprensión lectora de una muestra de alumnado de 4º de Primaria, hallaron que los resultados se encuentran muy al límite del nivel normal. Esto implica que una parte importante del alumnado debió obtener un nivel bajo en estas pruebas.
- Pruebas estandarizadas como la prueba PIRLS (2016) y la prueba PISA (2018) ponen de relieve el hecho de que aproximadamente un 20–30 % del alumnado se encuentra en un nivel muy bajo o bajo en habilidades de comprensión lectora.

Si no se le pone remedio a estas dificultades lectoras desde el principio, van a mantenerse con el paso de los cursos provocando calificaciones bajas y actitudes negativas hacia la lectura (Kairaluoma, Torppa, Westerholm, Ahhonen y Aro 2012; Stothard, Snowling, Bishop, Chipcase y Kaplan 1998). De hecho, debido a la persistencia en el tiempo de las dificultades de la lectura y la complejidad cada vez mayor del currículum de secundaria, resulta muy difícil poder implementar programas de intervención efectivos a estas edades. Esto indica que los docentes e investigadores debemos asegurarnos de que el alumnado esté recibiendo el apoyo y las intervenciones lectoras adecuadas a sus dificultades, ya desde edades tempranas (idealmente prescolar y primeros cursos de primaria) para poder intervenir lo más adecuadamente posible en cualquier dificultad que vaya surgiendo (Gellert y Elbro 2017; Clarke, Paul, Smith, Snowling y Hulme 2017).

Objetivo e hipótesis

A pesar del cada vez mayor número de estudios sobre la comprensión lectora y la metacomprensión, las investigaciones que se centran en el desarrollo de estas habilidades en alumnado con bajas puntuaciones cuya lengua materna es el español son todavía escasas. Este trabajo pretende colaborar al conocimiento de estas cuestiones y, siguiendo lo establecido en la revisión bibliográfica, la hipótesis fundamental es que existe una relación entre las habilidades cognitivas y la metacomprensión lectora que, además, va a depender de la puntuación obtenida en las pruebas de comprensión lectora. Este trabajo tiene, pues, dos objetivos fundamentales: 1) establecer la relación existente entre determinadas habilidades de lectura (como la descodificación, el procesamiento sintáctico y la comprensión lectora) y la metacomprensión en lengua española y 2) comprobar si los resultados en comprensión lectora mejoran con el paso de los cursos o no.

Metodología

En este apartado se analiza con detalle la metodología utilizada en este estudio, incluyendo los participantes, los instrumentos de evaluación y el procedimiento que se ha seguido a la hora de realizar las diferentes pruebas.

Participantes

La muestra está formada por un total de 112 alumnos y alumnas de 4.º, 5.º y 6.º de Primaria (67 niñas y 45 niños) procedentes de tres escuelas públicas españolas que presentaron una puntuación baja en la prueba *Comprensión de textos* de la batería PROLEC-R (ver el apartado "Instrumentos"). La muestra se dividió en tres grupos según el curso de los estudiantes:

- Un grupo de 4.º Primaria de 45 participantes (M_{edad} = 9,08, DT = 0,35).
- Un grupo de 5.º de Primaria formado por 32 participantes (M_{edad} = 10,03, DT = 0,69).
- Un grupo de 6.º de Primaria constituido por 35 participantes (M_{edad} = 11,18, DT = 0,43).

La desviación típica no es muy grande, como podemos observar, y, por tanto, la media es representativa de la edad de cada uno de los participantes. Si bien todo el alumnado de la clase participó en la prueba, tras hablar con el profesorado tutor de cada grupo, se ha decidido eliminar de la muestra al alumnado con problemas graves de aprendizaje, puesto que no fue capaz de llevar a cabo la tarea completa en el tiempo establecido.

Instrumentos

Para realizar este estudio se han utilizado dos baterías de evaluación de la lectura y la comprensión lectora que son complementarias entre sí: la batería *ECOMPLEC-Pri: Evaluación de la comprensión lectora* (León, Escudero

Domínguez y Olmos Albacete 2012) y la batería *PROLEC-R, Evaluación de la comprensión lectora revisada* (Cuetos, Rodríguez, Ruano, y Arribas 2014).

La batería ECOMPLEC-Pri es una herramienta de evaluación que mide las puntuaciones obtenidas por el alumnado de 4.º a 6.º de Educación Primaria en tres textos de diferente género:

- Un texto narrativo que consiste en una historia de 514 palabras con formato de diálogo que sigue una estructura narrativa. El alumno deberá responder a 22 preguntas de respuesta múltiple sobre los contenidos del texto y dos preguntas de metacomprensión referentes a la dificultad del texto y de las preguntas.
- Un texto expositivo formado por 348 palabras divididas en dos párrafos que siguen la estructura de los textos académicos, similar a la que aparece en los libros de texto de este nivel educativo. Incluye un gran número de términos y conceptos técnicos adaptados a la edad de los participantes. El texto incluye 22 preguntas de respuesta múltiple sobre los contenidos y dos preguntas de metacomprensión referentes a la dificultad del texto y de las preguntas.
- Un texto discontinuo que presenta un formato similar al de una página web y está constituido por 170 palabras más imágenes, gráficos y esquemas que son clave para poder responder a las 22 preguntas de respuesta múltiple. Al final de la batería de preguntas, se incluyen dos preguntas de metacomprensión sobre la dificultad del texto y de las preguntas.

Por otro lado, la batería PROLEC-R es un instrumento de evaluación de la comprensión lectora del alumnado de educación primaria que permite diagnosticar las dificultades en el aprendizaje de la lectura y mostrar qué procesos son los responsables de esas dificultades (procesos de identificación de letras, léxicos y de reconocimiento visual de palabras, sintácticos y semánticos). Las pruebas que se realizaron fueron las siguientes:

- Nombre o sonido de las letras: el objetivo es comprobar si el niño conoce las 20 letras que se les van mostrando y medir el tiempo que tarda en finalizar la tarea.
- Lectura de pseudopalabras: el lector debe leer 40 pseudopalabras a través de la vía subléxica. También se mide el tiempo que tarda en leerlas todas.
- Estructuras gramaticales. Pretende comprobar la capacidad que poseen los lectores para realizar el procesamiento sintáctico de 16 oraciones con diferentes estructuras gramaticales: activas, pasivas, de objeto focalizado y subordinadas de relativo. Para ello, se presenta la oración que el niño debe

leer en voz alta y cuatro dibujos; deberá señalar el dibujo con el que se corresponde la oración.
- Comprensión de textos: en esta prueba se utilizan cuatro textos, dos narrativos y dos expositivos de diferente longitud. Tras leer cada uno de ellos, debe responder a cuatro preguntas realizadas por el evaluador. Los contenidos de los textos son desconocidos, con el fin de que no puedan intervenir los conocimientos previos de los niños. Las preguntas que se realizan al alumno son de tipo inferencial, lo que evita que responda de manera memorística sin alcanzar una verdadera comprensión.

Procedimiento

Ambas baterías se administraron siguiendo los estándares que aparecen en los respectivos manuales. La batería ECOMPLEC-Pri se realizó en el aula de forma grupal, con la colaboración de la persona responsable del aula. El alumnado debía seguir las instrucciones de la evaluadora, leer los textos e ir respondiendo a las preguntas en silencio. La examinadora respondía a cualquier duda que tuvieran, siempre y cuando no versara sobre el contenido de los textos. Por otro lado, la batería PROLEC-R se realizó de manera individual en un aula apartada de la clase grupal siguiendo las normas de aplicación del manual.

La batería ECOMPLEC-Pri fue corregida a través del uso del programa informático TEACorrige que proporciona el propio manual. Para ello, se introducen los datos de manera manual y el programa informático, empleando una serie de algoritmos preestablecidos y adaptados al curso de los participantes, y se produce una hoja de resultados que contiene las variables de puntuación de ambos textos. La prueba PROLEC-R fue corregida de manera manual siguiendo las tablas y los baremos de puntuaciones que aparecen en la propia prueba.

Resultados

Este apartado describe los resultados obtenidos mediante el análisis descriptivo e inferencial en la muestra analizada. Para la estadística inferencial se han empleado una serie de métodos de correlación, como la r de Pearson, que nos permiten medir el grado de asociación entre variables, la prueba t de Student para conocer si hay diferencias significativas según el sexo de los participantes, el análisis ANOVA, que nos va a permitir determinar si hay diferencias entre los cuatro cursos o entre los tres colegios analizados, y la prueba χ^2 de Pearson con sus correspondientes tablas de contingencia para analizar la variable metacomprensión y su relación con el resto de variables de comprensión lectora.

Estadística descriptiva

Las tablas 1-3 presentan los estadísticos descriptivos (número, mínimo, máximo y media) obtenidos en las distintas variables de los tres cursos evaluados (exceptuando la variable Metacomprensión).

Tabla 1. Estadísticos descriptivos – 4.º Primaria

	N	Mínimo	Máximo	Media	DT
PROLEC-R					
Nombre de letras	45	62,02	200,00	126,95	35,95
Lectura de pseudopalabras	45	30,00	89,00	55,74	15,39
Estructuras gramaticales	45	7	16	12,73	2,23
Comprensión de textos	45	4	11	9,62	1,6
ECOMPLEC-Pri					
Índice comprensión global	45	4	66	35,62	15,31
Texto narrativo	45	4	70	41,31	16,14
Texto expositivo	45	9	76	40,29	14,92
Texto discontinuo	45	9	68	40,69	15,12
Modelo mental	45	3	68	36,36	14,76
Base del texto	45	4	69	36,58	16,88

Tabla 2. Estadísticos descriptivos – 5.º Primaria

	N	Mínimo	Máximo	Media	DT
PROLEC-R					
Nombre de letras	32	64,52	237,50	138,73	32,89
Lectura de pseudopalabras	32	29,79	118,18	60,81	17,94
Estructuras gramaticales	32	7	15	12,50	2,06
Comprensión de textos	32	5	11	9,97	1,63
ECOMPLEC-Pri					
Índice comprensión global	31	4	75	40,16	16,86
Texto narrativo	32	3	70	44,13	16,16
Texto expositivo	31	9	73	44,81	13,09
Texto discontinuo	31	9	91	42,39	21,07
Modelo mental	32	4	73	38,72	17,96
Base del texto	31	3	70	41,65	16,80

Tabla 3. Estadísticos descriptivos – 6.º Primaria

	N	Mínimo	Máximo	Media	DT
PROLEC-R					
Nombre de letras	35	70,37	222,23	155,49	38,23
Lectura de pseudopalabras	35	44,71	142,86	76,58	21,87
Estructuras gramaticales	35	8	16	12,91	2,17
Comprensión de textos	35	6	11	9,89	1,45
ECOMPLEC-Pri					
Índice comprensión global	33	3	69	38,09	18,66
Texto narrativo	35	9	85	43,37	18,95
Texto expositivo	34	9	57	35,79	13,47
Texto discontinuo	33	4	97	46,03	20,24
Modelo mental	34	3	68	39,38	17,02
Base del texto	33	3	67	37,94	19,17

Si comparamos los resultados con los baremos de puntuación de las dos baterías, en lo referente a la batería PROLEC-R, podemos observar que los tres cursos obtuvieron puntuaciones que se encuentran dentro del rango normal en las pruebas *Nombre de letras* y *Lectura de pseudopalabras* y deficiente en las pruebas *Estructuras gramaticales* y *Comprensión de textos*. En la otra batería, podemos comprobar que, si bien se obtuvieron puntuaciones que se podrían considerar dentro del baremo normal en los tres textos (exceptuando 6º de primaria, que obtuvo puntuaciones bajas en el texto expositivo), estas se encuentran rozando el nivel bajo, por debajo de 40 (tal y como evidencia el índice de comprensión global). Esto se debe a que obtuvieron puntuaciones bajas en la elaboración de la base del texto y en el modelo mental, lo que pone de manifiesto que, aunque pueden ser capaces de comprender de manera más o menos literal el texto, existen dificultades a la hora de elaborar su representación mental global.

Estadística inferencial

A continuación, es necesario conocer si hay diferencias significativas en función del sexo de los participantes y del colegio al que pertenecen. Para ello, se han llevado a cabo las pruebas t de Student y ANOVA respectivamente. La primera prueba (véase la tabla 4) nos permitió establecer que no hubo diferencias significativas según el sexo en ninguno de los cursos evaluados (a excepción de la variable *texto discontinuo* debido a una descompensación entre los resultados por sexos). Por otra parte, la prueba ANOVA no encontró ninguna diferencia significativa en función del colegio, por lo que no se tuvo en cuenta esta variable.

Tabla 4. Diferencias entre sexos (prueba *t* de Student)

	Prueba de Levene		prueba t para la igualdad de medias				
	F	Sig.	T	gl	Sig.	Diferencia medias	Diferencia de error estándar
Nombre de letras	6,492	,012	,697	110	,487	5,05049	7,24609
Lectura de pseudopalabras	2,264	,135	,615	110	,540	2,40784	3,91687
Estructuras gramaticales	,327	,569	1,034	110	,303	,429	,415
Comprensión de textos	,136	,713	,266	110	,791	,080	,302
Texto narrativo	,621	,432	1,827	110	,070	5,912	3,236
Texto expositivo	,377	,541	1,769	108	,080	4,871	2,753
Texto discontinuo	,623	,432	2,813	107	**,006**	9,860	3,505

Para conocer la correspondencia o relación entre las variables cuantitativas analizadas, se ha llevado a cabo el análisis de correlación de cada variable empleando la prueba *r* de Pearson. Este análisis, que se muestra en la tabla 5, nos indica que prácticamente todas las variables analizadas se correlacionaban de manera significativa entre sí ($p = <,05$) y de forma positiva, lo que implica que el aumento en la puntuación de una variable implica también el aumento de aquella con la que correlaciona; ahora bien, también podemos observar que la fuerza de estas correlaciones no es pareja, sino que existen variables que correlacionan con mayor o menor intensidad (en función de que el coeficiente de correlación esté más cerca de ,1 o de ,00 respectivamente).

Tabla 5. Correlación de Pearson entre las variables.

	NL	LPS	EG	CT	ICL	Narr	Exp	Disc	MM	BT
NL	1									
LPS	,382**	1								
EG	,293**	,189*	1							
CT	,283**	,176*	,234*	1						
ICL	,300**	,284**	,228*	,187	1					
Narr	,330**	,187*	,149*	,213*	,817**	1				
Exp	,187**	,171	,232*	,079	,728**	,434**	1			
Disc	,203*	,287**	,163	,159	,849**	,540**	,445**	1		
MM	,300**	,241*	,194*	,143	,920**	,758**	,636**	,806**	1	
BT	,246**	,287**	,214*	,224	,920**	,753**	,712**	,777**	,718**	1

NL: Nombre de letras, LPS: Lectura de pseudopalabras, EG: Estructuras gramaticales, ICL: Índice de comprensión global, Narr: Texto narrativo, Exp: Texto expositivo, Disc: Texto discontinuo, MM: Modelo mental, BT: Base del texto, * = <0,05; ** = <0,01

Para determinar si los resultados del análisis descriptivo eran significativos y, por tanto, para conocer si nuestra muestra mostraba un patrón de actuación diferente en función del curso en todas las variables, se ha llevado a cabo la prueba ANOVA y, posteriormente, la prueba Games-Howell. Esta última nos permite conocer si las diferencias son significativas o no entre los tres cursos evaluados. En las tablas 6 y 7 se muestra el análisis de la prueba *Nombre de letras*. Como se puede ver el análisis de ANOVA fue significativo, mientras que la prueba Games-Howell nos indica que hay una mejora significativa de 4º a 6º en esta prueba.

Tabla 6. ANOVA prueba *Nombre de letras*

Prueba ANOVA	Suma de cuadrados	gl	Media cuadrática	F	Sig.
Entre grupos	16051,334	2	8025,667	6,243	,003
Dentro de grupos	140113,555	109	1285,445		
Total	156164,889	111			

Tabla 7. Games-Howell, prueba *Nombre de letras*

(I) CURSO	(J) CURSO	Diferencia de medias (I-J)	Desv. Error	Sig.	Intervalo de confianza al 95 %	
					Inf.	Sup.
4	5	-11,78295	8,29070	,474	-31,9417	8,3758
	6	-28,54346*	8,08038	**,002**	-48,1908	-8,8961
5	4	11,78295	8,29070	,474	-8,3758	31,9417
	6	-16,76051	8,76910	,176	-38,0825	4,5615
6	4	28,54346*	8,08038	**,002**	8,8961	48,1908
	5	16,76051	8,76910	,176	-4,5615	38,0825

Sin embargo, esta situación no se produce en el resto de variables. Tan solo hay una mejora de 4º a 6º en las pruebas *Nombre de letras* y *Lectura de pseudopalabras* (Sig. =,000):

- Estructuras gramaticales: Sig. =,737
- Comprensión de textos: Sig. =,591
- Índice de comprensión lectora: Sig. =,507
- Texto narrativo: Sig. =,751
- Texto expositivo: Sig. =,038 (en este caso 5.º obtuvo mejores puntuaciones que 6.º)
- Texto discontinuo: Sig. =,452
- Modelo mental: Sig. =,687
- Base del texto: Sig. =,461

Estos resultados se encuentran en la línea con las investigaciones realizadas con alumnado con bajas puntuaciones en comprensión lectora (Kairaluoma *et al.* 2012; Míguez Álvarez, en revisión; Stothard *et al.* 1998) en los que no se observa una diferencia entre cursos en el alumnado con bajas puntuaciones en comprensión lectora o con problemas de aprendizaje o de desarrollo que acarrean bajas puntuaciones de comprensión lectora.

Metacomprensión

Una variable crucial en este trabajo es la metacomprensión. Al tratarse de una variable categórica no ordenable que fue presentada de forma cualitativa (a través de tres categorías: no aplicable, adecuada e inadecuada), el método de análisis que hemos empleado ha sido la prueba chi cuadrado y sus correspondientes tablas de contingencia. Esta prueba nos permite analizar la puntuación que hemos indicado para esta variable (a cada una de las categorías le hemos dado un número: No aplicable: 0, Adecuada: 1, Inadecuada: 2) con la puntuación obtenida en cada una de las pruebas para, así, aceptar o rechazar la hipótesis de independencia entre las variables que queremos contrastar. La tabla 8 nos muestra la relación de las variables de metacomprensión analizadas junto a las variables lectoras con las que se relacionan significativamente según los resultados de la prueba chi-cuadrado de Pearson (sig. ≤ 0,05). Como podemos ver, existe una relación significativa entre las variables de comprensión lectora (exceptuando la prueba Lectura de pseudopalabras) y la metacomprensión en la muestra analizada.

Tabla 8. Relación entre las variables lectoras y las variables de metacomprensión según la prueba chi cuadrado de Pearson

	Dif. narr.	Dif. exp.	Dif. disc.	Dif. pregunta narr.	Dif. pregunta exp.	Dif. pregunta disc.
Nombre de letras	,000	,000	,000	,000	,000	,000
Lectura de pseudopalabras	,331	,231	,986	,749	,995	,975
Estructuras gramaticales	,020	,005	,000	,010	,006	,000
Comprensión de textos	,000	,000	,000	,000	,070	,000
Texto narrativo	,002	,268	,192	,002	,388	,083
Texto expositivo	,688	,013	,351	,131	,020	,350
Texto discontinuo	,078	,141	,011	,586	,444	,025
Modelo mental	,003	,001	,000	,000	,000	,000
Base del texto	,000	,031	,039	,001	,026	,022

A continuación se muestran como ejemplo tres relaciones: la relación entre la variable *Nombre de letras* y las variables *Metacomprensión de los textos narrativo y expositivo* (véanse las tablas 9–10 y la figura 1), la relación entre la variable *Texto narrativo* y la variable *Metacomprensión del texto narrativo* (véanse la tabla 11 y la figura 2) y la relación entre la variable *Modelo mental* y las variables *Metacomprensión de los textos narrativo y expositivo* (véanse las tablas 12–13 y la figura 3). Como se puede observar en las figuras, la mayoría de los participantes que obtuvieron resultados bajos en las pruebas de comprensión lectora obtuvieron también resultados inadecuados en la variable metacomprensión. Esta situación cambia a partir de la franja normal (superior a 106 en las pruebas *Nombre de letras* y *Lectura de pseudopalabras*, superior a 12 en las pruebas *Estructuras gramaticales* y *Comprensión de textos* y superior a 40 en las pruebas de la batería ECOMPLEC-pri), pues el número de resultados en metacomprensión adecuada supera al número de resultados de metacomprensión inadecuada.

Tabla 9. Prueba chi-cuadrado entre la variable *Nombre de letras* y la variable *Metacomprensión del texto narrativo*

Prueba ANOVA	Valor	df	Sig. (bil.)
Chi-cuadrado	159,560	90	,000
Razón de verosimilitud	75,086	90	,871
Lineal por lineal	,404	1	,525
N de casos válidos	112		

Tabla 10. Prueba chi-cuadrado entre la variable *Nombre de letras* y la variable *Metacomprensión del texto expositivo*

Prueba ANOVA	Valor	df	Sig. (bil.)
Chi-cuadrado	150,838	90	,000
Razón de verosimilitud	48,627	90	1,000
Lineal por lineal	,081	1	,776
N de casos válidos	112		

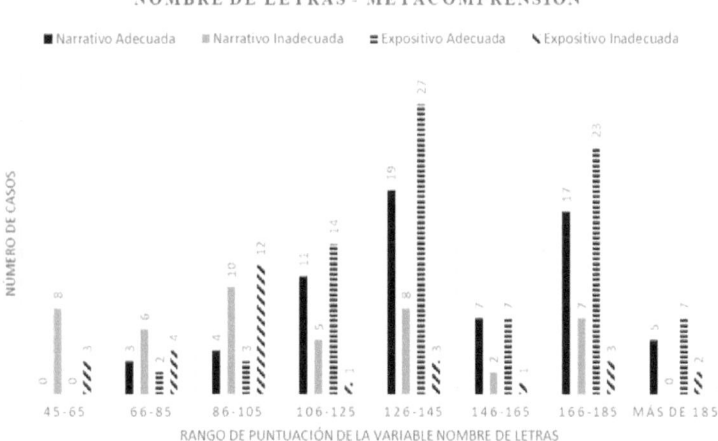

Figura 1. Representación gráfica de las tablas de contingencia de las variables *Nombre de letras* y *Metacomprensión de los textos narrativo y expositivo*

Tabla 11. Prueba chi-cuadrado entre la variable *Texto narrativo* y la variable *Metacomprensión del texto narrativo*

Prueba ANOVA	Valor	df	Sig. (bil.)
Chi-cuadrado	79,272	46	,002
Razón de verosimilitud	105,246	46	,000
Lineal por lineal	33,788	1	,000
N de casos válidos	112		

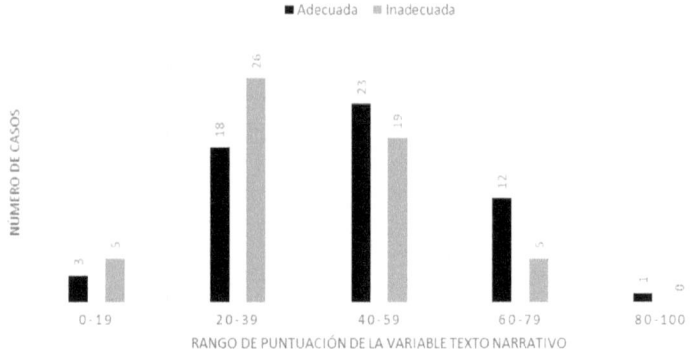

Figura 2. Representación gráfica de las tablas de contingencia de las variables *Texto narrativo* y *Metacomprensión del texto narrativo*

Tabla 12. Prueba chi-cuadrado entre la variable *Modelo mental* y la variable *Metacomprensión del texto narrativo*

Prueba ANOVA	Valor	df	Sig. (bil.)
Chi-cuadrado	39,370	18	,003
Razón de verosimilitud	48,682	18	,000
Lineal por lineal	22,197	1	,000
N de casos válidos	112		

Tabla 13. Prueba chi-cuadrado entre la variable *Modelo mental* y la variable *Metacomprensión del texto expositivo*

Prueba ANOVA	Valor	df	Sig. (bil.)
Chi-cuadrado	68,300	36	,001
Razón de verosimilitud	45,514	36	,133
Lineal por lineal	9,682	1	,002
N de casos válidos	112		

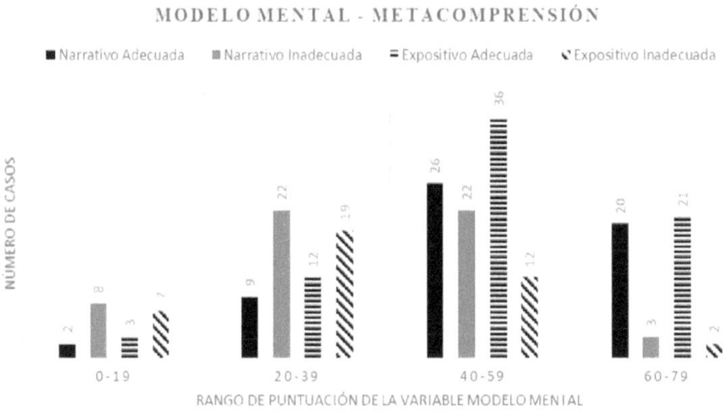

Figura 3. Representación gráfica de las tablas de contingencia de las variables *Modelo mental* y *Metacomprensión* de los textos narrativo y expositivo

Discusión

En este apartado se analizarán con detalle los resultados presentados en el apartado anterior teniendo en cuenta las hipótesis y los objetivos de nuestra investigación.

Habilidades lectoras

Como ya se ha dicho, la lectura es un proceso complejo que requiere la coordinación e integración de diversos tipos de habilidades que se desarrollan con el paso del tiempo (Young-Suk 2017; Guthrie y Scaffidi 2004). Entre ellas destacan la decodificación de fonemas (Bravo 2002; Jiménez 2009; Bravo *et al.* 2006; Bizama *et al.* 2011; Míguez-Álvarez *et al.* 2021), el procesamiento sintáctico de los constituyentes de la oración (Mata, Gallego y Mieres 2007, Bizama, Arancibia, Sáez y Loubiès 2017; Simpson *et al.* 2020), el conocimiento de la estructura básica del texto que permita elaborar de manera adecuada su base textual

(Graesser 2007; Kintsch 1995) y la integración de los conocimientos previos (Ramírez Leyva 2015) y la realización de las inferencias adecuadas (Cueto Vallverdú 2002; Perfetti Landi y Oakhill 2005; Schmitz *et al.* 2017) que permitan acceder a la representación mental (o modelo mental) del texto y alcanzar su comprensión total. Estas habilidades se encuentran significativamente relacionadas entre sí, tal y como indica el resultado de la prueba de correlación de Pearson que hemos realizado a partir de los resultados de la muestra (véase la tabla 5).

En cuanto al desempeño de los estudiantes en la prueba, nuestra muestra obtuvo resultados que se encuentran dentro del rango normal en las pruebas *Nombre de letras* y *Lectura de pseudopalabras*. Estos resultados se deben a que, debido a la edad de la muestra (alumnado de más de 10 años) y a la transparencia ortográfica del español que permite dominar la decodificación en poco tiempo (Caravolas *et al.* 2013; Cuetos *et al.* 2014), la mayor parte del alumnado evaluado fue capaz de leer tanto palabras como pseudopalabras sin grandes problemas.

Sin embargo, tal y como era de esperar, se obtuvieron resultados que se encuentran en el nivel deficiente en las pruebas *Estructuras gramaticales* y en la de *Comprensión de textos* (esta última sirvió como instrumento de selección de la muestra), así como en las variables *Base del texto* y *Modelo mental*. Esto indica que hubo problemas generalizados de comprensión de las estructuras gramaticales, lo que les impidió elaborar de manera adecuada su base textual y tampoco fueron capaces de realizar las inferencias adecuadas ni de utilizar sus conocimientos previos en la construcción de la representación mental del texto.

Por otro lado, los estudios previos con alumnado normolector indican que las habilidades lectoras tienden a mejorar con el paso de los cursos y, por lo tanto, a medida que el alumno incrementa su experiencia lectora a través de la lectura de diversos tipos de textos (ver Míguez Álvarez 2021). Sin embargo, estudios llevados a cabo con alumnado con bajas puntuaciones en comprensión lectora que no han recibido intervención y cuya causa se debe bien a una falta de práctica lectora bien a un trastorno del desarrollo (ver Kairaluoma *et al.* 2012; Míguez Álvarez, en revisión; Stothard *et al.* 1998) muestran que, por lo general, no existen diferencias significativas entre cursos, es decir, el alumnado suele mantener en el tiempo las puntuaciones bajas. Nuestra muestra presenta esta última tendencia. Este resultado es un claro indicio de que, si no se les pone remedio a las dificultades lectoras desde edades tempranas, estas tienden a mantenerse.

Metacomprensión

En lo que se refiere a la metacomprensión, nuestra hipótesis establecía que las habilidades de comprensión lectora se encontraban relacionadas con la habilidad de metacomprensión. Las pruebas chi-cuadrado confirman esta tendencia en prácticamente todas las variables analizadas (véase la tabla 8). Sin embargo, la prueba *Lectura de pseudopalabras* no se relaciona significativamente con las variables de metacomprensión. Esta falta de correlación probablemente se deba a que, siguiendo el modelo dual o de doble ruta (Coltheart 1985, 2006; Coltheart *et al*. 2001), que establece la existencia de dos vías que intervienen en la decodificación de palabras (una vía indirecta o subléxica, que permite aplicar las reglas de correspondencia grafema-fonema y permite leer palabras desconocidas, y una vía directa o léxica, que permite leer las palabras directamente sin necesidad de decodificar todos sus grafemas), el alumnado en esta prueba llevó a cabo una decodificación directa a través de la vía subléxica, que no requiere el empleo de estrategias metacognitivas.

Del mismo modo, las investigaciones previas indican que, de manera general, la metacomprensión tiende a ser más adecuada cuanto más alta sea la puntuación obtenida en las habilidades de comprensión lectora (Blasco Serrano y Allueva Torres 2010; Dunlosky *et al.* 2007; Hernández García 2012; León *et al.* 2019; Maki *et al.* 1994; Mañá *et al.* 2009; Míguez Álvarez 2021; Thiede *et al.* 2005; Wiley *et al.* 2005).

Así, en el apartado anterior hemos incluido como ejemplo tres figuras en las que se resumía la relación entre tres variables: la relación entre la variable *Nombre de letras* y las variables *Metacomprensión de los textos narrativos y expositivos*, la relación entre la variable *Texto narrativo* y la variable *Metacomprensión del texto narrativo* y la relación entre la variable *Modelo mental* y las variables *Metacomprensión de los textos narrativos y expositivos*. Estas serán analizadas con detalle en los subapartados siguientes.

Nombre de letras y *Metacomprensión de los textos narrativos y expositivos*: La prueba chi-cuadrado de Pearson nos indica que existe una relación significativa entre la variable *Nombre de letras* y las variables de *Metacomprensión de los textos narrativos y expositivos*. Tal y como podemos ver en las figuras 4 y 5, que muestran en porcentajes el número de estudiantes que obtuvieron una puntuación de metacomprensión *Adecuada* e *Inadecuada* en cada uno de los rangos de puntuación de la prueba, el alumnado con puntuaciones deficientes (inferiores a 106) obtuvo un número mayor de resultados de metacomprensión inadecuados que adecuados. A continuación, podemos comprobar que el porcentaje de adecuación de la metacomprensión mejora de manera significativa en las franjas normal (de 106 a 165) y alta (superior a 166), siendo esta diferencia incluso más pronunciada en la metacomprensión del texto expositivo.

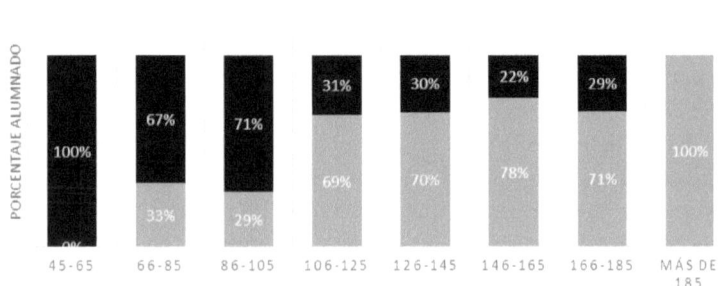

Figura 4. Comparación (en porcentajes) de la relación entre la variable *Nombre de letras* y la variable de *Metacomprensión del texto narrativo* en función del rango de puntuación del alumnado

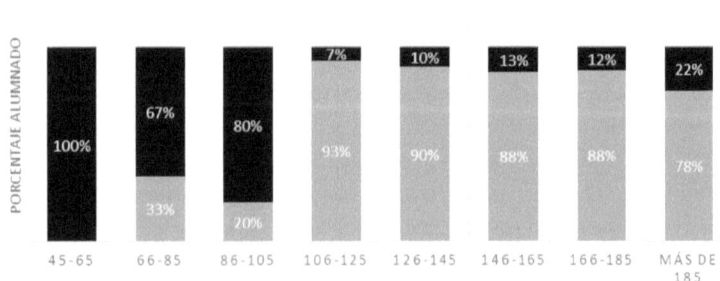

Figura 5. Comparación (en porcentajes) de la relación entre la variable *Nombre de letras* y la variable de *Metacomprensión del texto* expositivo en función del rango de puntuación del alumnado

Texto narrativo y *Metacomprensión del texto narrativo:* En el caso de la variable *Texto narrativo*, la figura 6 muestra una tendencia similar a la variable anterior. Sin embargo, se puede observar cómo esta progresión es más gradual: se pasa de un 38 % de adecuación en el nivel muy bajo, a un 41 % en el nivel bajo y llega al 55 % en el nivel normal. Esta progresión tan lenta probablemente se deba a la naturaleza de la prueba: es más sencillo darse cuenta de los fallos cometidos en una prueba de decodificación que en una prueba en la que se debe responder a una gran cantidad de preguntas, la mayoría de ellas de tipo inferencial.

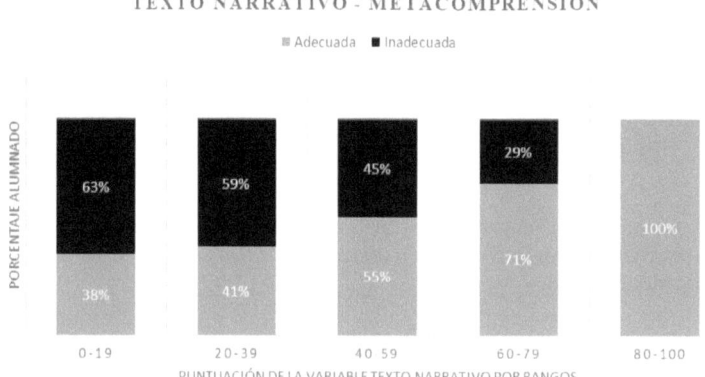

Figura 6. Comparación (en porcentajes) de la relación entre la variable *Texto narrativo* y la variable de *Metacomprensión del texto narrativo* en función del rango de puntuación del alumnado

Modelo mental y *Metacomprensión de los textos narrativos y expositivos:* En las figuras 7 y 8 aparece representada en porcentajes la relación existente entre los resultados obtenidos por el alumnado en la elaboración del *Modelo mental* de los textos de la batería ECOMPLEC-Pri y la *Metacomprensión de los textos narrativos y expositivos*. Este caso es muy similar al anterior, pues se produce una mejoría gradual conforme aumenta la puntuación.

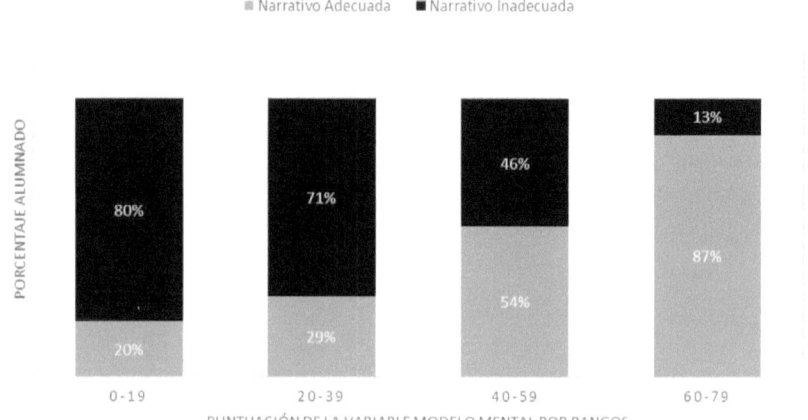

Figura 7. Comparación (en porcentajes) de la relación entre la variable *Modelo mental* y la variable de *Metacomprensión del texto narrativo* en función del rango de puntuación del alumnado

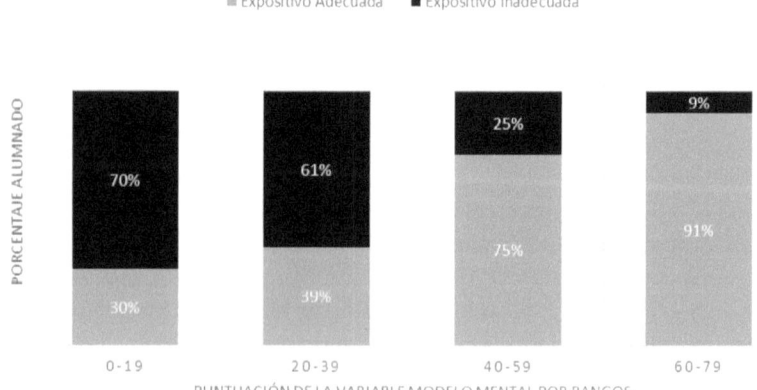

Figura 8. Comparación (en porcentajes) de la relación entre la variable *Nombre de letras* y las variables de *Metacomprensión del texto expositivo* en función del rango de puntuación del alumnado

En definitiva, la tendencia general que podemos observar es similar a la que constatan las investigaciones previas llevadas a cabo sobre este tema: la metacomprensión tiende a ser más adecuada cuanto más alta o adecuada sea la puntuación obtenida en el resto de habilidades que intervienen en la comprensión lectora.

Limitaciones

Nuestra investigación presenta diversas limitaciones que se intentarán abordar en futuros trabajos. En primer lugar, debemos destacar que en la comprensión lectora y en la metacomprensión intervienen otras habilidades también fundamentales como la memoria, la atención, las habilidades, el pensamiento crítico, etc., que no hemos podido incluir en este trabajo.

En segundo lugar, no se ha realizado un estudio longitudinal de la muestra, por lo que no podemos asegurar la evolución que puede existir con el paso del tiempo. No obstante, estos resultados pueden servir como base para futuras investigaciones sobre este tema.

Conclusiones

Este trabajo ha presentado los resultados de una investigación realizada en una muestra de niños y niñas de entre 4º y 6º de Educación Primaria que presentaban niveles bajos de comprensión lectora, con el objetivo de establecer la relación existente entre determinadas habilidades de lectura (como la descodificación, el procesamiento sintáctico y la comprensión lectora) y la metacomprensión en lengua española, así como para comprobar si los resultados en comprensión lectora mejoran con el paso de los cursos o si se mantienen.

Nuestros resultados indican, por un lado, que las puntuaciones en comprensión lectora de la muestra se encuentran por debajo de los niveles medios esperados para su edad y que estas puntuaciones no varían en función del curso y, por otro lado, que existe una relación significativa entre las seis preguntas de metacomprensión lectora y la mayor parte de las habilidades de las pruebas lectoras de los dos test. La tendencia establece que cuando más adecuada es la puntuación obtenida en las pruebas de comprensión lectora, más adecuada es la metacomprensión.

A partir de los resultados de esta investigación, sugerimos la aplicación en el aula de una serie de medidas. Los alumnos de educación primaria que presentan problemas generales de lectura y de comprensión lectora se beneficiarían significativamente de una serie de estrategias y actividades de metacomprensión que les ayuden a detectar y afrontar las dificultades que encuentran durante la lectura de diversos tipos de textos.

Se recomienda a los docentes que integren esta habilidad en sus aulas desde el inicio de la enseñanza de la lectura, mediante la puesta en marcha de actividades y programas específicos (ver, entre otros, los programas de intervención de los procesos cognitivos y metacognitivos propuestos por Aragón Espinosa y Caicedo Tamayo 2009; Ares Ferreirós 2017; Fidalgo y García 2008 y Hernández García 2012).

La investigación en este campo podría ayudar significativamente a mejorar la comprensión lectora del alumnado de primaria y, por tanto, repercutir positivamente en la forma en que los alumnos adquieren los conocimientos necesarios para tener éxito durante su vida académica. Además, la investigación en metacomprensión se podría extrapolar a otros ámbitos como el aprendizaje de lenguas (ver Míguez Álvarez, Cuevas-Alonso y Cruz 2021).

Referencias

Aragón Espinosa, L. y Caicedo Tamayo, A. M. (2009). La enseñanza de estrategias metacognitivas para el mejoramiento de la comprensión lectora. Estado de la cuestión. *Pensamiento Psicológico,* 5(12), 125–138.

Ares Ferreirós, M. (2017). Mejora de la comprensión lectora a través del entrenamiento metacognitivo. (Tesis doctoral). Vigo, España: Universidad de Vigo.

Bizama, M., Arancibia B. y Sáez, K. (2011). Evaluación de la conciencia fonológica en párvulos de nivel transición 2 y escolares de primer año básico pertenecientes a escuelas de sectores vulnerables de la provincia de Concepción, Chile. *Onomázein,* 23 (1), 81–103.

Bizama, M., Arancibia, B., Sáez, K. y Loubiês, L. (2017). Conciencia sintáctica y comprensión de lectura en niñez vulnerable. *Revista Latinoamericana de Ciencias Sociales Niñez y Juventud,* 15, 219–232.

Blasco Serrano, A. C. y Allueva Torres, P. (2010). La metacomprensión en relación a la comprensión lectora. *International Journal of Developmental and Educational Psychology,* 3(1), 721–730.

Bravo, L. (2002). La conciencia fonológica como una zona de desarrollo próximo para el aprendizaje inicial de la lectura, *Revista Estudios Pedagógicos,* 28, 165–177. http://dx.doi.org/10.4067/S0718-07052002000100010

Bravo, L., Villalón, M. y Orellana, E. (2006). Predictibilidad del rendimiento en la lectura: Una investigación de seguimiento entre primer y tercer año. *Revista Latinoamericana de Psicología,* 38, 1–20.

Brockmeier, J. y Olson, D. (2009). The Literacy Episteme: From Innis to Derrida. En D. Olson y N. Torrance (eds.), *The Cambridge Book of Literacy*, pp. 3-21. Cambridge, Reino Unido: Cambridge University Press.

Cain, K. y Oakhill, J. (2009). Reading comprehension development from 8 to 14 years: The contribution of component skills and processes. En R. K. Wagner, C. Schatschenider y C. Phythian-Sence (eds.), *Beyond decoding. The behavioural and biological foundations of reading comprehension* pp. 143-175. Nueva York: The Guildford Press.

Caravolas, M., Lervag, A., Defior, S., Seildlová Málkova, G. y Hulme, C. (2013). Different patterns, but equivalent predictors, of growth in reading in consistent and inconsistent orthographies. *Psychological Science,* 24(8), 1398-1407. https://doi.org/10.1177/0956797612473122

Clarke, P. J., Paul, S.-A. S., Smith, G., Snowling, M. J. y Hulme, C. (2017). Reading intervention for poor readers at the transition to secondary school, *Scientific Studies of Reading,* 21(5), 408-427. https://doi.org/10.1080/10888438.2017.1318393

Coltheart, M. (1985). Cognitive Neuropsychology and the study of reading. En M. I. Posner y O. S. Marin (eds.), *Attention and Performance XI,* pp. 3-37. Nueva Jersey: Erlbaum.

Coltheart, M. (2006). Acquired dyslexias and the computational modelling of reading. *Cognitive Neuropsychology,* 23(1), 96-109. https://doi.org/10.1080/02643290500202649

Coltheart, M., Rastle, K., Perry, C., Langdon, R. y Ziegler, J. (2001). DRC: A Dual Route Cascaded model of visual word recognition and reading aloud. *Psychological Review,* 108(1), 204-256. https://doi.org/10.1037/0033-295X.108.1.204

Cueto Vallverdú, N. (2002). *Representación e inferencia. El proceso de la interpretación.* Oviedo: Ediciones de la Universidad de Oviedo.

Cuetos, F., Rodríguez, B., Ruano, E. y Arribas, D. (2014). *PROLEC-R. Batería de evaluación de los procesos lectores, revisada.* Madrid: TEA Ediciones.

Denes, G. (2011). *Talking Heads: The neuroscience of language.* London: Psychology Press. Taylor and Francis Group.

Dunlosky, J., Serra, M. J. y Baker, J. M. (2007). Metamemory. En F. T. Durso, R. S. Nickerson, S. T. Dumais, S. Lewandowsky y T. J. Perfect (eds.), *Handbook of Applied Cognition,* pp. 137-162. West Sussex: John Wiley & Sons.

Educainee (2013). Programa Internacional para la Evaluación de las Competencias de la población adulta (PIAAC) I, *Boletín de Educación INEE* N° 15. Ministerio de Educación, Cultura y Deporte.

Ehrlich, M. (1996). Metacognitive monitoring in the processing of anaphoric devices in killed and less skilled comprehenders. En C. Cornoldi y J. Oakhill (eds.), *Reading comprehension difficulties. Processes and intervention,* pp. 221-249. Nueva Jersey: Lawrence Erlbaum Associates.

Eloranta, A.-K., Närhi, V., Ahonen, T. y Tuija, A. (2019). Does childhood reading disability or its continuance into adulthood underlie problems in adult-age psychosocial well-being? A follow- up study, *Scientific Studies of Reading,* 23(4), 273-286. https://doi.org/10.1080/10888438.2018.1561698

Fidalgo, R. y García, J. (2008). El desarrollo de la competencia escrita a través de una enseñanza metacognitiva de la escritura. *Cultura y Educación,* 20(3), 325-346. https://doi.org/10.1174/113564008785826321.

García, E., Jiménez, J. E., González, D. y Jiménez-Suárez, E. (2013). Problemas de comprensión en el alumnado de Educación Primaria y Educación Secundaria Obligatoria: un estudio de prevalencia en español, *European Journal of Investigation in Health, Psychology and Education,* 3(2), 113-123.

Gellert, A. S. y Elbro, C. (2017). Try a little bit of teaching: A dynamic assessment of word decoding as a kindergarten predictor of word reading difficulties at the end of Grade 1, *Scientific Studies of Reading,* 21(4), 277-291. https://doi.org/10.1080/10888438.2017.1287187

González Cabanach, R., Valle Arias, A., Rodríguez Martínez, S. y Piñeiro Agüín, I. (2002). Autorregulación del aprendizaje y estrategias de estudio. En J. A. González-Pienda, J. C. Núñez Pérez, L. Álvarez Pérez y E. Soler Vázquez (eds.), *Estrategias de Aprendizaje: concepto, evaluación e intervención,* pp. 17-35. Madrid: Ediciones Pirámide.

González-Pienda, J. A., Valle Arias, A., Solano Pizarro, P. y González Castro, P. (2005). El lector estratégico. En R. González Cabanach, J. A. González-Pienda, A. Rodríguez Martínez, J. C. Núñez Pérez y A. Valle Arias (eds.), *Estrategias y técnicas de estudio,* pp. 99-126. Madrid: Pearson Educación.

Graesser, A. C. (2007). An introduction to strategic reading comprehension. En D. S. McNamara (ed.), *Reading comprehension strategies. Theories, interventions and technologies,* pp. 3-26. Nueva Jersey: Lawrence Erlbaum Associates.

Guthrie, J. T. y Scaffidi, N. T. (2004). Reading comprehension for information text: Theoretical meanings, developmental patterns, and benchmarks for instruction. En J. T. Gurthie, A. Wigfield y K. C. Perencevich (eds.), *Motivating reading comprehension. Concept-oriented reading instruction,* pp. 225-248. Nueva Jersey: Lawrence Erlbaum Associates.

Hernández García, A. L. (2012). *Programa de intervención de estrategias metacognitivas de comprensión lectora con instrucción directa para alumnos de secundaria del INEA.* (Tesis doctoral). Ciudad de México, México: Universidad Pedagógica Nacional.

Jiménez, J. E. (2009). *Manual para la evaluación inicial de la lectura en niños de educación primaria*. La Laguna: Universidad La Laguna.

Jiménez, J. E. y O'Shanahan, I. (2008). Enseñanza de la lectura: de la teoría y la investigación a la práctica educativa, *Revista Iberoamericana de Educación*, 45 (5), 1–22.

Kairaluoma, L., Torppa, M., Westerholm, J., Ahonen, T. y Aro, M. (2012). The nature of and factors related to reading difficulties among adolescents in a transparent orthography, *Scientific Studies of Reading*, 17(5), 315–332. https://doi.org/10.1080/10888438.2012.701257

Kendeou, P., van den Broek, P., White, M. J. y Lynch, J. (2007). Comprehension in preschool and early elementary children: Skill development and strategy interventions. En D. S. McNamara (ed.), *Reading comprehension strategies. Theories, interventions and technologies*, pp. 27–46. Nueva Jersey: Lawrence Erlbaum Associates.

Kieffer, M. J., Petscher, Y., Proctor, C. P. y Silverman, R. D. (2016). Is the whole greater than the sum of its parts? Modeling the contributions of language comprehension skills to reading comprehension in the upper elementary grades. *Scientific Studies of Reading*, 20(6), 436–454. https://doi.org/10.1080/10888438.2016.1214591

Kintsch, W. (1995). How readers construct situation models for stories. The role of syntactic cues and causal references. En M. A. Gernsbacher y T. Givón (eds.), *Coherence in spontaneous text*, pp. 139–160. Ámsterdam: John Benjamins Publishing Company.

Kucan, L. y Beck, I. L. (1997). Thinking aloud and reading comprehension research: Inquiry, instruction, and social interaction. *Review of Educational Research*, 67(3), 271–299. https://doi.org/10.3102/00346543067003271

León, J. A., Escudero Domínguez, I. y Olmos Albacete, R. (2012): *ECOMPLEC. Evaluación de la comprensión lectora*. Madrid: Ediciones TEA.

León, J. A., Martínez-Huertas, J. A., Olmos, R., Moreno, J. D. y Escudero, I. (2019). Metacomprehension skills depend on the type of texts: An analysis from Differential Item Functioning. *Psicothema*, 31(1), 66–72. https://doi.org/10.7334/psicothema2018.163

Lonigan, C. J. (2006). Development, assessment, and promotion of preliteracy skills, *Early Education and Development*, 17(1), 91–114. https://doi.org/10.1207/s15566935eed1701_5

López-Escribano, C., Elosúa de Juan, M. R., Gómez Veiga, I. y García Madruga, J. A. (2013). A predictive study of reading comprehension in third-grade Spanish students, *Psicothema*, 25(2), 199–205. https://doi.org/10.7334/psicothema2012.175

Maki, R. H., Jonas, D. y Kallod, M. (1994). The relationship between comprehension and metacomprehension ability. *Psychonomic Bulletin & Review*, 1(1), 126–129. https://doi.org/10.3758/BF03200769

Mañá, A., Vidal-Abarca, E., Domínguez, C., Gil, L. y Cerdán, R. (2009). Papel de los procesos metacognitivos en una tarea de pregunta-respuesta contextos escritos, *Infancia y Aprendizaje*, 32(4), 553–565. https://doi.org/10.1174/021037009789610412

Mata, F. S., Gallego, J. L. y Mieres, C. G. (2007). Habilidades lingüísticas y comprensión lectora. Una investigación empírica. *Bordón. Revista de Pedagogía*, 59(1), 153–166.

Míguez Álvarez, C. (2021). Habilidades cognitivas y metacomprensión lectora en lengua española. Estudio del alumnado de educación primaria de entre 8 y 11 años (Tesis doctoral). Vigo, España: Universidad de Vigo.

Míguez-Álvarez, C. (en revisión). Syntactic knowledge and reading comprehension skills in children with developmental disorders.

Míguez-Álvarez, C., Cuevas-Alonso, M. y Cruz, M. (2021). The relationship between metacomprehension and reading comprehension in Spanish as a Second Language. *Psicología Educativa*, 28(1), 23–29. https://doi.org/10.5093/psed2021a26

Míguez-Álvarez, C., Cuevas-Alonso, M. y Saavedra, Á. (2021). Relationships between phonological awareness and reading in Spanish: A meta-analysis. *Language Learning*, 72(1), 113–157. https://doi.org/10.1111/lang.1247

Muijselaar, M. M., Swart, N., Steenbeek-Planting, E., Droop, M., Verhoeven, L. y de Jong, P. F. (2017). Developmental relations between reading comprehension and reading strategies. *Scientific Studies of Reading*, 21(3), 194–209. https://doi.org/10.1080/10888438.2017.1278763

Perfetti, C. A., Landi, N. y Oakhill, J. (2005). The acquisition of reading comprehension skill. En M. J. Snowling y C. Hulme (eds.), *Blackwell handbooks of developmental psychology. The science of reading: A handbook*, pp.227–247). Malden, EEUU: Blackwell Publishing.

PIRLS (2016): *PIRLS 2016. Estudio internacional de progreso en comprensión lectora. Informe español.* Madrid: Ministerio de Educación, Cultura y Deporte.

PISA (2018): *PISA resultados de lectura en España.* OCDE.

Ramírez Leyva, E. M. (2015). La lectura más allá de la letra en la formación de lectores. *Investigación Bibliotecológica*, 29(66), 7–14. https://doi.org/10.1016/j.ibbai.2016.02.023

Schmitt, M. C. y Sha, S. (2009). The developmental nature of meta-cognition and the relationship between knowledge and control over time. *Journal of*

Research in Reading, 32(2), 254–271. https://doi.org/10.1111/j.1467-9817.200 8.01388.x

Schmitz, A., Gräsel, C. y Rothstein, B. (2017). Students' genre expectation and the effects of text cohesion on reading comprehension. *Reading and Writing*, 30(5), 1115–1135. https://doi.org/10.1007/s11145-016-9714-0

Simpson, I. C., Moreno-Pérez, F. J., Rodríguez-Ortiz, I., Valdés-Coronel, M. y Saldaña, D. (2020). The effects of morphological and syntactic knowledge on reading comprehension in Spanish speaking children. *Reading and Writing*, 33(2), 329–348. https://doi.org/10.1007/S11145-019-09964-5

Sopena Sisquella, J. M. (2013). La comprensió lectora, en L. A. i Barrachina, M. F. Lara Díaz, A. López Sala, A. Palacio Navarro, J. Rodríguez Ferreiro y J. S. Sopena Sisquella (eds.), *Trastorns d'aprenentatge de la lectura*, pp.185–242. Barcelona: Editorial UOC.

Stothard, S. E., Snowling, M. J., Bishop, D. V., Chipcase, B. B. y Kaplan, C. A. (1998). Language-impaired preschoolers: A follow-up into adolescence. *Journal of Speech, Language and Hearing Research*, 41(2), 407–418. https://doi.org/10.1044/jslhr.4102.407

Unrau, N. J., Rueda, R., Son, E., Polanin, J. R., Lundeen, R. J. y Muraszewski, A. K. (2017). Can reading self-efficacy be modified? A meta-analysis of the impact of interventions on reading self-efficacy. *Review of Educational Research*, 88(2), 167–204. https://doi.org/10.3102/0034654317743199

Thiede, K. W., Dunlosky, J., Griffin, T. D. y Wiley, J. (2005). Understanding the delayed-keyword effect on metacomprehension accuracy. *Journal of Experimental Psychology*, 31(6), 1267–1280. https://doi.org/10.1037/0278-7393.31.6.1267

Unrau, N. J., Rueda, R., Son, E., Polanin, J. R., Lundeen, R. J. y Muraszewski, A. K. (2017). Can reading self-efficacy be modified? A meta-analysis of the impact of interventions on reading self-efficacy. *Review of Educational Research*, 88(2), 167–204. https://doi.org/10.3102/0034654317743199

van Dyke, J. A. (2021). Introduction to the special issue: Mechanisms of variation in reading comprehension: Processes and products. *Scientific Studies of Reading*, 25(2), 93–103.https://doi.org/10.1080/10888438.2021.1873347

Vidal-Abarca, E., Gilabert, R., Martínez, T., Sellés, P., Abad, N. y Ferrer, C. (2012): *TEC. Test de Estrategias de Comprensión*. Madrid: Publicaciones ICCE.

Wiley, J., Griffin, T. D. y Thiede, K. W. (2005). Putting the Comprehension in Metacomprehension. *The Journal of General Psychology*, 132, 408–428. https://doi.org/10.3200/GENP.132.4.408- 428

Young-Suk, G. K. (2017). Why the Simple View of Reading is not simplistic: Unpacking component skills of reading using a Direct and Indirect Effect model of reading (DIER). *Scientific Studies of Reading*, 21(4), 310–333. https://doi.org/10.1080/10888438.2017.1291643

Antonio M. Bañón Hernández y Raúl Sánchez Pérez
(Universidad de Almería, CySOC y Servicio de Cirugía Cardiovascular, Hospital Universitario La Paz, Madrid)

XIV. Interacciones en contextos clínicos. El ejemplo del trasplante a partir de la donación en asistolia controlada

Resumen: Las interacciones comunicativas que se desarrollan alrededor de los trasplantes de órganos son muy diversas y, algunas de ellas, tienen una enorme complejidad técnica y emocional. Están implicados profesionales clínicos, familiares de pacientes y gestores sanitarios. En el caso de la donación por asistolia controlada (DAC), la decisión de donar se propone cuando el donante está aún vivo. Se ha de programar una retirada de soporte vital que conducirá a la parada cardiorrespiratoria y al fallecimiento. En este trabajo, identificamos las fases comunicativas asociadas a la DAC y entrevistamos a una coordinadora de trasplantes de un hospital español para determinar fortalezas o debilidades en los procesos comunicativos presentes durante la entrevista de donación, la propuesta de DAC, el fallecimiento de la persona y la extracción de órganos. Ciertamente, podemos decir que hay protocolos avanzados en estos ámbitos y que los profesionales relacionados con los trasplantes tienen una buena formación. Con todo, hay margen de mejora en el contexto elegido para desarrollar las interacciones y hay que profundizar en el entendimiento que de la donación en asistolia controlada tiene la familia, así como en el debate suscitado por la retirada de soporte vital y por la intervención en el cuerpo del donante para facilitar el éxito del trasplante.

Palabras clave: interacción clínica, trasplante, donación por asistolia controlada, análisis del discurso médico.

A modo de introducción

Los procesos comunicativos relacionados con el trasplante de órganos han sido objeto frecuente de investigación. Así, por ejemplo, Gemma Flores y Lupicinio Íñiguez (2009) se han interesado por la representación de la muerte encefálica en un manual de coordinación de trasplantes. Debra Budiani (2007) se ha ocupado del discurso promotor de los trasplantes por parte de los médicos. Antonio Bañón (2020), Francisco Mercado y Carlos Asencio (2014) o Joan Carles March y María Ángeles Prieto (2001) han tratado el discurso de los medios en relación a los trasplantes en general, en tanto que Kim H. Chuong, Kieran C. O'Doherty y David M. Secko (2015) o Antonio Pardo (2008) se han orientado hacia la representación que los medios han hecho de trasplantes específicos. Incluso Rafael Matesanz, un referente internacional de la gestión en el ámbito del trasplante de órganos, ya reflexionó también, hace dos décadas, sobre medios y trasplantes (2002).

Dariusz Galasiński y Magi Sque han trabajado sobre la representación lingüística del acto mismo de donar o de recibir órganos a partir de cartas escritas por familias afectadas (2016). Por supuesto, hay propuestas sobre técnicas y habilidades de comunicación en la entrevista familiar de donación (Cabrero y Richart 1995). Por cierto, Gómez *et al.* (2001: 57) afirmaban, hace años, que "a pesar de su trascendencia no existen muchas publicaciones ni investigaciones acerca de esta fase crucial del proceso". También podemos encontrar investigaciones sobre narrativas vinculadas al discurso de personas trasplantadas de corazón durante su estancia en unidades de cuidados intensivos (Flynn *et al.* 2014) o sobre el agradecimiento por parte de los receptores hacia la familia del donante (Pool *et al.* 2011). Heidi Hamilton (1998) se ha preocupado por la identidad asumida por las personas trasplantadas de médula ósea a través de los mensajes de una lista de discusión electrónica. Mercado-Martínez *et al.* (2013) han investigado el discurso de los coordinadores de trasplantes, una figura creada en España en 1986 como respuesta a la compleja actividad interhospitalaria y de gestión de la comunicación derivada de este procedimiento terapéutico (Elizalde y Lorente 2006).

Apenas hay trabajos, sin embargo, a propósito de estrategias comunicativas en relación a la donación en asistolia controlada (DAC) o al trasplante relacionado con esta, en el que, como veremos, se producen numerosas líneas de comunicación paralelas o que se suceden en un espacio muy limitado de tiempo. Peltier *et al.* (2011) reclaman a los investigadores interesados en la comunicación que incluyan este tema entre sus pesquisas. Las técnicas de comunicación de malas noticias (Valentín *et al.* 2007) o la comunicación en contextos de cuidados paliativos (Zimmermann 2012) también tienen un protagonismo evidente en las interacciones asociadas a este tipo de donación de órganos. Kelso *et al.* (2007) han destacado precisamente la labor comunicativa que pueden hacer los equipos de cuidados paliativos en relación a las familias implicadas en una donación en asistolia controlada.

Sus especiales características han conllevado nuevos retos en la interacción clínica que, como era de esperar, han implicado nuevos niveles de complejidad comunicativa; comenzando, en efecto, incluso por la intensificación del debate sobre el concepto mismo de 'vida' o de 'muerte'. La Australian and New Zeeland

Intensive Care Society (2021: 40) destaca la importancia de la comunicación y del lenguaje utilizado en estas situaciones extremas para los familiares. El lenguaje ha de evitar expresiones ambiguas o insensibles, que pueden determinar su percepción negativa. Tampoco recomienda este colectivo el uso de términos incomprensibles y proponen flexibilidad suficiente en el tiempo para comprender y hacerse comprender.

La donación por asistolia controlada

La donación de órganos de personas fallecidas en situación de muerte encefálica (ME) "es insuficiente para cubrir las necesidades de trasplante de nuestra población" (González-Méndez y López-Rodríguez 2019: 40). Ante esta escasez de órganos, procedimientos alternativos han sido puestos en marcha. En realidad, algunos de ellos han sido recuperados; es el caso de la donación en asistolia (controlada y no controlada). "Este tipo de donación es tan antigua como la historia del trasplante pues los primeros procedimientos se realizaron con órganos obtenidos de personas cuyo fallecimiento se había determinado por los hoy denominados criterios circulatorios y respiratorios" (Matesanz et al. 2013: 221). También se utiliza, en ámbitos no especializados, las expresiones "a corazón parado"[1] o "en paro cardíaco controlado"[2]. Otras denominaciones utilizadas en el ámbito anglosajón han sido *organ donation after cardiac death, controlled donation after cardiac death, donation after circulatory death* o *non heart beating donation*. Se ha propuesto, igualmente, otras expresiones para reflejar mejor el proceso: "donación tras muerte constatada por criterios circulatorios" o "donación tras muerte circulatoria" (Álvarez y Santos 2014: 11).

La DAC, o donación tipo III de la clasificación de Maastricht, se refiere a "la donación de órganos que acontece a partir de personas fallecidas por criterios circulatorios y respiratorios tras una limitación de tratamiento de soporte vital (LTSV)" (Pérez Villares 2015: 43). La no controlada (DANC) o tipo II de la clasificación de Maastricht, por su parte, "es aquella que deriva de personas que han sufrido una parada cardiorrespiratoria (PCR) no esperada, tras la aplicación de maniobras de reanimación cardiopulmonar (RCP) sin éxito" (2015: 44). La DAC estaba descartada hasta no hace mucho porque "el corazón de este tipo de

---

1 Redacción, «En marcha un programa que permite donar a corazón parado», *ABC*, 13 de agosto de 2022, pág.41.
2 Europa Press, «El Hospital de Montilla (Córdoba) realiza con éxito su primera extracción de órganos en asistolia controlada», *Es Andalucía*, 14 de julio de 2022.

donantes no era valorado por el riesgo de lesión isquémica durante la limitación del soporte vital" (Villar-García *et al.* 2022). Los avances en sistemas de perfusión y en técnicas de recuperación cardíaca han permitido revertir esta situación. En la actualidad representa hasta "el 35 % de todos los procedimientos de donación de cadáveres" (Villar-García *et. al.* 2022). La Circulación Extracorpórea y Oxigenador de Membrana (ECMO) han mejorado la viabilidad de los órganos (Rubio *et al.* 2022). El Gobierno de España ha destacado positivamente los programas de donación en asistolia como elemento clave del liderazgo de nuestro país en trasplantes en los últimos años[3].

Objetivos y metodología

Los objetivos de nuestra investigación son los siguientes:

- Conocer, con el mayor detalle posible, todas las fases e interacciones clínicas que tienen lugar en el proceso de trasplante de órganos antes de una DAC y, a partir de ella, identificar los principales actores que participan y sus responsabilidades (incluidas las comunicativas).
- Observar las fortalezas y las debilidades comunicativas en estas interacciones clínicas para poder establecer protocolos de fortalecimiento de aquello que funciona bien y de cambio en lo que parecen ser puntos débiles en algunas etapas del proceso.

Para cumplir ambos objetivos, nos hemos servido de tres fuentes: a) publicaciones específicas en revistas de referencia en el ámbito de la salud y de los trasplantes de órganos; b) experiencia profesional de los autores del presente capítulo; y c) una testigo significativa en el proceso de trasplante de órganos que ha tenido experiencia directa con la donación en asistolia controlada y que puede hablar de cuatro bloques médicos y comunicativos esenciales:

- La entrevista de donación.
- La propuesta de DAC.
- El fallecimiento de la persona donante.
- El proceso de la extracción de órganos.

---

3 «España revalida en 2019 su liderazgo mundial en donación de órganos y aporta el 20 % de los donantes de la UE y el 6 % del mundo», 7 de septiembre de 2020. Accesible en: https://www.lamoncloa.gob.es/serviciosdeprensa/ notasprensa/sanidad14/Paginas/2020/070920-trasplantes.aspx.

Más concretamente, hemos entrevistado en profundidad a una persona encargada de la coordinación médica de trasplantes en un hospital español. La entrevista se ha realizado a través del teléfono y la entrevistada fue advertida de que su nombre no aparecería reflejado en esta investigación. Tampoco el de su centro de trabajo. Sumando los tiempos de respuesta a cada pregunta, la duración total de la entrevista fue de 26 minutos y 19 segundos. El esquema que nos ha servido como guía temática para nuestra interacción con esta persona responsable del equipo de coordinación de trasplantes puede consultarse en el Anexo de este capítulo.

Fases y momentos claves de la interacción clínica asociada a la DAC

Syversen *et al.* (2018: 310) creen que hay que planificar bien los aspectos comunicativos de la DAC y que tal planificación ha de incluir una comunicación honesta, sincera y cercana con los familiares. En nuestra opinión, así ha de ser en cada una de las fases. Ahora bien, ¿cuáles son esas fases principales del proceso de donación que consideramos especialmente relevantes no solo desde el punto de vista clínico, sino también comunicativo? Según Bernadette Haase *et al.* (2016: 772), serían las siguientes: i) debatir sobre el cese o la retirada del tratamiento adicional y hacer un plan de atención al final de la vida; ii) confirmar el consentimiento para la donación (comprobar el registro de donantes, consultar con la familia, pedir consentimiento y corroborar la idoneidad del donante); iii) retirar tratamiento de soporte vital (planificar la retirada, el lugar en el que se haga y coordinar la despedida de los familiares); iv) actuar para la preservación de órganos (gestión de donantes y poner en marcha intervenciones *premortem*); v) determinar la muerte (supervisar el proceso de muerte y certificarla por parte del médico responsable); y vi) extraer los órganos por parte del equipo de profesionales encargado y continuar con su preservación.

Como podemos observar, estas seis fases conllevan interacciones entre clínicos o profesionales sanitarios (interhospitalarias o intrahospitalarias), entre clínicos o profesionales sanitarios y familiares o pacientes (si incluimos a los receptores potenciales de los órganos), y entre clínicos o profesionales sanitarios y gestores intrahospitalarios o extrahospitalarios. Algunas de estas interacciones implican un uso constante de metalenguaje médico y científico, en tanto que otras habrán de caracterizarse por esfuerzos de divulgación que permitan la acomodación comunicativa en contextos médicos de la que tanto se ha hablado desde hace años en los estudios sociolingüísticos (Coupland *et al.* 1988; Farzadnia y Giles 2015). La presencia de profesionales capaces de divulgar adecuadamente los mensajes y de generar herramientas comunicativas de acomodación al destinatario determina el éxito o el fracaso de la interacción médico-paciente o profesional sociosanitario y usuario del sistema de salud. En efecto, la hibridación de modalidades de habla es muy útil para la comunicación exitosa en contextos sanitarios (Sarangi 2000). La acomodación sanitaria implica tomar conciencia previa de que existe una distancia entre los interlocutores (Williams 1999: 151).

Street (1991) ya se ocupó de la acomodación en consultas médicas en un trabajo incluido en un libro clásico en el estudio de este concepto: *Contexts of Accommodation. Developments in Applied Sociolinguistics*. Entre las variables estudiadas, incluía la *edad* del paciente, su *ansiedad* y la de sus familiares, la *educación* y la *clase social* del paciente y su *identidad sexual*. Los médicos, en efecto, no pueden dejar de lado su necesaria labor divulgativa, de "árbitros de significados" (Toombs 1992: 45). En contextos sanitarios, estos problemas son mayores al ser muchas las personas que, a pesar de ser ajenas a sus pautas de interpretación, se encuentran inevitablemente expuestas al tecnolecto médico. Los profesionales sanitarios cuentan con herramientas endocomunicativas de gran sofisticación, y algunos llegan a identificarse tanto con ellas que acaban obviando la adaptación necesaria cuando se interactúa con personas a las que, al menos en este punto, no se les puede pedir complicidad.

¿Cómo se expresa esto en el trasplante de órganos derivado de la donación en asistolia controlada en donde, por cierto, la ansiedad justamente es un factor clave y muy duradero? Por nuestra parte, proponemos ampliar hasta diez estas fases, tal y como aparecen a continuación.

Adecuación del esfuerzo terapéutico como propuesta clínica

El equipo médico valora (en sesión clínica o en reuniones similares) la "adecuación del esfuerzo terapéutico" en pacientes con enfermedades irreversibles (por ejemplo, neurodegenerativas) que no responden a ningún tratamiento (Butragueño *et al.* 2020). James Bernat ha investigado, específicamente, la diferencia entre "irreversible" y "permanente" en la "circulatory-respiratory death determination" (2010). Claro que el concepto mismo de "irreversibilidad" de la situación no está claro para algunos (Hardison y Schears 2007); no tanto, se dice a veces, como cuando el fallecimiento se basa en muerte cerebral (Crippen 2008: 347). No es igual "estar muerto, estar casi muerto o estar en el proceso de morir" (Crippen 2008: 348).

El médico a cargo del tratamiento del paciente "es el responsable de iniciar y liderar la discusión con el resto de los profesionales implicados" sobre la retirada del soporte vital que habrán de proponer a la familia (González-Méndez y López-Rodríguez 2019: 41). Los equipos médicos y de enfermería han de decir que aplicarán los tratamientos convenientes para asegurar una atención adecuada al final de la vida de la persona. Vale la pena insistir, por su frecuente contacto con el paciente, en el papel de los profesionales de enfermería en este contexto: "parece claro que la enfermera está llamada a asumir un papel protagonista en este tema. Solo hace falta que se lo crea y esté dispuesta a asumir el reto" (González-Méndez y López-Rodríguez 2019: 42). En efecto,

> [La] enfermera de cuidados críticos tiene un papel importante como mediadora y nexo entre el médico y la familia del paciente, y puede preceder al médico en la preparación del paciente y/o familia para aceptar la muerte como un resultado probable, que es fundamental y paso previo inexcusable para asumir la decisión de una LTSV (González-Méndez y López-Rodríguez 2019: 43).

También se habla, por cierto, de "limitación del esfuerzo terapéutico" (Álvarez y Santos 2014: 9), de "limitación de terapias fútiles" o de elusión de la "obstinación terapéutica" (González-Méndez y López-Rodríguez 2019, pp. 41 y 42). La LTSV alude al momento en el que se desconecta al probable donante de la ventilación mecánica, se administra heparina (para evitar coágulos) y se retiran las drogas que mantienen el corazón (las llamadas "drogas vasoactivas"). En todo momento, se deja la analgesia y la sedación que no aceleren la muerte, pero que permita al probable donante estar –valga la expresión en una situación tan dramática– confortable. Hay, previsiblemente, un intercambio de argumentos médicos (y de otra naturaleza) que se utilizan para tomar esta decisión.

La LTSV implica el acuerdo entre los profesionales y, más tarde, entre estos y los familiares o los representantes de la persona enferma. Comunicativamente, es un momento de especial intensidad emocional ya que, de alguna manera, supone el reconocimiento explícito de que ya no hay nada más que se pueda hacer, de que no valen "medidas desproporcionadas" (Pérez Villares 2015: 47) o "enormemente gravosas para la sociedad" (Álvarez y Santos 2014: 17) dirigidas a evitar lo inevitable. Esta incorporación del factor económico redirige el debate y puede confundir sobre lo esencial, en nuestra opinión.

Comunicación a la familia de la propuesta de LTSV

La intensivista (sola o en compañía de otros profesionales sanitarios) habla con los familiares para hacerles esa propuesta de retirada de SV. Estos pueden decidir de forma más o menos inmediata o solicitar tiempo para pensarlo, ya que la situación puede reclamar, por ejemplo, conversaciones entre los propios familiares. Hemos de tener en cuenta que el rol de la familia de los pacientes a la hora de decidir la limitación de soporte vital en cuidados intensivos difiere a lo largo del mundo (Esteban *et al.* 2001: 1748). La decisión de la familia puede ser, naturalmente, positiva o negativa. Y podemos hablar, pues, de diversas interacciones para llegar a este punto. Dichas interacciones se desarrollarán, por lo normal, en espacios asociados a la UCI. Se ha planteado como escenario posible (aunque extraordinario) el que la iniciativa para la retirada de la respiración asistida pueda ser de los propios familiares y con el desacuerdo de los propios profesionales sanitarios (Haddow 2004: 43). Estaríamos ante un contexto que conduciría a interacciones marcadas por el conflicto, algo que, en el caso concreto de los trasplantes, no es frecuente, pero que, por desgracia, no es inhabitual en otros entornos clínicos.

En esos momentos, no se dice nada sobre donación y trasplante a las familias (Haase *et al.* 2016: 777). El paciente (y no el trasplante) ha de ocupar el centro del interés comunicativo. La decisión de LTSV "debe tomarse por el equipo médico responsable del paciente, de forma independiente a la estructura de coordinación de trasplantes" (Álvarez y Santos 2014: 11). Hay que estar atentos a las expresiones y a los gestos utilizados tanto si se acepta la retirada como si se rechazan los argumentos y contraargumentos usados en la conversación entre profesionales y familiares. Se actúa conforme determinan las Recomendaciones de los Cuidados al Final de la Vida de la Sociedad Española de Medicina Intensiva y Unidades Coronarias (Semicyuc). Téngase en cuenta que el cuidado de la familia forma parte del cuidado del paciente (Haase *et al.* 2016: 776).

Entrevista para la donación

Si la familia da su conformidad a la LTSV, en conversaciones posteriores se propondrá el trasplante. "Se debe evitar […] actitudes paternalistas o informaciones sesgadas y falseadoras para lograr un objetivo ajeno al paciente" (Álvarez y Santos 2014: 13). La existencia de un documento previo favorable a la donación (carné de donante, testamento vital, declaración de últimas voluntades, registros de donantes, etc.), por parte de la persona fallecida o en proceso de fallecer facilita la toma de decisiones; de hecho, suele contemplarse la localización de este tipo de documentos como un primer paso en el proceso de donación (Australian and New Zeeland Intensive Care Society 2021: 8). Lo habitual, con todo, es respetar la opinión de los familiares, a pesar de que la legislación ampara la realización de trasplantes siempre que no haya habido una opinión contraria en vida por parte del futuro donante (Otero-Reviña *et al.* 2006: 196). Hay pues, en este punto, un desequilibrio entre el "discurso político contemporáneo sobre donación de órganos" y el discurso real (Emmerich 2013, pp. 154–155). Hay un debate abierto sobre la posibilidad y conveniencia o no de atender siempre la decisión de la familia, para aumentar el número de donaciones (Otero-Reviña *et al.* 2006). También está abierto el debate sobre el trasplante tras intercambio de información directamente con pacientes que solicitan eutanasia, en aquellos países en los que se tiene regulada esta posibilidad (González-Castro *et al.* 2019). El coordinador o la coordinadora de trasplantes del hospital tomará las riendas del proceso (incluida la comunicación). De nuevo, la familia puede decidir rápidamente o necesitar tiempo para pensárselo; se ha hablado de "abordaje diferido para concederles [a los familiares] un mínimo período de adaptación a la tragedia personal" (Escudero y Otero 2015: 371). Podríamos llevar a nuestro terreno esta afirmación proponiendo la expresión "comunicación diferida" o fase de "recontacto" (Cabrero y Richart 1995: 304).

En esta entrevista de donación, hay protocolos establecidos que favorecerán la aclaración de cuantas dudas surjan y la decisión favorable al trasplante.

En casos en los que es necesario, habrá que consultar con la jueza o el juez correspondiente la posibilidad de realizar la extracción de órganos, con lo que se aumentan los actores partícipes del intercambio comunicativo y, por consiguiente, los espacios y las interacciones con incidencia clínica (Pérez-Pérez *et al.* 2006).

Propuesta de DAC

Los candidatos a DAC son pacientes "con daño cerebral catastrófico, enfermedades neurodegenerativas, cardíacas o respiratorias en fase terminal" (Villar-García *et al.* 2022). Peltier *et al.* (2011) indican que los profesionales sanitarios no solo han de ser favorables a la DAC, sino que también han de estar comprometidos con la necesidad de discutir este tipo de donación con las familias de posibles donantes (2011: 591). En este sentido, han de ser preparados en el uso de estrategias para comunicar efectivamente sobre DAC (2011: 592), lo que implica, por ejemplo, debatir sobre conceptos claves como el de 'irreversibilidad'. Asimismo, ha sido fuente de conflicto la supuesta desacomodación de la donación por asistolia controlada a la "dead donor rule" (Verheijde *et al.* 2007). "Podría sugerirse que el explante se realiza sobre un paciente aún no en situación de muerte clínica, violando de esta manera la *Dead Donor Rule*" (Álvarez y Santos 2014: 16). El debate sigue vigente (Nielsen Busch y Mjaaland 2022).

En el momento en el que se decida hacer el trasplante o incluso en ocasiones en el mismo momento en el que se informa de esta posibilidad, se dirá también que se quiere optar por hacer una donación por asistolia controlada (DAC). Una comprensión adecuada del significado de asistolia controlada es tan importante como la de muerte encefálica (Rivera-Durón *et al.* 2014: 84). Estos protocolos son muy relevantes en el desarrollo de este tipo de interacción en contextos clínicos. Francisco Caballero y Rafael Matesanz son los responsables del *Manual de donación y trasplante de órganos humanos* editado por la ONT en 2015. El capítulo 19 está dedicado a la donación en asistolia controlada y se indica que esta "requiere siempre de la existencia de protocolos hospitalarios vigentes de limitación del tratamiento de soporte vital (LTSV) y de retirada del tratamiento de soporte vital (RTSV) aprobados por el Comité de Ética Asistencial y Dirección Médica" (2015: 2). Recuerdan los autores, además, que la DAC implica dos subprocesos básicos: retirada del tratamiento de soporte vital y la espera hasta la asistolia irreversible. Y en relación con la entrevista de donación, recomiendan que esta no sea fruto de la improvisación ni de la precipitación y que sea realizada por "profesionales del equipo *staff* de CTx con formación y experiencia acreditadas para esta finalidad" (2015: 7).

Álvarez y Santos (2014: 13) se hacen la siguiente pregunta en relación a este tipo de donación: "¿Se produce realmente una información apropiada sobre este tipo de donación y sus características?". Y añaden a continuación: "En la actualidad, la información sobre este procedimiento se realiza inmediatamente después de la decisión y aceptación de la RTSV; situación que, debido al desconcierto y sufrimiento que suele acompañar este momento, afecta a la capacidad de entendimiento y reflexión de los familiares". Acaban proponiendo "un debate social claro y veraz que explique a la opinión pública las características propias y diferenciadoras respecto de otras formas de donación". La DAC aparece mencionada en el contexto de la tensa relación entre el final de la vida y la donación de órganos (Rodríguez-Arias 2014). Es clara "the need for improved communication of DCD policies" (Victorian 2009: 9). Tras la retirada de soporte vital, "la parada cardiocirculatoria no es inducida, pero se espera que ocurra" (González-Méndez y López-Rodríguez 2019: 41). En realidad, la DAC es (aunque cada vez menos) también un procedimiento que no resulta familiar a muchos profesionales sanitarios; también con ellos habrá de establecerse líneas de comunicación en las que se aclare el procedimiento y las distintas responsabilidades (Academy of Medical Royal Colleges 2011: 39).

Se ha propuesto establecer, como decíamos, un debate público sobre esta cuestión y sobre la DAC en general (Kalkbrenner y Hardart 2012: 257; Verheijde *et al.* 2007: 7). La puesta en práctica de procedimientos previos al fallecimiento para preparar la donación ("manipulación ante-mortem del donante", Álvarez y Santos 2014: 10) puede generar dudas con respecto al cuidado de la persona al final de su vida (Kalkbrenner y Hardart 2012). Se ha hablado de una "importante discusión ética acerca de los cuidados al final de la vida" en relación a este tipo de donación, "no aceptada en todos los países, porque su marco legal no está reconocido ni desarrollado" (González-Méndez y López-Rodríguez 2019: 40). En los programas de asistolia controlada, hay decisiones que "se toman mientras el paciente está en situación terminal, pero aún con vida" (Álvarez y Santos 2014: 13). Tal vez, "podría resolverse el problema si aceptamos que nos encontramos ante un acto de altruismo" (Álvarez y Santos 2014: 14). En cualquier caso, hay quien critica el discurso oficial sobre ética y DAC que desea transmitir la impresión de que es un debate resuelto mediante la utilización de argumentos universales y abstractos, en lugar de situarlo también en contextos específicos de actuación médica (Cooper 2018: 105).

Dado el carácter especial de este procedimiento, la coordinación y/o las personas que han llevado el caso en cuidados intensivos habrán de explicar detalladamente la técnica para asegurarse de que los familiares entienden bien la información y dan su consentimiento (verbal, en primer término, y por escrito, posteriormente). Es conveniente observar con qué grado de detalle se explica realmente y si, por ejemplo, se utilizan apoyos visuales para favorecer la comprensión, así como conocer si, habitualmente, estos familiares preguntan algo. Si la familia se niega una vez conocido el procedimiento, es necesario conocer los motivos. Especialmente relevante puede ser que haya una familia favorable al trasplante, pero que muestre dudas con respecto a la DAC. Se ha de valorar la presencia de otros profesionales (por ejemplo, psicólogos), siempre que esto no transmita una sensación de agobio hacia los familiares que han de decidir. Puede darse el caso de que una negativa pueda valorarse de nuevo y convertirse en aceptación familiar tras un período de reflexión. O a la inversa. Realmente, durante un tiempo (mucho tiempo, a veces) ha habido una comunicación entre intensivistas, enfermeras de cuidados críticos y familiares, por lo que hay un conocimiento de lo que estos últimos pueden pensar o sus sensibilidades hacia lo que se haría en caso de fallecimiento. Se acordará con la familia cuándo proceder tanto a la retirada del SV como a la realización de la DAC. En este sentido, el hecho de que pueda haber una programación repercute sobre los horarios en los que se produce la intervención, mucho más amables también para los profesionales (por lo normal, a primera hora de la tarde) que cuando no se hace así y la actividad se realiza por la noche y la madrugada. No descartamos que el horario pueda repercutir sobre una mejor o peor comunicación.

Interacciones intrahospitalarias preparatorias

El equipo de coordinación de trasplantes (CTx) comunica a los distintos profesionales y departamentos implicados la disponibilidad de órganos. "Estos profesionales de CTx serán responsables de revisar la historia clínica del paciente y asegurar la ausencia de contraindicaciones médicas para la donación" (Caballero y Matesanz 2015: 6). La coordinadora informa de que hay una persona candidata a donación en asistolia controlada y de cuándo prevé que se va a realizar el trasplante. Hay que indagar cómo se hace esa comunicación. De igual manera, hay que poner sobre aviso a la persona candidata o a las personas candidatas a recibir el trasplante para que estén preparadas. Puede ocurrir que haya profesionales que se nieguen o que muestren reparos a la hora de participar en la DAC alegando objeción de conciencia o dudas sobre el procedimiento. En esos casos, habría que identificar los motivos exactos y la reacción del hospital.

Cada hospital designa a los profesionales de cada área que participarán, previa consulta con sus distintos responsables. Las áreas médicas implicadas son las siguientes: cirugía cardíaca (uno o dos cirujanos), cirugía general (uno o dos cirujanos), anestesia, perfusión (un profesional encargado de la ECMO), cuidados intensivos (intensivista responsable del paciente), radioterapia (un encargado de rayos), enfermería (dos enfermeras de quirófano) y asistencia técnica sanitaria (un auxiliar encargado de abastecer con material a la enfermería). Cada una de las personas implicadas de cada una de estas áreas conocerá la existencia de un protocolo de actuación para DAC y para trasplantes, y, además, tendrá una percepción determinada con respecto a todo el proceso, incluidas valoraciones con respecto a la comunicación (puntos fuertes o puntos de mejora). A veces, puede haber personas que están en formación en los distintos estamentos, debido a que la mayoría de estos procedimientos se hacen en hospitales universitarios.

Son muchos los actores que participan en la DAC. Si nos fijamos, por ejemplo, en la noticia titulada «El Hospital Doctor José Molina Orosa realiza la primera extracción multiorgánica en asistolia controlada»[4], podemos identificar los siguientes: "los sanitarios del centro", "profesionales del hospital lanzaroteño y del Hospital Nuestra Señora de Candelaria, en Tenerife", "los especialistas que han participado en este dispositivo", "la Coordinación Regional de Trasplantes", "los coordinadores de trasplantes de las islas", "la Organización Nacional de Trasplantes (ONT)", "el resto de unidades de trasplantes de los hospitales de Canarias", "especialistas en Medicina Intensiva, las Dras. Tamara Cantera y Priscila Carcelén y la enfermera Penélope Gómez", "la dirección médica del centro", "los familiares de la persona donante", "pacientes que requieran de un trasplante". En otra información, titulada «La Paz realiza con

---

4 Redacción, *iSanidad*, 18 de abril de 2022.

éxito un trasplante cardiaco en un adulto y un niño con donación en asistolia controlada»[5], se identifican estos otros actores: "Las intervenciones, de una gran complejidad técnica, han sido posibles gracias a la colaboración de un equipo multidisciplinar, formado por profesionales de los servicios de Cirugía Cardiaca Infantil y Cardiopatías Congénitas, Cardiología Infantil y de Adultos, Cuidados Intensivos pediátricos y de adultos, así como Anestesiología y Reanimación, junto a la Unidad de Coordinación de Trasplantes". En uno y otro caso, queda claro que las líneas de interacción comunicativa entre todos estos actores habrá de ser sin duda compleja, como complejas son las fases del proceso de donación.

Comunicaciones con y desde la ONT

Desde el hospital se contacta con la Organización Nacional de Trasplantes (ONT) para informar de la disponibilidad de órganos antes mencionada. Los responsables suelen ser los equipos de coordinación de trasplantes (Elizalde y Lorente 2006: 41). Hay comunicación verbal y también por escrito, ya que se envía el expediente incluso en el momento en el que el donante es potencial donante para que sea valorado por parte de la ONT, que es la que establece, a su vez, líneas de comunicación con hospitales con candidatos a recibir órganos para trasplante. En estos casos, todos los organismos y profesionales implicados suelen conocer que se tratará de una donación en asistolia controlada.

Comunicación clínica interhospitalaria

La gestión de la ONT es el paso previo para que se establezca una interacción comunicativa directa entre departamentos y profesionales de ambos centros hospitalarios. Queda pendiente para futuros trabajos las respuestas a preguntas como las siguientes: ¿cómo se produce este primer contacto? ¿Quién lo hace? ¿Se informa de la DAC como procedimiento?

Preparación del cuerpo del donante y retirada del SV

En la siguiente fase, las interacciones suelen trasladarse a la zona de quirófanos. La intensivista, junto con algún otro profesional, acompaña a la familia (si lo desea) y a la persona donante en el momento de retirada del soporte vital (SV). La extubación del paciente se realiza en la Unidad de Cuidados Intensivos o ya

---

5   Europa Press, 2 de marzo de 2022.

en el mismo quirófano. Se ha propuesto pensar con detenimiento el lugar de la extubación dado que

> "En quirófano es más conflictiva para un adecuado desarrollo del proceso por diversos motivos [...]. Los familiares pierden el contacto con los profesionales que han estado cuidando al paciente desde su ingreso en la UCI y con quienes han construido una relación de confianza y tienen que enfrentarse al ambiente del quirófano, donde no queda espacio para permanecer a solas y despedirse de su ser querido" (González-Méndez y López-Rodríguez 2019: 42). En todo caso, en el *Manual de donación y trasplante de órganos humanos*, se indica que "prioritariamente la RSTV del paciente se realizará en un quirófano del área quirúrgica" (2015: 11).

Previamente, puede haberse dado tiempo a la familia a estar a solas para hacer una despedida más privada. En la DAC, el cuerpo del futuro donante se prepara convenientemente. Los cirujanos cardíacos, en efecto, hacen una incisión a nivel femoral y se introduce una cánula en la vena femoral derecha, que se hace progresar hasta la parte derecha del corazón (cuya función es recoger la sangre no oxigenada). Otra cánula se sitúa en la femoral y llega hasta el abdomen a través de la aorta abdominal (cuya función será posteriormente aportar sangre oxigenada). Normalmente, esto se hace en el lado femoral derecho. A continuación, se realiza una incisión en la región femoral izquierda, y se introduce un catéter con un balón desinflado en el extremo, que se aloja con control de rayos X en la aorta torácica. La función de este catéter será, después de la certificación de la muerte, impedir que llegue sangre al corazón y al cerebro.

Si se trata de donación en asistolia controlada en pediatría, algunos profesionales se han referido a la ambigüedad del momento de fallecimiento o los minutos que habrá que esperar "para establecer el fallecimiento de un niño o un neonato"; e incluso el hecho de que "muchos padres desean acompañar la LSTV de sus hijos de diversas formas, entre ellas, cogiéndolos en brazos", lo que implica "adaptar las medidas encaminadas a limitar el tiempo de isquemia caliente" (Arnaez *et al.* 2016). La comunicación no verbal es determinante en momentos así (De Pasquale *et al.* 2019).

El tiempo de espera del fallecimiento del paciente o del familiar es especialmente duro desde el punto de vista emocional y comunicativo (incluida, especialmente, la comunicación no verbal y paraverbal). Hay que estar preparados para reacciones ante el dolor tales como la rabia, la culpa, el alivio, el bloqueo, la angustia, la negación, la confusión o la pena (Segovia y Serrano 2017, pp. 40–41). Bernadette Haase *et al.* (2016) reclaman tanto la identificación clara de un equipo de referencia que hable con los familiares sobre los procedimientos asociados a este tipo de donación y que sea sensible a las particularidades religiosas y culturales de sus interlocutores como el desarrollo de iniciativas informativo-educativas con todos los actores implicados, de alguna manera, en la DAC (2015: 777). Más específicamente, se pide una especial atención a las interacciones comunicativas con las familias tanto en los momentos finales de la vida del paciente como en el período de tiempo en el que se procede a la extracción de órganos (2015: 778).

Puede darse el caso de que el fallecimiento tras la retirada de soporte vital no ocurra en el plazo previsto y que el paciente haya de salir del quirófano y regresar a otros espacios hospitalarios.

Certificación (o no) del fallecimiento y proceso de extracción

Después del momento preparatorio descrito anteriormente, se comunica al intensivista responsable y a la coordinadora de trasplante que se puede avanzar en el procedimiento. Hay que colocar una sábana estéril para evitar que la familia vea las cánulas en la región femoral. Es importante saber, entonces, que el equipo extractor está en la sala contigua al quirófano o llegando al hospital. Si está de camino se les llama para asegurar que, antes de 15 minutos, llegarán al hospital donante. En el quirófano, el coordinador de trasplantes ha de registrar los siguientes datos relacionados con el tiempo (Caballero y Matesanz 2015, pp. 11–12): a) hora de la RTSV; b) hora de la primera caída de la tensión arterial sistólica (TAS) por debajo del 50 % de la basal y por debajo de 60 mmHg; c) hora de la caída de la saturación arterial de oxígeno por debajo del 80 % y del 50 %; d) hora de la parada circulatoria; e) el periodo de espera (al menos 5 minutos) hasta el fallecimiento del paciente; f) hora de fallecimiento del paciente (es la hora en que se completó el diagnóstico de la muerte); g) hora de la incisión abdominal (laparotomía media o en cruz); h) hora de inicio de la perfusión fría de los órganos tras canulación de la aorta abdominal; i) hora de esternotomía media; y j) hora de clampaje de la aorta torácica.

Las interacciones y la precisión con la que hay que actuar en el trasplante de órganos con DAC implican al menos dos reflexiones: a) la rapidez técnica reclama comunicaciones muy sintéticas y precisas; y b) los ritmos de intervención implican también el desarrollo de interacciones que se desarrollan de forma paralela y en ocasiones se solapan. En caso de que se sucedan, lo hacen en tiempos muy ajustados.

Una vez que se retira la ventilación mecánica y las drogas vasoactivas, se informa a la familia que la muerte se certifica cuando hay ausencia de respiración, ausencia de estímulos y la curva de tensión (que es distinta al registro electrocardiográfico) está por debajo de 60 mmHg durante 5 minutos. "El certificado de defunción será firmado por el médico del área de críticos responsable"

(Caballero y Matesanz 2015: 12). La familia podrá estar presente durante la retirada de soporte, así como en la declaración del fallecimiento. Posteriormente, es informada de la necesidad de ausentarse para llevar a cabo la donación en asistolia controlada. Si la familia no puede separarse del fallecido, se anulará la donación de órganos. En el caso de que la retirada del soporte vital no cause parada circulatoria y respiratoria dentro de los tiempos aceptables para la viabilidad (hígado 30 minutos), se mantendrán los cuidados, se trasladará el paciente a la UCI, y la familia podrá permanecer junto al paciente (Haase *et al.* 2016: 777). En el capítulo sobre DAC del *Manual* de Caballero y Matesanz se indica que es "importante informar claramente a la familia de la posibilidad de que finalmente no pueda realizarse la extracción de órganos, cosa que ocurriría si el tiempo transcurrido desde la RTSV hasta la muerte se prolongara más de dos horas" (p. 7). "El porcentaje de pacientes que no presentan asistolia en el límite de tiempo establecido, y que por lo tanto no pueden ser donantes, oscila entre el 17–36 %" (Escudero y Otero 2015).

A los 5 minutos de certificar la muerte "por ausencia de circulación y respiración" (Caballero y Matesanz 2015: 227) y siempre que la familia haya salido del quirófano, se avisa al equipo y, en ese momento, entran a quirófano el cirujano cardiaco, el cirujano general, la enfermera instrumentista (que estarán con el traje quirúrgico y con los guantes estériles puestos), el perfusionista, la enfermera circulante y el técnico de rayos. Normalmente, el aviso y el control de tiempos lo realizan el médico intensivista responsable y la coordinadora de trasplante. En ese momento, el equipo retira la sabana que cubre al paciente. El cirujano infla el balón que hay en el extremo del catéter que se introdujo en la arteria femoral izquierda, comprueba con rayos X que esté bien normoposicionado y da la orden al perfusionista para que comience a funcionar la máquina de corazón y pulmón (para empezar a drenar la sangre de la parte derecha del corazón a través de la cánula de la vena femoral derecha, oxigenarla en la máquina e infundirla a través de la arteria femoral derecha, y así perfundir riñones e hígado). En ese punto, se comprueba que la máquina está funcionando bien, se realiza una serie de analíticas para comprobar que los órganos que se quieren donar están siendo bien oxigenados. Tras comprobar que todo funciona bien, es decir que la sangre oxigenada llega bien y que no se acumula sangre venosa (no oxigenada), se le da permiso al equipo extractor para realizar la apertura abdominal y para que compruebe, con visión directa, el aspecto del hígado o de otros órganos. La coordinación de trasplantes suele comunicar a la familia, antes de la extracción, los órganos que serán útiles para el trasplante. Una vez que se comprueba el buen funcionamiento, se espera unos 60 minutos de revascularización a través de la máquina de corazón y pulmón, y comienza una extracción de los órganos abdominales (hígado y riñón) al uso. Cuando además de hígado y riñón, se dona corazón o pulmón, el procedimiento es más complejo porque hay que preservar el flujo de sangre en el corazón y limitar el flujo de sangre cerebral.

Interacciones clínicas tras la extracción de órganos y la preparación de la documentación final

Por lo normal, el equipo coordinador de trasplantes sigue en contacto con la familia en la fase de posextracción de órganos, hasta la entrega del cuerpo de las personas a la familia con el fin de que esta proceda a la despedida final, según sus creencias y sensibilidades culturales y religiosas.

Los profesionales implicados en todo el proceso elaborarán los informes correspondientes. En ellos, se menciona la DAC. Es importante conocer el "papeleo" que conlleva una donación y un trasplante y analizarlo minuciosamente, cosa que nos proponemos hacer también en un futuro próximo.

El hospital o la ONT informan sobre este trasplante de forma genérica, incluyendo en sus estadísticas la donación por asistolia controlada. Y preparan notas de prensa que aparecen en los medios. También en la interacción con los medios tiene un papel muy relevante el equipo de coordinación de trasplantes (Elizalde y Lorente 2006: 40). En ocasiones, los periodistas profundizan en el tema, incluyendo casos concretos e incorporando la voz de los familiares o de las personas receptoras. Los medios de comunicación se han interesado por este tipo de donación tal y como hemos podido comprobar acudiendo a la base de datos periodística *MyNews*. Si añadimos en la búsqueda avanzada la expresión "asistolia controlada", marcando como límites temporales el 16 de agosto de 2020 y el 16 de agosto de 2022, observamos que hay un total de 661 resultados. Hay pocas noticias específicas sobre DAC en titulares y subtítulos (48 en total). Lo habitual es mencionar el procedimiento en informaciones generales sobre trasplantes.

Normalmente, la incorporación de la DAC a los centros hospitalarios es representada en la prensa como un avance importante y se informa de ella en secciones de "Salud" y subsecciones denominadas, por ejemplo, "Nuevas terapias"[6]. Es una técnica que también se asocia, en los documentos periodísticos, a otros adjetivos que implican prestigio en el ámbito de las ciencias y de la

---

6   Redacción, «El CHUA forma al personal de otros centros en la donación en asistolia», *La Tribuna*, 13 de agosto de 2022: 9.

medicina, como, por ejemplo, "pionera"[7]. Algunos responsables sanitarios vinculados a los trasplantes creen que uno de los principales retos es, justamente, estabilizar las DAC[8]. Y en las noticias sobre recuperación de niveles de trasplantes tras la pandemia, la donación en asistolia controlada aparece como una técnica que ha favorecido esa recuperación[9]. De hecho, este es el contexto en el que aparece mencionada la DAC de forma prioritaria. También se reconoce la labor de los familiares, que de forma mayoritaria aceptan la donación (también por asistolia controlada)[10], y se agradece, por su puesto, a la persona donante que ha permitido dar salud a otras. En cualquier caso, la prensa también recoge noticias que advierten de problemas asociados a este tipo de donación en el trasplante de ciertos órganos, aunque no se puede decir que haya un debate abierto sobre aspectos técnicos o éticos[11].

Fase y subfases del implante

Aunque esta etapa no es especialmente significativa en el proceso de DAC y por eso no la tendremos presente en este estudio, sí queremos recordar que, después de realizadas las extracciones, se inicia el proceso inverso: mostrar que se puede

---

7   Redacción/Europa Press, «Así son las donaciones a corazón parado, la pionera técnica que impulsa Castilla-La Mancha», *El DigitalCLM*, 12 de agosto de 2022.
8   "Una vez recuperado el ritmo, la principal meta es consolidar la donación cardíaca en asistolia controlada. El enorme auge de esta modalidad de donación ha permitido incrementar considerablemente la actividad trasplantadora en España en los últimos tiempos, pero hasta hace un año y medio no se valoraba para trasplantes de corazón. Hoy se han realizado ya 21 cirugías de ese tipo, dos de ellas en el Chuac y con muy buenos resultados, de ahí que uno de los grandes retos sea estabilizar esta vía para lograr el máximo aprovechamiento de los órganos". Son declaraciones de Fernando Mosteiro, responsable de la Oficina de Coordinación de Trasplantes del Complexo Hospitalario Universitario de A Coruña, que aparecen en el artículo de María de la Huerta titulado «"Sí" rotundo de los coruñeses a la donación», *La Opinión*, 2 de junio de 2022: 24.
9   Redacción, «Madrid recupera los niveles previos a la pandemia en trasplante de órganos», *ConSalud.es*, 1 de junio de 2022.
10 "Ochenta trasplantes y ninguna negativa familiar a donar este año en A Coruña", María de la Huerta, «Donantes de órganos, el 'motor' de otras vidas», *La Opinión*, 5 de junio de 2022: 28. Redacción/Europa, «Nueve de cada 10 familias valencianas dan su consentimiento a la donación de órganos», *20Minutos*, 31 de mayo de 2022.
11 Agencias, «Los trasplantes de pulmón de donantes en asistolia son un factor para desarrollar problemas en los bronquios», *Siglo XXI*, 1 de junio de 2022. En el interior de la noticia se observa que se refiere a "asistolia controlada".

hacer algo más por otra persona, la receptora de algún órgano de quien acaba de fallecer. Esta persona habrá sido avisada previamente por el equipo de coordinación de trasplantes para que esté preparada para un posible traslado a su hospital; la donación en asistolia controlada permite, como dijimos, ajustar más los tiempos y las previsiones de este tipo de trasplante (Haase *et al.* 2016: 777).

A la complejidad emocional y comunicativa, hay que añadir, también ahora, las interpretaciones determinadas por diferencias geoculturales (Nawa *et al.* 2018) o religiosas (Padela y Duivenbode 2018). Estas diferentes interpretaciones se manifiestan en forma de actitudes que también han sido exploradas en relación con la DAC (Bastami *et al.* 2013).

La entrevista en profundidad a la persona encargada de la coordinación médica de trasplantes

Naturalmente, durante esta entrevista, hemos observado tanto las referencias explícitas a los procesos comunicativos en el discurso de la persona entrevistada como el modo de comunicar de las misma cuando hablaba de donación y de trasplante. Hay algunas consideraciones generales que podemos mencionar antes de pasar a las principales fases identificadas. Así, hemos de destacar que, para la testigo, no hay lagunas comunicativas identificables en el proceso en general y, además, afirma que el trabajo en el ámbito de los trasplantes no es conflictivo desde el punto de vista comunicativo. Nos ha confirmado la información relatada en los apartados anteriores, pero también nos ha dado información más específica en algunos puntos que pasaremos a relatar. A continuación, destacamos sus consideraciones más relevantes.

La entrevista de donación

La entrevista de donación se percibe por parte de esta profesional no como una petición, sino como una oportunidad para cumplir el deseo de la persona que ha fallecido o que está próxima al fallecimiento. El entrevistador, además, tiene entre sus objetivos ayudar en el duelo de la familia en la medida de sus posibilidades. Hay, sin duda, una intención humanizadora de la interacción clínica en tanto que se cuidan aspectos tales como la presentación de los profesionales que conversarán con la familia o la compartición de la pena con ella. De igual forma, se suele incluir al inicio de la entrevista un resumen de la situación en la que se encuentra el ser querido para determinar si hay alguna información que los familiares debieran saber y no saben o si hay algún aspecto que no entienden de la situación. Destaca la entrevistada las dudas que suele haber con respecto al concepto "muerte encefálica" entre los familiares. También dice que, mayoritariamente, las familias no han hablado sobre trasplante antes de que llegue este momento límite y que, por lo tanto, no se sabe si había o no un interés por donar en el paciente terminal o fallecido. Probablemente, haga falta una mayor divulgación de este asunto y una mayor formación de la ciudadanía para ajustar por ejemplo situaciones en las que hay "familias que son muy prodonación pero justo el paciente había dicho que no quería donar".

Resulta de especial interés la ampliación de la disponibilidad comunicativa por parte de quienes tienen la responsabilidad de coordinar los trasplantes para la resolución de dudas por parte de los familiares. A veces, son dudas previas a la toma de la decisión sobre la realización o no del trasplante. En otras ocasiones, son dudas tras la decisión; por ejemplo, los trámites funerarios o, en los casos judiciales, los trámites que han de realizarse con el anatómico forense. En todo caso, la "reafirmación" es un acto comunicativo al que también suelen estar muy atentos los profesionales médicos o de enfermería. Siendo, como es, la interacción clínica una relación tan limitada en tiempo y en modos comunicativos, el hecho de que los profesionales se pongan a disposición de las familias mediante un teléfono móvil y las veinticuatro horas del día es, sin duda, un elemento muy relevante.

En ocasiones, los médicos responsables del paciente, llegados a ese punto de no retorno y, previo acuerdo con la familia, presentan a los profesionales encargados de coordinar el trasplante y se marchan. Es lógico que así se haga, aunque también puede haber un sentimiento de inquietud ante la aparición de nuevas personas en momentos de tanta intensidad emocional. De ahí que, según la coordinadora, la comunicación se haga "con muchísimo tacto, adaptándonos a cada familia". Se puede apreciar el interés por la acomodación, asunto al que nos referíamos en anteriores epígrafes. Reconoce que es un momento de choque emocional y que, incluso a personas con altos niveles de formación, les "puede resultar difícil entender algunos conceptos". Cree que la sencillez es el mejor modo de hacerse entender ya que, si no hay comprensión, el proceso se detiene: "De hecho, si ellos no comprenden la muerte encefálica o no terminan de entender la adecuación de soporte vital, no podemos hablar de donación". En este sentido, en su discurso, observamos un interés por ser exhaustiva en la resolución de las dudas e inquietudes: "que no se queden con ninguna cosa antes de la donación". En próximos trabajos, habremos de descubrir qué se entiende concretamente por "sencillez".

Cuando ese choque hace que la familia se bloquee o reaccione de forma contundente, propone esperar "a que la familia tenga un bajón de esa explosión emocional para que recuperen esa capacidad de decisión antes de tener la entrevista de donación". Esa espera puede coincidir con el tiempo que puede necesitar la familia para que lleguen otros familiares que residen en lugares más alejados y pueden tener una opinión relevante en el entorno familiar. Hay que mencionar también que, según nuestra testigo, cuando coinciden la coordinadora médica y la coordinadora de enfermería con la familia, no hay una distribución de roles o de responsabilidades al hablar, sino que atienden indistintamente a sus dudas. La consecuencia es clara: no tener la sensación de estar en una comunicación encorsetada o estereotipada, sino todo lo contrario.

El espacio en el que se desarrolla esta entrevista ha de ser adecuado, tanto en el mobiliario que se utiliza o que está a la vista, como en el cuidado de los ruidos e interrupciones posibles. Además, ha de transmitirse un sentimiento de exclusividad a la familia: "Todo nuestro tiempo, toda nuestra atención está con ellos, es para ellos". Esto es válido, tanto si la entrevista se produce en la UCI, en Urgencia, en Reanimación o en cualesquiera otras "unidades generadoras de donación", que es el término que utiliza la entrevistada para aludir a los lugares en los que se encuentra el paciente potencialmente donante. Hemos de decir, además, que la identificación de esta potencialidad es el inicio del contacto comunicativo entre la coordinación de trasplantes y la Organización Nacional de Trasplantes. A ella hay que enviarle en ese momento previo ya una documentación escrita para que se valore el caso y los posibles órganos disponibles para otras personas, así como los centros hospitalarios implicados. Nuestra testigo recuerda, por cierto, que, al hablar con la familia no se les menciona los órganos trasplantables, sino que se prefiere hablar de "personas que se verán beneficiadas de la donación del ser querido". Es una forma de evitar el impacto y de gestionar en positivo el proceso, además de continuar con la humanización comunicativa que mencionábamos con anterioridad.

El hecho de que "en general, la gente" sea "muy prodonación en España" y esté "encantada de poder tener la opción de donar" es clave en el desarrollo de todas las interacciones clínicas implicadas en la donación y trasplante. En este punto, nos gustaría incluir lo que llamaríamos "el altruismo encadenado" que apreciamos en el relato de la coordinadora cuando habla de las familias donantes en relación a las receptoras: "en esa situación de tantísimo dolor, de tantísimo sufrimiento pueden ayudar a otras personas, para que otros familiares no pasen lo que ellos están pasando". Pero, además, los profesionales también se ponen en el lugar de los familiares: "no puedes dejar de ponerte en el lugar de esos padres, porque tú podrías estar ahí. Tú podrías estar al otro lado de la mesa". Los profesionales no pueden ser impermeables a lo que ven o a lo que oyen. Es más, "hay casos que te impactan y te acompañan toda la vida". Ahora bien, puede que el altruismo haya de ser limitado en tanto que, para ayudar a la familia, ha de tenerse claro que, aunque a veces "se te saltan las lágrimas", su duelo no es el del profesional. Igualmente, para ayudar a alguien que está "en un pozo", no has de "estar con él en el pozo". Es muy revelador saber, a través de nuestra testigo, que los profesionales reciben frecuente formación específica en habilidades comunicativas, especialmente en cómo transmitir malas noticias, en cómo "amortiguar el impacto que supone esa comunicación". Los mecanismos discursivos de atenuación, pues, tienen un gran valor en este contexto. Esa formación es a través de cursos que son propuestos por la ONT, por la Oficina Regional de Coordinación de Trasplantes e incluso por el propio hospital en el que trabaja nuestra coordinadora.

En lo que se refiere a la documentación escrita que se gestiona con la familia para hacer efectiva la donación, nuestra testigo habla de "una voluntad de diligencia de donación y, en los casos de asistolia controlada, la autorización para la realización de medidas premortem". Afortunadamente, hay una limitación de la burocracia en tanto que no hay necesidad de comunicación del inicio o del desarrollo de un proceso de trasplante a los responsables principales de un hospital, ya que quien es nombrado coordinador cuenta con "la confianza" de gerentes, directores médicos, directores de enfermería, etc. "A lo largo de todo el proceso, no necesitamos la comunicación con los gestores del hospital", indica.

La propuesta de DAC

La expresión "incorporar la donación en los cuidados al final de la vida", utilizada por nuestra entrevistada, demuestra el interés de quienes están implicados en el trasplante para ofrecer una continuidad a todas las fases del proceso y también para orientar la donación en asistolia controlada hacia un marco interpretativo positivo. Además, los posibles reparos interpretativos son neutralizados recordando en varias ocasiones que la donación se realiza "después de haber declarado el fallecimiento". Es curioso que este asunto que tanto debate suscita entre algunos especialistas no ha generado ningún debate en el entorno profesional de nuestra testigo, en donde todos los implicados trabajan con el mismo objetivo y sin conflicto. También es interesante escuchar que los familiares, cuando se les explica, entienden mejor este procedimiento que el concepto de "muerte encefálica", como comentábamos antes. Destaca nuestra testigo también la programabilidad de la DAC y, por tanto, de la ausencia de medidas de reanimación cardiorrespiratorias. Los familiares son informados "de una forma sencilla" –insiste– por parte del coordinador médico o de enfermería.

También para la DAC se proporciona formación en habilidades comunicativas mediante cursos de la Coordinación General de Trasplantes y del propio hospital. Ha de tenerse en cuenta, por encima de cualesquiera otras circunstancias, que "son entrevistas un poco especiales porque el paciente en ese momento no está muerto, está vivo". Los pacientes entienden bien, según nos dice, que, cuando se les propone este tipo de donación, ya "se ha hecho todo lo posible por salvar a su ser querido". Además, indica que "hemos llegado a un punto en el que lo que debemos hacer es retirarnos para permitir que la muerte suceda de una forma natural". Muy apropiadamente, la testigo, en lugar de referirse a la retirada de medidas de soporte, habla de "retirarse" los profesionales para naturalizar la muerte. Es un giro discursivo muy interesante. Cree, además, que esta decisión hace que la familia sienta "que hay una luz al final del túnel", una fórmula metafórica dirigida, de nuevo, a proponer, a pesar de todo, la percepción positiva de un final tan dramático. Al hablar de la DAC, de nuevo hay una referencia al altruismo de las familias. En esta ocasión, se indica que "no quieren que otros padres pasen por lo que están pasando, por la pérdida de un hijo".

La disposición de ese contexto programado hace, por ejemplo, que la despedida de los familiares a sus seres queridos pueda hacerse también de forma menos abrupta, dentro de lo que cabe. El recorrido espacial y comunicativo, según la coordinadora, sería básicamente el siguiente: se traslada al paciente al quirófano, se le aplican medidas previas a la muerte autorizadas por la familia, se retiran medidas de ventilación y las drogas vasodilatadoras, se espera hasta que el paciente baje la tensión, la frecuencia cardíaca y la oxigenación en sangre, y se produzca una parada cardiorrespiratoria, tras la cual habrá de esperarse cinco minutos y luego proceder a la certificación del fallecimiento por parte de un médico ajeno al equipo de trasplantes. Finalmente, el equipo de cirugía ("el equipo extractor") intervendrá.

Los profesionales implicados de forma específica en algunas tareas dependen de los centros hospitalarios. Así, por ejemplo, unos deciden que sean los intensivistas los que se encarguen de la colocación de catéteres para donación en asistolia controlada, y otros prefieren que sean radiólogos intervencionistas, cirujanos generales o cirujanos cardíacos.

Sobre cómo persuadir a quienes se muestran en contra de la DAC, nuestra coordinadora dice lo siguiente:

> Yo les pediría que vinieran conmigo, que vivieran lo que es un paciente con una patología terminal, lo que supone para el paciente y para la familia y cómo viven la adecuación de la terapia de soporte vital, y lo que supone para ellos tener la opción de decidir donar.

Sin duda, parece que tiene trabajada la argumentación apropiada para los detractores de este tipo de donación.

Los familiares son respetados en todas sus decisiones. Esto nos parece especialmente destacable. Siguiendo lo dicho por nuestra testigo, estamos ante un proceso complejo basado en el respeto a las decisiones de los demás, sin juzgar. En ese marco respetuoso, también se decide con la familia si desea ser llamada e informada sobre el resultado del proceso de extracción y las familias que se beneficiarán o no. Dependiendo de lo que deseen los familiares, habrá interacción comunicativa o no después de la DAC.

El fallecimiento de la persona donante

El momento con mayor intensidad emocional y comunicativa es el acompañamiento al paciente por parte de los familiares en el quirófano, cuando se va a proceder a la retirada de las medidas de soporte vital. Aunque algunos familiares deciden quedarse en la UCI para "guardar esa imagen" de su ser querido, muchos sí deciden asistir a esos últimos momentos. A nuestra testigo es lo que más le impacta. La familia acepta siempre los márgenes temporales que se le indica por parte de los coordinadores y se ausenta del quirófano cuando se le dice, dado que la donación es entendida también por su parte como prioritaria. Previamente, se produce una fase de despedida que se gestiona de forma que no sientan los familiares que hay prisa (aunque la hay). Han de ver que pueden "darle un beso" al paciente, "porque es el último beso" antes de que vuelvan a verlo en el tanatorio. A nuestra entrevistada le "impresiona mucho cuando le hablan en el quirófano, cómo le hablan, las cosas que le dicen tan bonitas a su ser querido en el caso de los padres a sus hijos, les ponen música". Lo define como "muy emotivo, muy, muy impactante".

La comunicación del fallecimiento ha de hacerse "siempre con el mayor tacto posible". Para asegurar que la certificación del fallecimiento no tiene margen de duda, aparece la corresponsabilidad de los profesionales: "dos exploraciones clínicas y debe ser confirmada por parte de tres médicos. Dos de ellos de la unidad generadora en donde esté ingresado el paciente y uno de ellos ha de ser neurólogo o neurocirujano".

El proceso de extracción de órganos

A la testigo no le gusta que le preguntemos por liderazgo en el proceso de extracción. Prefiere hablar de coordinación. Es una manera de recordar que, en realidad, todos los implicados son profesionales de muy alto nivel ("gente muy profesional"). Reconoce que es un momento de estrés máximo que, en ocasiones, se trata de aliviar conversando sobre temas totalmente ajenos a la extracción y que algunos profesionales solicitan que se ponga una determinada música para que les ayude a concentrarse y a relajarse. Como coordinadora, afirma que "hacemos todo lo posible para que el equipo esté bien". Indica, finalmente, que los coordinadores también reciben formación específica sobre trabajo en equipo (lo que implica formación en herramientas comunicativas) y que es importante aprender de los profesionales que trabajan en cuidados paliativos. Ella misma ha realizado un máster de este tipo del que dice haber aprendido mucho.

A MODO DE CONCLUSIÓN

En general, podemos decir, con Jeffres *et al.* (2008), que hay que ampliar los contextos comunicativos, incluidos los familiares y también los clínicos, en los que se habla sobre trasplantes. Sería una manera de aumentar la voluntad de donación (2008, pp. 257–258). Como también lo sería formar específicamente a los coordinadores en destrezas comunicativas (Siminoff *et al.* 2009). "Los coordinadores de trasplantes realizan la petición de órganos a la familia en unas circunstancias difíciles, lo que hace presuponer que, si se pudieran adaptar los procedimientos a esta situación, la respuesta a la donación sería más positiva" (Gironés-Guillem *et al.* 2014: 648). Esta propuesta es válida para otros profesionales implicados en trasplantes, como los de enfermería (Leal *et al.* 2014: 231).

Los programas de garantía de calidad tienen entre sus objetivos la detección de "fallos durante el proceso de donación" y la ONT promueve el trabajo de autocontrol para ir mejorando paulatinamente (Elizalde y Lorente 2006: 40). Esto incluye la mejora en las interacciones clínicas. Ciertamente, la donación y el trasplante de órganos tienen una estructura comunicativa, en general, muy bien definida y, por lo que hemos podido observar, este complejo procedimiento terapéutico cuenta con profesionales preparados en habilidades comunicativas, tanto por los cursos recibidos como por la experiencia acumulada. Además, es una aproximación muy respetuosa con respecto a las decisiones tomadas por los familiares.

Esta primera aproximación a las interacciones clínicas relacionadas con el trasplante asociado a la DAC requiere, ciertamente, trabajos posteriores que permitan profundizar, por ejemplo, en los documentos que se utilizan para informar o para confirmar la aceptación de la donación y de las medidas de intervención previas al fallecimiento, así como la interacción entre la coordinación hospitalaria y la ONT. De igual forma, habremos de indagar sobre lo que significa explicar las cosas "con sencillez" o "con tacto". Los profesionales disponen de herramientas discursivas para trasladar otra manera de interpretar la realidad que no trata de engañar, sino de ofrecer una mirada nueva hacia lo que significa tener la posibilidad de donar y hacia lo que implica saber que se ayuda a otras personas. Hay expresiones clave, como "la donación va a beneficiar a X familias" o "se ha hecho todo lo posible por su ser querido". La DAC está marcada por la toma de decisiones sobre personas que aún están vivas y eso puede hacer la interacción más sensible, pero también está determinada por la programación y la previsibilidad, lo que puede repercutir en una mejor gestión de los procesos comunicativos de todas las personas implicadas. Por otro lado, expresiones habituales en estos contextos, como "limitación del soporte vital" pueden ser muy agresivas en la mirada de familiares no habituados al metalenguaje médico, por lo que la aparición de alternativas como "acomodación", "adecuación", "ajuste", etc., pueden ser consideradas como válidas. Hay que estar atentos, con todo, a la presencia de elementos léxicos o argumentativos que orienten la descripción de la situación hacia la economía, ya que podría distanciarse con respecto al objetivo básico de humanizar la comunicación en estas interacciones clínicas.

Habría que revisar los espacios concretos en los que se producen las interacciones con las familias, ya que puede ocurrir que lo que resulta adecuado para los profesionales sea mejorable desde el punto de vista de las familias o de los expertos en comunicación no verbal o en el diseño de espacios terapéuticos. En este mismo sentido, hay que revisar si hay momentos en los que habría que atender a las familias, sin que eso signifique invadir su intimidad; por ejemplo, en el período de tiempo en el que se aguarda a que se realice el proceso de extracción de órganos. Y a la inversa, gestionar adecuadamente los tiempos de soledad y de despedida final, que requieren privacidad. De igual manera, hay que realizar investigaciones sobre la verdadera comprensión de los mensajes trasladados por parte de los familiares, inmersos en un contexto comunicativo determinado más por la emoción que por la razón. Emoción a la que, por cierto, no son ajenos, ni mucho menos, los propios profesionales sanitarios.

Finalmente, nos gustaría proponer la posibilidad de incorporar expertos en comunicación, en lingüística clínica y en el análisis del discurso sobre la salud y la enfermedad como profesionales que enriquecerían los procesos de consolidación de los buenos hábitos comunicativos y de incorporación de otros, así como de eliminación de hábitos que sean considerados inadecuados tanto para el desarrollo de interacciones en contextos tan sensibles como para la consecución de mayores índices de donación de órganos a través de la asistolia controlada.

Referencias

Academy of Medical Royal Colleges (2011). *An ethical framework for controlled donation after circulatory death*. London: Academy of Medical Royal Colleges.

Álvarez, J. M. y Santos, J. A. (2014). Análisis de los aspectos bioéticos en los programas de donación en asistolia controlada, *Acta Bioethica*, 20 (1), 9–21.

Arnaez, J., Gómez, F. y Caserío, S. (2016). Donación en asistolia controlada (tipo III de Maastricht) en pediatría, *Medicina Intensiva*, 41 (6), 386.

Australian and New Zeeland Intensive Care Society (2021). *The statement on death and organ donation*. Camberwell: ANZICS.

Bañón, A. M. (2020). The gift of continuing to live in the body of someone else. The discourse on organ transplants in Spanish press. En V. Salvador, A. Kotátková e I. Clemente (eds.), *Discourses on the Edges of Life*, pp. 49–65. Amsterdam/Philadelphia: John Benjamins Publishing.

Bastami, S., Matthes, O., Krones, T., and Biller-Andorno, N. (2013). Systematic review of attitudes toward donation after cardiac death among healthcare providers and the general public, *Critical Care Medicine*, 41 (3), 897–905.

Bernat, J. (2010). How the distinction between 'irreversible' and 'permanent' illuminates circulatory-respiratory death determination, *Journal of Medicine and Philosophy*, 35, 242–55.

Budiani, D. (2007). Facilitating organ transplants in Egypt: An analysis of doctors' discourse, *Body & Society*, 13 (3), 125–49.

Butragueño, L., Sancho, M., López-Herce, J. y Mencía, S. (2020). Donación en asistolia controlada en el paciente pediátrico, *Anales de Pediatría*, 92 (5), 299–300.

Caballero, F. y Matesanz, R. (2015). *Manual de donación y trasplante de órganos humanos*. Madrid: Organización Nacional de Trasplantes.

Cabrero, J. y Richart, M. (1995). La petición de órganos para el trasplante: habilidades básicas de comunicación. *Revista Española de Trasplantes*, 4(5), 301–309.

Chuong, K. H., O'Doherty, K. C., and Secko, D. M. (2015). Media discourse on the social acceptability of fecal transplants, *Qualitative Health Research*, 25 (10), 1359–71.

Cooper, J. (2018). Organs and organisations: Situating ethics in organ donation after circulatory death in the UK, *Social Science & Medicine*, 209, 104–10.

Coupland, N., Coupland, J., Giles, H., and Henwood, K. (1988). Accommodating the elderly: Invoking and extending a theory, *Language in Society*, 17, 1–41.

Crippen, D. (2008). Donation after cardiac death: Perceptions versus reality, *Journal of Intensive Care Medicine*, 23 (5), 347–48.

De Pasquale, C., Pistorio, Mª. L., Veroux, M., Sciacca, F., Martinelli, V., Carbonaro, A., Giaquinta, A., Carbone, F., Palermo, C., and Veroux, P. (2019). Nonverbal Communication and Psychopathology in Kidney Transplant Recipients, *Transplantations Proceedings*, 51 (9), 2931–35.

Elizalde, J. y Lorente, M. (2006). Coordinación y donación, *Anales del Sistema Sanitario de Navarra*, 29 (2), 35–44.

Emmerich, N. (2013). Elective ventilation and the politics of death, *Journal of Medical Ethics*, 39 (3), 153–57.

Escudero, D. y Otero, J. (2015). Medicina intensiva y donación de órganos ¿Explorando las últimas fronteras?, *Medicina Intensiva*, 39 (6), 366–74.

Esteban, A., Gordo, F., Solsona, J. F., Alía, I., Caballero, J., Bouza, C., Alcalá-Zamora, J., Abizanda, R., Miró, G., Fernández del Cabo, Mª. J., de Miguel, E., Santos, J. A., and Balerdi, B. (2001). Withdrawing and withholding life support in the intensive care unit: a Spanish prospective multi-centre observational study, *Intensive Care Medicine*, 27 (11), 1744–49.

Farzadnia, S., and Giles, H. (2015). Patient-Provider Health Interactions: A Communication Accommodation Theory Perspective, *International Journal of Society, Culture & Language*, 3 (2), 17–34.

Flores, G., e Íñiguez, L. (2009). Análisis del discurso tecnocientífico que construye la muerte encefálica en un manual de coordinación de trasplantes, *Discurso & Sociedad*, 3 (4), 682–713.

Flynn, K., Daiches, A., Malpus, Z. yonan, N., and Sánchez, M. (2014). 'A post-transplant person': Narratives of heart or lung transplantation and intensive care unit delirium, *Health*, 18 (4), 352–68.

Galasiński, D., and Sque, M. (2016). Organ donation agency: A discourse analysis of correspondence between donor and organ recipient families, *Sociology of Health & Illness*, 38 (8), 1350–63.

Gironés-Guillem, P., Camaño-Puig, R. y Lillo-Crespo, M. (2014). Coordinador de trasplantes: proceso de donación de órganos, *Cirugía y Cirujanos*, 82 (6), 647–54.

Gómez, P., Santiago, C., Getino, A., Moñino, A., Richart, M. y Cabrero, J. (2001). La entrevista familiar: enseñanza de las técnicas de comunicación, *Nefrología*, 21 (4), 57–64.

González-Castro, A., Escudero, P., and Peñasco, Y. (2019). Donación de órganos después de la eutanasia: ¿una realidad tolerable?, *Journal of Healthcare Quality Research*, 34 (1), 40–41.

González-Méndez, M. I. y López-Rodríguez, L. (2019). La donación de órganos en asistolia controlada tipo III de Maastricht: implicaciones éticas y cuidados al final de la vida, *Enfermería Clínica*, 29 (1), 39–46.

Haase, B., Bos, M., Boffa, C., Lewis, P., Rudge, C., Valero, R., Wind, T., and Wright, L. (2016). Ethical, legal and societal issues and recomendations for controlled and uncontrolled DCD, *Transplant International*, 29, 771–79.

Haddow, G. (2004). Donor and nondonor families' accounts of communication and relations with healthcare professionals, *Progress in Transplantation*, 14, 41–48.

Hamilton, H. (1998). Reported speech and survivor identity in on-line bone marrow transplantation narratives, *Journal of Sociolinguistics*, 2 (1), 53–67.

Hardison, J., and Schears, R. (2007). Organ donation after cardiac death: A reexamination of healthcare provider attitudes, *Critical Care Medicine*, 35 (11), 2666.

Jeffres, L., Carroll, J., Rubenking, B., and Amschlinger, J. (2008). Communication as a predictor of willingness to donate one's organs: an addition to the theory of reasoned action, *Progress in Transplantation*, 18 (4), 257–62.

Kalkbrenner, K., and Hardart, G. (2012). Consent for donation after cardiac death: A survey of organ procurement organizations, *Journal of Intensive Care Medicine*, 27 (4), 253–63.

Kelso, C., Lyckholm, L., Coyne, P., and Smith, T. (2007). Palliative care consultation in the process of organ donation after cardiac death, *Journal of Palliative Medicine*, 10 (1), 118–26.

Leal, E., dos Santos, M. J., Barbosa, M., and Komatsu, Mª. C. (2014). Vivencia de enfermeros en el proceso de donación de órganos y tejidos para trasplante, *Revista Latino-Americana de Enfermagem*, 22 (2), 226–33.

March, J. C. y Prieto, Mª. Á. (2001). Medios de comunicación y trasplantes, *Nefrología*, 21 (4), 77–85.

Matesanz, R. (2002). Organ Donation, transplantation, and mass media, *Transplantation Proceedings*, 35, 987–89.

Matesanz, R., Domínguez-Gil, B. y Coll, E. (2013). Donación en asistolia no controlada: necesidad, oportunidad y reto, *Medicina Intensiva*, 37 (4), 221–23.

Mercado-Martínez, F., Díaz-Medina, B. A., and Hernández-Ibarra, E. (2013). Achievements and barriers in the organ donation process: a critical analysis of donation coordinators' discourse, *Progress in Transplantation*, 23 (3), 258–64.

Mercado-Martínez, F. y Asencio-Mera, C. (2014). La donación y el trasplante de órganos en la prensa escrita. Un estudio en el Occidente de México, *Comunicación y Sociedad*, 21, 161–80.

Nawa, N., Ishida, H., Suginobe, H., Katsuragi, S., Baden, H., Takahashi, K., Narita, J., Kogaki, S., and Ozono, K. (2018). Analysis of public discourse on heart transplantation in Japan using social network service data, *American Journal of Transplantation*, 18, 232–37.

Nielsen Busch, E. J., and Mjaaland, M. T. (2022). Does controlled donation after circulatory death violate the dead donor rule? *The American Journal of Bioethics*, https://www.tandfonline.com/doi/full/10.1080/15265161.2022.2040646, consultado 14 de septiembre de 2022.

Otero-Raviña, F., Rodríguez-Martínez, M., González-Juanatey, J. R. y Sánchez-Guisande-Jack, D. (2006). ¿Es preciso obviar la decisión de la familia para incrementar la donación de órganos?, *Medicina Clínica*, 126 (5), 196.

Padela, A., and Duivenbode, R. (2018). The ethics of organ donation, donation after circulatory determination of death, and xenotransplantation from an Islamic perspective, *Xenotransplantation*, 25, e12421.

Pardo, A. (2008). Comentario a una noticia de trasplantes, *Revista de Medicina de la Universidad de Navarra*, 52 (4), 26–28.

Peltier, J. W., D'Alessandro, A. M., Hsu, M., and Schibrowksy, J. A. (2011). A hierarchical communication model of the antecedents of health care professionals' support for donation after cardiac death, *American Journal of Transplantation*, 11 (3), 591–98.

Pérez-Pérez, R., Bordalet-Viñals, N. y Soler-Murall, N. (2006). Diagnóstico de muerte y trasplante de órganos. Implicaciones jurídicas y médico-legales, *Medicina Clínica*, 126 (18), 707–11.

Pérez Villares, J. M. (2015). Donación en asistolia, *Cuadernos de Medicina Forense*, 21 (1/2), 43–49.

Pool, J., Shildrick, M., De Luca, E., Abbey, S., Mauthner, O., McKeever, P., and Ross, H. (2011). The obligation to say 'thank you': Heart transplant recipients' experience of writing to the donor family, *American Journal of Transplantation*, 11, 619–22.

Rivera-Durón, E., Portillo-García, F., Tenango-Soriano, V., González-Moreno, F. y Vázquez-Salinas, C. (2014). Negativa familiar en un proceso de donación, *Archivos de Neurociencias*, 19 (2), 83–87.

Rodríguez-Arias, D. (2014). Final de la vida y donación de órganos: una relación tensa, *Anuario de la Facultad de Derecho de la UAM*, 18, 351–90.

Rubio, J. J., Domínguez-Gil, B., Miñambres, E., del Río, F., and Pérez-Villares, J. M. (2022). Role of normothermic perfusión with ECMO in donation after controlled cardiac death in Spain, *Medicina Intensiva*, 46, 31–41.

Sarangi, S. (2000). Activity types, discourse types and interactional hybridity: the case of genetic counselling. En S. Sarangi and M. Coulthard (eds.), *Discourse and Social Life*, pp. 1–27. London: Routledge.

Segovia, C., and Serrano, M. (2017). *Comunicações em situações críticas*. Porto Alegre: Hospital Moinhos de Vento.

Siminoff, L., Marshall, H., Dumenci, L., Bowen, G., Swaminathan, A., and Gordon, N. (2009). Communicating effectively about donation: an educational intervention to increase consent to donation, *Progress in Transplantation*, 19, 35–43.

Street, R. L. (1991). Accommodation in medical consultations. En H. Giles, J. Coupland and N. Coupland (eds.), *Contexts of Accommodation. Developments in Applied Sociolinguistics*, pp. 131–156. Cambridge: Cambridge University Press.

Syversen, T., Sørensen, D., Foss, S., and Andersen, M. (2018). Donation after circulatory death- an expanded opportunity for donation appreciated by families, *Journal of Critical Care*, 43, 306–11.

Toombs, S. K. (1992). *The meaning of illness. A phenomenological account of the different perspectives of physician and patient*. Dordrecht: Kluwer Academic Publishers.

Valentín, M., Segovia, C., Serrano, M., and Rafael Matesanz (2007). How to give bad news. Organ and tissue donation, *Organ and Tissues and Cells*, 2, 113–14.

Verheijde, J., Rady, M., and McGregor, J. (2007). Recovery of transplantable organs after cardiac or circulatory death: Transforming the paradigm for the ethics of organ donation. *Philosophy, Ethics, and Humanities in Medicine*, 2 (8), 1–9.

Victorian, B. (2009). Organ donation after cardiac death lawsuit underscores need for better communication of policies, *Nephrology Times*, 2 (2), 9–10.

Villar-García, S., Martín-López, C. E., Pérez-Redondo, M., Hernández-Pérez, F. J., Martínez-López, D., de Villarreal-Soto, J. E., Ríos-Rosado, E. C., Vera-Puente, B., Ospina-Mosquera, V. M., Serrano-Fiza, S. y Forteza-Gila, Alberto (2022). Donación en asistolia controlada: cómo iniciar un programa, *Cirugía Cardiovascular*, <https://www.elsevier.es/es-revista-cirugia-cardiovascular-358-avance-resumen-donacion-asistolia-controlada-como-iniciar-S113400962200016X>, consultado 19 septiembre 2022.

Williams, A. (1999). Communication Accommodation Theory and Misscommunication: Issues of Awareness and Communication Dilemmas, *International Journal of Applied Linguistics*, 9 (2), 151-65.

Zimmermann, C. (2012). Acceptance of dying: a discourse analysis of palliative care literature, *Social Science and Medicine*, 75 (1), 217-24.

Anexo

Tema 1: La entrevista de donación.
- ¿Puede indicar los objetivos principales de la "entrevista familiar de donación de órganos"?
- ¿En qué fases podemos dividir la entrevista de donación?
- ¿Quiénes intervienen y qué responsabilidades tienen?
- ¿Cómo se explica a los familiares? ¿Quién lo hace? ¿Hay un protocolo?
- ¿Dónde se realiza?
- ¿Lo entienden bien los familiares?
- ¿Qué reacción suelen tener según su experiencia? ¿Favorable? ¿Desfavorable? ¿Piden más tiempo?
- ¿Algún caso que recuerde especialmente?
- ¿Hay diferencia si se trata de un donante infantil?
- ¿Qué modelos documentales se firman?
- ¿Cómo gestiona usted un momento humana y emocionalmente tan intenso? ¿Cómo se protege?
- ¿Ha recibido formación en habilidades comunicativas específicas para abordar este momento de entrevista a la familia? ¿De qué tipo?
- ¿Quién contacta con la ONT? ¿Puede describir en qué consiste ese contacto?
- ¿Es necesaria la comunicación, a lo largo del proceso, con los gestores principales del hospital? ¿Dirección médica, gerente, etc.? ¿En qué consiste?
- ¿Acciones para mejorar el proceso de intervención o de comunicación en la entrevista de donación?

Tema 2: La propuesta de DAC.
- ¿Puede definir la DAC? ¿Qué diferencia hay con respecto a la DANC (donación en asistolia no controlada)?
- ¿En qué fases podemos dividir la DAC?
- ¿Quiénes intervienen y qué responsabilidades tienen?
- ¿Cómo se explica a los familiares? ¿Quién lo hace? ¿Hay un protocolo?
- ¿Dónde se realiza?
- ¿Lo entienden bien los familiares?

- ¿Qué reacción suelen tener según su experiencia? ¿Favorable? ¿Desfavorable? ¿Piden más tiempo?
- ¿Algún caso que recuerde especialmente?
- ¿Hay diferencia si se trata de un donante infantil?
- ¿Qué modelos documentales se firman?
- ¿Cómo gestiona usted un momento humana y emocionalmente tan intenso? ¿Cómo se protege?
- ¿Ha recibido formación en habilidades comunicativas específicas para abordar este momento de entrevista a la familia? ¿De qué tipo?
- ¿Acciones para mejorar el proceso de intervención o de comunicación en la entrevista de donación?
- ¿Qué importancia tiene el factor tiempo en el proceso de DAC?
- ¿Cómo respondería usted a quienes ponen en duda el procedimiento de donación en asistolia controlada?
- ¿Los profesionales muestran reparos a la DAC?
- ¿Cuándo se acaba el contacto comunicativo con los familiares? ¿Hay comunicación pos-DAC con los familiares?

Tema 3: El fallecimiento de la persona donante
- ¿Cómo se confirma el fallecimiento?
- ¿Cómo se comunica el fallecimiento a la familia? ¿Quién lo hace?
- ¿De cuánto tiempo se dispone antes de proceder a la extracción de órganos?
- ¿Se marchan voluntariamente o hay que pedirle que lo hagan? ¿En algunos casos prefieren no estar presentes?
- ¿Ha recibido formación para saber cómo actuar comunicativamente en estas circunstancias o lo importante ha sido la experiencia?
- ¿Recuerda algún caso especialmente relevante?
- Tema 4: El proceso de extracción de órganos
- ¿Quiénes lideran el proceso de extracción?
- ¿Qué tipo de conversaciones se producen entre los profesionales en este contexto?
- ¿Se siente la presión del tiempo?
- ¿Se habla sobre temas ajenos al explante para relajar la tensión? ¿Se pone música?
- ¿Ha recibido formación en habilidades comunicativas para mejorar el trabajo en equipo en estos contextos? ¿De qué tipo?

ENFOQUES METODOLÓGICOS. MOLDES INDIVIDUALES Y FUENTES DE DATOS

Vicent Rosell-Clari
(Universitat de València, Clínica de Logopèdia de la Fundació Lluís Alcanyís)

XV. DE LA PRÁCTICA CLÍNICA BASADA EN LA EVIDENCIA A LA IDIOSINCRASIA DEL PACIENTE[1]

Resumen: El objetivo de este estudio es someter a revisión el concepto de "práctica clínica basada en la evidencia" (PBE), en el que debe fundamentarse la intervención clínica en general y la práctica logopédica, en particular.

Como resultados cabe destacar que la mayoría de los trabajos que provienen desde la logopedia se situarían en los niveles más bajos de calidad según la PBE. Se reconoce que la práctica clínica está más cercana al estudio de caso y se propone como recurso de calidad el uso del diseño experimental de caso único. Se revisan las dificultades de implementar este tipo de diseño en la práctica clínica logopédica y se pone la afasia como ejemplo.

Se concluye que la práctica clínica es un proceso centrado en el paciente, dinámico, flexible y en el que siempre habrá una distancia entre lo que aporta la evidencia científica y las necesidades de intervención específicas en un paciente determinado. Para solucionar este problema, se propone un aumento de la formación en el manejo del proceso científico basado en la evidencia, desde la formulación de preguntas clínicas hasta la valoración crítica de la evidencia y la toma de decisiones clínicas; en la adaptación de los recursos y técnicas terapéuticas a un paciente específico y particular, valorando la eficacia de los resultados obtenidos.

Aunque se destaca el interés en aproximarse a los estándares de actuación que se describen en la literatura científica sobre PBE, se considera a un tiempo que existen razones prácticas y también de calado teórico que distancian al logopeda de este tipo de requerimiento.

Palabras clave: práctica clínica basada en la evidencia (PBE), metodología GRADE, PBE en logopedia, diseño experimental de caso único, afasia, recursos basados en la PBE.

---

1 El presente estudio se enmarca dentro de las actividades del proyecto de investigación ministerial, del que es beneficiaria la Universitat de València, cuya referencia es FFI2017-84951-P, y título: "Dimensiones metacognitivas en la adquisición, las alteraciones clínicas del lenguaje y la práctica interlingüística. Un enfoque pluridisciplinar"

Introducción

Desde principios de los años noventa (Guyatt *et al.* 1992), cuando se crearon los primeros grupos de trabajo sobre la práctica clínica basada en la evidencia (PBE), hasta la actualidad, esta cuestión se ha convertido en un tema crucial para todas las profesiones de la salud, lo que refleja la creciente necesidad de que las intervenciones clínicas sean evaluadas, de eficacia probada en estudios de investigación y efectivas en contextos clínicos (Dodd 2007). La PBE es un constructo valioso para garantizar la calidad de la atención sanitaria y, en particular, logopédica. Sin embargo, la transición entre la evidencia de la investigación y la práctica clínica puede plantear cuestiones potencialmente complejas y difíciles de resolver (Ratner 2006). El concepto de PBE no es estático, sino que ha ido evolucionando y se debería valorar la utilidad actual del concepto al menos para la diversidad de actuaciones u actos clínicos que forman parte de la profesión del/la logopeda.

Uno de los instrumentos más recomendables en la práctica clínica es el uso de las Guías Clínicas desarrolladas por los colegios profesionales y asociaciones científicas. Si seguimos la pirámide de clasificación de la calidad de la evidencia científica (Shekelle *et al.* 1999), las categorías de mayor nivel de calidad son las evidencias nacidas de revisiones sistemáticas, metaanálisis o estudios clínicos controlados (Niveles Ia y Ib), a las que le siguen las evidencias basadas en estudios aleatorizados o cuasiexperimentales (Niveles IIa y IIb). Sin embargo, las evidencias científicas basadas en estudios descriptivos no experimentales, estudios de casos o correlacionales (Nivel III), así como los informes de comités de expertos y opiniones basadas en la experiencia clínica (Nivel IV), obtienen los niveles más bajos de calidad científica.

Cuando nos planteamos la intervención directa sobre un determinado paciente, debemos partir del conocimiento de las técnicas y terapias más utilizadas, basadas en la evidencia científica, pero al mismo tiempo es necesaria una adaptación creativa al contexto y situación particular de cada paciente, lo que implica una toma de decisiones y, en la mayoría de casos, la creación de estímulos, materiales, contextos, ayudas, facilitaciones y técnicas, en algunos casos únicas, adaptadas a las demandas de cada paciente.

En este trabajo, se reflexiona mediante una revisión teórica cualitativa sobre el concepto de la PBE y su aplicación actual a la terapia del habla y del lenguaje, sobre la necesidad de tratar a cada caso como caso único, y sobre los procedimientos que deben seguirse para valorar la eficacia del tratamiento y las líneas básicas necesarias para su replicación y difusión científica.

Práctica clínica basada en la evidencia: actualidad, concepto y metodología

La medicina basada en la evidencia científica (MBE) o, más aún, la práctica clínica basada en la evidencia (PBE), en todas las profesiones del ámbito de la salud, se ha convertido en un camino de obligado seguimiento para guiar las decisiones que los diferentes profesionales toman con los pacientes; ayudan a cerrar la brecha entre el conocimiento científico que se genera continuamente y la toma de decisiones clínicas, mejorando así la calidad de la atención a los pacientes (Mayorga, Velasco y Ochoa; 2015).

En la actualidad, los términos de MBE y PBE aparecen asociados a numerosos cursos, seminarios, artículos, guías de intervención clínica o médica, recursos informáticos, revistas, etcétera, de tal manera que nos parece que estamos ante un concepto ya bien asentado e incluso sobreutilizado. En el Anexo 1 se presentan algunos de los recursos más destacados que se han desarrollado a partir de la MBE.

En el mismo sentido y como ejemplo del auge del término, si se realiza una búsqueda en una base de datos como PubMed, con el término Evidence-based Medicine, en los últimos 5 años se obtienen más de 109 000 resultados (109 667); si se amplía la búsqueda a los últimos 10 años se obtienen 50.000 resultados más; por debajo del año 2000, se obtienen aproximadamente 10 000 resultados. Ello no deja de ser muestra del interés creciente del tema. Si bien es cierto que se han desarrollado una gran cantidad de recursos, herramientas y artículos científicos, que se fundamentan en la práctica clínica basada en la evidencia, también es cierto que el recorrido histórico del concepto ha sido relativamente breve. El término de medicina basada en la evidencia se utilizó por primera vez a principios de los años noventa y en esas fechas se creó también el primer grupo de trabajo en Canadá (Guyatt et al. 1992).

Por aquel entonces se observó que en la práctica clínica había cierto grado de variabilidad, que las prácticas médicas habituales eran empíricas y que algunas de ellas eran incluso de dudoso fundamento científico. Se comenzaron a cuestionar y a someter a examen intervenciones sanitarias de uso sistemático, se pusieron en tela de juicio las fuentes de información basadas en el prestigio o experiencia personal y profesional, el sentido común o la tradición, y estas maneras de proceder se vieron progresivamente desplazadas por la evidencia basada en la aplicación rigurosa del método científico. Se observó la necesidad de fundamentar decisiones en pruebas objetivas, contrastables, reproducibles y generalizables, que aportaran nuevos y relevantes conocimientos, y se destacó el interés en la aplicación clínica de estos conocimientos (Vega-de Céniga *et al.* 2009). La práctica clínica basada en la evidencia se definió del siguiente modo: "el uso consciente, explícito y juicioso de la mejor evidencia científica disponible para tomar decisiones sobre los pacientes" (Guyatt *et al.* 1992). Esta definición inicial no ha estado exenta de evolución, considerándose también la MBE como la integración de la experiencia clínica individual con la mejor evidencia externa disponible procedente de la investigación sistemática (Schünemann, y Guyatt 2005).

La PBE tiene como objetivo que los profesionales de la salud sepan aplicar de manera adecuada, además de su experiencia y habilidades clínicas, los resultados de la investigación científica a la práctica clínica, con la finalidad de mejorar su efectividad y su calidad. Según Vega-de Céniga *et al.* (2009, 32), "la metodología de la práctica clínica basada en la evidencia presenta un proceso de integración que se resume de la siguiente forma:

1.- Identificación de dudas o lagunas de conocimiento en relación con la toma de decisiones clínicas.
2.- Formulación de una pregunta clínica bien estructurada cuya respuesta trate de resolver las dudas anteriores.
3.- Búsqueda eficiente de la mejor evidencia disponible.
4.- Valoración crítica de la calidad de la evidencia.
5.- Análisis sistemático de los resultados de los estudios.
6.- Aplicación de los hallazgos a la toma de decisiones sobre un paciente concreto".

Este proceso de integración, siguiendo a los mismos autores, se desarrolla en tres etapas:

1.- Aplicación individual de los principios básicos de la PBE. Formular una pregunta clínica, buscar la información correspondiente, analizarla de forma crítica y adaptarla a las necesidades concretas del paciente.
2.- Consulta de revisiones sistemáticas ya disponibles. La falta de tiempo para realizar un extenso proceso de búsqueda y análisis de la información, el enorme número de publicaciones sobre un tema concreto y la dificultad de acceso a algunas fuentes de información, hacen enormemente útiles las revisiones sistemáticas.
3.- Aplicación de guías de práctica clínica. Se trata de instrumentos que pretenden trasladar la evidencia científica a las características de cada paciente y al entorno en el que se desarrolle dicha práctica.

Clasificación de la evidencia científica y su disponibilidad en logopedia

Es importante tener en cuenta que uno de los pasos propuestos en la metodología de la PBE es la valoración crítica de la calidad de la evidencia. Para ello se ha desarrollado, como ya se adelantaba, una jerarquización de grados de recomendación según la calidad de la evidencia que se resume en la siguiente pirámide clasificatoria (véase la figura 1):

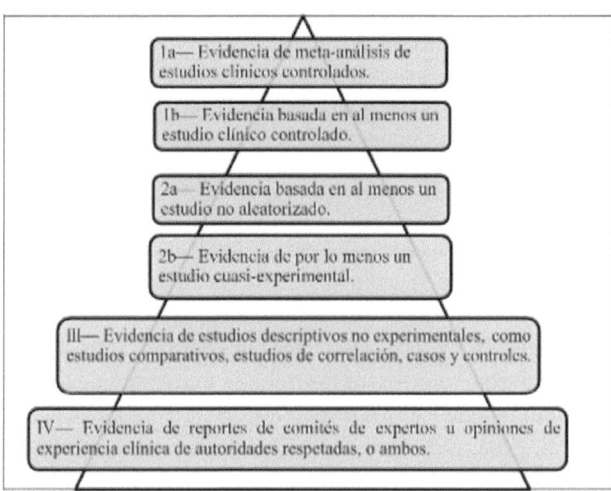

Figura 1. Grados de recomendación de la calidad de la evidencia, de mayor a menor calidad (adaptado de Shekelle *et al.* 1999)

Por otro lado, y dada la importancia de la generación de Guías para la Práctica Clínica (GPC) basadas en la evidencia, se ha desarrollado el sistema GRADE (*Grading strength of recommendations and quality of evidence in clinical guidelines*; Guyatt *et al.* 2011) a fin de valorar la calidad científica de las mismas. En este sistema se propone que las variables de resultado son las únicas que se tienen que tomar en cuenta para evaluar la calidad de forma global. Los factores que se toman en cuenta para graduar las recomendaciones son las siguientes: balance entre beneficios y riesgos, calidad de la evidencia científica, valores, y preferencias y costos. En la graduación de la fuerza de las recomendaciones se consideran solo 2 categorías: recomendación fuerte (alta y moderada) y débil (baja o muy baja). En las recomendaciones fuertes se confía en que los efectos beneficiosos superan a los perjudiciales; en una recomendación débil se concluye que los efectos benéficos de llevar a cabo la recomendación probablemente superan a los perjudiciales, pero no es completamente seguro (Mayorga, Velasco y Ochoa 2015).

Tabla 1. Metodología GRADE (Adaptado de Guyatt *et al.* 2011)

GRADO	DEFINICIÓN
Alta (++++)	Investigaciones futuras es poco probable que cambien nuestra confianza en la estimación del efecto.
Moderada (+++-)	Investigaciones futuras es probable que cambien nuestra confianza en la estimación del efecto.
Baja (++--)	Investigaciones futuras es muy probable que tengan un impacto en nuestra confianza en la estimación del efecto.
Muy baja (+---)	Cualquier estimación en el efecto es muy incierta.

Teniendo en cuenta estas clasificaciones de la evidencia científica de la práctica clínica, ¿entre qué posiciones o grados de evidencia estaría situada la práctica clínica en la logopedia? ¿Y en la logopedia española?

El uso de la metodología de la PBE se ha extendido, durante las dos primeras décadas de este siglo XXI, a todas las profesiones del área de la salud, incluida la logopedia. Sin embargo, son escasos los trabajos que tratan de describir cuál es el uso de esta metodología y de los principios del paradigma de la PBE en logopedia, en general, y más aún en los/las logopedas españoles/as. En este sentido hay que destacar los trabajos de Carballo, Mendoza, Fresneda y Muñoz (2008), y Fresneda, Muñoz, Mendoza y Carballo (2012). Basándose en una encuesta realizada a 1800 logopedas a la que solo respondieron de forma correcta 217 (12 % del total), probablemente las personas más favorables a la PBE, se indica que 81 logopedas (37,32 %) no disponen de tiempo suficiente para participar y aplicar la PBE. Por otro lado, se observa que las actitudes hacia la PBE de los profesionales de la logopedia en España son muy positivas, tal como se observa en los altos porcentajes de acuerdo con los siguientes ítems (Carballo, Mendoza, Fresneda y Muñoz 2008):

- La práctica basada en la evidencia debe ocupar un importante papel en la práctica logopédica (89 % de acuerdo).
- La práctica basada en la evidencia mejora los resultados del tratamiento logopédico (76,5 % de acuerdo).
- Se debe utilizar la práctica basada en la evidencia para ayudar en la toma de decisiones (85,3 % de acuerdo).

– La práctica logopédica se debe basar en resultados de investigaciones y en estudios científicos que evalúen la utilidad de un determinado protocolo o programa de tratamiento (70,5 % de acuerdo).

Sin embargo, y partiendo del mismo trabajo, se manifiesta que los recursos que mayoritariamente se utilizan por los/las logopedas españoles/as, al menos por las personas que completaron la encuesta, se basan más en la propia experiencia, en las opiniones de expertos y compañeros que por el uso de otros recursos científicos (Carballo et al. 2008):

– Mi propia experiencia clínica (98,6 % de acuerdo).
– Las opiniones de mis compañeros (62,2 % de acuerdo).
– Consultas de expertos (42,4 % de acuerdo).
– Consultas con compañeros que están continuando su formación especializada (28,6 % de acuerdo).
– Estudios de investigación publicados en revistas científicas especializadas (43,8 % de acuerdo).

En el trabajo de Carballo *et al.* 2008, se manifiestan una serie de quejas o impedimentos para el uso de la metodología basada en PBE. Entre las quejas más comunes, según las autoras, se encuentran las siguientes: falta de tiempo, de conocimientos y destrezas, dificultad de acceso a determinados recursos científicos, y baja cantidad y calidad de la investigación en el área de interés.

Si contrastamos los recursos más utilizados por los profesionales de la Logopedia en España, con la pirámide de los grados de evidencia científica y la metodología GRADE, podemos observar que la mayoría de los recursos se corresponden con los grados de recomendación más bajos (Niveles 3 y 4) y con grados bajos y muy bajos de GRADE. Sin embargo, esta cuestión no se limita únicamente a la logopedia en España, sino que, como indica Scholsser (2014) al realizar la intervención en un entorno más naturalista, se hace muy difícil hacerlo de forma aleatoria o a nivel de grupo. El diseño de sujeto único se presta a una implementación más orientada a la práctica clínica.

Variabilidad de las intervenciones logopédicas

Como es bien sabido, la intervención logopédica abarca una gran cantidad de patologías que van desde los trastornos de la deglución (disfagia), a la motricidad orofacial, los trastornos de la voz, los trastornos de la audición, los trastornos del habla, hasta los trastornos del lenguaje (oral y escrito) y de la comunicación. En este sentido, cuánto más periférico es el déficit (disfagia, motricidad orofacial, voz y habla), menor es la variabilidad sintomática observada y mayor el número de características comunes definitorias del trastorno entre las diferentes personas que los padecen. Por el contrario, cuánto más central sea el trastorno (trastornos del lenguaje y la comunicación), mayor complejidad sintomática, mayor variabilidad y mayor número de características idiosincráticas en la manifestación del déficit. Sirvan como ejemplos los siguientes.

Imaginemos que tenemos un paciente con una parálisis unilateral de cuerda vocal derecha, en posición paramedia, por cirugía de la glándula tiroides. Este paciente es muy probable que presente disfonía, con una voz débil y soplada, con escape de aire en fonación, por cierre glótico incompleto y con un tiempo vocal fonatorio acortado. En algunos casos se puede observar disfagia, sobre todo para líquidos y aspiraciones. Contrariamente a lo que se creía, la precocidad del inicio del tratamiento logopédico es muy importante en estos casos. Cuando la intervención es temprana, se ha observado que se llegan a recuperar el 50 % de los sujetos afectados (Torrico-Román y González-Herranz 2020). En estos casos, aunque no todas las manifestaciones patológicas son idénticas, ni tampoco los tiempos de recuperación, es muy probable que seamos capaces de diseñar técnicas y procedimientos terapéuticos útiles para la mayoría de las personas que tengan este trastorno y que sean capaces de promover evoluciones exitosas de manera casi general. Tanto si la terapia se desarrolla en grupo como cuando se realiza de forma individual, será más sencillo diseñar procedimientos experimentales que muestren los efectos de la terapia, pudiéndose aspirar a niveles más elevados de evidencia científica. Para comprobar la eficacia de estas técnicas terapéuticas se podrán diseñar estudios experimentales con grupos aleatorizados de pacientes y controles, o se podrán realizar metaanálisis para comprobar la eficacia del tratamiento.

Por el contrario, si tenemos un paciente con un accidente en la arteria cerebral media izquierda, y con un diagnóstico de afasia motora, el proceder anterior no será tan fácil de aplicar. Es muy probable que seamos capaces de identificar algunos síntomas comunes de las afasias motoras: son pacientes no fluidos, que muestran dificultades de acceso al léxico, anomia, parafasias fonológicas más que semánticas, cierto grado de agramatismo, uso de frases cortas, preferentemente uso de palabras de contenido frente a las palabras de función o conectores, con problemas para la comprensión de frases (frases no canónicas) y textos gramaticalmente complejos, frente a una comprensión de órdenes simples y de palabras relativamente preservada. Se podrán añadir otros síntomas como dispraxia verbal o disartria, dependiendo de dónde se encuentre la lesión. Si bien esto es cierto, también lo es que las manifestaciones sintomáticas en situaciones naturales de comunicación, así como los recursos que el paciente utiliza para superar los déficits que presenta, al igual que las necesidades terapéuticas específicas van a ser distintas y en algunos casos idiosincráticas. En estos casos podremos desarrollar "técnicas terapéuticas sintomáticas" y así ocurre, en efecto, para la mejora de la fluidez, de la anomia, el agramatismo, la comprensión de frases, etcétera. Estas "técnicas terapéuticas sintomáticas", con ciertas adaptaciones, son las que en la práctica se suelen utilizar para personas con afasia motora o de Broca. En este caso podemos aspirar a conseguir niveles de evidencia científica similares a patologías más periféricas, menos complejas y con menor variabilidad, pero ¿qué ocurre con las manifestaciones más específicas y funcionales? Evidentemente, ello nos llevará a reconocer la necesidad de tratar cada caso en particular como un sujeto único. Esto no es novedoso, desde los años 80 hasta la actualidad la neurociencia cognitiva así lo propone. Sin embargo, las técnicas terapéuticas que se desarrollen a partir de las particularidades de cada caso ¿podrán transferirse a los demás pacientes? ¿En qué grado y en qué medida serán apropiadas y útiles? Si volvemos a la pirámide donde se gradúa la evidencia científica, en este caso nos tendremos que conformar con niveles más bajos de evidencia, pero no por ello son tratamientos menos importantes, ya que muestran eficacia en un caso particular.

Estudios de caso frente al diseño experimental de caso único

Es importante tener en cuenta que informar de todo lo que acontece y se lleva a cabo en relación con el proceso terapéutico de un paciente determinado no es un diseño experimental de caso único. Schlosser (2014) centra el foco de atención en los mitos y los conceptos erróneos acerca del diseño experimental de caso único y los informes de caso. En los informes de estudios de caso, los procedimientos utilizados en el tratamiento de la conducta de un paciente se documentan con el mayor cuidado posible y se informa del progreso del paciente hacia la habilitación o rehabilitación. Estas investigaciones proporcionan descripciones útiles. Sin embargo, una demostración de la eficacia del tratamiento requiere un estudio experimental. Por otro lado, este mismo autor hace hincapié en el mito erróneo de que los experimentos con un solo sujeto solo requieren una prueba previa y posterior, test y retest. Los diseños experimentales de un solo sujeto requieren también la recogida de datos en curso. Para el diseño experimental de caso único, se quieren al menos tres puntos de datos, porque ello permite ver al menos una tendencia. Cuantos más puntos de datos tengamos, mejor. Un diseño ABA es un diseño experimental en donde se mide el comportamiento (A), se implementa el tratamiento (B), y luego, para obtener el control experimental se necesita ver que se vuelve a la línea de base (A) al retirar el tratamiento. Es un procedimiento difícil de implementar en logopedia porque queremos que los avances del paciente se mantengan, y no queremos que vuelvan a la línea de base. A menudo se dice que se ha hecho un diseño ABA (con avance sobre línea base A con tratamiento B y retroceso a línea base A, al retirar el tratamiento), pero lo que en realidad se ha hecho es tan solo un diseño un AB: se midió la línea base, se implementó el tratamiento y el comportamiento cambió porque el tratamiento fue exitoso. Eso no proporciona control experimental.

Horner *et al.* (2005) y Kratochwill *et al.* (2010), entre otros, señalan las características más importantes de los diseños experimentales de caso único, de las que se destacan las siguientes:

- Un "caso" individual es la unidad de intervención y de análisis de datos; puede ser un individuo o una unidad como una clase o escuela.
- El caso proporciona su propio control a efectos de comparación.
- Las variables dependientes están definidas operativamente y se miden repetidamente.
- Los diseños con un solo sujeto se describen según la disposición de las fases de línea de base (A) y de tratamiento (B).
- Las descripciones de los participantes y del entorno se proporcionan con suficiente detalle para que otro investigador pueda reclutar participantes en entornos similares.
- El control experimental se consigue mediante la introducción y retirada/reversión, o la manipulación de la variable independiente.
- El análisis visual y estadístico se utiliza para interpretar el nivel, la tendencia y la variabilidad de los datos dentro de las fases y entre ellas.
- La validez externa de los resultados se consigue mediante la replicación de los efectos.
- La validez social se establece documentando que las intervenciones están funcionalmente relacionadas con el cambio en los resultados socialmente importantes.

Byiers, Reichle y Symons (2012) realizan un análisis profundo y proporcionan ejemplos de cómo los diseños experimentales de un solo sujeto representan una herramienta importante en el desarrollo e implementación de la práctica clínica basada en la evidencia en la investigación en logopedia, en el ámbito de los trastornos del habla y el lenguaje. Según los autores, el análisis de los efectos del tratamiento en los diseños experimentales de caso único se basa en la comparación de dos o más condiciones. Las condiciones incluyen la obtención de una línea base, durante la cual no se ha realizado ninguna intervención, así como una o más condiciones de intervención. La fase de línea base establece un punto de referencia con el que se puede comparar el comportamiento del sujeto en condiciones posteriores, de tratamiento o de suspensión de este. Los datos de esta fase inicial o de línea base deben tener ciertas cualidades para permitir una comparación fiable con las condiciones posteriores. La primera cualidad debería ser la estabilidad, que los datos muestren una variabilidad limitada. La segunda cualidad ideal de los datos de la línea base es la ausencia de una clara tendencia de mejora. Por convención, un mínimo de tres datos o puntos de la línea base son suficientes para establecer la estabilidad de la variable dependiente, siendo preferibles muchos más (Kazdin 2010).

En la figura 2 se pueden observar datos hipotéticos que demuestran cambios inequívocos en el comportamiento (A), tendencia (B) y variabilidad (C).

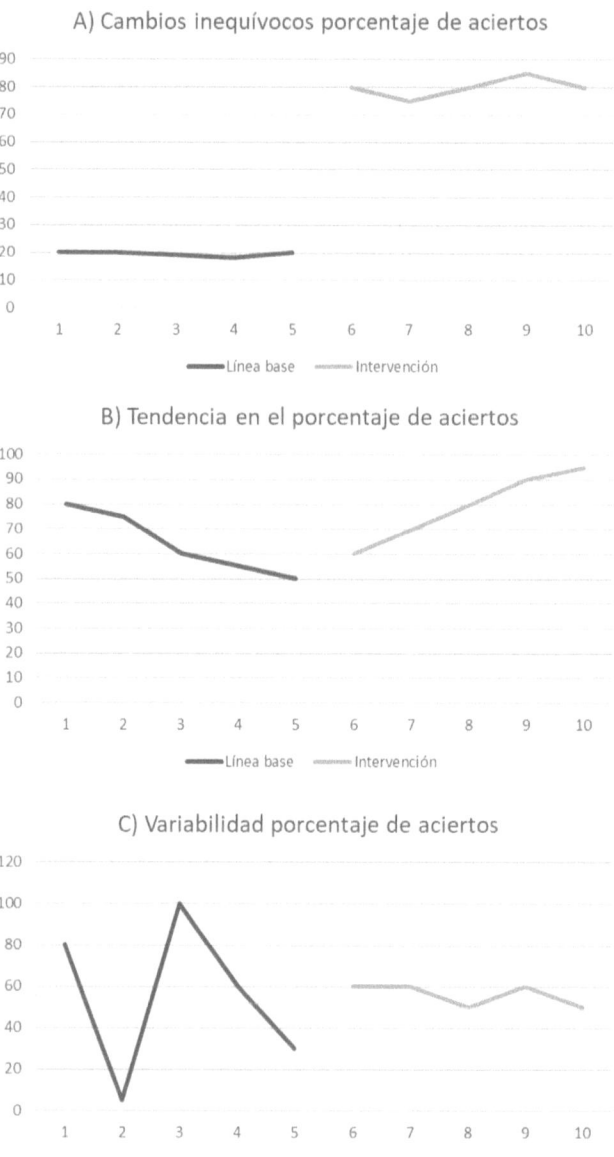

Figura 2. Datos hipotéticos que mostrarían cambios (A), tendencia (B) y variabilidad (C) (adaptado de Byiers, Reichle y Symons 2012)

Estos autores también ponen ejemplos de cómo la representación visual de los datos en la línea base y en la fase de tratamiento pueden demostrar que no se observa un claro efecto del tratamiento (figura 3) y cómo se muestra un claro efecto de tratamiento en un diseño experimental de caso único ABAB, de los más utilizados en patología del lenguaje y el habla, y en las ciencias del comportamiento en general (figura 4).

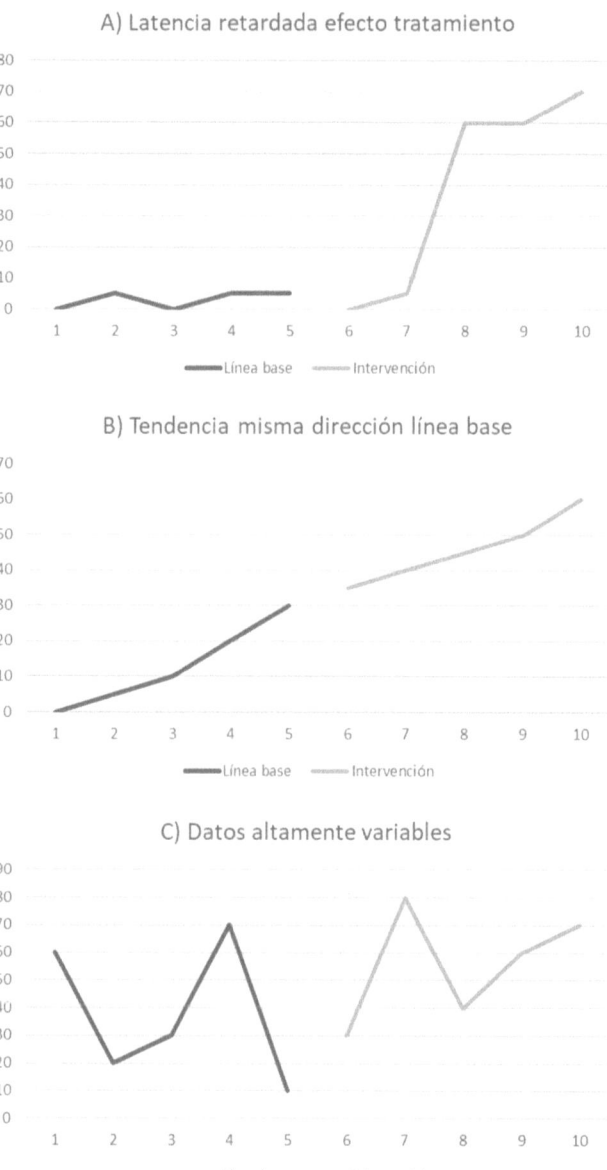

Figura 3. Datos hipotéticos que mostrarían la falta de efecto del tratamiento. Latencia con retraso para el cambio (A); tendencia en la dirección deseada de la línea base (B). Datos altamente variables con superposición entre las fases de línea base y de intervención (C) (adaptado de Byiers, Reichle y Symons 2012)

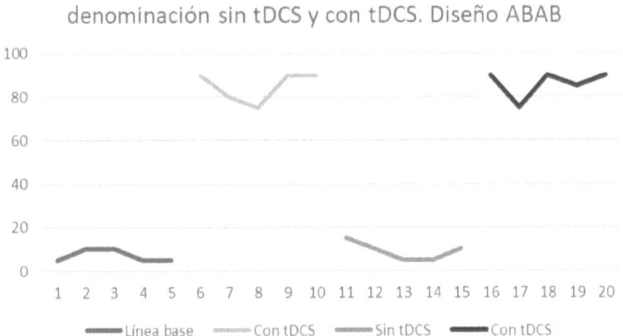

Figura 4. Datos hipotéticos que mostrarían un claro efecto del tratamiento en una tarea de denominación por confrontación visual con o sin estimulación eléctrica transcraneal (tDCS). Diseño ABAB: porcentaje de aciertos en la línea base (A); con tDCS (B); sin tDCS (A); y con tDCS (B)

Tal como se observa en estos gráficos, el diseño experimental de caso único, su representación visual y estadística, puede mostrar y demostrar el efecto del tratamiento, bajo cierto control experimental. Sin embargo, desde la práctica clínica en logopedia nos encontramos con algunos problemas a la hora de desarrollar este tipo de diseños experimentales, algunos de ellos ya se han comentado.

Problemas a la hora de implementar diseños experimentales de caso único

Uno de los problemas, que también reconocen los/las propios/as logopedas (Carballo *et al.* 2008) es la falta de formación para aplicar diseños experimentales de caso único que permitan un mayor control sobre los efectos del tratamiento y de las herramientas que se utilizan en la PBE. Este problema se podría solucionar implementando cursos que formen a los/las logopedas en todo el proceso de la PBE, desde la formulación de preguntas clínicas a la toma de decisiones en el tratamiento individual de un paciente dado, así como en el aumento de la formación en técnicas metodológicas y estadísticas que permitan obtener un mayor control experimental sobre la práctica clínica.

Otro de los problemas ya señalados (Schlosser 2014), es que en logopedia y en la mayoría de las ciencias de la salud lo que se pretende es que después del tratamiento y al suprimir este no se vuelva a línea base, sino que los resultados se mantengan. En este sentido, una de las críticas que se hacen a algunos trabajos en los que se utilizan diseños experimentales ABA, es que, como ya se ha adelantado, solo son AB. Sin embargo, existen formas de superar esta crítica. Una de ellas es utilizar diseños en los que se mida la línea base, el efecto del tratamiento y el grado de generalización del mismo (ABC, donde C es la generalización del tratamiento o respuesta), utilizando un diseño con varios participantes, con los que se obtiene una línea base múltiple (una para cada participante), así como los efectos del tratamiento y la generalización, para cada uno de los participantes (Koegel, Koegel, Green-Hopkins y Barnes 2010).

En relación con el problema anterior estaría el uso frecuente en la práctica clínica del test, como medida de línea base y retest postratamiento, para demostrar los efectos del mismo y ello no muestra ningún control experimental (Schlosser 2014). Es decir, los efectos de mejora en el retest no se puede asegurar que sean efectos propios, o al menos únicos, del tratamiento. Esta dificultad se observa en los casos de afasia en los que es difícil diferenciar qué parte de la mejora observada en los resultados postratamiento se debe a la terapia propiamente dicha, a los efectos del tratamiento, o cuál es el peso de la recuperación espontánea, de la intervención realizada con la familia y cuidadores, o del tratamiento farmacológico coadyuvante. Evidentemente, las variaciones con respecto a las puntuaciones iniciales son fruto de todas estas variables e indicar el peso de cada una de ellas es prácticamente misión imposible.

Ebbels (2017) analiza los diversos diseños experimentales que se utilizan en la patología del habla y del lenguaje, y realiza un análisis que gradúa desde los diseños con menor control experimental hasta los diseños más robustos. Según esta autora, los diseños con menor control experimental utilizados en logopedia, después de la evidencia basada en la experiencia clínica son aquellos que utilizan test-retest, analizando bien las puntuaciones brutas o directas (segundo diseño con menor control experimental), bien las puntuaciones estándar (tercer diseño con menor control experimental). Según esta autora, las mejoras en las puntuaciones directas o brutas pueden deberse a múltiples factores como pueden ser la maduración en los niños, la recuperación espontánea en los adultos afásicos o efectos de la práctica. Las comparaciones sobre las puntuaciones estandarizadas pueden mostrar si las mejoras obtenidas en las puntuaciones directas, comparadas con las puntuaciones estándar, mejoran, se mantienen o disminuyen.

En algunos casos se puede observar que la mejora obtenida en las puntuaciones directas, también se observa al compararse estas puntuaciones con las puntuaciones estandarizadas. En este caso las mejoras también se pueden observar al comparar la evolución del propio sujeto con la evolución obtenida por su grupo normativo o de comparación.

Según Ebbels (2017), las limitaciones que tienen las comparaciones basadas en las puntuaciones estándar es que no controlan los efectos de la práctica o de otros factores como pueden ser los efectos de otras intervenciones, los efectos de la interacción familiar, etcétera. Es decir, con este tipo de comparaciones se puede afirmar que una persona o grupo está progresando más rápido de lo esperado, pero no es posible decir qué factores subyacen a ese progreso.

Otro problema, al que ya se ha hecho referencia, es la dificultad del control experimental para los tratamientos más centrales frente a lo que sucede con los periféricos. Incluso en los tratamientos más periféricos el tratamiento no se limita a un único aspecto, o déficit, sino que repercute sobre o se interviene en más de una variable, es decir, generalmente tenemos más de una variable dependiente y más de un tratamiento. En estos casos, se pueden mejorar los diseños experimentales al incluir diferentes líneas base, una por cada una de las variables dependientes sobre las que se quiere intervenir, e incluso introducir más de un tratamiento o tratamientos múltiples para observar los efectos en las variables dependientes. En estos casos se observa otro problema añadido, que es la dificultad de valorar la generalización de los efectos de un tratamiento determinado sobre más de una variable dependiente.

BRECHA DESDE LA PBE A LA TOMA DE DECISIONES. LA AFASIA COMO EJEMPLO

Una de las obligaciones de los profesionales de la salud, en general, y de los/las logopedas en particular, es estar al día sobre las diferentes terapias, técnicas y recursos terapéuticos que podemos utilizar en la rehabilitación de los trastornos propios de la logopedia. Pero, ¿qué terapias, técnicas o recursos terapéuticos tienen grados elevados de evidencia científica en logopedia? ¿Qué evidencias vienen de metaanálisis o diseños aleatorios? La mayoría de las evidencias científicas en el campo de la logopedia vendrían dadas por estudios cuasiexperimentales, estudios descriptivos no experimentales o estudios de caso o series de casos. Muy pocos programas terapéuticos como la MIT (*Melodic Intonation Therapy*; Albert, Sparks y Helm 1973) o las terapias intensivas del lenguaje, para pacientes con afasia, obtienen grados de evidencia más elevados y, en algunos casos, estas terapias no son adecuadas o no son accesibles para todos los pacientes.

Cuando un/una logopeda toma contacto con un nuevo paciente, e inicia el proceso de evaluación –diagnóstico– y rehabilitación, después de realizar una profunda historia clínica, ya se enfrenta a un proceso de toma de decisiones respecto a qué y cómo evaluar. La evaluación inicial, además de proporcionarnos datos para su línea base debería de ayudarnos a hacer hipótesis diagnósticas y servirnos de base para programar la rehabilitación.

En el proceso de evaluación el/la logopeda deberá elegir qué instrumentos y materiales utiliza y por qué. En el caso de la evaluación de la afasia, se observan claramente tres paradigmas bien diferenciados y, en opinión de este autor, complementarios (Rosell-Clari y Hernández Sacristán 2014a). El primero de los paradigmas estaría conformado por el llamado paradigma afasiológico tradicional y en él destacan test como el test Barcelona-2 (Peña-Casanova y Cáceres-Guillén 2019), el test de Boston (Goodglass, Kaplan y Barresi 2005) o la batería de la afasia Western (Gónzalez 2008), entre otros muchos. Estos test pretenden valorar los déficits en la conducta del paciente que se observan a partir de una lesión o trastorno cerebral y aportan información muy útil para diagnosticar el tipo y severidad de la afasia, desde la perspectiva tradicional. Un problema de estos test es que hay una muestra relativamente importante de pacientes que no encajan con las categorías diagnósticas tradicionales (entre el 30 %–40 % de los casos), que no se pueden clasificar desde esta perspectiva o que caen en el diagnóstico de las llamadas afasias mixtas. El segundo de los paradigmas es el llamado paradigma cognitivo, y en él destacan instrumentos como el EPLA (Valle y Cuetos 1995) o la batería BETA (Cuetos y González-Nosti 2009). Estos instrumentos aportan información de interés sobre los módulos del procesamiento lingüístico que se han visto afectados desde la lesión cerebral o el trastorno neurológico sufrido por el paciente. Uno de los mayores problemas que se observan con este tipo de pruebas es que muchos pacientes con afasia tienen una afectación de diversos módulos del procesamiento del lenguaje y de sus relaciones. Por último, destacaríamos el paradigma pragmático-funcional, en el que se pretende valorar la capacidad funcional y la eficacia comunicativa del lenguaje en personas con afasia. Entre los muchos instrumentos que valoran el lenguaje y la comunicación desde este paradigma destacar el test MetAphAs (Rosell-Clari y Hernández Sacristán 2014b), el índice CETI (Lomas *et al.* 1989), el análisis del perfil conversacional (Whitworth, Lesser y Perkins 1997) o el PREP-R (Fernández-Urquiza *et al.* 2015). En todos estos instrumentos se valora el uso lenguaje en situaciones de la vida diaria y el lenguaje conversacional. Estos instrumentos son útiles para mostrar los déficits y los recursos que utiliza una persona con afasia en distintas tareas y situaciones comunicativas de la vida diaria en las que se hace uso del lenguaje conversacional. El "problema" de estos instrumentos, es que no aportan un diagnóstico afasiológico, aunque sí que muestran diferencias significativas en función del tipo y grado de severidad de la afasia, no analizan qué elementos del procesamiento del lenguaje están alterados y, en algunos de los casos, son instrumentos descriptivos y cualitativos.

Un/una logopeda, en función de los objetivos que se proponga en la evaluación puede utilizar cualquiera de los instrumentos, escalas y test señalados, otro que encuentre en la bibliografía científica e incluso realizar una evaluación ecológica poniendo directamente al paciente en tareas comunicativas naturales reales y analizar su comportamiento verbal y no verbal.

Si ya la toma de decisiones en cuanto a la evaluación de la persona con afasia puede ser compleja, todavía lo es más la toma de decisiones sobre la rehabilitación. El/la logopeda se enfrenta a un proceso de toma de decisiones en el que tiene que dar respuesta, entre otras muchas, a preguntas como las siguientes: ¿Qué rehabilitar? ¿En qué objetivos se va a centrar la rehabilitación? ¿Qué contenidos tendrán esas sesiones de rehabilitación? ¿Qué programas o técnicas de rehabilitación se trabajarán? ¿Qué estímulos se utilizarán? ¿Qué materiales editados o no, *software* o aplicaciones informáticas se utilizarán? ¿Qué ayudas o técnicas de facilitación se utilizarán? ¿Se utilizarán otros recursos como la estimulación eléctrica directa transcraneal (tDCS) o magnética transcraneal? ¿Cómo se programará la transferencia y la generalización de lo aprendido en sesión clínica a la vida diaria del paciente? ¿Qué papel se le dará a la familia y a los cuidadores? Para responder a estas preguntas el/la logopeda puede ir a la bibliografía sobre rehabilitación de la afasia, puede servirse de guías de práctica clínica basadas en la evidencia y manuales de rehabilitación de la afasia que se proponen desde diferentes asociaciones, colegios profesionales y autores. También puede utilizar algunos de los recursos que se han indicado al inicio de este trabajo, como son los metaanálisis y las revisiones sistemáticas que se proponen sobre el tema de interés. Cabe destacar las revisiones sistemáticas de Cochrane Library respecto a la rehabilitación de la afasia (Brady, Kelly, Godwin y Enderby (2012) y Brady *et al.* 2016). En la primera de estas revisiones se distingue entre la rehabilitación semiológica o basada en el déficit, y la rehabilitación funcional, concluyendo que en ambos casos se observan mejoras en el paciente y sin determinar cuál de ellas obtiene mejores resultados.

Desde la práctica clínica basada en la evidencia puede ser más sencillo programar estudios experimentales que demuestren la eficacia de tratamientos basados en el déficit porque el número de las variables dependientes en las que se registra y mide el efecto tratamiento es menor y más operativo. Con respecto a las terapias funcionales, dado que su objetivo es mejorar la capacidad de comunicación del paciente en las interacciones de la vida diaria, es mucho más complejo programar estudios experimentales con un alto control sobre las variables dependientes e independientes.

Por otro lado, el proceso terapéutico no consiste en un proceso rígido, estándar, repetible y mecánico, en todos y cada uno de los pacientes, sino que es un proceso dinámico, flexible, colaborativo, participativo, adaptado a cada caso particular y que debe adaptarse a cada instante o momento del proceso de rehabilitación y a los diferentes entornos que forman parte de la vida diaria del paciente. Este proceso es idiosincrático y de ahí la brecha o *gap* que siempre habrá entre la evidencia científica y la práctica clínica, dado que esta última ha de ser funcional, ha de estar centrada en el paciente, ser específica, realista y oportuna (Hersh *et al.* 2012).

Admitido el hecho de que la validez científica de un tratamiento requiere de método experimental, lo que se plantea aquí es cómo proceder de manera fundamentada y contrastada cuando lo abordado es un sujeto hablante (en su relación compleja con el entorno social, cultural y lingüístico, porque también el tipo de lengua cuenta), cuando el uso de un método experimental puede, de hecho, distorsionar la conducta natural de un paciente, esto es, la propia conducta verbal que pretende medir, y cuando las exigencias del método experimental resultan contradictorias respecto a los requerimientos éticos. Puede ser que el tratamiento logopédico, más allá de una metodología científica convencionalmente entendida, requiera también de un método heurístico de conocimiento, donde cuenta un componente de solución creativa de problemas.

No podemos, en último término, negar que la práctica logopédica se aproxime de alguna manera a un arte. Pero tal vez la oposición ciencia/arte no sea tan marcada como se pretende para este tipo de práctica. Si hay algo realmente importante en el discurso científico, más aún que la demostración de una hipótesis, es la formulación de una hipótesis: ¿qué podríamos demostrar si no se hubiera formulado previamente una hipótesis explicativa de los hechos? Pues bien, diremos que la formulación de hipótesis no deja de ser un acto creativo, y este proceso –como el de todo acto creativo – está basado en la intuición, donde racionalidad y sensibilidad se codeterminan. De ahí que un plan heurístico, en el que racionalidad y sensibilidad al caso se combinen, deba en último término presidir toda intervención logopédica (Hernández Sacristán y Rosell-Clari 2020).

Conclusiones

La PBE nace en los años noventa a partir de la necesidad de controlar la variabilidad y valorar la eficacia de la praxis médica. Se graduó la evidencia científica en función del grado de control empírico que ofrecen los diferentes estudios, situándose en el grado más alto de la pirámide la evidencia obtenida a partir de metaanálisis y de estudios clínicos controlados y aleatorizados. Por el contrario, en la parte más baja de graduación de la evidencia científica se sitúan los reportes de comités de expertos u opiniones basadas en la experiencia clínica, seguidos de los estudios descriptivos, correlacionales y de casos (Shekelle *et al.* 1999).

No obstante, como indica Schlosser (2014), realizar la intervención en un entorno más naturalista dificulta mucho realizar investigación de forma aleatoria o a nivel de grupo; el diseño de sujeto único se presta a una implementación más orientada a la práctica clínica. En este sentido, se hace hincapié en que un diseño de caso único no es lo mismo que un diseño experimental de caso único (Horner *et al.* 2005 y Kratochwill *et al.* 2010). Los diseños de caso único resultan una herramienta efectiva a la hora de demostrar los efectos del tratamiento sobre la variable o variables dependientes. Sin embargo, en logopedia las variables dependientes pueden ser muy concretas e incluso únicas, como puede suceder en los déficits más periféricos; o muy complejas, abstractas o múltiples, como ocurre en los déficits centrales. La PBE y los diseños experimentales de caso único son más fáciles de implementar en los estudios donde solo tenemos una variable dependiente o donde las variables son más concretas, frente a aquellos casos en que las variables son más complejas y se interrelacionan en grados difíciles de determinar, con lo que el diseño experimental difícilmente sería aplicable.

Por otro lado, dado que la práctica clínica es un proceso centrado en el paciente, dinámico, flexible y en cierta medida idiosincrático, siempre habrá una distancia, brecha o *gap* entre lo que nos aporta la evidencia científica conocida y las necesidades de intervención específicas en un paciente concreto. Para solucionar este problema, desde las universidades deberemos formar a nuestros estudiantes en tres ámbitos:

1.- En el manejo del proceso científico basado en la evidencia, desde la formulación de preguntas clínicas adecuadas, pasando por la búsqueda y selección de la información a partir de los recursos generados por la PBE, la valoración crítica de la evidencia y la toma de decisiones clínicas propiamente dichas.
2.- En las características y aplicación del diseño experimental de caso único al ámbito de la logopedia, valorando sus utilidades y posibilidades.
3.- En la adaptación de los recursos y técnicas terapéuticas conocidas a un paciente específico y particular, valorando la eficacia de las adaptaciones realizadas y de los resultados obtenidos.

La formación multidisciplinar en los ámbitos propuestos hará que mejore y aumente la calidad de la práctica clínica en general, y la basada en la evidencia científica en particular. Todo ello sin renunciar al "arte" de la creatividad de nuevos materiales, técnicas y métodos, que respondan a necesidades específicas y particulares.

Referencias

Agudo, C. y Moreno, L. (coords.). (2021). *Protocolo de Logopedia en la enfermedad de Parkinson*. Federación Española de Parkinson.

Albert, M. L., Sparks, R. W. y Helm, N. A. (1973). Melodic intonation therapy for aphasia. *Archives of neurology*, 29 (2), 130–131.

Brady, M.C., Kelly, H., Godwin, J. y Enderby P. (2012). Speech and language therapy for aphasia following stroke. *Cochrane database,e of systematic reviews*, 5. < Speech and language therapy for aphasia following stroke – Brady, MC – 2012 | Cochrane Library>, consultado el 14 de octubre 2022.

Brady, M. C., Kelly, H., Godwin, J., Enderby, P. y Campbell, P. (2016). Speech and language therapy for aphasia following stroke. *Cochrane database of systematic reviews*, (6).<https://www.cochranelibrary.com/cdsr/doi/10.1002/14651858.CD000425.pub4/full?contentLanguage=en>, consultado el 14 de octubre 2022.

Byiers, B. J., Reichle, J. y Symons, F. J. (2012). Single-subject experimental design for evidence-based practice. *American Journal of Speech-Language Pathology*, (21): 397–414.

Candás, A. (2018). *Guía de intervención logopédica en la parálisis cerebral*. Madrid: Síntesis.

Carballo, G., Mendoza, E., Fresneda, M. D. y Muñoz, J. (2008). La práctica basada en la evidencia en la logopedia española: estudio descriptivo. *Revista de Logopedia, Foniatría y Audiología*, 28(3), 149–165.

Cuetos, F. y González-Nosti, M. (2009). *BETA: Batería para la Evaluación de los Trastornos Afásicos*. Madrid: EOS.

de las Heras, G. y García, L. R. (2015). *Guía de intervención logopédica en las dislalias*. Madrid: Síntesis.

Dodd, B. (2007). Evidence-based practice and speech-language pathology: Strengths, weaknesses, opportunities and threats. *Folia Phoniatrica et logopaedica*, 59 (3), 118–129.

Ebbels, S. H. (2017). Intervention research: Appraising study designs, interpreting findings and creating research in clinical practice. *International journal of speech-language pathology*, 19 (3), 218–231.

Fernández, S. y López-Higes, R. (2005). *Guía de intervención logopédica en las afasias*. Madrid: Síntesis.

Fernández-Urquiza, M., Díaz Martínez, F., Moreno Campos, V., Lázaro López-Villaseñor, M. y Simón López, T. (2015). *PREP-R. Protocolo Rápido de Evaluación Pragmática Revisado*. Valencia: Universidad de Valencia.

Fernández-Zúñiga, A. (2005). *Guía de intervención logopédica en tartamudez infantil*. Madrid: Síntesis.

Fresneda, Mª. D., Muñoz, J., Mendoza, E. y Carballo, G. (2012). La práctica basada en la evidencia en la logopedia española: actitudes, usos y barreras. *Revista de Investigación Educativa*, 30 (1), 29–52.

Garayzábal, E., Lázaro, M. y Moraleda, E. (2018). *Guía de Intervención Logopédica en el síndrome de Down*. Madrid: Síntesis.

González, R. (2008). *Batería de Afasias Western. Versión traducida y adaptada al español chileno de la Western Aphasia Battery Revised*. PsychCorp, San Antonio, TX.

Goodglass, H., Kaplan, E. y Barresi, B. (2005). *Test de Boston para el diagnóstico de la afasia*. Harold Goodglass; con la colaboración de Edith Kaplan y Barbara Barresi: [traducción de Editorial Médica Panamericana SA efectuada por Diana Klajn]. Láminas de estímulo. Ed. Médica Panamericana.

Guyatt, G., Cairns, J., Churchill, D., Cook, D., Haynes, B., Hirsh, J., y Tugwell, P. (1992). Evidence-based medicine: a new approach to teaching the practice of medicine. *JAMA*, 268 (17), 2420–2425.

Guyatt, G., Oxman, A., Schünemann, H., Tugwell, P., Knottnerus, A. (2011). GRADE guidelines: A new series of articles in the Journal of Clinical Epidemiology. *Journal of Clinical Epidemiology*, (64):380–382.

Hernández Sacristán, C. y Rosell-Clari, V. (2020). Paradigma pragmático-funcional en la rehabilitación de la afasia. *Pragmalingüística*, (2), 199–215.

Hersh, D., Worrall, L., Howe, T., Sherratt, S. y Davidson, B. (2012). SMARTER goal setting in aphasia rehabilitation. *Aphasiology*, 26 (2), 220–233.

Horner, R. H., Carr, E. G., Halle, J., McGee, G., Odom, S. y Wolery, M. (2005). The use of single subject research to identify evidence-based practice in special education. *Exceptional Children*, 71,165–179.

Kazdin, A.E. (2010). *Single-case research designs: Methods for clinical and applied settings*. 2nd ed. Oxford University Press; New York.

Koegel, L. K., Koegel, R. L., Green-Hopkins, I., Barnes, C. C. (2010). Question-asking and collateral language acquisition in children with autism. *Journal of Autism and Developmental Disorders*, (40):509–515.

Kratochwill, T. R., Hitchcock, J., Horner, R. H., Levin, J. R., Odom, S. L., Rindskopf, D. M. y Shadish, W. R. (2010). Single-case designs technical documentation. From the What Works Clearinghouse. <http://ies.ed.gov/ncee/wwc/documentsum.aspx?sid=229>, consultado el 13 de octubre 2022.

Lomas, J., Pickard, L., Bester, S., Elbard, H., Finlayson, A. y Zoghaib, C. (1989). The Communicative Effectiveness Index. Development and psychometric evaluation of a functional communicative measure for adult aphasia. *Journal of Speech and Hearing Disorders*, 54, 113-124.

Mayorga, J., Velasco, L. y Ochoa, J. (2015). Guías de Práctica Clínica Basadas en Evidencia, cerrando la brecha entre el conocimiento científico y la toma de decisiones clínicas. *Gaceta Mexicana de Oncología*, 14 (6):329-334.

Melle, N. (2007). *Guía de intervención logopédica en la disartria*. Madrid: Síntesis.

Monsalve González, A. (2011). *Guía de intervención logopédica en las deficiencias auditivas*. Madrid: Síntesis.

Peña-Casanova, J. y Cáceres-Guillén, I. (2019). *Programa integrado de exploración neuropsicológica: Test Barcelona-2*. Test-Barcelona Services, SL.

Ratner, N. B. (2006). Evidence-based practice: An examination of its ramifications for the practice of speech-language pathology. *Language, Speech, and Hearing Services in Schools*, (37), 257-267. American Speech-Language-Hearing Association.

Rosell-Clari, V. y Hernández Sacristán, C. (2014a). La evaluación del déficit lingüístico adquirido en el adulto: la afasia como ejemplo. En Fernández Pérez, M (coord.) *Lingüística y déficit comunicativos: ¿cómo abordar las disfunciones verbales?* (pp. 159-200). Madrid: Síntesis.

Rosell-Clari, V. y Hernández Sacristán, C. (2014b). *Protocolo de exploración de habilidades metalingüísticas naturales en la afasia*. Nau Llibres.

Santos, F. R. (2016). *Guía de intervención logopédica en los Trastornos del Espectro del Autismo*. Madrid: Síntesis.

Schlosser, R. (2014). Treatment Fidelity in Single-Subject Designs. *ASHA CREd Library*. <https://academy.pubs.asha.org/cred/categories/research-design-and-methods/single-subject-experimental-design-cred-library/>, consultado 13 octubre 2022.

Schüller, T. y Jiménez, S. (2021). *Guía de intervención logopédica en las disfonías*. Madrid: Síntesis.

Schünemann, H. J., Guyatt, G. H. (2005). Evidence-based medicine. In Wachter RM, Goldman L, Hollander H, eds. *Hospital medicine*. pp. 51-70. 2 ed. Philadelphia: Lippincott Williams & Wilkins.

Shekelle, P. G., Woolf, S. H., Eccles, M. y Grimshaw, J. (1999). Developing guidelines. *Bmj*, 318 (7183), 593-596.

Terradillos, E. y Sánchez, R. L. H. (2016). *Guía de intervención logopédica en las afasias*. Madrid: Síntesis.

Tisare de Dios, A. y Ordóñez, B. (2021). *Guía de intervención logopédica en las disfagias*. Madrid: Síntesis.

Torrico-Román, P. y González-Herranz, R. (2020). Parálisis laríngea posoperatoria en cirugía de tiroides y paratiroides. *Revista de Otorrinolaringología*, 11 (2), 195-215.

Valle, F. y Cuetos, F. (1995) *EPLA: Evaluación del Procesamiento Lingüístico en la afasia*. Erlbaum.

Vega-de Céniga, M., Allegue-Allegue, N., Bellmunt-Montoya, S., López-Espada, C., Riera-Vázquez, R., Solanich-Valldaura, T. y Pardo-Pardo, J. (2009). Medicina basada en la evidencia: concepto y aplicación. *Angiología*, 61(1), 29-34.

Vila, J. M. (2009). *Guía de intervención logopédica en la disfonía infantil*. Madrid: Síntesis, 2009.

Whitworth, A., Lesser, R. y Perkins, L. (1997*). Conversation analysis profile for people with aphasia*. Whurr Publishers.

ANEXO[2]
Algunos recursos desarrollados a partir de la MBE.

- Cochran Library. La Cochrane Library o Biblioteca Cochrane es una colección de bases de datos que contienen diferentes tipos de evidencia de alta calidad para ayudar en la toma de decisiones sobre salud. La Biblioteca Cochrane se publica en inglés, pero está disponible en español.
- Medicina Basada en la Evidencia 2.0: http://si.easp.es/mbe/. Portal de recursos en vídeo y presentaciones PowerPoint.
- Bandolier: http://www.medicine.ox.ac.uk/bandolier. Revista, de periodicidad mensual, sobre cuidados en salud basados en la evidencia, promovida por científicos de Oxford y de la que existe una versión española.
- Programa CASP. The Critical Appraisal Skills Programme (CASP) and jEvidence-based Practice: https://casp-uk.net/.
- Centre for Evidence-Based Medicine. Centro de investigación de Oxford para la Medicina Basada en la Evidencia.

---

2 De las "Guías de Intervención Logopédica", se presentan solo algunas de ellas. Para las personas que tengan interés en este tema, además de las Guías publicadas por la Editorial Síntesis, con gran tradición en ello, se recomienda revisar las aportaciones que se realizan desde los colegios profesionales y las diferentes asociaciones, como ASHA y demás organismos internacionales.

- Clinical Evidence. Ofrece resúmenes del estado actual de conocimiento y de tratamiento en la práctica diaria. Se encuentra disponible en castellano.
- Journal of Evidence-Based Medicine – JEBM. Es la revista oficial del Centro Cochrane en China y tiene como objetivo el presentar los resultados de las investigaciones más recientes basadas en la evidencia.
- Minerva. Revue d'Evidence-Based Medicine. Es una revista de MBE que ofrece un análisis crítico de las publicaciones de la literatura internacional.
- AGREE Collaboration. Mediante este instrumento se evalúan Guías para la Práctica Clínica (GPC). Consta de 23 criterios agrupados en seis áreas y tiene una versión española.
- Clinical Practice Guidelines at University of California: https://library.ucsd.edu/news-events/clinical-practice-guidelines/. Se puede acceder a GPC y a varios recursos sobre MBE.
- Excelencia Clínica. Metabuscador: Permite realizar consultas de información en inglés o en español, facilitando el enlace a recursos de acceso libre además de traducir las búsquedas de forma automática a uno u otro idioma.
- Guidelines International Network (GIN). Es una red internacional que promueve el desarrollo de GPC y su aplicación práctica.
- Trip Database. Metabuscador que permite localizar documentos en bases de datos sobre MBE y entidades productoras de GPC.
- UK National Institute for Clinical Excellence (NICE). Con su buscador NHS Evidence permite acceso a una gran variedad de información, entre las que se encuentra artículos científicos o guías de práctica clínicas.
- BiblioPRO: https://www.bibliopro.org/. Es una biblioteca virtual de cuestionarios de Calidad de Vida Relacionada con la Salud. Proporciona información exhaustiva sobre evaluaciones basadas en la evidencia.
- JBI COnNECT (Red clínica de Evidencia *on-line* sobre Cuidados): Es una plataforma informática que proporciona a los usuarios una serie de recursos para buscar y valorar críticamente la evidencia disponible, utilizarla en la práctica clínica y evaluar el impacto de su utilización.
- SpeechBITE: https://speechbite.com/ Es una base de datos australiana que permite buscar los tratamientos logopédicos más recientes y su evidencia científica. Esta base de datos se lanzó en 2008 y se actualiza mensualmente.
- Evidence-Based Medicine, edición española. Es la traducción íntegra de la edición original, publicada por British Medical Publishing, American College of Physicians y American College of Internal Medicine.
- Fernández, S. y López-Higes, R. (2005). *Guía de intervención logopédica en las afasias*. Madrid: Síntesis.
- Fernández-Zúñiga, A. (2005). *Guía de intervención logopédica en tartamudez infantil*. Madrid. Síntesis.
- Melle, N. (2007). *Guía de intervención logopédica en la disartria*. Síntesis.

- Vila, J. M. (2009). *Guía de intervención logopédica en la disfonía infantil.* Madrid: Síntesis, 2009.
- Monsalve González, A. (2011). *Guía de intervención logopédica en las deficiencias auditivas.* Síntesis.
- de las Heras Mínguez, G. y García, L. R. (2015). *Guía de intervención logopédica en las dislalias.* Síntesis.
- Terradillos, E. y Sánchez, R. L. H. (2016). *Guía de intervención logopédica en las afasias.* Síntesis.
- Santos, F. R. (2016). *Guía de intervención logopédica en los Trastornos del Espectro del Autismo.* Síntesis.
- Garayzábal, E., Lázaro, M. y Moraleda Sepúlveda, E. (2018). *Guía de Intervención Logopédica en el síndrome de Down.* Editorial Síntesis: Madrid, Spain.
- Candás, A. (2018). *Guía de intervención logopédica en la parálisis cerebral.* Síntesis.
- Tisare de Dios, A. y Ordóñez, B. (2021). *Guía de intervención logopédica en las disfagias.* Síntesis.
- Schüller, T. y Jiménez, S. (2021). *Guía de intervención logopédica en las disfonías.* Síntesis.
- Agudo, C., Moreno, L. (coords.). (2021). *Protocolo de Logopedia en la enfermedad de Parkinson.* Federación Española de Parkinson.

Yvan Rose
(Department of Linguistics, Memorial University)

XVI. CROSS-LINGUISTIC VARIATION IN PHONOLOGICAL DEVELOPMENT: RECENT ADVANCES AND NEW PERSPECTIVES[1]

Abstract: This paper addresses the issue of innateness of phonological features, a controversial topic within the more general field of Biolinguistics. After a brief summary of the relevant scientific literature on phonological features, I adopt an emergentist perspective on the issues at hand, also in light of the learner's more general linguistic system. Building on a case study of the acquisition of English consonants, I discuss patterns of fricative development across different classes of consonants. I argue that the patterns observed in the data as well as related observations from language typology cannot be accounted for using innate phonological features. Instead, these patterns can be easily captured through a consideration of the phonetic (auditory and articulatory) properties of the consonants at hand.

Keywords: Phonology, Phonetics, Acquisition, Features, Emergentism, Biolinguistics

INTRODUCTION

This chapter aims to contribute to the wide-ranging conversation set by the current volume, whose reaches extend from biolinguistic approaches to language acquisition to practical issues in speech therapy. Any conversation combining issues in biolinguistics with clinical applications is however bound to raise many controversies, themselves rooted in the history of these respective fields and reflected by the theoretical models and clinical approaches that emerged from this history. This includes fundamental issues about the nature and origins of linguistic knowledge, which are at the core of the biolinguistics enterprise since at least Chomsky (1957, 1959, 1965). As Boeckx & Martins (2016) point out: "It is indeed fair to say that the first sign of a decidedly biological

---

[1] I would like to thank Dr. Milagros Fernández Pérez for her cordial invitation to participate in this volume, as well as to be part of various research activities in the field of Clinical Linguistics at the Universidade de Santiago de Compostela.

orientation in the study of language, completely foreign at a time when linguistics was dominated by the structuralist paradigm, was Noam Chomsky's early work in the mid-1950s." (p.1) Connecting biolinguistics to clinical linguistics also poses a number of expository challenges, especially given the abstractionist inclination of the former and the more practical orientation of the latter. However, just as the inherently abstract phonological system of any speaker is connected to the physical world through its interfaces with auditory and articulatory speech systems, such connections exist, and their exploration contributes to our better understanding of the nature and origins of phonological knowledge, which by extensions opens avenues toward clinical speech diagnosis and remediation.

In the lines below, I engage in this exploration from the perspective of first language phonological development. I begin with a retrospective overview of the literature on phonological features, considered by mainstream models of phonology as the most fundamental units of phonological knowledge. I then address theoretical issues raised by nativist approaches to phonological features, many of which can be successfully addressed within emergentist models of phonology and phonological development. I illustrate this discussion through a detailed consideration of a longitudinal case study of the acquisition continuant consonants. Finally, keeping with the scope of the current volume, I discuss general implications of this research for speech therapy.

FUNDAMENTAL QUESTIONS AND THE 'CHOMSKYIAN LEAP'

It is undeniable that typically developing children acquire a host of knowledge about the sounds and sound combinations of their languages during the first few years of life. Studies in infant speech perception highlight an early propensity to acquire early phonemic knowledge (e.g. Werker & Tees 1983; Jusczyk 1992) and from there to process different dimensions of the auditory input in ways that closely mirror that of adults (e.g. sub-segmental contrasts: White & Morgan 2008; co-articulatory speech cues: Curtin, Mintz, & Byrd 2001; prosodic cues: Curtin, Mintz, & Christiansen 2005).

Within the realm of child phonology, traditionally rooted in the study of child speech production, perhaps the most influential work of the modern era has been the seminal monograph by Jakobson (1941) entitled *Kindersprache, Aphasie, und allgemeine Lautgesetze* (published in translation as *Child Language, Aphasia, and Phonological Universals* in 1968). While the premises of this work and the empirical descriptions it employs are, by today's standards, clearly limited, the links it attempted to draw between factorial typology, language acquisition by children and language loss in older speakers have contributed a wealth of scientific debates in the decades since its publication. In a nutshell, Jakobson emphasized universal properties of phonological systems, which he encoded in terms of phonological features using the theoretical apparatus of his time, itself defined in collaboration with Nikolai Trubetskoy and other colleagues within the *Prague Linguistic Circle* (e.g. Trubetzkoy 1969). This work has formed a foundation toward modern theories of phonological representation incorporating such notions as phonological contrast and contrast neutralization, and contributed to the definition of a general theory of typological markedness (e.g. Ewen, Hume, Oostendorp, & Rice 2011 for an extensive overview).

Jakobson's seminal work in turn inspired countless studies of phonological development based on child language production. Early studies include a small cross-linguistic survey by Ferguson (1964) and a number of longitudinal case studies of the acquisition of phonology (e.g. Menn 1971; Moskowitz 1971; Smith 1973; Waterson 1971). Such works have in turn fuelled debates hinging on data interpretation in child phonology (Braine 1976; Goad 1996; Macken 1980; Rose 2009; Rose & Inkelas 2011), also yielding competing models of phonological development (Rose 2017).

However, Jakobson did not go as far as to explicitly address the basic origins of the universal trends uncovered through his wide-ranging endeavour. Issues concerning the origins of linguistic knowledge were much more directly tackled through the provocative musings of then-burgeoning scholar Noam Chomsky, who began formulating strong hypotheses about the origins of linguistic universals throughout the 1950s. In a direct attempt at capturing these universals, Chomsky proposed the existence of a cognitive module toward language and its acquisition, named Universal Grammar, which he claimed was innately available to all typically developing human beings. This is the essence of the chomskyian leap, the idea that universal trends observed in language behaviours can be unified through the innateness of genetically determined foundational units and structures within the human species. Genetic endowment offers attractive answers to a series of observations about the human language faculty, unique to humans to the exclusion of all other species, even among high-order primates, our closest relatives within the animal kingdom. Indeed, an innately available language acquisition device can in principle provide the learner with some sort of linguistic knowledge, for example in terms of basic units (building blocks) or structures, which in turn facilitate (and/or guide) the acquisition process, for example by restricting the hypothesis space that learners must entertain to compute the language data (positive evidence) to which they are exposed.

The idea of correlating universal behaviours with inborn linguistic units or structures has in turn offered fertile grounds for research in linguistics (and beyond; e.g. animal communication; computer science), also driven by arguments either in favour or against Chomsky's original hypothesis. Among other benefits, this scientific boom has yielded an unprecedented body of knowledge that simply did not exist back in the 1950s. Given these advances, we are now in a much better position, and also have the scientific duty, to revisit the very foundations of this research program.

Phonological development under the nativist viewpoint

Since its original formulation, Chomsky's proposal has also been evolving through a series of theoretical evolutions and revolutions, many of which brought forward by Chomsky himself (e.g. Chomsky 1995). Chomsky's original proposal has also been subject to a wide range of interpretations. In the area of phonology, and building on the seminal *Sound Patterns of English* (Chomsky & Halle 1968), perhaps the currently strongest hypothesis about innate knowledge in phonology is encapsulated in works by Hale & Reiss (1998, 2003, 2008) and Hale, Kissock & Reiss (2007). These scholars argue that the phonological features used across the languages of the world form a universal set innately available to all human learners. This 'innateness hypothesis' (Hale & Reiss 2003: 219) is itself rooted in traditional views of computational theory whereby learning "can consist only of creating novel combinations of primitives already innately available" (Jackendoff 1990: 40). In this view, phonological acquisition consists of the learner's assigning of innate phonological features, the primitives to phonological computation, to the auditory categories present in the ambient language, according to the following sketch:

(1) Learning from innate phonological features: A basic sketch
   a. The learner is exposed to the set of auditory categories present in the ambient language
   b. The learner assigns innately-available features to these categories
   c. The learner ultimately eliminates from his/her phonology the innate features which are not required to account for the properties of the ambient language

This proposal, simple and straightforward at first sight, however poses an important number of issues concerning our characterization of both the phonological systems of adult languages and their acquisition. I discuss a number of such issues next.

Issues with the innate phonological features

Returning first to the chomskyian revolution mentioned above, its most immediate contribution today is arguably the considerable empirical knowledge it has helped generating in virtually all aspects of linguistic research. In the area of phonology, we now have access to various databases documenting phonological inventories and phonological patterning (e.g. Maddieson 1984; Mielke 2008) as well as to a rich body of literature documenting phonological patterning which, together, reveal both universal tendencies as well as marked exceptions to these tendencies. The same holds true of language acquisition and language disorders, especially since the advent of the TalkBank database system (https://talkbank.org), which includes resources for the study of child language (e.g. CHILDES), phonology, phonetics and acquisition (PhonBank) and language loss (AphasiaBank), among several other such freely available databases.

Interestingly, as our knowledge of linguistic systems expanded over the last seven decades, it has gradually fostered a much more relative understanding of linguistic universals; much of what was seen as rigidly universal principles is now discussed in terms of general tendencies. This has in turn brought a shift in phonological theory, as well as in linguistic theory more generally. While mainstream research was centrally concerned with attaining universal models applicable to all languages, robust patterns of variation emerging from our typological observations quickly called for degrees of theoretical flexibility. For example, the consonant /l/, which can be loosely defined as a lateral liquid, cannot be universally represented as either a stop or a continuant. Indeed, from a typological perspective: "The most general observation […] is that lateral liquids do indeed pattern with continuants as well as non-continuants, and with surprising even-handedness, patterning 55 percent of the time with continuants and 45 percent of the time with non-continuants" (Mielke 2008: 62). It is thus unclear how the approach to learning sketched out in (1) can apply in this context: How can the learner of any language universally assign a [-continuant] or a [+continuant] feature to this consonant upon observing it in the ambient signal, in the context where this consonant can demonstrably be either?

As Dresher (2014) reports, building on Mielke (2008) and Samuels (2011), the innateness hypothesis in fact clashes with current knowledge about phonology and phonological systems, for example as stated in (2).

(2) Arguments against innate features (adapted from Dresher 2014: 166)

   a. From a biolinguistic perspective, phonological features are too specific, and exclude sign languages (Hulst 1993; Sandler 1993)

    b. Empirically, no one set of features has been discovered that 'does all tricks' (Hyman 2011 with respect to tone features, but the remark applies more generally)
    c. Since at least some features have to be acquired from phonological activity, a prespecified list of features becomes less useful in learning (see also Cowper & Currie Hall 2014)

To these arguments we can add the following list, which makes more explicit the issues raised above in the area of adult phonology and expands in the areas of child phonology, learnability theory and computational modelling.

(3) Additional arguments against innate features (Rose 2022)
    a. Factorial typology
        i. Several languages present non-natural classes of phones, none of which can be defined on universal grounds, or even on strictly phonetic grounds (Mielke 2008)
        ii. Same combinations of phonological features may correspond to different phonological classes across languages (Dresher 2014)
        iii. Same natural classes observed across languages may be represented through different feature sets (Ewen & Hulst 2002)
        iv. In addition to sign languages, innate 'phonological' features also exclude whistled languages (building on Rialland 2005)
    b. Child phonology
        i. Certain phonological behaviours observed in early speech productions cannot be described in terms of phonological features (Vihman & Croft 2007)
        ii. Feature-based patterning emerges gradually in child language (Menn & Vihman 2011)
        iii. Developmental trajectories may vary extensively between learners, even within given languages (Levelt & Van Oostendorp 2007; Vihman 2014)
        iv. Variation in child phonology is in part constrained by language-specific properties of speech (B. M. Bernhardt & Stemberger 2018; Watts 2018; Rose & Penney 2022)
        v. Interactions between segmental behaviours and prosodic conditioning (Inkelas & Rose 2007; Marshall & Chiat 2003) highlight relationships between featural development and that of other components of the learner's phonological system

c. Computational modelling
   i. Natural and unnatural classes of sounds can emerge from computer simulations based on segmental inventories, segmental distributions within a minimal lexicon, and segmental activity (Mielke 2005a,b)
   ii. Place and manner features can be learned (induced) from distributions within the phonetic input (Lin & Mielke 2008)
d. Learnability theory
   i. Assuming innate features solely on theoretical grounds poses a circularity problem, in the absence of independent evidence
   ii. Assumptions about Universal Grammar should be maximally parsimonious; no units should be posited as part of UG if these units can be demonstrably acquired through positive evidence
   iii. Learning by pruning, as is necessary if we assume innate features, contradicts the subset principle in learnability (Baker 1979; Dell 1981; Pinker 1979)
   iv. Representational models of phonology encoding universal markedness in terms of number of features may be contradicted by developmental facts (e.g. Cucinelli 2020; see Rice & Avery 1995, for an earlier discussion)

The innateness hypothesis is thus extremely difficult to maintain in light of our current knowledge of phonological patterning, both in adult language and in language acquisition. Besides well documented facts summarized in (3a) and (3b), modern computer simulations such as those cited in (3c) provide evidence that computational systems can indeed generate abstract representations away from phonological input data. Also, as stated in (3d), the innateness hypothesis is also directly challenged by standard approaches to learnability, the branch of language acquisition research concerned with the logical problem of acquisition. A cornerstone of learnability theory is the subset principle, according to which the learner can only acquire language based on positive evidence (Baker 1979; Dell 1981; Pinker 1979). In lay terms, this principle states, logically, that a learner's knowledge of any language should not exceed the extent of what this learner was exposed to within this language. Under the innateness hypothesis, however, the universal set of features available to the learner is by definition larger than the set of features needed for any individual language. Well aware of this issue, Hale & Reiss (2003) attempt to tackle this problem by redefining it on logical grounds. They propose that the full (universal) set of phonological features must be present at the initial state of acquisition to maximally constrain the learner's grammar. However, Hale & Reiss do not offer any demonstration of how their proposal actually makes any prediction about phonological development; as formulated, it is not even clear how their hypothesis can be tested in the real world. In contrast to this, computational models of learning demonstrate that subsegmental (feature-level) knowledge can be readily derived from datasets mimicking the phonological properties of natural languages.

In the argument below, I reject the innateness hypothesis on both typological and developmental grounds. From the perspective of factorial typology, I report on a series of observations, all of which point to the fact that relationships between phonological features and speech sounds must crucially be established on language-specific grounds. From a developmental perspective, I argue that featural development ultimately happens at the level of each individual learner, who may —and do— vary in terms of their developmental trajectories toward the mastery of their first language(s). As we will see, much of the variation observed can be understood in terms of speech phonetics. These arguments ultimately undermine the innateness hypothesis, and instead promote emergentist approaches to phonological features and their acquisition, which are much better equipped to capture the facts observed across languages as well as in child speech. I illustrate these arguments through a consideration of /l/ within factorial typology as well as in our case study of phonological development. As we will see, both the paradoxical behaviour of /l/ cross-linguistically and its patterning in child phonology can be unified through the unique phonetic properties of lateral liquids.

I begin in the next section with a discussion of what phonological features may initially represent to first language learners, at a stage when they still have not yet acquired knowledge about the morpho-phonology of their native languages. As we will see, feature-level behaviours are clearly present in child speech, and appear to be delineated by boundaries set by the phonetic —auditory as well as related articulatory— properties of the speech sounds in development.

What's in a phonological feature?

Much of the retrospective discussion above has focused on phonological features as the theoretical building blocks of segmental representations. Trubetzkoy's early emphasis was on phonological distinctive oppositions, or phonological contrasts, which he formalized through distinctive features, defined in this context as units of phonological representation that encode functionally relevant distinctions between phones. Trubetzkoy's resulting classifications were thus in terms of natural classes of phones, defined along different dimensions of speech phonetics, for example the set of obstruent (non-nasal) stop consonants, or the set of approximant consonants present in any language. Ensuing work on these natural classes of phones also highlighted the language-specific nature of such classifications. For example, while voiced and voiceless obstruents are contrastive in English, French or Spanish, this contrast is irrelevant to languages such as Cree or Innu-aimun. Further, different languages may express this contrast in different ways; for example, among obstruent stops, English consonants display much larger degrees of aspiration than do the corresponding consonants in French or Spanish (Lisker & Abramson 1964). This relative disconnect between phonetic descriptions of speech sounds and their phonological description has in fact given rise to theories of phonology which partly or completely de-emphasize speech phonetics and instead focus on phonological activity (e.g. Reiss 2017; Deklu 2021). However, these more recent models were all developed based on the study of morpho-phonological alternations observed within and across languages. Because children in their early stages of language development have not yet acquired such systems of alternations, they must necessarily start building their phonological knowledge based on the only evidence available to them during early stages, which boils down, at the segmental level, to speech sounds and their combinations within each individual language.

In sum, the overall literature on phonological theory highlights, on the one hand, phonetic conditioning in shaping phonological systems as well as, on the other, the fact that 'phonological' systems may at times display patterns that transcend expectations based on speech phonetics. This also includes patterns in signed and whistled languages, which clearly suggest that phonological abstractions can transcend particular modalities of expression. In the lines below, I restrict our discussion to the phonological systems of spoken languages. I take as a starting point that until child learners have acquired the morpho-phonological alternations specific to their languages, the only source of evidence they have access to are the sounds and sound distributions present in the ambient signal, including all available phonetic and, at times, visual cues. Focussing on phonological development, it is thus reasonable to embrace, as a starting point to the learner, a phonetic definition of phonological features which explicitly links speech perception and articulation, independent of any consideration at 'higher' levels such as morphology, syntax, or in connection to semantics, as follows:

(4) Phonological feature (adapted from Keyser & Stevens 2006; Stevens 1989)
Quantal (non-linear) relation between regions of perceptual stability and
articulatory configurations

If we abstract away from issues involving abstraction in morpho-phonological alternations, we can in fact claim that:

> It is such regions of acoustic stability that define the articulatory inventories used in natural languages. In other words, these regions form the basis for a universal set of distinctive features, each of which corresponds to an articulatory-acoustic coupling within which the auditory system is insensitive to small articulatory movements. (Clements & Ridouane 2006: 17)

Finally, in spite of these phonetic considerations, we must keep in mind that articulatory-acoustic couplings must be established at a truly phonological (i.e. abstract, cognitive) level, given that any relation between the auditory and articulatory systems of any speaker must effectively be mediated through the cognitive system of this speaker. (The same holds true of other interfaces, for example the visual, gestural and expressive systems involved in sign language.)

An emergentist view of feature development

This phonetically-grounded view of phonology is also central to all emergentist approaches to phonological development. The relevance of articulatory-acoustic couplings to development is most explicit within the A-map model (McAllister Byun, Inkelas, & Rose 2016), which also shares similarities with the Linked-Attractor model of Menn, Schmidt, & Nicholas (2009 2013). While the A-map, in its original conception, is agnostic to unit size (toy words are used by the authors for illustration), this model lends itself in perfectly natural ways to the conception of features defined in (4), in terms of articulatory-acoustic relations, which are also the essence on which operates the learner's own feedback loop. Within the A-map, phonological development is indeed captured in terms of more or less accurate mappings between three types of exemplars, namely the auditory target, as identified by the learner, the learner's articulatory attempt at reproducing this target, and the efference copy of this attempt, which is the learner's own prediction about the sensory outcome of the attempted form. That is not to say that sensory-motor dimensions of speech are the only aspects of phonological systems that a theory of phonological development should include. Other levels of information, for example about speech phonotactics, stress and/or tonal patterns are also relevant, as are any observations that the learner can possibly make about how different levels may interact with each other (e.g. relations between allophony and stress; consonant distributions in word-initial vs. final position, and so on). These are indeed central to the acquisition of syllable structure, stress or tones (e.g. Fikkert 1994; Goad & Rose 2004; So 2007); however, in the context of the current discussion about the emergence of segmental knowledge, I ignore issues pertaining to these aspects of phonological development.

From an empirical perspective, and in light of the considerations above, the A-map makes a number of predictions about phonological development, which can be captured in terms of developmental stages. Using a dartboard metaphor, McAllister Byun et al. (2016) illustrate the three most central stages as in Figure 1:

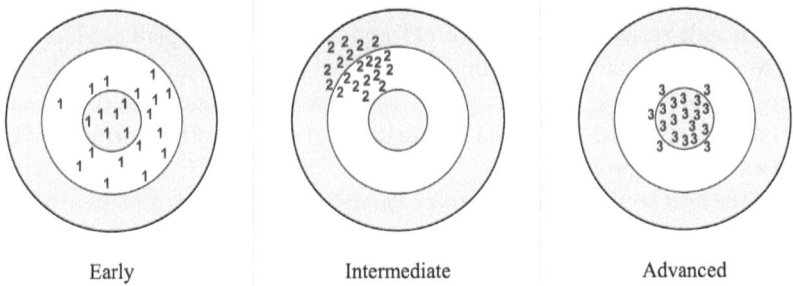

Figure 1. Three general stages of phonological development (adapted from McAllister Byun et al. 2016: 150)

The earliest developmental stages are characterized by low accuracy and low precision, in the context where no motor plan (accurate or inaccurate) has been firmly established for the target. At the segmental level, the absence of a motor plan, for either place or manner of articulation, or both, may also be expressed through deletion (non-production) of the relevant phone(s). At the sub-segmental (featural) level, the absence of an articulatory category to reproduce a given dimension (e.g. place or manner) of the relevant phone(s) may result in substitution to another dimension or deletion (non-production) of the phone by the learner.

Intermediate stages of development are characterized by still inaccurate yet more stable pronunciations for the target. Segmental substitutions during this stage are in general best described in terms of phonological features, especially if the substitutions affect all target phones within the relevant class. We will observe a textbook case of this in the case study discussed below, which presents a systematic pattern of substitution of fricative constrictions for stop and lateral ones affecting all target consonants within the coronal place of articulation.

In comparison to both previous stages, the advanced stage is characterized by highly accurate and precise (i.e. stable, reliable) renditions of the target by the learner. This corresponds to the 'adult' or 'mastery' stage. From this moment on, the variation presented by the learner should fall within the range expected for the larger population of speakers within the language. From there, the A-map also predicts that all of the phonological representations of individual speakers will continue to evolve through lifetime, following the speakers' adaptations to their linguistic and social environments, among other factors.

Finally, the A-map predicts potential spikes in variation between the general developmental stages described above, for example when a given learner transitions from one stage to the next. Such transitions, more or less fleeting, may include variation between the 'old' and the 'new' motor plan produced for a given auditory target or, at times, an alternative plan that provides a bridge between the old and the new one. We will also see an example of this as part of our case study below, where I interpret a brief stage of affrication as a bridge toward fricative production.

In the next section, I build on these theoretical foundations and discuss how featural knowledge as defined in (4) can emerge in the phonological representations of a first-language learner.

The first-language acquisition of phonological features

As discussed above, the acquisition of phonological patterns that transcend expectations based on speech phonetics must involve knowledge of language-specific morpho-phonological alternations. Because they typically involve aspects of the morpho-syntax or semantics of the language, such patterns are arguably out of the reach of first-language learners during the early stages of language production. I am however not aware of studies that attempt to understand phonological development in the context of such alternations. While this topic also transcends the scope of the current paper, it must be explicitly mentioned in order to contextualize the discussion to follow, about the acquisition of phonetically-defined phonological features, as per the definition in (4) above. The development of an early system of phonological representation based on phonetic properties of speech can indeed be understood as a first step toward the development of further abstraction. This, too, is inherent to emergentist approaches to language acquisition, where each newly-learned unit or abstraction can provide grounds for further learning (e.g. MacWhinney, Kempe, Li, & Brooks 2022).

The origins of the first auditory-articulatory mappings in child language

As conceived above, the acquisition of phonological features consists of the learner's discovery of the speech articulations needed to reproduce auditory targets. Using consonants as a general example, we can broadly describe these units of speech in terms of three main dimensions: place of articulation, manner of articulation, and voicing. While there are many implications between these different dimensions (e.g. nasal consonants are generally voiced), child learners must acquire different places and manners of articulation and also learn different combinations of these places and manners (also in relation to voicing) in order to articulate the different speech sounds of their language(s).

Perhaps the first observation that emerges from studies of early speech production by children is the wide-ranging variation that exists between language learners, both among learners of individual languages and across languages. While we can make a few basic observations, for example that obstruent stops, nasals and glides tend to be among the first sounds mastered by most children across languages, as already noted by Jakobson (1941), these observations remain largely general and only represent general trends in the data. Beyond these trends, learners may vary in terms of their developmental trajectories (which sounds, or features, or feature combinations are acquired before other ones; Ferguson 1964; Levelt 1994; Levelt & Van Oostendorp 2007; Menn & Vihman 2011) and overall developmental rates (e.g. Bretherton *et al.* 1983; Smit 1993; Rose 2000; McLeod 2007). Studies of late babbling and early word production in fact offer the relative consensus that the speech sounds that individual children use, or avoid, in early word forms, can be directly related to properties of their late babble (e.g. Stoel-Gammon 1989; Boysson-Bardies & Vihman 1991; Hallé & Boysson-Bardies 1994; Hallé & Boysson-Bardies 1996; Vihman 2014; see Schwartz & Leonard 1982 and Schwartz *et al.* 1987 on the topic of avoidance). This observation is fully in line with the view that systems of segmental representation first emerge out of sensory-motor relations. Babble indeed provides an excellent playground to experiment with different speech articulations and to learn about their auditory consequences. We also know from the same body of research that babble gradually gains resemblance to the properties of the ambient languages (Boysson-Bardies & Vihman 1991), suggesting that the children at that stage are already gravitating toward specific speech targets, also in connection to the phonological properties of their emerging lexicons (Hallé & Boysson-Bardies 1994). At the time when they start uttering their first words, learners thus have control over the production of at least a few speech sounds, which in turn can serve as a basis for the acquisition of additional ones.

The larger system

It is also important to situate the process of phonological development within its larger context of a full linguistic system in development, including the learners' individual lexicons of learned forms (words or holistic phrases; e.g. Bretherton *et al.* 1983; Peters 1983). This is represented in Figure 2 below, where we can see that each general level of phonological processing corresponds to different types of phonological generalizations within an interconnected system, itself in the process of development.

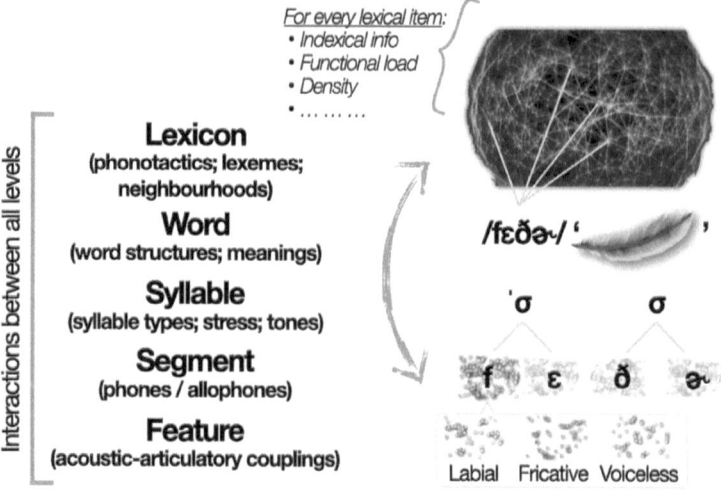

Figure 2. Phonological and phonetic development within the learner's larger system (adapted from Rose & Penney 2022: 243)

As predicted by virtually all models of language and language acquisition, this entails potential for phonological processing at all levels, also with the potential for interactions across different domains of analysis. For example, children may draw generalizations from the auditory content of the forms memorized within their early lexicons, which can in turn affect patterns of speech production. Emerging from these interactions are thus phonological behaviours which may be surprising if taken at face value. A good example of this is the 'labial-left' pattern of speech production found in the speech of Wiglaf, a first-language learner of German (Rose & Penney 2022; original data from Grimm 2006, 2007). Between the ages of 1;08.02 and 1;10.13, Wiglaf displayed a systematic pattern of labial substitution for coronal fricatives, affricates and laterals in word-initial syllable onsets.

(5) Wiglaf's labial-left pattern (adapted from Rose & Penney 2022: 248)

a. Coronal continuants at the left edge of words:

Word	Target	Actual	Gloss	Age
lenken	|ˈlɛŋkən|	[ˈvɪŋkn̩]	to steer	1;09.02
zahlen	|ˈtsaːlən|	[ˈβaːln]	numbers	1;09.09
zehn	|ˈtseːn|	[ˈviːn]	ten	1;09.09
<ge>sicht	|ˈzɪçt|	[ˈvɪçt]	face	1;09.09
<kas>sette	|ˈsɛtə|	[ˈvɛtə]	cassette	1;09.09
loch	|ˈlɔx|	[ˈvɔx]	lock	1;09.26

b. Coronal continuants in word-medial onsets: Accurate production

kissen	|ˈkɪsən|	[ˈʔɛsːn̩]	pillow	1;08.13
malen	|ˈmaːlən|	[ˈmaln]	to paint	1;09.02
besen	|ˈbeːzən|	[ˈpeːsn̩]	broom	1;09.19
katze	|ˈkatsə|	[ˈʔatsə]	cat	1;10.13

A similar pattern was documented in the acquisition of Dutch by Fikkert & Levelt (2008). Without going into further detail about the German or Dutch data, I note that both studies trace the labial-left pattern directly to the phonological contents of their children's developing lexicons. In all cases, labial-initial words represented a disproportionate subset of all the forms attested within the children's lexicons, which then imposed a bias on their production patterns. Together, these examples highlight another property of phonological emergence whereby the learners' inter-related subsystems may potentially influence one another during the course of acquisition. These examples also show the extent to which patterns of phonological development must at times be understood at the level of individual learners.

In the next section, I exemplify this last point through a study of the development of continuant consonants (fricative and approximant) in a child learner. As we will see, we must consider the different types of continuancy involved in the target forms, also in relation to the types of speech articulations required to produce each of these types of continuancy, in order to make sense of the acquisition facts and of parallel observations within factorial typology.

Case study: The acquisition of continuant consonants by Amahl

This section focuses on the case study of Amahl, a first-language learner of English, first published as a monograph by Smith (1973). While this original study has been extensively discussed in subsequent publications, the data relevant to the current discussion have not benefited from the same level of attention.

Methodology

The original study by Smith (1973) consists of a diary documentation of Amahl's productions, compiled between the child's age of 2;02.01 and 3;09.14, which was published as an annex to the original monograph. The corpus was later converted into a digital transcript under the monitoring of Dr. Heather Goad during the 1990s, including careful conversions of the transcription conventions used by Smith in order to make the corpus fully compliant with the standards of the International Phonetic Alphabet (IPA). Dr. Goad later contributed this corpus to the PhonBank database (https://phon.talkbank.org; Rose & MacWhinney 2014), where is it now available in the XML format used by Phon (https://www.phon.ca; Hedlund & Rose 2021), the software program that powers PhonBank.

In order to attain the data descriptions below, I used the query system of Phon to extract Amahl's productions of continuant consonants (fricatives, liquids, glides) in word-initial singleton onsets. These criteria aimed at capturing the child's productive abilities for each class of consonants in a way that minimizes the potential for interactions between these and other consonants within the string, for example as part of complex onsets or coda-onset clusters. After the queries were completed, I classified the consonants according to their patterning in Amahl's productions. I summarize the findings in the next section.

Amahl's learner specific patterns of continuant consonant development

Perhaps the most obvious observation about Amahl's productions of continuants is a stopping pattern that affected the production of all of his target coronal fricative consonants. As we can see in Figure 3, between 2;02.01, the beginning of the observation period, and 2;10.14, more than eight months later, Amahl produced a large majority of stops in his attempts at coronal fricatives, with most of the remaining attempts undergoing lateralization to [l].

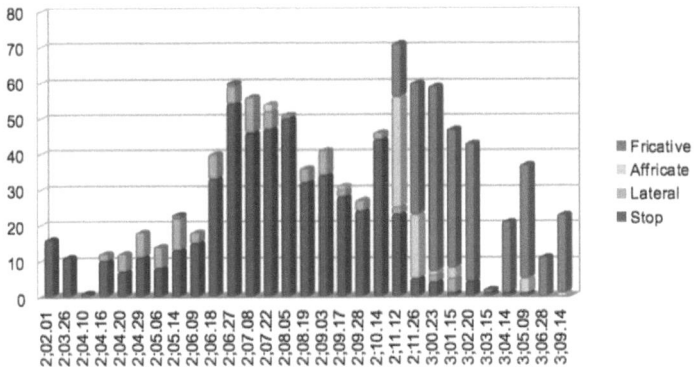

Figure 3. Amahl's coronal fricatives |s, z, θ, ð, ʃ, ʒ| in singleton onsets

While some of the substitutions emerged as the result of consonant harmony (e.g. sock |sɔk| → [gɔk]), stopping and lateralization were robustly attested independent of consonant harmony. Examples of stopping and lateralization are listed in (6).

(6) Amahl's patterns of stopping and lateralization affecting coronal fricatives (retrieved from https://phon.talkbank.org/access/Eng-UK/Smith.html)

a. Stopping

Word	Target	Actual	Age
shoe	ǀˈʃuː|	[ˈd̪uː]	2;02.01
there	ǀˈðɛəǀ	[ˈd̪ɛ]	2;02.01
see	ǀˈsiːǀ	[ˈd̪iː]	2;03.26
silly	ǀˈsiliːǀ	[ˈd̪iliː]	2;04.16

Word	Target	Actual	Age
sherry	|'ʃeriː|	['d̪ɛiː]	2;05.06
those	|'ðəuz|	['doːd]	2;06.09
thin	|'θin|	['d̪in]	2;06.18
zebra	|'ziːbrə|	[diːbrə]	2;09.17

b. Lateralization

see	|'siː|	['liː]	2;04.20
share	|'ʃɛə|	['lɛə]	2;04.29
thank you	|'θæŋk‿juː|	['lækuː]	2;05.06
zebra	|'ziːbrə|	[liːbrə]	2;07;08

Even after we discount all cases potentially involving consonant harmony, stopping and lateralization account for over 99.6 % (565/567) of the data compiled between 2;02.01 and 2;10.14, across a wide range of lexical items. This categorical behaviour then gave way, between 2;11.12 and 2;11.26, to variable patterns of mainly stopping and affrication, combined with Amahl's first noticeable attainments of the target fricatives and a few residual cases of lateralization. Amahl then quickly generalized his mastery of frication, with only a handful of errors noted in later observations; he attained the adult stage by 3;00.23.

In comparison, Amahl's productions of non-fricative coronal continuants, namely the lateral |l|, rhotic |ɹ| and glide |j|, were much more successful throughout the observation period. As we can see in Figure 4, stopping only marginally affected these coronal approximants, with virtually all cases found within the context of coronal and velar harmony patterns (e.g. *Lego* |'lɛgəu| → ['gɛguː]; *lady* |'leidiː| → [d̪eidiː]; *light* |lait| → [d̪ait]; see Goad 1996 1997; Rose 2000 for further descriptions of Amahl's consonant harmony).

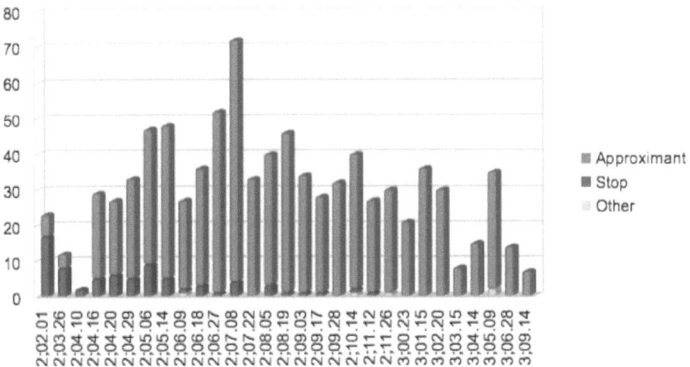

Figure 4. Amahl's coronal approximants |l, ɹ, j| in word-initial singleton onsets

If we discount the cases of consonant harmony from these data, we indeed obtain a stopping rate of only 1.2 % (7/593) between 2;02.01 and 2;10.14, the period of categorical fricative stopping observed above, with five of the seven cases of stopping attested within the very first observation session, at 2;02.01. In sum, while Amahl categorically stopped his coronal fricative targets, he almost never stopped his coronal approximant targets, which he accurately produced as approximants, in spite of some variation in places of articulation.

Turning now to labial targets, we again observe the virtual absence of stopping. Starting with the labial fricatives |f, v|, we can see in Figure 5 that Amahl variably produced these consonants as fricatives or approximants, also with very marginal cases of stopping. Between the beginning of the data record and 2;10.14, the period marked by systematic stopping and lateralization of coronal fricatives, Amahl indeed only displayed 4.5 % stopping (13/292) of labial fricatives.

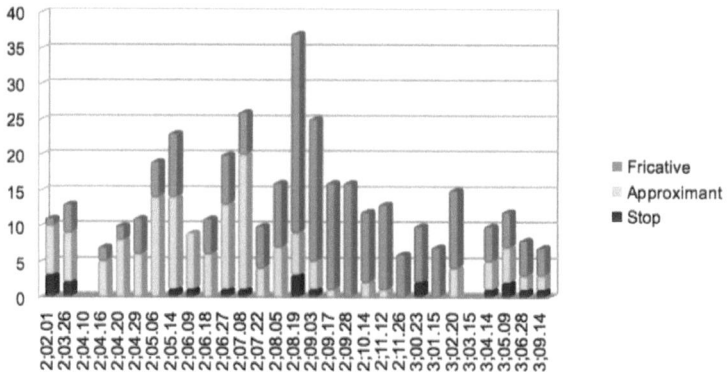

Figure 5. Amahl's labial fricatives |f, v| in word-initial singleton onsets

The variation between fricative and approximant production observed during this period in fact suggests that while the child still had difficulty with the constriction needed to generate fricative noise, he was able to maintain continuancy within the labial place of articulation, and variably attained higher rates of fricative production during the second half of the observation period. Note that this variation in the data may also in part be a consequence of the method used by Smith for data collection. For example, it may be that some of Amahl's productions were 'intermediate' between fricative and approximant constrictions, i.e. as approximants with some degree of frication, but under the threshold of fricative perception (e.g. Scobbie et al. 1996; Munson et al. 2010; Rose, McAllister & Inkelas 2021). Unfortunately, in the absence of audio recordings, this possibility cannot be empirically verified. This methodological limitation should however not detract us from the central observation that Amahl did not substitute stops for labial fricatives, while he did so systematically in his attempts at coronal fricatives.

Turning now to the labial approximant |w|, Figure 6 reveals mastery in Amahl's attempts at |w| from the earliest observations. We can thus conclude that Amahl had virtually no difficulties with approximant continuancy at either the coronal or the labial place of articulation.

Cross-linguistic variation in phonological development 403

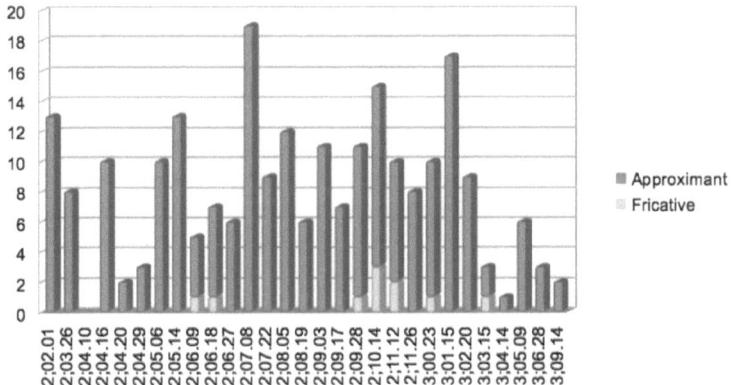

Figure 6. Amahl's labial approximant |w| in word-initial singleton onsets

Finally, for sake of completeness, I show in Figure 7 that Amahl had equally little difficulties in his attempts at the laryngeal fricative |h|. Note, however, that comparing this consonant to the others above may not be warranted on grounds that |h| involves no supralaryngeal place of articulation, while the behaviours above, especially concerning fricative continuancy, vary among different places of articulation.

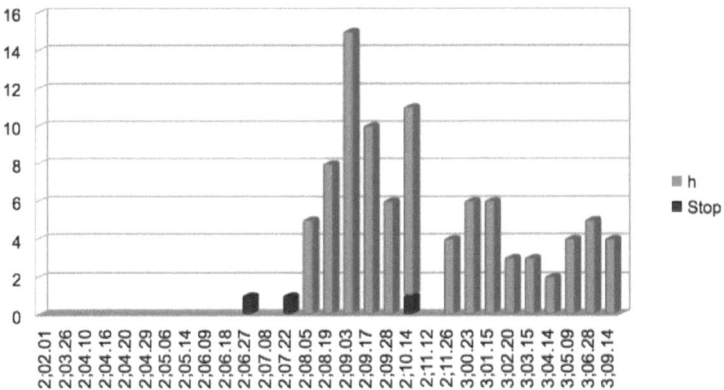

Figure 7. Amahl's laryngeal |h| in word-initial singleton onsets

In sum, Amahl showed categorical behaviours across different classes of continuants. Between 2;02.01 and 2;10.14, he displayed stopping and more marginal lateralization of coronal fricatives while no other classes of continuants (coronal approximants and continuants in other places of articulation) underwent stopping. Amahl then resolved his stopping pattern through a transitional period marked by variation between stop, affricate and fricative productions. In the next section, I expand on the behaviour of the lateral |l| in Amahl's system.

The paradoxical behaviour of [l] in Amahl's data

As noted above, Amahl's productions of coronal fricatives included a relatively minor but no less noticeable pattern of lateralization. This pattern is relevant to the current discussion for two reasons. First, lateralization came hand-in-hand with the stopping pattern affecting coronal fricatives; both patterns were also resolved during the same developmental period, soon after the child's first noticeable attainments of fricative continuancy within the coronal place of articulation. Second, Amahl showed no difficulty producing target |l| alongside the other two coronal approximants (rhotic |ɹ| and glide |j|) of English. Within the microcosm of Amahl's speech productions, |l| thus displayed paradoxical patterning, among stops in the context of coronal fricatives and among continuants in the context of coronal approximants. This behaviour is intriguingly similar to what is observed through factorial typology; as we can recall from above, lateral approximants also pattern as either stops or continuants across languages.

In the next section, I provide an interpretation of Amahl's data that builds on both auditory and articulatory dimensions of speech sounds. I then elaborate on how this interpretation unifies the patterning of lateral liquids in Amahl's data with the variation observed across languages.

Data interpretation

While frameworks like the A-map can be operationalized within constraint-based models of phonology (see McAllister Byun, Inkelas & Rose 2016 for details), I limit the current discussion to an interpretation of Amahl's production patterns based on the general definition of phonological features adopted in (4). First, from an auditory perspective, note that fricative and approximant continuancy involve rather different cues, with fricatives characterized by aperiodic noise while approximants involve quasi-periodic waves. This fact is encoded within mainstream models of featural representation through a combination of phonological features where [+continuant] can combine with another manner feature such as [±approximant] to establish the relevant type of continuancy. Within the realm of Amahl's data, however, these tandem representations do no lend themselves to straightforward analysis, as one cannot simply claim the presence or absence of [+continuant] within the child's representation but must instead make these instantiations contingent on both place and manner dimensions of speech. Analytic solutions such as feature co-occurrence constraints (Levelt & Van Oostendorp 2007; Veer 2015), which build on the idea that the learners' phonological representations are not fully specified during early stages, can be used to capture these observations. In the present case, I claim that the feature or feature combination encoding fricative continuancy was acquired late by Amahl within the coronal place of articulation, while it posed no particular difficulties across other places of articulation. To capture the grammatical aspects of Amahl's phonology in this context is thus nicely straightforward, and fully compatible with an emergentist view of the acquisition of features.[2]

However, the same observations about Amahl's patterns pose significant challenges to nativist approaches to phonological features where acquisition is seen as the learner merely assigning of innately-available phonological features to auditory categories detected in the signal. Indeed, why could Amahl not assign the right continuancy feature to his target coronal fricatives, while he could do it successfully for all the other continuants present in the language? Alternatively, why were Amahl's stopping and lateralization patterns confined to a single class of consonants? It is indeed dubious that Amahl had any more difficulty in his auditory perception of any of the continuants in his language. We can indeed reasonably assume that all continuants relevant to the present discussion offered relatively robust auditory cues to the learner (e.g. Ladefoged & Maddieson 1996). Returning to the definition of phonological features in (4), we can thus rule out that perception played much of a role in the stopping process observed.

Issues in speech articulation offer a much stronger foundation toward explanation. Following Rose *et al.* (2021), I begin by establishing a general distinction between two types of articulatory gestures involved in speech sound production, namely 'ballistic' and 'controlled' gestures:

---

2   I leave this formal exercise to future work, as it transcends the scope of the current chapter. I also hope to explore the implications of the current work for formal models of phonology as part of this future work.

> Ballistic gestures are described as "movements of short duration, high velocity, and rapid acceleration and deceleration" (Kent 1992: 85), exemplified by the classes of oral and nasal stops. Controlled gestures are slower and require adjustments to the articulatory trajectory in a "homing phase" whose duration is inversely related to the size of the target (MacKenzie, Marteniuk, Dugas, Liske, & Eickmeier 1987). Fricatives and liquids, which require a precise degree of aperture, are generally placed in the controlled gesture category (Kent 1992). (Rose, McAllister, & Inkelas 2021: 580)

From a developmental perspective, controlled gestures are generally predicted to emerge later than ballistic ones (Hall, Jordan, & Robin 1993; Kent 1992). However, this is not an absolute; as I make explicit below, articulatory gestures are easier to control in certain places of articulation than in others; particular articulations, for example those involved in the production of lateral liquids, may also offer more control than one might be led to expect at first. In a nutshell, until 2;10.14, Amahl was unable to produce the type of controlled gesture required for the production of frication involving the front part (corona) of his tongue. Instead, most of his attempts at coronal fricatives involved an overextension of the lingual constriction to a fixed point of articulation, resulting in a stopped outcome.

This analysis also offers an understanding of the lateralized outcomes observed as an alternative to stopping in Amahl's attempts at coronal fricatives. Indeed, laterals are characterized by a "lingual contact (made with the anterior tongue tip or blade in the anterior region of the oral cavity) along the midsagittal line such that air flows along one or both sides of the tongue" (Narayanan, Alwan, & Haker 1997: 1064). Given that laterals, just like stops, involve a fixed point of articulation, their use as substitutes for coronal fricatives enabled the production of continuous airflow in the context where Amahl had not yet mastered the fricative constriction. Note also that this substitution is not exceptional in that laterals have been observed as substitutes for fricatives in other studies of child phonology (Santos 2007; Smit 1993).

The way in which Amahl ultimately mastered the production of coronal fricatives also warrants an articulatory account of the data. Affrication, observed mainly during Amahl's transitional stage out of stopping, can indeed be seen as an articulatory bridge between stop (ballistic, at closure) and fricative (controlled, at release) constrictions. The stopping phase offers a useful (fixed, stable) launching pad for the fricative constriction; to attain this constriction directly from a closing gesture arguably requires much more control. Affricates are also robustly attested as production variants across languages during the stages when children are unable to routinely produce fricatives (McLeod 2007).

Taking now a more global look at Amahl's phonological system, recall his attempts at labial fricatives within the same time period, which resulted variably in labial fricatives and approximants. These data suggest an overall better, if not perfect, control by the child of his labial articulator toward continuant productions, even at the expense of perfect (adult-like) frication. From a formal perspective, and beyond articulatory difficulties inherent to fricative constrictions, the difference in behaviours between coronal and labial fricatives highlights the child's early mastery of both [labial] and [coronal] place features, independently of different manners of articulation; it is indeed through different combinations of place and manner features that the child's system revealed itself.

Finally, this analysis of Amahl's child language data can be unified with the typological observation reported above that lateral liquids may pattern as either stops or continuants across languages. While, from an auditory perspective, lateral liquids are unambiguously continuants, the fixed point of articulation involved in their production is comparable to that of stops. Under the definition in (4), which combines auditory with articulatory dimensions of speech, both behaviours are predicted not only in acquisition but also from a typological standpoint. Consequently, as stated earlier, assigning the right continuancy features to this consonant cannot be done on auditory grounds only. Learners must instead build their own representations based on their understanding of the language-specific evidence available to them. In the context where the patterning of laterals (or other sound categories) in specific languages must ultimately be determined based on the evidence available in each of these languages, including morpho-phonological alternations, it is also very possible that individual learners be faced with the task of revising their initial representation for these sounds during later stages of development. More cross-linguistic research of morpho-phonological development is however needed to tackle this topic in any meaningful way. In spite of this, we can minimally conclude that the phonological features of lateral liquids, or of any other sound class showing different patterns across languages, cannot be assigned solely from the interpretation of the auditory signal. Instead, under the current analysis, auditory and articulatory attributes of speech sounds can variably express themselves in phonological patterning, yielding different patterns between different languages or language learners.

Discussion

The phonological patterns observed in Amahl's productions are best described in terms of sub-segmental patterns traced along the place and manner dimensions of the sounds involved. In this respect, the child's patterns are formally similar to those observed within factorial typology. These behaviours can in turn be captured through a consideration of both auditory and articulatory aspects of speech production, which together offer an understanding of how different patterns of speech production come to emerge as outcomes of the child's developing system. The same holds true of the lateral liquids, the phone class of particular interest throughout the discussion. The variable patterning of laterals within both factorial typology and Amahl's developing system can be unified through phonetic (perceptual and articulatory) properties inherent to this particular class of continuant consonants.

As noted already, however, the type of phonological development considered in this paper cannot define the entire process of phonological acquisition, in the understanding that the learner must at times attain language-specific phonological generalizations that may or may not transcend purely phonetic evidence. In this respect, the discussion above focuses on the development of phonology as reflected in the speech productive abilities of language learners. As these learners uncover the morpho-phonological alternations relevant to their target systems, this learning might indeed result in further adjustments to phonological representations. Among other research avenues that this hypothesis opens up, the view exposed above calls for future investigations of over and undergeneralizations in the acquisition of morpho-phonological alternations across languages. For example, a comparison of behaviours across different languages where lateral liquids pattern as stops vs. continuants would offer particularly compelling evidence to pursue the current line of inquiry.

Returning to more practical implications, this time in the context of speech therapy, another central theme of the current volume, the research above highlights a number of factors, from auditory to articulatory, which may manifest themselves during the course of speech development. In the case study presented above, we observed a generalized problem with fricative continuancy, which revealed itself in two different ways across two different articulators (labial vs. coronal). As we saw in the analysis, the patterns can all be captured in terms phonological (place and manner) features, and understood in light of the auditory and articulatory realities that these features describe. This analysis in fact offers both a global understanding of the child's system as well as a detailed account of what aspects of this system interact with one another in yielding the patterns observed. In the context of similar observations in the speech of a phonologically delayed or disordered learner, this level of description can in turn offer useful ground toward potential remediation strategies; for example, in the case of Amahl, the focus would most centrally be on fricative constrictions across different places of articulation. The same logic can also be pursued at a more macroscopic level, where a characterization of variation in the speech of individual learners may shed light on the relative stability of their system, given the types of stages that are both predicted by emergentist theories of phonological development and borne out by the data. Amahl's data offered in this context a textbook example of systematic variation within developmental stages as well as a spike in variation between these two stages. Again here, the analysis can be extended naturally into clinical applications, especially given that persisting variability, as opposed to transitional variability, can be seen as a marker of speech disorders (Bradford & Dodd 1996; Dodd 2005; Holm, Crosbie, & Dodd 2007; Preston & Koenig 2011). Given that transitional variability can only be observed longitudinally, however, its consideration within clinical settings also poses methodological issues, for example concerning the need to assess phonological performance over time. In spite of the types of challenges that this may pose to clinical contexts such as large-scale screening protocols for speech disorders, an understanding of the origins of phonological patterns in speech acquisition and of variability more generally may however prove useful in the context of long-term approaches to remediation and monitoring, or in other areas of development such as second language learning.

REFERENCES

Baker, M. C. (1979). Syntactic Theory and the Projection Problem. *Linguistic Inquiry, 10*, 233–280.

Bernhardt, B. M., & Stemberger, J. P. (2018). Tap and Trill Clusters in Typical and Protracted Phonological Development: Conclusion. *Clinical Linguistics & Phonetics, 32*(5–6), 563–575. https://doi.org/10.1080/02699206.2017.1370496

Boeckx, C., & Martins, P. T. (2016). Biolinguistics. In C. Boeckx & P. T. Martins, *Oxford Research Encyclopedia of Linguistics*. Oxford University Press. https://doi.org/10.1093/acrefore/9780199384655.013.20

Boysson-Bardies, B. de, & Vihman, M. M. (1991). Adaptation to language: Evidence from babbling and first words in four languages. *Language, 67*(2), 297–319. https://doi.org/10.1353/lan.1991.0045

Bradford, A., & Dodd, B. (1996). Do All Speech-Disordered Children Have Motor Deficits? *Clinical Linguistics and Phonetics, 10*(2), 77–101.

Braine, M. D. S. (1976). Review of 'The Acquisition of Phonology: A Case Study' by Neilson V. Smith. *Language, 52*(2), 489–498.

Bretherton, I., McNew, S., Snyder, L., & Bates, E. (1983). Individual Differences at 20 Months: Analytic and Holistic Strategies in Language Acquisition. *Journal of Child Language, 10*(2), 293–320.

Chomsky, N. (1957). *Syntactic Structures*. The Hague: Mouton.

Chomsky, N. (1959). A Review of B.F. Skinner's Verbal Behavior. *Language, 35*(1), 26–58.

Chomsky, N. (1965). *Aspects of the Theory of Syntax*. Cambridge, MA: MIT Press.

Chomsky, N. (1995). *The Minimalist Program*. Cambridge, MA: MIT Press.

Chomsky, N., & Halle, M. (1968). *The Sound Pattern of English*. New York: Harper & Row.

Clements, G. N., & Ridouane, R. (2006). Quantal Phonetics and Distinctive Features: A Review. In A. Botinis (Ed.), *Proceedings of the ISCA Tutorial and Research Workshop on Experimental Linguistics* (pp. 17–24). Athens: University of Athens.

Cowper, E., & Currie Hall, D. (2014). Reductio Ad Discrimen: Where Features Come From. *Nordlyd, 41*(2), 145–164.

Cucinelli, A. (2020). A Place for (almost) Every Thing and Everything in Its Place: Phonotactic Effects on Phonological Development in Italian (M.A. Thesis). Memorial University of Newfoundland.

Curtin, S., Mintz, T. H., & Byrd, D. (2001). Coarticulatory Cues Enhance Infants' Recognition of Syllable Sequences in Speech. In A. H.-J. Do, L. Domínguez, & A. Johansen (Eds.), *Proceedings of the Annual Boston University Conference on Language Development* (Vol. 25, pp. 190–201).

Curtin, S., Mintz, T. H., & Christiansen, M. H. (2005). Stress Changes the Representational Landscape: Evidence from Word Segmentation. *Cognition, 96*(3), 233–262. https://doi.org/10.1016/j.cognition.2004.08.005

Deklu, G. (2021). *Ewe Vowel Harmony: Implications for Theories of Underspecification* (Ph.D. Dissertation). Memorial University of Newfoundland.

Dell, F. (1981). On the Learnability of Optional Phonological Rules. *Linguistic Inquiry, 12*, 31–38.

Dodd, B. (2005). *Differential Diagnosis and Treatment of Children with Speech Disorder*. London: Whurr Publishers.

Dresher, B. E. (2014). The Arch Not the Stones: Universal Feature Theory Without Universal Features. *Nordlyd, 41*(2), 165–181.

Ewen, C. J., Hume, E., Oostendorp, M. van, & Rice, K. (Eds.). (2011). *The Blackwell Companion to Phonology*. Malden, MA: Wiley-Blackwell.

Ewen, C. J., & Hulst, H. van der. (2002). *The Phonological Structure of Words: An Introduction*. Cambridge: Cambridge University Press.

Ferguson, C. A. (1964). Baby Talk in Six Languages. *American Anthropologist*, 66(6.2), 103–114. https://doi.org/10.1525/aa.1964.66.suppl_3.02a00060

Fikkert, P. (1994). *On the Acquisition of Prosodic Structure*. The Hague: Holland Academic Graphics.

Fikkert, P., & Levelt, C. C. (2008). How does Place Fall into Place? The Lexicon and Emergent Constraints in Children's Developing Grammars. In P. Avery, B. E. Dresher, & K. Rice (Eds.), *Contrast in Phonology: Theory, Perception, Acquisition* (pp. 231–268). Berlin: Mouton de Gruyter.

Goad, H. (1996). Consonant Harmony in Child Language: Evidence Against Coronal Underspecification. In B. H. Bernhardt, J. Gilbert, & D. Ingram (Eds.), *Proceedings of the UBC International Conference on Phonological Acquisition* (pp. 187–200). Somerville, MA: Cascadilla Press.

Goad, H. (1997). Consonant Harmony in Child Language: An Optimality-theoretic Account. In S. J. Hannahs & M. Young-Sholten (Eds.), *Focus on Phonological Acquisition* (pp. 113–142). Amsterdam: John Benjamins.

Goad, H., & Rose, Y. (2004). Input Elaboration, Head Faithfulness and Evidence for Representation in the Acquisition of Left-edge Clusters in West Germanic. In R. Kager, J. Pater, & W. Zonneveld (Eds.), *Fixing Priorities: Constraints in Phonological Acquisition* (pp. 109–157). Cambridge: Cambridge University Press.

Grimm, A. (2006). Intonational Patterns and Word Structure in Early Child German. In D. Bamman, T. Magnitskaia, & C. Zaller (Eds.), *Proceedings of the 30th Annual Boston University Conference on Language Development* (pp. 237–248). Somerville, MA: Cascadilla Press.

Grimm, A. (2007). *The Development of Early Prosodic Word Structure in Child German: Simplex Words and Compounds* (Ph.D. Dissertation). Universität Potsdam.

Hale, M., Kissock, M., & Reiss, C. (2007). Microvariation, Variation, and the Features of Universal Grammar. *Lingua*, 1, 645–665.

Hale, M., & Reiss, C. (1998). Formal and Empirical Arguments concerning Phonological Acquisition. *Linguistic Inquiry*, 29(4), 656–683.

Hale, M., & Reiss, C. (2003). The Subset Principle in Phonology: Why the Tabula can't be Rasa. *Journal of Linguistics*, 39, 219–244.

Hale, M., & Reiss, C. (2008). *The Phonological Enterprise*. Oxford: Oxford University Press.

Hall, P. K., Jordan, L. S., & Robin, D. A. (1993). *Developmental Apraxia of Speech: Theory and Clinical Practice*. Austin, TX: Pro-Ed.

Hallé, P. A., & Boysson-Bardies, B. de. (1994). Emergence of an Early Receptive Lexicon: Infants' Recognition of Words. *Infant Behavior and Development, 17*, 119–129.

Hallé, P. A., & Boysson-Bardies, B. de. (1996). The Format of Representation of Recognized Words in Infants' Early Receptive Lexicon. *Infant Behavior and Development, 19*, 463–481.

Hedlund, G. J., & Rose, Y. (2021). *Phon 3* [Computer program]. Retrieved from https://www.phon.ca

Holm, A., Crosbie, S., & Dodd, B. (2007). Differentiating Normal Variability from Inconsistency in Children's Speech: Normative Data. *International Journal of Language & Communication Disorders, 42*(4), 467–486.

Hulst, H. van der. (1993). Units in the Analysis of Signs. *Phonology, 10*, 209–241.

Hyman, L. M. (2011). Do Tones Have Features. In J. A. Goldsmith, E. V. Hume, & W. L. Wetzels (Eds.), *Tones and Features* (pp. 50–80). Berlin: Mouton de Gruyter.

Inkelas, S., & Rose, Y. (2007). Positional Neutralization: A Case Study from Child Language. *Language, 83*(4), 707–736.

Jackendoff, R. (1990). *Semantic Structures*. Cambridge, MA: MIT Press.

Jakobson, R. (1941). *Kindersprache, Aphasie, und allgemeine Lautgesetze*. Uppsala: Almqvist & Wiksell.

Jusczyk, P. W. (1992). Developing Phonological Categories from the Speech Signal. In C. A. Ferguson, L. Menn, & C. Stoel-Gammon (Eds.), *Phonological Development: Models, Research, and Implications* (pp. 17–64). Parkton, MD: York Press.

Kent, R. D. (1992). The Biology of Phonological Development. In C. A. Ferguson, L. Menn, & C. Stoel-Gammon (Eds.), *Phonological Development: Models, Research, Implications* (pp. 65–90). Timonium, York Press.

Keyser, S. J., & Stevens, K. N. (2006). Enhancement and Overlap in the Speech Chain. *Language, 82*(1), 33–63. https://doi.org/10.1353/lan.2006.0051

Ladefoged, P., & Maddieson, I. (1996). *The Sounds of the World's Languages*. Cambridge, MA: Blackwell.

Levelt, C. C. (1994). *On the Acquisition of Place*. The Hague: Holland Academic Graphics.

Levelt, C. C., & Van Oostendorp, M. (2007). Feature co-occurrence constraints in L1 acquisition. *Linguistics in the Netherlands, 24*(1), 162–172.

Lin, Y., & Mielke, J. (2008). Discovering Place and Manner Features: What can be Learned from Acoustic and Articulatory Data. *University of Pennsylvania Working Papers in Linguistics, 14*(1), 241–254.

Lisker, L., & Abramson, A. S. (1964). A Cross-Language Study of Voicing in Initial Stops: Acoustical Measurements. *Word, 20*(3), 384–422.

Macken, M. A. (1980). The Child's Lexical Representation: The 'Puzzle-Puddle-Pickle' Evidence. *Journal of Linguistics, 16*, 1–17.

MacKenzie, C. L., Marteniuk, R. G., Dugas, C., Liske, D., & Eickmeier, B. (1987). Three-Dimensional Movement Trajectories in Fitts' Task: Implications for Control. *The Quarterly Journal of Experimental Psychology Section A, 39*(4), 629–647. https://doi.org/10.1080/14640748708401806

MacWhinney, B., Kempe, V., Li, P., & Brooks, P. J. (Eds.). (2022). *Emergentist Approaches to Language*. Frontiers Media. https://doi.org/10.3389/978-2-88974-483-1

Maddieson, I. (1984). *Patterns of Sounds*. Cambridge: Cambridge University Press.

Marshall, C., & Chiat, S. (2003). A Foot Domain Account of Prosodically-conditioned Substitutions. *Clinical Linguistics and Phonetics, 17*(8), 645–657.

McAllister Byun, T., Inkelas, S., & Rose, Y. (2016). The A-map Model: Articulatory Reliability in Child-specific Phonology. *Language, 92*(1), 141–178.

McLeod, S. (Ed.). (2007). *The International Guide to Speech Acquisition*. Clifton Park, NY: Thomson Delmar Learning.

Menn, L. (1971). Phonotactic Rules in Beginning Speech: A Study in the Development of English Discourse. *Lingua, 26*, 225–251.

Menn, L., Schmidt, E., & Nicholas, B. (2009). Conspiracy and Sabotage in the Acquisition of Phonology: Dense Data Undermine Existing Theories, Provide Scaffolding for a New One. *Language Sciences, 31*(2–3), 285–304.

Menn, L., Schmidt, E., & Nicholas, B. (2013). Challenges to Theories, Charges to a Model: The Linked-Attractor Model of Phonological Development. In M. M. Vihman & T. Keren-Portnoy (Eds.), *The Emergence of Phonology: Whole-word Approaches and Cross-linguistic Evidence* (pp. 460–502). Cambridge: Cambridge University Press.

Menn, L., & Vihman, M. M. (2011). Features in Child Phonology: Inherent, Emergent, or Artefacts of Analysis? In G. N. Clements & R. Ridouane (Eds.), *Where Do Phonological Features Come From? Cognitive, Physical and Developmental Bases of Distinctive Speech Categories* (pp. 261–301). Amsterdam: John Benjamins Publishing Company.

Mielke, J. (2005a). Modeling Distinctive Feature Emergence. *Proceedings of the West Coast Conference on Formal Linguistics, 24*, 281–289.

Mielke, J. (2005b). Moving Beyond Innate Features: A Unified Account of Natural and Unnatural Classes. In L. Bateman & C. Ussery (Eds.), *Proceedings of the North East Linguistic Society* (Vol. 35, p. 435). Amherst, MA: GLSA.

Mielke, J. (2008). *The Emergence of Distinctive Features*. Oxford: Oxford University Press.

Moskowitz, A. I. (1971). *Acquisition of phonology* (Ph.D. Dissertation). University of California, Berkeley.

Munson, B., Edwards, J., Schellinger, S., Beckman, M. E., & Meyer, M. K. (2010). Deconstructing Phonetic Transcription: Language-Specificity, Covert Contrast, Perceptual Bias, and an Extraterrestrial View of Vox Humana. *Clinical Linguistics and Phonetics, 24*, 245–260.

Narayanan, S. S., Alwan, A. A., & Haker, K. (1997). Toward articulatory-acoustic models for liquid approximants based on MRI and EPG data. Part I. The laterals. *The Journal of the Acoustical Society of America, 101*(2), 1064–1077. https://doi.org/10.1121/1.418030

Peters, A. M. (1983). *The Units of Language Acquisition*. Cambridge: CUP Archive.

Pinker, S. (1979). Formal Models of Language Learning. *Cognition, 7*, 217–283.

Preston, J. L., & Koenig, L. L. (2011). Phonetic variability in residual speech sound disorders: Exploration of subtypes. *Topics in Language Disorders, 31*(2), 168–184. https://doi.org/10.1097/TLD.0b013e318217b875

Reiss, C. (2017). Contrast is Irrelevant in Phonology: A Simple Account of Russian /v/ as /V/. In B. D. Samuels (Ed.), *Beyond Markedness in Formal Phonology* (pp. 23–46). Amsterdam: John Benjamins.

Rice, K., & Avery, J. P. (1995). Variability in a Deterministic Model of Language Acquisition: A Theory of Segmental Elaboration. In J. Archibald (Ed.), *Phonological Acquisition and Phonological Theory* (pp. 23–42). Hillsdale, NJ: Lawrence Erlbaum Associates.

Rose, Y. (2000). *Headedness and Prosodic Licensing in the L1 Acquisition of Phonology* (Ph.D. Dissertation, McGill University). McGill University. https://doi.org/10.13140/2.1.1793.3608

Rose, Y. (2009). Internal and External Influences on Child Language Productions. In F. Pellegrino, E. Marsico, I. Chitoran, & C. Coupé (Eds.), *Approaches to Phonological Complexity* (pp. 329–351). Berlin: Mouton de Gruyter.

Rose, Y. (2017). Child Phonology. In *Oxford Research Encyclopedia of Linguistics*. Oxford: Oxford University Press. https://doi.org/10.1093/acrefore/9780199384655.013.150

Rose, Y. (2022, June). *Nature et origine des traits phonologiques: Une perspective développementale*. Université Sorbonne-Nouvelle.

Rose, Y., & Inkelas, S. (2011). The Interpretation of Phonological Patterns in First Language Acquisition. In C. J. Ewen, E. Hume, M. van Oostendorp,

& K. Rice (Eds.), *The Blackwell Companion to Phonology* (pp. 2414–2438). Malden, MA: Wiley-Blackwell.

Rose, Y., & MacWhinney, B. (2014). The PhonBank Project: Data and Software-Assisted Methods for the Study of Phonology and Phonological Development. In J. Durand, U. Gut, & G. Kristoffersen (Eds.), *The Oxford Handbook of Corpus Phonology* (pp. 380–401). Oxford: Oxford University Press.

Rose, Y., McAllister, T., & Inkelas, S. (2021). Developmental Phonetics of Speech Production. In J. Setter & R.-A. Knight (Eds.), *Cambridge Handbook of Phonetics* (pp. 578–602). Cambridge: Cambridge University Press. https://doi.org/10.1017/9781108644198.024

Rose, Y., & Penney, N. (2022). Language and Learner Specific Influences on the Emergence of Consonantal Place and Manner Features. In B. MacWhinney, V. Kempe, P. Li, & P. J. Brooks (Eds.), *Emergentist Approaches to Language* (pp. 242–256). https://doi.org/10.3389/978-2-88974-483-1

Samuels, B. D. (2011). *Phonological Architecture: A Biolinguistic Perspective.* Oxford: Oxford University Press.

Sandler, W. (1993). Sign Language and Modularity. *Lingua, 89*, 315–351.

Santos, C. dos. (2007). *Développement phonologique en français langue maternelle: Une étude de cas* (Ph.D. Dissertation). Université Lumière Lyon 2.

Schwartz, R. G., & Leonard, L. B. (1982). Do Children Pick and Choose? An Examination of Phonological Selection and Avoidance. *Journal of Child Language, 9*, 319–336.

Schwartz, R. G., Leonard, L. B., Loeb, D. M. F., & Swanson, L. A. (1987). Attempted sounds are sometimes not: An expanded view of phonological selection and avoidance. *Journal of Child Language, 14*(03), 411. https://doi.org/10.1017/S0305000900010205

Scobbie, J. M., Gibbon, F. E., Hardcastle, W. J., & Fletcher, P. (1996). Covert Contrast as a Stage in the Acquisition of Phonetics and Phonology. In M. B. Broe & J. B. Pierrehumbert (Eds.), *Papers in Laboratory Phonology V: Acquisition and the Lexicon* (pp. 43–62). Cambridge: Cambridge University Press.

Smit, A. B. (1993). Phonologic Error Distribution in the Iowa-Nebraska Articulation Norms Project: Consonant Singletons. *Journal of Speech and Hearing Research, 36*(3), 533–547.

Smith, N. V. (1973). *The Acquisition of Phonology: A Case Study.* Cambridge: Cambridge University Press.

So, L. K. H. (2007). Cantonese Speech Acquisition. In S. McLeod (Ed.), *The international guide to speech acquisition* (pp. 313–326). Clifton Park, NY: Thomson Delmar Learning.

Stevens, K. N. (1989). On the Quantal Nature of Speech. *Journal of Phonetics*, *17*(1–2), 3–45.

Stoel-Gammon, C. (1989). Prespeech and Early Speech Development of Two Late Talkers. *First Language*, *9*(26), 207–223.

Trubetzkoy, N. (1969). *Principles of Phonology*. Berkeley, CA: University of California Press.

Veer, B. M. van 't. (2015). *Building a Phonological Inventory Feature Co-Occurrence Constraints in Acquisition*. Utrecht: LOT.

Vihman, M. M. (2014). *Phonological Development: The First Two Years* (Second Edition). Malden, MA: Wiley-Blackwell.

Vihman, M. M., & Croft, W. (2007). Phonological Development: Toward a 'Radical' Templatic Phonology. *Linguistics*, *45*(4), 683–725.

Waterson, N. (1971). Child Phonology: A Prosodic Review. *Journal of Linguistics*, *7*, 179–211.

Watts, E. (2018). *Markedness and Implicational Relationships in Phonological Development: A Longitudinal, Cross-linguistic Investigation* (Ph.D. Dissertation). Memorial University of Newfoundland.

Werker, J. F., & Tees, R. C. (1983). Developmental Changes across Childhood in the Perception of Non-native Speech Sounds. *Canadian Journal of Psychology*, *37*(2), 278–286.

White, K. S., & Morgan, J. L. (2008). Sub-Segmental Detail in Early Lexical Representations. *Journal of Memory and Language*, *59*(1), 114–132. https://doi.org/10.1016/j.jml.2008.03.001

STUDIA ROMANICA ET LINGUISTICA

curant Daniel Jacob, Elmar Schafroth, Edeltraud Werner, Araceli López Serena,
André Thibault, Manuela Caterina Moroni et Maria Estellés Arguedas

Band 1 Michael Metzeltin: Die Sprache der ältesten Fassungen des Libre de Amich e Amat. Untersuchungen zur kontrastiven Graphetik, Phonetik und Morphologie des Katalanischen und des Provenzalischen.

Band 2 Paul Miron: Aspekte der lexikalischen Kreativität im Rumänischen.

Band 3 Paul Miron: Der Wortschatz Dimitrie Cantemirs.

Band 4 Peter Wunderli: Valéry saussurien. Zur linguistischen Fragestellung bei Paul Valéry.

Band 5 Ekkehard Zöfgen: Strukturelle Sprachwissenschaft und Semantik. Sprach- und wissenschaftstheoretische Probleme strukturalistisch geprägter Bedeutungsforschung (dargestellt am Beispiel des Französischen).

Band 6 Marianne Wigger: Tempora in Chrétiens «Yvain». Eine textlinguistische Untersuchung.

Band 7 Christoph Strosetzki: Konversation. Ein Kapitel gesellschaftlicher und literarischer Pragmatik im Frankreich des 17. Jahrhunderts. Vergriffen.

Band 8 Maria Iliescu: Grundwortschatz Rumänisch (Deutsch-Englisch-Französisch).

Band 9 Hartmut Rentsch: Determinatoren für den Modusgebrauch im Neufranzösischen aus generativer Sicht.

Band 10 Alberto Zuluaga: Introducción al estudio de las expresiones fijas.

Band 11 Edeltraud Werner: Die Verbalperiphrase im Mittelfranzösischen.

Band 12 Wolfgang Rettig: Sprachliche Motivation. Zeichenrelationen von Lautform und Bedeutung am Beispiel französischer Lexikoneinheiten.

Band 13 Petra M.E. Braselmann: Konnotation - Verstehen - Stil. Operationalisierung sprachlicher Wirkungsmechanismen dargestellt an Lehnelementen im Werke Maurice Dekobras.

Band 14 Angela Karasch: Passiv und passivische Diathese im Französischen und Deutschen.

Band 15 Peter Wunderli/Wulf Müller (Hrsg.): Romania historica et Romania hodierna. Festschrift für Olaf Deutschmann zum 70. Geburtstag, 14. März 1982.

Band 16 Renate Tretzel: Glauben heißt nicht immer Wissen. Der Konjunktiv in abhängigen Subjekt- und Objektsätzen.

Band 17 Thomas Krefeld: Das französische Gerichtsurteil in linguistischer Sicht. Zwischen Fach- und Standessprache.

Band 18 Gudrun Krassin: Das Wortfeld der Fortbewegungsverben im modernen Französisch.

Band 19 Brigitte Nerlich: La pragmatique. Tradition ou révolution dans l'histoire de la linguistique française?

Band 20 Olaf Deutschmann: Ungeschriebene Dichtung in Spanien.

Band 21 Rudolf Windisch: Zum Sprachwandel. Von den Junggrammatikern zu Labov.

Band 22 Christoph Strosetzki: Konversation und Literatur. Zu Regeln der Rhetorik und Rezeption in Spanien und Frankreich.

Band 23 Gabriele Berardi: Studien zur Saussure-Rezeption in Italien.

Band 24 Peter Wunderli: Principes de diachronie. Contribution à l'exégèse du «Cours de linguistique générale» de Ferdinand de Saussure.

Band 25 Graciela E. Vázquez: Análisis de errores y aprendizaje de español / lengua extranjera. Análisis, explicación y terapia de errores transitorios y fosilizables en el proceso de aprendizaje de español como lengua extranjera en cursos universitarios para hablantes nativos de alemán.

Band 26 Andreas Gather: Formen referierter Rede. Eine Beschreibung kognitiver, grammatischer, pragmatischer und äußerungslinguistischer Aspekte.

Band 27 Anne-Marie Spanoghe: La syntaxe de l'appartenance inaliénable en français, en espagnol et en portugais.

Band 28 Kerstin Störl-Stroyny: Kausalität. Die Entwicklung des Ausdrucks von Kausalität im Spanischen.

Band 29 Ildikó Koch: Die Metataxe im deutsch-italienischen Sprachvergleich. Eine Studie der verbbedingten Abweichungen im Satzbau.

Band 30 Uta Schmitt: Diskurspragmatik und Syntax. Die Funktionale Satzperspektive in der französischen und deutschen Tagespresse unter Berücksichtigung einzelsprachlicher, pressetyp- und textklassenabhängiger Spezifika.

Band 31 Gabriele Kaps: Zweisprachigkeit im paraliturgischen Text des Mittelalters.

Band 32 Karin Ewert-Kling: *Left Detachment* und *Right Detachment* im gesprochenen Französischen und Spanischen. Eine formale und funktionale Analyse mit einem Ausblick auf Grammatikalisierungstendenzen.

Band 33 Andreas Dufter / Daniel Jacob: Syntaxe, structure informationnelle et organisation du discours dans les langues romanes.

Band 34 Maria Selig / Gerald Bernhard (Hrsg.): Sprachliche Dynamiken. Das Italienische in Geschichte und Gegenwart.

Band 35 Elmar Schafroth / Maria Selig (Hrsg.): *Testo e ritmi*. Zum Rhythmus in der italienischen Sprache.

Band 36 Valeriano Bellosta von Colbe / Marco García García (eds.): Aspectualidad – Transitividad – Referencialidad. Las lenguas románicas en contraste.

Band 37 Daniel Jacob / Katja Ploog (éds.): Autour de *que* - El entorno de *que*.

Band 38 Ursula Reutner/Elmar Schafroth (eds./cur./éds.): Political Correctness. Aspectos políticos, sociales, literarios y mediáticos de la censura lingüística. Aspetti politici, sociali, letterari e mediatici della censura linguistica. Aspects politiques, sociaux, littéraires et médiatiques de la censure linguistique.

Band 39 Sabine De Knop/Fabio Mollica/Julia Kuhn (Hrsg.): Konstruktionsgrammatik in den romanischen Sprachen.

Band 40 Ludwig Fesenmeier / Sabine Heinemann / Federico Vicario (Hrsg./a cura di): Sprachminderheiten: gestern, heute, morgen. Minoranze linguistiche: ieri, oggi, domani. 2014.

Band 41 Mathias Arden: Inszenierte und elaborierte Mündlichkeit bei TV Globo. Zur soziostilistischen Modellierung morphosyntaktischer Variablen des brasilianischen Portugiesisch. 2015.

Band 42 Elmar Schafroth / Maria Selig (a cura di/Hrsg.): La lingua italiana dal Risorgimento a oggi. Das Italienische nach 1861. Unità nazionale e storia linguistica. Nationale Einigung und italienische Sprachgeschichte. In collaborazione con/In Zusammenarbeit mit Nora Wirtz. 2014.

Band 43 Romana Castro Zambrano: Diskursanalyse und mentale Prozesse. Sprachliche Strategien zur diskursiven Konstruktion nationaler Identität bei Hugo Chávez und Evo Morales. 2015.

Band 44 Anna-Maria De Cesare / Davide Garassino (eds.): Current Issues in Italian, Romance and Germanic Non-canonical Word Orders. Syntax – Information Structure – Discourse Organization. 2016.

Band 45 Martin Becker / Ludwig Fesenmeier (a cura di): Relazioni linguistiche. Strutture, rapporti, genealogie. 2016.

Band 46 Carlota de Benito Moreno / Álvaro S. Octavio de Toledo y Huerta (eds.): En torno a 'haber'. Construcciones, usos y variación desde el latín hasta la actualidad. 2016.

Band 47 Marta Fernández Alcaide / Elena Leal Abad / Álvaro S. Octavio de Toledo y Huerta (eds.): En la estela del Quijote. Cambio lingüístico, normas y tradiciones discursivas en el siglo XVII. 2016.

Band 48 Vivian Pereira-Koschorreck: Kontaktanzeigen kontrastiv. Französische und deutsche Kontaktanzeigen im diachronen und synchronen Vergleich. 2016.

Band 49 Ulrike Kolbinger: Indigene Schreiber im kolonialen Peru. Zur juristisch-administrativen Textproduktion im Jauja-Tal (16. und 17. Jahrhundert). 2017.

Band 50 Gabriela Cruz Volio: Actos de habla y modulación discursiva en español medieval. Representaciones de (des)cortesía verbal histórica. 2017.

Band 51 Daniela Pietrini: Sprache und Gesellschaft im Wandel. Eine diskursiv basierte Semantik der ‚Familie' im Gegenwartsfranzösischen am Beispiel der Presse. 2017.

Band 52 María Teresa Echenique Elizondo / Angela Schrott / Francisco Pedro Pla Colomer (eds.): Cómo se "hacen" las unidades fraseológicas: continuidad y renovación en la diacronía del espacio castellano. 2018.

Band 53 Dolores Corbella / Alejandro Fajardo / Jutta Langenbacher-Liebgott (eds.): Historia del léxico español y Humanidades digitales. 2018.

Band 54 Steffen Heidinger: Sekundäre Prädikation und Informationsstruktur. Fokus und Informationsstatus bei spanischen Depiktiven. 2018.

Band 55 Elena Carmona Yanes: Tres siglos de cartas de lectores en la prensa española. Estudio discursivo histórico. 2019.

Band 56 Susana Rodríguez Rosique: EL FUTURO EN ESPAÑOL. Tiempo, conocimiento, interacción. 2019.

Band 57 Ermenegildo Bidese / Jan Casalicchio / Manuela Caterina Moloni: La linguistica vista dalle Alpi. Linguistic views from the Alps. Teoria, lessicografia e multilinguismo. Language Theory, Lexicography and Multilingualism. 2019.

Band 58 Elton Prifti / Martina Schrader-Kniffki (Hrsg.): Translation und sprachlicher Plurizentrismus in der *Romania „minor"*. 2020.

Band 59 Carolin Patzelt / Elton Prifti (Hrsg.): Diachrone Varietätenlinguistik: Theorie, Methoden, Anwendungen. 2020.

Band 60 Inga Hennecke / Eva Varga (Hrsg.): Sprachliche Unsicherheit in der Romania. 2020.

Band 61 Araceli López Serena / Santiago Del Rey Quesada / Elena Carmona Yanes (eds.): Tradiciones discursivas y tradiciones idiomáticas en la historia del español moderno. 2020.

Band 62 Mar Garachana (ed.): La evolución de las perífrasis verbales en español. Una aproximación desde la gramática de construcciones diacrónicas y la gramaticalización. 2020.

Band 63 Erica Autelli: Il Genovese Poetico attraverso i Secoli. 2021.

Band 64 Paula Rebecca Schreiber: Sprachliche Rekontextualisierung in globalen und lokalen Popkulturen. Hip Hop Linguistics und „Resistance Vernacular" im italienischsprachigen Rap. 2021.

Band 65	Alexander M. Teixeira Kalkhoff / Maria Selig / Christine Mooshammer (eds.): Prosody and Conceptional Variation. 2021.
Band 66	Santiago Del Rey Quesada: Grupos léxicos paratácticos en la Edad Media romance. Caracterización lingüística, influencia latinizante y tradicionalidad discursiva. 2021.
Band 67	María Méndez Orense: La tradicionalidad discursiva del texto preensayístico en los siglos XVII y XVIII. Caracterización lingüística del discurso sobre economía política de *arbitristas* y *proyectistas*. 2022.
Band 68	M.ª Ángeles Blanco Izquierdo / Gloria Clavería Nadal (eds.): El diccionario académico en la segunda mitad del siglo xlx: evolución y revolución. *DRAE* 1869, 1884 y 1899. 2021.
Band 69	Adelaida Hermoso Mellado-Damas: El adverbio francés y sus combinaciones. 2022.
Band 70	Mercedes de la Torre García / Francisco Molina-Díaz (eds.): Paisaje lingüístico: cambio, intercambio y métodos. 2022.
Band 71	Vincenzo Damiazzi: Domande retoriche nel *Bundestag*. Un'analisi prosodica. 2022.
Band 72	Ana I. Codesido García / Carlos Hernández Sacristán / Victoria Marrero-Aguiar (eds.): Lingüística clínica en el ámbito hispánico: un panorama de estudios. 2023.

www.peterlang.com

www.ingramcontent.com/pod-product-compliance
Ingram Content Group UK Ltd.
Pitfield, Milton Keynes, MK11 3LW, UK
UKHW041924210426
5322IPUK00002B/53